Phenoptics 組織サイトメリー

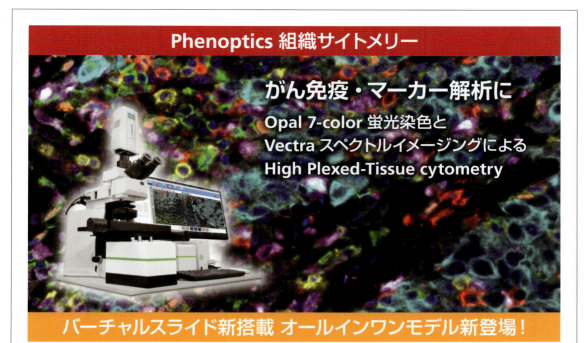

がん免疫・マーカー解析に

Opal 7-color 蛍光染色と
Vectra スペクトルイメージングによる
High Plexed-Tissue cytometry

バーチャルスライド新搭載 オールインワンモデル新登場！

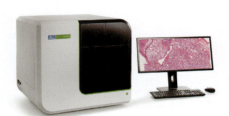

Vectra
Polaris

Vectra の機能に加え
- 明視野・蛍光バーチャルスライド
- 豊富な解析オプション (HALO 連携)

Phenoptics 蛍光 7 重染色標本 撮影・解析

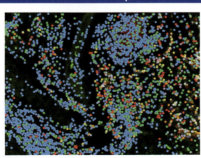
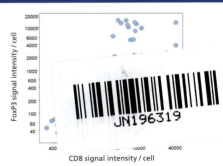

左：Opal 蛍光多重染色スライドのスキャンイメージ。発現分子マーカーごとに細胞を色分けして表示する。
右：腫瘍部の各細胞（赤）・間質の各細胞（青）における CD8・FoxP3 の発現量をスキャッチャードプロットした。組織形態に基づく細胞の分布解析・マーカー発現解析が可能。

株式会社パーキンエルマージャパン
www.perkinelmer.co.jp

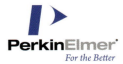
PerkinElmer
For the Better

遺伝子医学 MOOK 31
がん免疫療法
- What's now and what's next? -

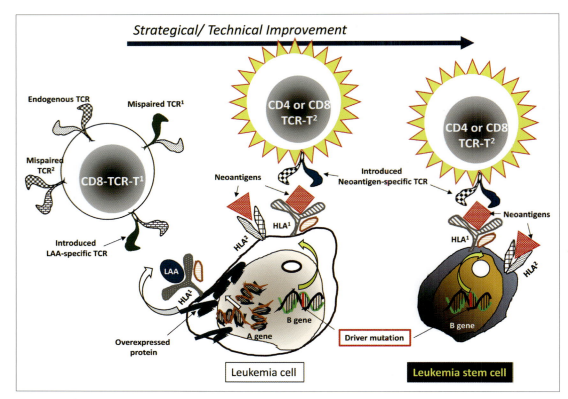

● **白血病幹細胞を標的とした次世代型 TCR-T 細胞** （本文92頁参照）

- CD8 陽性 TCR 遺伝子導入 T 細胞（CD8-TCR-T[1]）（図左上）
 白血病細胞（leukemia Cell, 下段中央）が過剰発現（overexpresion）する遺伝子（*A* gene）がコードするタンパク（青い紐状構造）に由来する白血病関連抗原（leukemia associated antigen：LAA）と HLA クラス I （HLA）との複合体を認識する TCR（LAA-specific TCR）を遺伝子導入した CD8 陽性 T（CD8-TCR-T[1]）細胞。現在，臨床試験で使用されている。内因性（endogenous）TCR と，2 種類のミスペア TCR（mispaired TCR[1,2]）を発現するために，この CD8-TCR-T[1] 細胞の抗白血病効果は減殺されている。

- 次世代型 TCR-T 細胞（CD4 or CD8-TCR-T[2]）（図上中央と右上）
 細胞分裂活性の高い T 細胞に，内因性 TCR を抑制しつつ，白血病細胞特異的な変異遺伝子（*B* gene, 赤：遺伝子変異部位）がコードする変異タンパク（ネオアンチゲン；neoantigen），なかでも発がん遺伝子（driver mutation）由来の HLA クラス I （HLA[1]）拘束性 CD8 エピトープ（赤◆）あるいは HLA クラス II 拘束性 CD4 エピトープ（赤▼）を認識する TCR（neoantigen-specific TCR）を遺伝子導入した次世代型 TCR-T（CD4 or CD8-TCR-T[2]）細胞。この細胞は正常組織を傷害せず，driver mutation を共有する白血病幹細胞（leukemia stem cell, 下段右）も認識・抑制できることから，より高い臨床効果が期待される（詳細は本文参照）。

巻頭 Color Gravure

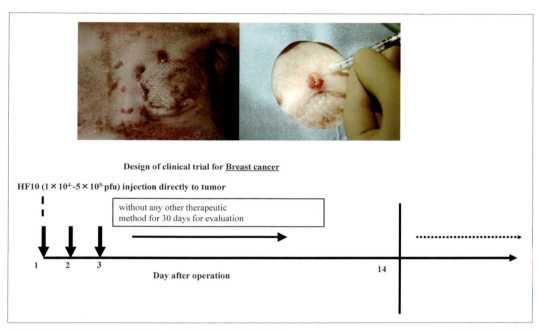

● 再発乳がん多発結節症例へのHF10および生食投与 　　　　　　　　　（本文138頁参照）

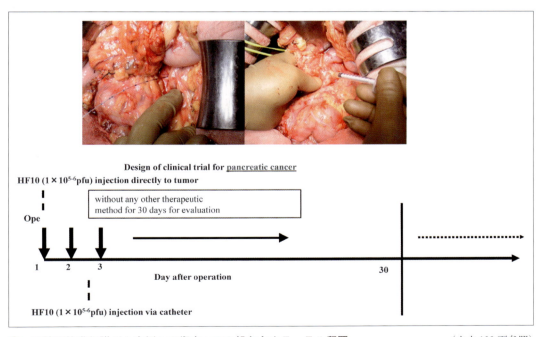

● 切除不能進行膵がん症例への術中HF10投与とカテーテル留置 　　　（本文139頁参照）

巻頭 Color Gravure

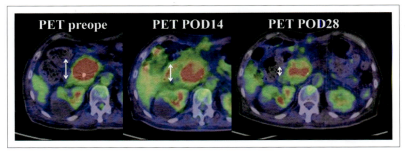

● 膵がんPR症例におけるHF10投与後の経時的変化の例（本文140頁参照）

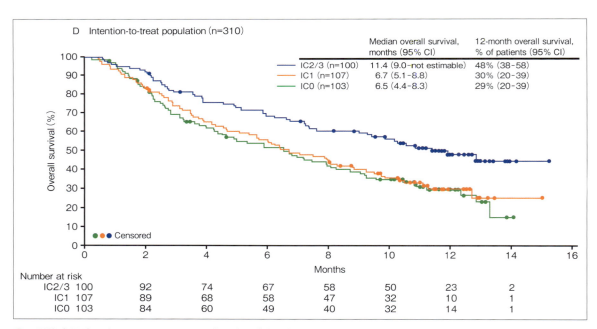

● 既治療尿路上皮がんにおけるアテゾリズマブ第2相試験（文献9より）　　　　　　　（本文169頁参照）
IC：腫瘍浸潤免疫細胞におけるPD-L1発現。IC 0：＜1％，IC1：1％以上5％未満，IC2/3：5％以上

巻頭 Color Gravure

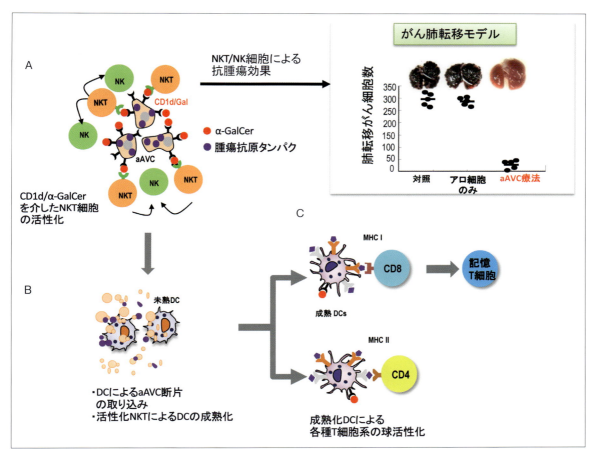

● aAVCによるT細胞誘導メカニズム　　　　　　　　　　　　　　　　　　　　　　　　（本文180頁参照）

A. NKTリガンド（α-GalCer）をパルスし腫瘍抗原を発現している人工アジュバントベクター細胞（aAVC）はα-GalCerをNKT細胞に提示することで，NKT細胞を活性化し，さらにNK細胞も活性化する。
B. その後，活性化したNKT細胞やNK細胞によりaAVCは殺傷される。殺傷されたaAVCをDCが貪食する。
C. 貪食したDCは活性化NKT細胞により成熟化刺激（IFN-γ，TNF-α＋CD40L）を受け，aAVC由来の腫瘍抗原をMHCクラスI，IIに発現し，CD8$^+$ T細胞，CD4$^+$ T細胞へ提示する。最終的にはCD4 T，CD8 T細胞が活性化される。

巻頭 Color Gravure

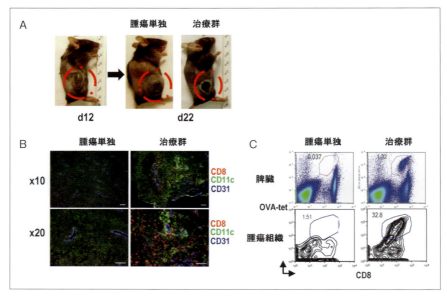

● 人工アジュバントベクター細胞による抗腫瘍効果とそのメカニズム（本文181頁参照）

A. OVA抗原を発現した悪性黒色腫B16細胞株（MO4）を接種し，腫瘍が大きくなった状態でOVA抗原発現人工アジュバントベクター細胞（aAVC-OVA）で治療すると，腫瘍が壊死を起こす。

B. 腫瘍組織を免疫染色で調べたところ，腫瘍血管（青）の周囲にCD11c陽性DC（緑），CD8 T細胞（赤）が集積し，クラスターを形成していることが確認された。

C. 治療群ではOVA抗原特異的CD8 T細胞が腫瘍内により集簇していた。

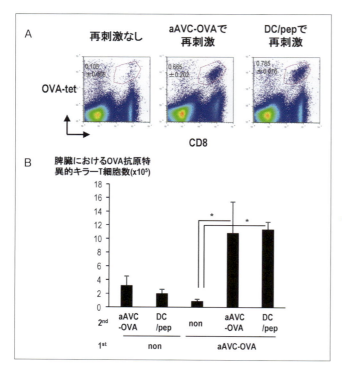

● メモリーT細胞の誘導とブースティング効果
　　　　　　　　　　　（本文182頁参照）

OVA抗原発現人工アジュバントベクター細胞（aAVC-OVA）を免疫し，6ヵ月後の脾臓における抗OVA特異的CD8 T細胞を調べると，メモリーT細胞が維持されていた。6ヵ月後にaAVC-OVAで再度免疫すると，1回目の反応に比べ明らかな増幅効果が誘導された。またOVAペプチドをパルスしたDC（DC/pep）で再免疫した場合でも同様に増幅効果を得ることができた。

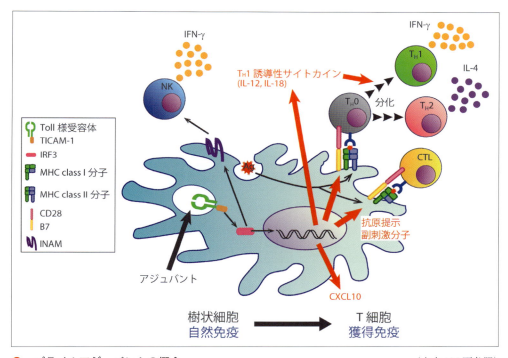

● プライムアジュバントの概念　　　　　　　　　　　　　　（本文 195 頁参照）

アジュバントによる樹状細胞活性化は PRR に強く依存する。TLR の場合，NK，CD4 T，CD8 T 細胞の増殖と活性化を惹起する。TLR3 の場合は B 細胞の IgA クラススイッチも促進し，IL-12，IFN-α/β など教導的メディエーターも誘導する。これら TLR3 の機能は樹状細胞の TICAM-1 シグナルに多く依存する。Alum などの起炎性アジュバントは細胞性免疫の起動能がないか弱い。アジュバントが樹状細胞以外の細胞に働くと副反応となる。

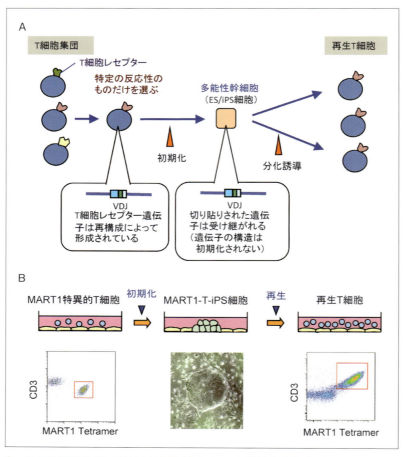

● T-iPS 細胞を用いてがん抗原特異的 CTL を増幅する戦略　(本文 211 頁参照)

A. 戦略のコンセプトの概説。T 細胞の TCR 遺伝子は再構成されているので，がん抗原特異的 T 細胞から iPS 細胞を作製すると，その iPS 細胞は同じ TCR 遺伝子を受け継ぐ（T-iPS 細胞）。このため，この T-iPS 細胞から再生した T 細胞は元の T 細胞と同じ TCR を発現する。T-iPS 細胞はほぼ無限に増やすことができるので，がん抗原特異的 T 細胞を必要なだけ得ることができる。

B. MART1 抗原特異的 T 細胞の再生。MART1 抗原特異的 T 細胞から T-iPS 細胞を樹立し，これを T 細胞へ再分化させた。再生 T 細胞は MART1 抗原特異的 TCR を発現することをテトラマー染色にて確認した。

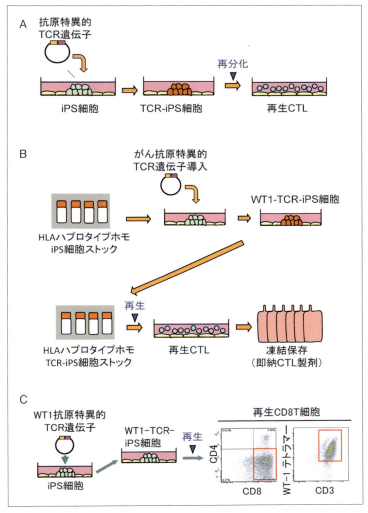

● TCR-iPS 細胞を用いる戦略　　　　　　　　　（本文213頁参照）

A. 本戦略の概説。非T細胞由来のiPS細胞に，がん抗原特異的TCR遺伝子（α鎖およびβ鎖）を遺伝子導入する。このTCR-iPS細胞をT細胞に分化させれば，がん抗原特異的T細胞が得られる。

B. TCR-iPS細胞を用いたバンク化の構想。様々なHLAハプロタイプホモのiPS細胞に様々ながん抗原特異的TCR遺伝子を導入し，TCR-iPS細胞を樹立する。ここから再生したT細胞を凍結保存しておく。これをバンクとして整備すれば，HLAが合致するがんの患者に使えるT細胞製剤を，off-the-shelfの（即納可能な）製剤としてストックしておくことができる。

C. WT1抗原特異的なTCR遺伝子をHLAハプロタイプホモ接合型の非T細胞由来iPS細胞に導入し，WT1-TCR-iPS細胞を作製した。この細胞から再生したCD8陽性CTLは，ほとんどすべてがWT1抗原特異的TCRを発現していた。

巻頭 Color Gravure

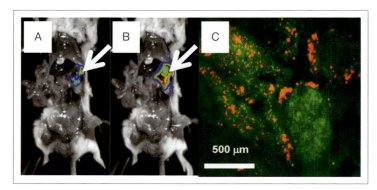

● iPS-MLの腫瘍組織への集積と浸潤（文献18より改変）

（本文219頁参照）

GFPを発現するヒトの胃がん細胞（NUGC4）を腹腔内に生着させたscidマウスに，蛍光色素（PKH-26）を用いて染色したiPS-MLを注射した。約20時間後にマウスを解剖し，蛍光撮影を行って腫瘍組織へのiPS-MLの浸潤を調べた。
A. NUGC4細胞の局在を示す蛍光（Ex/Em：475/520 nm）を検出した画像
B. iPS-MLの局在を示す蛍光（Ex/Em：550/600 nm）を検出した画像
C. 腫瘍組織の凍結切片を蛍光撮影した画像

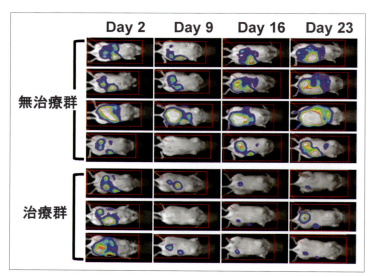

図❸ IFN-βを発現するiPS-MLを用いた治療実験（文献18より改変）

（本文220頁参照）

ルシフェラーゼを発現させたがん細胞株MIAPaCa-2をscidマウスの腹腔内に移植し，2日後にバイオイメージングアッセイを行い，腹腔内への腫瘍細胞の生着を確認した。この時点でマウスを無治療群と治療群に分け，治療群に対してのみIFN-βを発現するiPS-MLによる治療を行い，経過を追ってその後の腫瘍の進展を調べた。

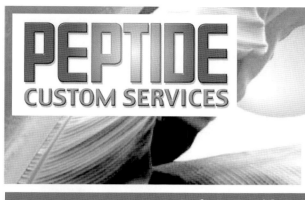
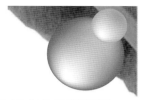

カスタムペプチド、カスタム抗体作製他

カスタムサービス

高品質ペプチドが、あなたの研究の信頼性を高めます。
適切なエピトープの選択が、抗体の価値を決めます。

ペプチド・糖のカスタム合成

- ご希望の配列のペプチド
- 生理活性ペプチドとその誘導体
- 糖誘導体
- 細胞膜透過性ペプチド
- 酵素インヒビター (アルデヒド , CMK, FMK など)
- 酵素基質 (MCA, pNA, その他の蛍光、発色基質など)
- 消光性基質 (Nma-Dnp, MOCAc-Dnp, Dabcyl-EDANS など)
- $^{13}C, ^{15}N, ^{2}H$ ラベルアミノ酸含有ペプチドの合成
- 官能基の化学修飾 (ビオチン化 , アセチル化 , ホルミル化 , Dnp 化 , サクシニル化 , ミリストイル化 , アミド化 , リン酸化 , 硫酸化 , SS 形成 , その他)

- ペプチドミミック (ペプチド構造模倣化合物)
- ペプチドアルコール
- 蛍光標識 (FITC 化 , ダンシル化 , Nma 化 , その他)
  ご要望の波長に対応できます。ご相談下さい。
- 環状ペプチド , 枝分かれペプチド
- 非天然アミノ酸含有ペプチド
- 糖ペプチド：Asn(GlcNAc), Ser(GalNAc), Thr(GalNAc) 含有ペプチドなど
- ホスフォン酸含有ペプチド
  (リン酸化ペプチドのホスファターゼ抵抗性誘導体)

抗体(抗血清)の作製

- エピトープの選択、デザインとそのペプチド合成
- キャリアー蛋白質 (**KLH**、**BSA**、**TG**、**MAP**) との コンジュゲーション (キャリアー蛋白質との結合量を定量します)
- 抗血清の作製 (ウサギ)
  (抗原ペプチドに対する抗体産生を ELISA で確認します)
- 抗血清のアフィニティー精製
- 抗体の修飾

医薬品開発研究用ペプチドの合成

- 原薬
  医薬品製造業許可を取得 (GMP 対応)
  開発段階から実生産までの一貫した品質保証体制
- 中間原料
  医薬品製造原料としての高純度保護ペプチド製造
  製法検討や規格設定などの個別相談に対応

ペプチド研究所は 2006年 10月に彩都(大阪府茨木市)に GMP 棟を備えた施設を建設し操業を開始いたしました。

弊社は、前身である(財)蛋白質研究奨励会が 1963年に世界に先駆けてペプチド合成試薬を発売して以来半世紀近く、この分野でのオンリーワン企業を目指して参り、今や 1000品目近くをカタログに掲載するまでにいたりました。この実績を活かし、あなたのニーズにあったカスタムサービスを提供させていただきます。

カスタムサービスは専門の担当者が相談をお受けいたします。
詳しくは以下にお問い合わせ下さい。

本社
〒567-0085 大阪府 茨木市 彩都 あさぎ 7-2-9
TEL：072-643-4411(代表)　FAX：072-643-4422

カスタムサービス担当
直通電話: 072-643-4343
E-mail: custom@peptide.co.jp

https://www.peptide.co.jp
E-mail: info@peptide.co.jp

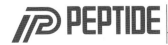

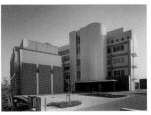

GMP 棟 と 正面玄関

トランスレーショナルリサーチを支援する

遺伝子医学 MOOK
Gene & Medicine

30号 今，着実に実り始めた遺伝子治療
－最新研究と今後の展開

編 集：金田安史（大阪大学大学院医学系研究科教授/日本遺伝子細胞治療学会理事長）

定 価：本体 5,350 円＋税
型・頁：B5判、308頁

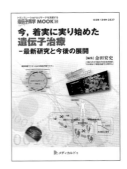

29号 オミックスで加速する
がんバイオマーカー研究の最新動向
リスク評価，早期診断，治療効果・予後予測を可能にする
新しいバイオマーカー

監 修：今井浩三（東京大学医科学研究所・前病院長）
編 集：山田哲司（国立がん研究センター研究所主任分野長）
　　　　金井弥栄（慶應義塾大学医学部教授/国立がん研究センター研究所分野長）

定 価：本体 5,350 円＋税
型・頁：B5判、284頁

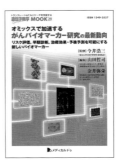

28号 ますます臨床利用が進む遺伝子検査
－その現状と今後の展開そして課題－

編 集：野村文夫（千葉大学医学部附属病院
　　　　　　　　マススペクトロメトリー検査診断学寄付研究部門客員教授）

定 価：本体 5,350 円＋税
型・頁：B5判、268頁

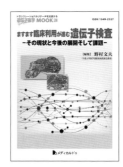

お求めは医学書販売店、大学生協もしくは弊社購読係まで

発行／直接のご注文は

株式会社 メディカルドゥ

〒550-0004
大阪市西区靱本町 1-6-6　大阪華東ビル 5F
TEL.06-6441-2231　FAX.06-6441-3227
E-mail　home@medicaldo.co.jp
URL　http://www.medicaldo.co.jp

トランスレーショナルリサーチを支援する

遺伝子医学 MOOK 31
Gene & Medicine

がん免疫療法
-What's now and what's next？-

【監修】珠玖　洋
（三重大学大学院医学系研究科教授
三重大学複合的がん免疫療法リサーチセンター長）

【編集】池田裕明
（長崎大学大学院医歯薬学総合研究科教授）

影山愼一
（三重大学大学院医学系研究科教授）

西川博嘉
（国立がん研究センター先端医療開発
センター　免疫TR分野長
名古屋大学大学院医学系研究科教授）

トランスレーショナルリサーチを支援する

遺伝子医学MOOK（ムック）・29号

オミックスで加速する
がんバイオマーカー研究の最新動向

リスク評価，早期診断，治療効果・予後予測を可能にする新しいバイオマーカー

好評発売中

監修：今井浩三（東京大学医科学研究所・前病院長）
編集：山田哲司（国立がん研究センター研究所創薬臨床研究分野主任分野長）
　　　金井弥栄（慶應義塾大学医学部病理学教室教授／国立がん研究センター研究所分子病理分野長）

定価：5,778円（本体5,350円＋税）、B5判、284頁

●第1章　オミックス解析技術
1. 最近のオミックス解析技術の進歩
    1) ゲノム
        ①次世代シークエンサーを利用したがんゲノム解析
        ②コピー数解析
    2) エピゲノム
    3) トランスクリプトーム
        ①次世代シークエンサー解析
        ②マイクロアレイによるがん診断薬開発の現状
    4) プロテオーム
        ①二次元電気泳動法を用いたがんバイオマーカー開発
        ②質量分析法に基づくバイオマーカー研究へのアプローチ
        ③リン酸化タンパク質
    5) メタボローム
    6) 糖鎖解析技術の進歩で実現される糖鎖情報の解読と病態理解
    7) 疾患診断のための化合物アレイの活用
2. オミックスデータの情報処理
    1) オミックスデータのシステム数理情報解析
    2) 多層オミックス解析と統合データベース構築

●第2章　血液バイオマーカーの新展開
1. 新規がん診療バイオマーカーとしての血液中miRNAの可能性
2. 血中循環腫瘍細胞
3. 血中腫瘍DNA
4. 血漿中アミノ酸プロファイルは、なぜ「がんリスク」を知っているのか

●第3章　がん化リスクの評価
1. 肺発がんリスクに関わるゲノム要因
2. DNAメチル化指標を用いた肝発がんリスク評価
3. 生活習慣情報を用いた発がんリスク予測

●第4章　バイオマーカーによるがんの早期診断
1. がん自己抗体による早期診断の可能性
2. 早期膵がん・膵がんリスク疾患を検出する血液バイオマーカーの開発 －Apolipoprotein A II isoformを用いた早期膵がんの検出法－
3. 大腸がんのメチル化DNAマーカー

●第5章　がんの予後予測
1. 肺がんの予後予測バイオマーカー
2. DNAメチル化を指標とした腎細胞がんの予後診断

●第6章　治療薬のコンパニオンバイオマーカー
1. 肺がん
2. 大腸がんにおけるKRAS変異と抗EGFR抗体薬治療
3. 胆道がんにおける治療薬のコンパニオンバイオマーカー
4. BRAF阻害剤やMEK阻害剤を用いた悪性黒色腫の治療における*BRAF*変異診断
5. 前立腺がんに対する治療薬のコンパニオンバイオマーカー
6. 成人および小児のグリオーマ －ゲノム解析から得られた知見－
7. 胃がんにおける分子標的治療とコンパニオンバイオマーカーの開発
8. 乳がん
9. 抗PD-1あるいは抗PD-L1抗体を用いた免疫療法
10. DNA損傷応答
11. がんの個別化医療におけるチロシンキナーゼ阻害薬とコンパニオンバイオマーカー

●第7章　体外診断薬としての実用化
1. 産学連携推進によるバイオマーカーの実用化
2. 体外診断用医薬品の市場について

お求めは医学書販売店、大学生協もしくは弊社購読係まで

発行／直接のご注文は

 株式会社 メディカルドゥ

〒550-0004
大阪市西区靱本町1-6-6　大阪華東ビル5F
TEL.06-6441-2231　FAX.06-6441-3227
E-mail　home@medicaldo.co.jp
URL　http://www.medicaldo.co.jp

監修によせて

　科学の大きなブレークスルーは，それが大きいほど多くの疑問と課題を提案する。最近の免疫チェックポイントを中心としたがん免疫療法の大きな成功が，まさにそれに当たる。免疫チェックポイント阻害剤の明確な臨床効果は，言うまでもなくがん免疫療法のみならずがん治療にとっても大きなブレークスルーになった。長年様々な角度から続けられてきた開発努力の方向の正しさを力強く立証するものとなった。また，科学的視点からの大きな展開は，長年仮説として提案されてきた「宿主のがんに対する免疫監視機構」の存在を疑いようもなく明らかにしたことである。様々ながん種における免疫チェックポイント抗体の有効な患者さんの存在は，これまでのマウスを中心とした実験系での探索と検証のみならず，今後ヒトにおける免疫監視機構のより詳細なメカニズムの解析を提供しはじめている。

　本特集ではがん免疫研究と，がん免疫療法開発にとってかつてないエキサイティングな時代の中，"What's now ？"を幅広く据えるとともに，"What's next ？"を様々な角度からの視点で考えることを目論んでいる。がん免疫研究分野での第一線の研究者の方々により，幅広い課題と今後の取り組みにつき述べていただいている。

　このような特集の常として，できるだけ網羅的に分野全体をカバーし，読者の方のお役に立てることを目論むとともに，多くの読者の方々に次々と浮かんでくる課題につき，新しい取り組みを含めて述べていただいた。この特集が，今後更なる活性化が期待されるがん免疫研究の広がりと深み，そして更なる斬新ながん免疫療法の開発とその現実性を理解していただくためにお役に立てば幸いである。

三重大学大学院医学系研究科遺伝子・免疫細胞治療学　教授　**珠玖　洋**

トランスレーショナルリサーチを支援する
遺伝子医学 MOOK 31

がん免疫療法
-What's now and what's next?-　　　目　次

監　修：珠玖　洋（三重大学大学院医学系研究科遺伝子・免疫細胞治療学 教授）
（三重大学複合的がん免疫療法リサーチセンター センター長）

編　集：池田裕明（長崎大学大学院医歯薬学総合研究科腫瘍医学分野 教授）
影山愼一（三重大学大学院医学系研究科遺伝子・免疫細胞治療学 教授）
西川博嘉（国立がん研究センター先端医療開発センター免疫 TR 分野 分野長）
（名古屋大学大学院医学系研究科微生物・免疫学講座分子細胞免疫学 教授）

巻頭 Color Gravure ・・ 4
●監修によせて ・・・ 17
珠玖　洋

第1章　総論

1．がん免疫療法 −夢，研究，そして実現への長い道程− ・・・・・・・・・・・・・・・ 26
中山睿一

2．ヒトがん免疫病態の理解と展望 ・・・・・・・・・・・・・・・・・・・・・・・・・・・・・・・ 33
河上　裕

3．免疫チェックポイント阻害剤のもたらしたインパクト ・・・・・・・・・・・・・・・ 37
安達圭志・玉田耕治

4．がん免疫反応の攻める側と抑える側 ・・・・・・・・・・・・・・・・・・・・・・・・・・・ 43
杉山栄里・西川博嘉

5．抗がん剤による細胞死と宿主免疫応答 ・・・・・・・・・・・・・・・・・・・・・・・・・ 51
地主将久

6．腸内細菌とがん治療応答性 ・・・・・・・・・・・・・・・・・・・・・・・・・・・・・・・・・ 55
加藤琢磨

第2章　最近のがん免疫療法開発の臨床的成果と位置づけ

1．免疫チェックポイント阻害剤
1）悪性黒色腫 ・・・ 62
山﨑直也

2) 婦人科腫瘍に対するがん免疫療法臨床開発 ･･････････････････････ 68
濵西潤三・万代昌紀・小西郁生

3) 非小細胞肺がんにおける免疫チェックポイント阻害剤の臨床開発 ････ 75
堀尾芳嗣

2. 受容体改変 T 細胞輸注療法

1) 造血器腫瘍に対する CAR-T 細胞療法 ･･････････････････････････ 84
小澤敬也

2) 血液がんに対するがん抗原特異的 TCR 遺伝子導入 T 細胞療法 ･････ 89
藤原　弘

3) 固形がんに対する TCR 改変 T 細胞療法 ･･････････････････････ 94
影山愼一

3. がんワクチン

1) がんペプチドワクチン療法開発の成果と位置づけ ････････････････ 99
中面哲也

2) 本邦でのがんワクチン開発と今後の動向 ････････････････････ 104
山田　亮・和氣加容子

3) CTL と Th 細胞を共に活性化できる
がんペプチドワクチン療法の開発 ････････････････････････ 110
平山真敏・西村泰治

4) タンパクおよび長鎖ペプチドによるワクチン ････････････････ 117
岡澤晶子・和田　尚

4. 腫瘍溶解性ウイルス

1) ウイルス療法と抗腫瘍免疫 ･･････････････････････････････ 123
谷　憲三朗

2) 遺伝子組換え単純ヘルペスウイルス I 型（G47Δ）を用いた
悪性グリオーマのウイルス療法 ･･････････････････････････ 130
伊藤博崇・藤堂具紀

3) 腫瘍溶解性ウイルス HF10 による再発乳がん多発結節症例，
切除不能進行膵がん症例に対する臨床研究 ････････････････ 136
粕谷英樹・直江吉則・一ノ瀬　亨・廣岡芳樹・後藤秀実・田中舞紀

第3章　がん免疫療法臨床試験からのレッスン

1. 免疫抑制分子とリンパ球の腫瘍浸潤 ･･････････････････････ 146
村岡大輔

● CONTENTS

2. 宿主免疫でのネオアンチゲンの役割 ・・・・・・・・・・・・・・・・・・・・・・・・・・・151
松下博和・唐崎隆弘・垣見和宏

3. 腫瘍免疫における遺伝子変異集積の意義 ・・・・・・・・・・・・・・・・・・・・・157
水野晋一

4. バイオマーカーとしての PD-L1 ・・・・・・・・・・・・・・・・・・・・・・・・・・・・・164
朝尾哲彦・吉村　清

5. バイオマーカーとしての免疫抑制細胞・・・・・・・・・・・・・・・・・・・・・・・・172
北野滋久

第4章　次世代がん免疫療法へのチャレンジ

1. 多機能性がん免疫賦活作用を有する人工アジュバントベクター細胞 ・・・・・178
藤井眞一郎・清水佳奈子

2. アジュバントがつなぐ自然免疫と獲得免疫 ・・・・・・・・・・・・・・・・・・・184
神沼智裕・黒田悦史・石井　健

3. 新規 TLR3 アジュバントの開発 ・・・・・・・・・・・・・・・・・・・・・・・・・・・194
瀬谷　司・松本美佐子

4. CCR4 抗体によるがん免疫療法 ・・・・・・・・・・・・・・・・・・・・・・・・・・・200
石田高司

5. ヒト型抗 CD4 抗体 IT1208 のがん治療薬としての臨床開発 ・・・・・・・・・・205
松島綱治・上羽悟史

6. iPS 細胞技術を用いたがん抗原特異的 T 細胞療法の開発 ・・・・・・・・・・・209
前田卓也・増田喬子・河本　宏

7. iPS 細胞由来ミエロイド細胞の大量生産とがん治療への応用 ・・・・・・・・・216
千住　覚

8. 細胞内がん抗原を標的とした CAR-T 細胞・・・・・・・・・・・・・・・・・・・・222
宮原慶裕

9. 代謝制御による T 細胞機能調節 ・・・・・・・・・・・・・・・・・・・・・・・・・・227
榮川伸吾・鵜殿平一郎

10. T 細胞放出エクソソームによるがんの浸潤・転移抑制機構 ・・・・・・・・・・234
瀬尾尚宏

11. 複合がん免疫療法への期待 ・・・・・・・・・・・・・・・・・・・・・・・・・・・・・241
河上　裕

12. 免疫チェックポイント阻害療法抵抗性腫瘍への免疫療法 ・・・・・・・・・・・・246
杉山大介・原田直純

13. Personalized Medicine としてのがん免疫療法 ··················· 251
池田裕明

第5章 わが国での開発促進に何が必要か

1. イノベーション創出拠点形成国家プロジェクトの歴史と成果そして展望
   - 治癒的治療法の開発に向けて - ·································· 258
   小島伸介・西村秀雄・山中敦夫・福島雅典
2. わが国でのレギュレーション整備への期待 ······················· 265
   永井純正
3. がん治療における産官学連携の推進 ····························· 271
   上田龍三

●おわりに：未来のがん免疫療法への期待 ····························· 278
佐藤昇志

索引 ··· 284
特集関連資料広告 ··· 287

執筆者一覧（五十音順）

朝尾哲彦
国立がん研究センター 先端医療開発センター 免疫療法開発分野
同 中央病院 呼吸器内科 特任研究員
同 中央病院 先端医療科

安達圭志
山口大学大学院医学系研究科 免疫学講座 助教

池田裕明
長崎大学大学院医歯薬学総合研究科 腫瘍医学分野 教授

石井 健
国立研究開発法人 医薬基盤・健康・栄養研究所 アジュバント開発プロジェクト 上席研究員
同 創薬デザイン研究センター ワクチンデザインプロジェクト
大阪大学免疫学フロンティア研究センター ワクチン学 教授

石田高司
名古屋市立大学大学院医学研究科 血液・腫瘍内科学 准教授

一ノ瀬 亨
名古屋大学大学院医学系研究科 癌免疫治療研究室 研究員

伊藤博崇
東京大学医科学研究所 先端医療研究センター 先端がん治療分野

上田龍三
愛知医科大学 腫瘍免疫寄附講座 教授

上羽悟史
東京大学大学院医学系研究科 分子予防医学分野 講師

鵜殿平一郎
岡山大学大学院医歯薬学総合研究科 病態制御科学専攻 腫瘍制御学講座 免疫学分野 教授

榮川伸吾
岡山大学大学院医歯薬学総合研究科 病態制御科学専攻 腫瘍制御学講座 免疫学分野 助教

岡澤晶子
大阪大学大学院医学系研究科 臨床腫瘍免疫学共同研究講座 特任助教

小澤敬也
東京大学医科学研究所 附属病院 院長
同 遺伝子・細胞治療センター センター長
同 先端医療研究センター 遺伝子治療開発分野 教授
自治医科大学 免疫遺伝子細胞治療学（タカラバイオ）講座 客員教授

垣見和宏
東京大学医学部附属病院 免疫細胞治療学講座 特任教授

影山慎一
三重大学大学院医学系研究科 遺伝子・免疫細胞治療学 教授

粕谷英樹
名古屋大学大学院医学系研究科 癌免疫治療研究室 室長，准教授

加藤琢磨
三重大学大学院医学系研究科 遺伝子・免疫細胞治療学 准教授

神沼智裕
国立研究開発法人 医薬基盤・健康・栄養研究所 アジュバント開発プロジェクト 特任研究員
大阪大学免疫学フロンティア研究センター ワクチン学

唐崎隆弘
東京大学医学部附属病院 免疫細胞治療学講座

河上 裕
慶應義塾大学医学部 先端医科学研究所 細胞情報研究部門 教授

河本 宏
京都大学ウイルス・再生医科学研究所 再生免疫学分野 教授

北野滋久
国立がん研究センター中央病院 先端医療科

黒田悦史
国立研究開発法人 医薬基盤・健康・栄養研究所 アジュバント開発プロジェクト
同 創薬デザイン研究センター ワクチンデザインプロジェクト
大阪大学免疫学フロンティア研究センター ワクチン学 准教授

小島伸介
先端医療振興財団 臨床研究情報センター（TRI）医療開発部

後藤秀実
名古屋大学大学院医学系研究科 消化器内科 教授

小西郁生
京都医療センター 院長

佐藤昇志
札幌医科大学 名誉教授
北海道対がん協会 副会長
千歳科学技術大学 客員教授
医療法人 豊和会 先端医療センター長
医療法人 東札幌病院 病理・免疫センター長
医療法人 札幌道都病院 学術センター長

珠玖 洋
三重大学大学院医学系研究科 遺伝子・免疫細胞治療学 教授
三重大学複合的がん免疫療法リサーチセンター センター長

地主将久
バイオベラティブ・ジャパン株式会社 メディカル本部 本部長

清水佳奈子
理化学研究所 統合生命医科学研究センター 免疫細胞治療研究チーム 上級研究員

杉山栄里
国立がん研究センター 先端医療開発センター 免疫TR分野 特任研究員

杉山大介
名古屋大学大学院医学系研究科 分子細胞免疫学　研究員

瀬尾尚宏
三重大学大学院医学系研究科 遺伝子・免疫細胞治療学　特任講師

瀬谷　司
北海道大学大学院医学研究院　特任教授

千住　覚
熊本大学大学院生命科学研究部 免疫識別学分野　准教授

田中舞紀
タカラバイオ株式会社 プロジェクト推進部　HF10 プロジェクトマネージャー

谷　憲三朗
東京大学医科学研究所 ALA 先端医療学社会連携研究部門　特任教授

玉田耕治
山口大学大学院医学系研究科 免疫学講座　教授

藤堂具紀
東京大学医科学研究所 先端医療研究センター 先端がん治療分野　教授

直江吉則
名古屋大学大学院医学系研究科 癌免疫治療研究室　講師

永井純正
東京大学医科学研究所 先端医療研究センター 遺伝子治療開発分野　講師

中面哲也
国立がん研究センター 先端医療開発センター 免疫療法開発分野　分野長

中山睿一
川崎医科大学　客員教授
岡山大学医歯薬学総合研究科 免疫学
岡山大学自然生命科学研究支援センター

西川博嘉
国立がん研究センター 先端医療開発センター 免疫 TR 分野　分野長
名古屋大学大学院医学系研究科微生物・免疫学講座分子細胞免疫学　教授

西村秀雄
先端医療振興財団 臨床研究情報センター（TRI）事業開発部

西村泰治
熊本大学大学院生命科学研究部 免疫識別学分野　教授
（現在：熊本大学生命資源研究・支援センター 西村プロジェクト研究室）

濱西潤三
京都大学医学部附属病院 周産母子診療部　講師

原田直純
三重大学大学院医学系研究科 遺伝子・免疫細胞治療学　特任講師

平山真敏
熊本大学大学院生命科学研究部 免疫識別学分野
同 歯科口腔外科学分野

廣岡芳樹
名古屋大学大学院医学系研究科 消化器内科　准教授

福島雅典
先端医療振興財団 臨床研究情報センター（TRI）センター長

藤井眞一郎
理化学研究所 統合生命医科学研究センター 免疫細胞治療研究チーム　チームリーダー

藤原　弘
愛媛大学大学院医学系研究科 血液・免疫・感染症内科学　講師

堀尾芳嗣
愛知県がんセンター中央病院 外来部　部長

前田卓也
京都大学ウイルス・再生医科学研究所 再生免疫学分野　特定研究員
京都大学大学院医学研究科 血液・腫瘍内科学

増田喬子
京都大学ウイルス・再生医科学研究所 再生免疫学分野　助教

松下博和
東京大学医学部附属病院 免疫細胞治療学講座　特任講師

松島綱治
東京大学大学院医学系研究科 分子予防医学分野　教授

松本美佐子
北海道大学大学院医学研究院　特任教授

万代昌紀
近畿大学医学部附属病院 産科婦人科　教授

水野晋一
九州大学先端医療イノベーションセンター 癌局所制御研究部門　准教授

宮原慶裕
三重大学大学院医学系研究科 遺伝子・免疫細胞治療学　准教授

村岡大輔
静岡県立大学大学院薬学研究院 創薬探索センター　助教

山﨑直也
国立がん研究センター中央病院 皮膚腫瘍科　科長

山田　亮
久留米大学先端癌治療研究センター がんワクチン分子部門　所長・教授

執筆者一覧 ───

山中敦夫
先端医療振興財団 臨床研究情報センター（TRI）事業開発部
統括

吉村 清
国立がん研究センター 先端医療開発センター 免疫療法開発分
野 分野長
同 中央病院 呼吸器内科
同 中央病院 先端医療科 医長

和氣加容子
久留米大学先端癌治療研究センター がんワクチン分子部門 研
究員

和田 尚
大阪大学大学院医学系研究科 臨床腫瘍免疫学共同研究講座 教
授

編集顧問・編集委員一覧（五十音順）

編集顧問

河合 忠 国際臨床病理センター所長
自治医科大学名誉教授

笹月健彦 九州大学高等研究院特別主幹教授
九州大学名誉教授
国立国際医療センター名誉総長

高久史麿 日本医学会会長
自治医科大学名誉教授
東京大学名誉教授

本庶 佑 京都大学大学院医学研究科免疫ゲノム医学講座客員教授
静岡県公立大学法人理事長

村松正實 埼玉医科大学ゲノム医学研究センター名誉教授
東京大学名誉教授

森 徹 京都大学名誉教授

矢﨑義雄 国際医療福祉大学総長
東京大学名誉教授

編集委員

浅野茂隆 東京大学名誉教授
早稲田大学名誉教授

上田國寛 学校法人玉田学園神戸常磐大学名誉教授
京都大学名誉教授
スタンフォード日本センターリサーチフェロー

垣塚 彰 京都大学大学院生命科学研究科高次生体統御学分野教授

金田安史 大阪大学大学院医学系研究科遺伝子治療学教授

北 徹 京都大学名誉教授

小杉眞司 京都大学大学院医学研究科医療倫理学／遺伝医療学分野教授

清水 章 京都大学医学部附属病院臨床研究総合センター教授

武田俊一 京都大学大学院医学研究科放射線遺伝学教室教授

田畑泰彦 京都大学ウイルス・再生医科学研究所生体材料学分野教授

中尾一和 京都大学大学院医学研究科メディカルイノベーションセン
ター特任教授

中村義一 株式会社リボミック代表取締役社長
東京大学名誉教授

成澤邦明 東北大学名誉教授

名和田新 九州大学大名誉教授

福嶋義光 信州大学医学部遺伝医学・予防医学講座教授

淀井淳司 京都大学ウイルス研究所名誉教授

総論

| 第1章 | 総論 |

1．がん免疫療法 − 夢，研究，そして実現への長い道程 −

中山睿一

　がん免疫療法は，今，初めてその有効性が証明され，免疫療法が新しい時代を迎えていることを実感する。本稿では，がん免疫療法について，ここに至る道程を振り返ることにする。がん免疫療法の歴史は 1800 年代末の Coley の先駆的な治療の試みに始まる。1950 年代に入り，移植実験により生体はがんに対して移植抵抗性を示すことが明らかにされ，がん抗原の存在が明らかになった。その後，1970 年代以降の免疫学の急速な進歩の基盤の上に，1990 年代に入り，抗体あるいは T 細胞が認識するがん抗原が分子レベルで同定され，がん抗原を免疫原に用いたがんワクチンを治療に用いることが可能になった。一方，1990 年代には，免疫チェックポイント分子や制御性 T 細胞など免疫抑制の機構も明らかになった。2000 年以降，これらの知見の臨床応用が可能となり，がん免疫療法は新たな展開を迎え，その成果には目を見張るものがある。今後は複合的な免疫療法として，さらにより効果的ながん免疫療法を開発することが課題である。

はじめに

　今，初めて有効ながん免疫療法が現実のものとなり，免疫療法の新しい時代が始まっていることを実感するが，この特集号の編者から，がん免疫療法について，その夢，研究，そして実現への長い道程を書くようにとの指示を頂いた。これは，つまり，がん免疫療法を夢見た時代を振り返り，その夢の実現に向けて，研究者はどのように膨大な努力を積み重ねてきたか，ここに至るまでの道のりを振り返るということであろう。がん免疫療法の歴史を，先人の苦労を偲びながら振り返ることにする。

　1879 年 Pasteur は，偶然，ニワトリコレラ強毒株による致死感染が，弱毒株の接種により予防できることを観察した。彼はこの現象が，およそ 100 年前に Jenner が見出した牛痘による天然痘の予防（種痘）と同じ現象であることに気づき，「ワクチン」と命名した。その後，同じ手法により種々の感染症に対する予防ワクチンが開発された。このように，生体の免疫系が病原微生物に対する感染防御の役割を担っていることが明らかになり，そして微生物そのもの，あるいはその成分を免疫原に用いた予防ワクチンによって，たとえ重篤な感染症を引き起こす病原微生物であっても，それらを排除し感染症発症を予防できることが示された。このような免疫の病気に対する強い力は，その時代の人たちの考え方にも大きな影響を与えたに違いない。免疫力という大きな力で，がんも治せないかと考えるのは当然であろう。がん免疫療法の試みはこうして芽生えた。

I．がん免疫療法の父 Coley

　William Coley は，ニューヨークのメモリアル

---

key words

免疫賦活療法，免疫編集，腫瘍特異抗原，免疫チェックポイント

病院の外科医であったが，彼の肉腫患者が丹毒に感染し，その結果，腫瘍が退縮したことから，1891年，進行がん患者に生菌を投与する治療を開始した。副作用を避けるために加熱死菌を用いるなど工夫し，"コーリートキシン"を開発した。現在の免疫賦活療法である。投与症例数は1000例を超え，がんが完全消退した症例もあった。しかし1900年代に入ると，がん治療は放射線療法や化学療法が主流となり，彼の業績は顧みられることはなかった。その再発見は，彼の娘 Helen Coley Nauts の努力による。1936年，父の没後，残された診療記録や生存する患者への聞き取りなどから，コーリートキシンの有効性を検証した。1945年の報告では，投与した484例中，外科切除不能312例で190例にがんの完全消退が観察され，さらに134例については5年後の生存が確認された[1]。Coley は「がん免疫療法の父」と呼ばれる。彼女の努力はがん免疫学の発展にも向けられた。1953年に Cancer Research Institute（CRI）を創設したが，その後 CRI は世界最大規模のがん研究非営利団体となった。国を問わず，がん研究助成，若手研究者育成，そして研究成果の発信に努め，その功績は大きい。筆者も含め恩恵を受けた日本人研究者も多い。

Ⅱ．移植腫瘍に対する免疫抵抗性

Coley の先駆的ながんの免疫治療からしばらくして，生体の免疫が，がんに対して本当に抵抗性を示すのかどうか検証する試みがなされるようになった。このために用いられた方法は，がん細胞あるいはがん組織の移植である。つまり，がんの移植によって，その生着と拒絶が調べられた。がんの細胞数を変えて，どのくらいの細胞数なら排除できるのか，そして排除できる細胞数の違いから，がんの抗原性の強さに違いがあるのかどうかということであった。動物実験が主であったが，この過程で，同じコロニーのマウスでも，がんが生着する個体と拒絶される個体があることがわかり，組織適合性の概念が生まれた。マウスコロニーは，1900年頃から主に個人の趣味として作られはじめたが，のちにジャクソン研究所に引き

継がれ，近交系マウスが確立した。そして，組織適合抗原が発見された。

第二次世界大戦のさなか，母国ポーランドから米国へ渡った Gross はこの近交系マウスに着目し，C3H マウス由来の継代可能メチルコラントレン誘発肉腫を同系マウスに移植し，いったん生着後，消退するマウスを観察した。これらのマウスに繰り返し腫瘍細胞を移植するとさらに強い免疫が誘導されること，同系の別の腫瘍は生着することなどの結果から，1943年，腫瘍特異拒絶抗原の存在を報告した[2]。論文には，「20年以上兄妹交配を繰り返した C3H マウスを使用した」と記載されているように，遺伝的均一性に特別な注意を向けた，当時としては画期的な報告であった。その後，Foley，Prehn と Main，Klein，Old らにより，抗原特異性が詳細に解析され，化学誘発がんの固有抗原性が証明された[3]。

Ⅲ．自家がん動物モデルによるがん抗原の証明

このように，近交系マウスは腫瘍特異抗原を解析するためのツールとして開発され確立されたが，その後の免疫学の研究には必要不可欠なものとなった。しかしそれでも，近交系マウスの個体間の遺伝的均一性は100％同一ということはない。また，同じ近交系に由来するマウスでも隔離されたコロニーの間では，遺伝的な偏りも生じうる。このため，がん抗原の存在を証明するためには，自己のがんに対して免疫反応が起こることを証明する必要があると考えた研究者たちがいた。カロリンスカ研究所の Klein らは，マウスを用いてメチルコラントレンによる線維肉腫に対して腫瘍発生マウスに免疫を誘導することに成功した[4]。一方，同じ頃，北大の武田，菊池らは，ラットを用いてメチルコラントレン誘発腫瘍に対して腫瘍発生ラットが免疫抵抗性を示すことを証明した[5][6]。さらに彼らは，腫瘍には抗原性の強い腫瘍と弱い腫瘍があり，他の腫瘍には抵抗性を示さないことを明らかにした。すなわち，メチルコラントレン腫瘍は固有抗原性が強い。さらに，自家がん免疫のモデルを用いて，転移腫瘍の治療も可

能であることを明らかにしている。これらの自家がん免疫の実験は難しいが，がん抗原存在の確証となる研究である。1960年代の北大の研究は，当時腫瘍免疫研究の最先端を走っていたKleinの研究室から高く評価されたが，国際的にも高い評価を得ていた[7]。

後年，池田，珠玖らは，BALB/cマウスに誘発したメチルコラントレン肉腫CMS5に細胞傷害性T細胞認識がん抗原を発現クローニングにより同定したが，MAPキナーゼの変異ERK2に由来する9merのペプチドであった[8]。Kleinは，この事実について『PNAS』にコメンタリーを寄せているが[9]，上に紹介した彼らの研究を考えると感慨深いものがあったであろう。

このように，がんの移植実験によって，がんに対する免疫は誘導可能であることが明らかになった。当初，用いられた腫瘍は化学誘発がんであったが，それらの腫瘍に対する移植抵抗性は，通常，免疫に用いた腫瘍に対してだけにしか誘導できず，同じ系統に属する他の個体に発生した，あるいは同一個体に発生させた他の腫瘍に対しても交差反応性は認められなかった。すなわち，固有抗原性が高いことが化学誘発がんの腫瘍抗原の特徴として認識された。このことから，免疫グロブリンのような多様性に富む腫瘍抗原という分子を想定した研究者もいたであろうが，これは，がんが遺伝子の変異に基づく疾患であることがわかる2，30年前の話である。

Ⅳ．ヒトがんの自家移植

ヒトのがんに対する免疫抵抗性の研究も，1950年代に始められている。Southamらは，摘出したヒトがん組織を他の健常者あるいは患者自身に移植し，抗体産生および臨床状態との関連を調べた[10]。自家がん移植の研究は，がん特異抗原の存在とその先にがんワクチンを見据えて行っており，ヒトがんの免疫治療の先駆的研究といえる。しかし，ヒトがんの移植実験は，1960年代初めには倫理面の告発を受け，Southamは1年間の医師免許停止の判決を受け，研究はその後中止された。

Ⅴ．がんの免疫監視機構

がんの発生を免疫が監視して阻止しているという「がんの免疫監視機構」の概念は，1950年代にBurnetやThomasらにより提唱され，一般に信じられるようになった[11]。しかし，1974年Stutmanは胸腺を欠失したヌードマウスと正常マウスのがん発生率が同等であることを示し，がんの免疫監視に疑問を投げかけた。その後，ヌードマウスではNK細胞はむしろ活性化していること，一部のT細胞は残っていることなどが明らかにされ，完全な免疫不全ではないことが明らかになった。2001年Schreiberらは，Rag欠損マウスなどの完全な免疫不全マウスでは生後2年以内に，ほとんどのマウスでがんが発生することを報告し，がんの免疫監視ルネッサンスと言われた[12]。免疫監視機構は，がんの免疫による除去（elimination），免疫との平衡（equilibrium），免疫からの回避（escape）の3段階を経てがんが顕在化するというがんの免疫編集（immunoediting）という概念に発展している[13]。

Ⅵ．Autologous typing

がんの移植抵抗性の研究は，必然的に免疫系が認識するがん抗原は何かという研究に移っていった。このために，抗体あるいはT細胞の反応を調べ，それらが認識する分子を同定する研究が主体となった。リンパ球あるいは腫瘍細胞を培養することが可能になった技術の進歩の寄与が大きい。Oldの研究室では，1970年代初めから，がん患者自身の血清を用いて，培養した自己のがん細胞抗原を調べる，いわゆるautologous typingの研究を始め，患者自身の抗体が自己のがん細胞表面のGD2ガングリオシドなどを認識していることを明らかにした。

Ⅶ．細胞傷害性T細胞（CTL）認識ヒト腫瘍抗原

また1980年代に入ると，IL-2の発見などにより，培養腫瘍細胞を認識するT細胞株が安定的に維持できるようになり，さらに分子生物学的

方法を取り入れ T 細胞の認識抗原の解析が可能になった。Knuth は 1980 年代，同一がん症例より継代培養可能な腫瘍細胞株と CTL 株の組み合わせを多数作製した。Boon は，この中のある悪性黒色腫症例の腫瘍細胞株（MZ2 と命名）から得た cDNA を用いてコスミドライブラリーを作製し，同一症例の CTL により標的分子を検索することで，1991 年 MAGE をヒト腫瘍特異抗原として初めて同定した[14]。この悪性黒色腫症例は，Knuth により放射線照射した自己腫瘍を自家ワクチンとして投与され，完全に治癒している。CTL を探索子としたシステムにより，1990 年代，MAGE ファミリーをはじめ河上らによる gp100 など多くの腫瘍抗原が同定され，T 細胞が認識するがん抗原が分子レベルで明らかにされた[15]。

Ⅷ．CTL 認識マウス腫瘍抗原

同じ頃，マウス腫瘍についても CTL 認識抗原が同定された。筆者は，1979 年に BALB/c 放射線白血病 RLm1 に CTL 認識固有抗原を見出していたが，1994 年に，それが変異 Akt 分子に由来する Ld 結合性の 8mer のペプチドであることを，ペプチド抽出によって明らかにした[16]。また前述のように，池田と珠玖らは 1997 年，BALB/c メチルコラントレン腫瘍 CMS5 の CTL 認識固有抗原が，変異 ERK に由来する 9mer のペプチドであることを明らかにした[8]。さらに上中らは 2003 年，メチルコラントレン肉腫 MethA の CTL 認識抗原がレチノインに関係する RAMP 遺伝子の 14 エクソンの伸長に由来することを明らかにした[17]。これらのマウス腫瘍は，いずれも長期に継代維持されてきた腫瘍株で，発生当初とは性質が変わっている可能性があることにも留意する必要がある。

CTL 認識抗原の解析が可能になって間もなく，がん抗原の同定をさらに加速させたのが，SEREX 法の開発である。

Ⅸ．SEREX 法と CT 抗原

1995 年，Pfreundshuh らは Old 研究室での経験を踏まえ，がん患者には腫瘍に対する抗体が産生されていると考えた。患者血清中の抗体が認識する腫瘍抗原を網羅的に解析するため，腫瘍細胞から作製した cDNA 発現ライブラリーを患者血清でスクリーニングする SEREX（serological analysis of recombinant cDNA expression library）法を開発した[18]。この方法により食道がん患者の抗体が認識する抗原として 1997 年に Chen が同定したのが NY-ESO-1 である[19]。その後，多くの研究者が SEREX 法を用い腫瘍抗原を同定した。がん患者は，がん細胞がもつ様々な抗原を認識して抗体反応を起こしていることが明らかになった。

このような新しい T 細胞認識抗原の解析と抗体認識抗原の解析により，免疫系が認識するいわゆるがん抗原は多種多様であることがわかったが，その中に Old ががん・精巣（cancer/testis：CT）抗原と名づけた一群の抗原がある。名前のとおり，その発現が，種々のがんと，正常組織では精巣にのみ限られること，そしてその中には強い免疫原性をもつ抗原があることから，がん免疫療法の標的分子として期待された。MAGE も NY-ESO-1 も CT 抗原に属する。現在 LICR のデータベースには，抗原発現の特異性および抗原の強さには差があるが，約 200 種類の CT 抗原が登録されている[20]。

Ⅹ．HLA 結合短鎖ペプチドとがんワクチン

T 細胞は抗原と同時に MHC をも認識していることが 1975 年 Zinkernagel と Doherty によって報告された。1984 年に Davis や Tak Mak により T 細胞抗原受容体（TCR）遺伝子が同定されたが，抗原と MHC の関係は依然として不明のままであった[21]。McMichael は，T 細胞は 10 数個にまで短くしたインフルエンザ抗原ペプチドを認識することを明らかにしたが，抗原ペプチドと MHC の関係の謎が解明されたのは 1987 年 Bjorkman による HLA-A2 分子の結晶化による[22]。3 次元構造解析により，HLA-A2 分子にはアミノ酸 10 個前後がちょうどはまり込む細長い溝があることがわかり，細胞性免疫研究者の疑問が解決され

第1章　総論

た。この発見は，同時に多方面で免疫学の発展を加速させた。その1つがMHC結合抗原ペプチドを用いたがんワクチン開発である。MAGE-A3，gp100，tyrosinase，そしてNY-ESO-1などのHLA結合ペプチドが同定され，それら短鎖ペプチドを用いたがんワクチンが試みられた[23]。投与抗原の形態も，短鎖ペプチドにとどまらず，長鎖ペプチド，全長タンパク，そして核酸と広がり，また免疫賦活剤にはGM-CSFなどのサイトカインや自然免疫を応用したCpG，Poly ICなどのToll様受容体アゴニストを用いる試みも行われている[24]。

このように，がん免疫療法開発の歴史は，腫瘍移植抵抗性の研究から，がん抗原の同定へと発展し，その結果，同定したがん抗原を免疫原に用いた治療ワクチンをがん患者に投与することが可能になったが，期待に反してがんワクチンの効果はほとんどなかった。効果を示さない理由は何なのか，現在も研究は続いているが，腫瘍局所における複雑な免疫制御によることが次第に明らかになってきている。

一方，このようなオーソドックスながん免疫研究の流れとは全く別の研究から現れたのが免疫チェックポイント分子阻害抗体によるがん治療である。免疫チェックポイント分子は，T細胞の免疫抑制を担う分子として，免疫収束における役割が明らかにされた。慢性炎症が免疫チェックポイントによる免疫収束によってもたらされていることが明らかにされ，がんにおける関与も示唆された。こうして，がんでもチェックポイント抗体が免疫活性化に有効であり，ヒトがん治療に応用され，初めて免疫による抗腫瘍効果が認められた。

XI. 免疫抑制経路阻害剤と臨床応用

CTLA4は，1995年AllisonによりT細胞の機能抑制因子として同定された[25]。1996年にはマウスを用いて抗CTLA-4抗体の抗腫瘍効果が示され，臨床応用が開始された。当初，CTLA-4ノックアウトマウスでは強い免疫毒性が現れること，腫瘍特異的反応が期待できないことなどから，その臨床応用は疑問視されていた。しかし，実

際にヒトへ投与すると強い抗腫瘍効果が観察された。副作用の制御が困難であるとして撤退する製薬会社もみられた中，投与量・投与間隔・ステロイドの併用など副作用軽減の努力の末，2010年，進行悪性黒色腫患者に対して有意に生存期間を延長する初めての薬剤として報告された。

PD-1分子は本庶らがアポトーシス関連分子として，1992年に同定した[26]。1999年には免疫調節因子であることが報告され，紆余曲折の末，ヒト型抗体が開発され，2006年より臨床応用が始まった。PD-1経路の阻害は，マウスモデルで明らかなように，T細胞反応相に作用し，賦活相に作用するCTLA-4経路の阻害よりも副作用が軽いと考えられる。これら免疫チェックポイント阻害抗体は，標的細胞への抗体依存性細胞傷害（antibody-dependent-cellular-cytotoxicity：ADCC）を防ぐため，抗体のサブクラスとしてIgG_4が選択されている。

XII. 制御性T細胞と臨床応用

制御性T細胞（Treg）は1995年，坂口らにより自己免疫病を抑制するCD25陽性細胞群として同定された[27]。同じ細胞群がマウス腫瘍拒絶反応の抑制にも関与していることが，1999年，筆者らによって明らかにされた[28]。Tregは，ヒト腫瘍においても抑制因子として機能していると考えられる。がん免疫療法としてのTreg除去は，抗CD25抗体などを用いて臨床試験が行われたが，副作用などから開発は進まなかった。一方，ヒト化抗CCR4抗体モガムリズマブは，CCR4を強発現する成人T細胞白血病に対する治療薬として，2014年国の認可を受けた。TregにもCCR4が強発現することが明らかとなったため，Treg除去によるがん免疫療法として，固形がんに対する臨床試験が現在進められている[29]。抗体は，IgG_1サブクラスで脱フコシル化によりADCC活性を高めている。

XIII. 細胞移入療法

Rosenbergらは，1990年前後から自己リンパ球移入療法を開始したが，IL-2と全身照射を併用

30

した腫瘍内浸潤リンパ球（TIL）移入療法により，悪性黒色腫症例で高い奏効率を報告した[30]。また，TCR遺伝子導入T細胞移入療法や，抗体可変部位とT細胞シグナル伝達分子を結合させたキメラ抗原受容体を発現させたT細胞（CAR-T）移入療法も高い奏効率を示している。その一方で，これら細胞療法では，サイトカインストームによる副作用も報告されていて，死亡例も観察された。抗IL-6抗体投与が有効であることが示されているが，対処法の確立が必要であろう[31]。

おわりに

免疫チェックポイント分子阻止抗体の劇的な抗腫瘍効果が証明されたのはほんの数年前のことであるが，様々ながんで次々にその使用が認可されている。実際に臨床で使われ，多くの医療者・患者がその効果を目の当たりにしている。がん免疫療法は，外科治療，放射線治療，化学療法に次ぐ新しい治療法としての地位を確立したといえよう。このように，がん免疫療法は新たな時代に入ったが，しかし新たな課題も認識されている。それは，免疫チェックポイント抗体療法の奏効率が20〜30％にとどまっていることである。有効症例と無効症例では何が異なっているのか，免疫応答の解析が必要である。最近，免疫チェックポイント抗体の有効性が，がんの遺伝子変異に基づくいわゆる新生（ネオ）抗原の数に依存している

ことが示された。しかし，新生（ネオ）抗原にも抗原性の強いものと弱いものがあるであろう。これらの抗原に対する特異的な免疫応答の解析が重要であろう。

1990年代，がん抗原の本態が分子レベルで明らかにされ，免疫認識がん抗原を標的抗原として用いて，多くのがんワクチン療法が試みられた。しかし予期に反して，ほとんど有効性は示されなかった[32]。近年，がん局所の微小環境では様々な免疫制御メカニズムにより，免疫効果細胞の機能が抑制されていることが明らかになっている。免疫チェックポイント分子，Treg，骨髄性抑制細胞（MDSC），種々のサイトカインなどが複雑に関与しているが，免疫効果細胞が十分に機能する環境を整えるためには，免疫チェックポイント阻止も含めて，それぞれの機序に対して複合的に対応することが必要になる。

このように，今後のがん免疫療法の方向は，いかにして効果的な複合免疫療法を開発するかである[33]。一方，放射線療法や化学療法あるいは様々な分子標的薬など，これまで免疫とは関係ないと思われていた治療も免疫が関与していることが明らかにされた（オフターゲット効果）。これらの治療も対象にした複合免疫療法の開発が既に行われている。総合的ながん複合免疫療法の成果が期待される。

参考文献

1) Nauts HC, Swift WE, et al : Cancer Res 6, 205-216, 1946.
2) Gross L : Cancer Res 3, 326-333, 1943.
3) Klein G : Cancer Res 19, 343-358, 1959.
4) Klein G, Sjogren HO, et al : Cancer Res 20, 1561-1572, 1960.
5) Takeda K, Kikuchi Y, et al : Cancer Res 28, 2149-2154, 1968.
6) Kikuchi K, Kikuchi Y, et al : Cancer Res 32, 516-521, 1972.
7) 菊地浩吉，菊地由生子 : がん免疫物語, 2012.
8) Ikeda H, Ohta N, et al : Proc Natl Acad Sci USA 94, 6375-6385, 1997.
9) Klein G : Proc Natl Acad Sci USA 94, 5991-5992, 1997.
10) Brunschwig A, Southam CM, et al : Ann Surg 162, 416-425, 1965.
11) Burnet M : Immunological Surveillance, Pregammon Pres, 1970.
12) Shankaran V, Ikeda H, et al : Nature 410, 1107-1111, 2001.
13) Matsushita H, Vesely MD, et al : Nature 482, 400-404, 2012.
14) van der Bruggen P, Traversari C, et al : Science 254, 1643-1647, 1991.
15) Kawakami Y, Eliyahu S, et al : J Exp Med 180, 347-352, 1994.
16) Uenaka A, Ono T, et al : J Exp Med 180, 1599-1607, 1994.
17) Uenaka A, Hirano Y, et al : J Immunol 170, 4862-4868, 2003.
18) Sahin U, Tureci O, et al : Proc Natl Acad Sci USA 92, 11810-11813, 1995.

19) Chen YT, Scanlan MJ, et al : Proc Natl Acad Sci USA 94, 1914-1918, 1997.
20) Scanlan MJ, Gure AO, et al : Immunol Rev 188, 22-32, 2002.
21) Mak TW : Eur J Immunol 37 Suppl 1, S83-93, 2007.
22) Bjorkman PJ, Saper MA, et al : Nature 329, 512-518, 1987.
23) Jäger D, Jäger E : Oncology 60, 1-7, 2001.
24) Wada H, Isobe M, et al : J Immunother 37, 84-92, 2014.
25) Krummel MF, Allison JP : J Exp Med 182, 459-465, 1995.
26) Ishida Y, Agata Y, et al : EMBO J 11, 3887-3895, 1992.
27) Sakaguchi S, Sakaguchi N, et al : J Immunol 155, 1151-1164, 1995.
28) Onizuka S, Tawara I, et al : Cancer Res 59, 3128-3133, 1999.
29) Kurose K, Ohue Y, et al : Clin Cancer Res 21, 4327-4336, 2015.
30) Yang JC, Rosenberg SA : Adv Immunol 130, 279-294, 2016.
31) DeFrancesco L : Nat Biotechnol 32, 604, 2014.
32) Rosenberg SA : Nat Rev Clin Oncol 8, 577-585, 2011.
33) Hellmann MD, Friedman CF, et al : Adv Immunol 130, 251-277, 2016.

中山睿一
1970 年　北海道大学医学部卒業
1974 年　同大学院病理学修了
　　　　スローン・ケタリング癌研究所（Dr. Boyse）
1977 年　同（Dr. Old）
1980 年　大阪府立成人病センター研究所腫瘍免疫研究室
1985 年　長崎大学医学部腫瘍医学教室
1991 年　岡山大学医歯学総合研究科免疫学教室
2010 年　川崎医療福祉大学看護学科
2016 年　川崎医科大学客員教授
　　　　岡山大学特命教授

研究テーマ：マウスおよびヒトの腫瘍免疫研究

第1章　総論

2．ヒトがん免疫病態の理解と展望

河上　裕

　免疫チェックポイント阻害療法など，抗腫瘍T細胞をエフェクターとする免疫療法の治療効果が明確に示され，最近リバーストランスレーショナル研究として，個人差が大きく，広くがん治療の反応性に関与する，がん免疫病態の細胞・分子レベルでの解明と制御法の開発が進んでいる。特に，治療前に抗腫瘍T細胞が誘導されている場合と誘導されていない場合を区別した，免疫状態の解明が重要である。マウス腫瘍モデルでの基礎研究と合わせて，より治療効果の優れる個別化・複合がん免疫療法の開発が期待される。

はじめに

　がん免疫療法の可能性については，悪性黒色腫や腎がんでIL2投与などの免疫療法の治療効果が認められていたものの，多くのがんでは疑問視され，長年，議論されてきた。しかし近年，長年期待されてきた抗腫瘍T細胞をエフェクターとするがん免疫療法が，免疫チェックポイント阻害療法（抗PD-1/PD-L1，抗CTLA4阻害抗体）やT細胞利用養子免疫療法として，様々ながんで，10～30％の症例で，他のがん治療に不応の進行がんに対しても持続する腫瘍縮小・延命効果が明確に認められ，腫瘍免疫・がん免疫療法の研究・開発は次のステップに進んだ。すなわち，どのようながんで，どのような症例に，どのような機序で効くのか，効かないのか，その科学的な解明により，さらに免疫療法を改良できるのか。臨床的には，治療効果の期待できる症例や適切な免疫療法（患者自身の免疫応答で対応できるのか，人工的な免疫エフェクターが必要なのか）を選択できるあるいはいつまで治療を続けるのかを決めるバイオマーカーの同定，治療効果を増強するための複

合がん免疫療法（既存がん治療との併用，各種免疫制御剤との併用）の開発が期待されている（図❶）。

Ⅰ．ヒト自己がん細胞に対する正と負の免疫応答

　免疫は病原微生物など外来異物に対する生体防御機構として発達し，自己細胞を攻撃しない（自己免疫寛容）。それでは免疫は，遺伝子異常により無秩序に増殖する自己の細胞であるがん細胞を非自己として認識して排除できるのであろうか。特に臨床で見つかるがんは，すでに長期間かけて免疫防御機構から逃避している。近年，免疫関連遺伝子改変マウスを用いた発がんモデルの免疫解析により，がん細胞の発生・形成過程では，がん細胞になる変異細胞がT細胞やNK細胞が主体となる免疫監視機構（immune-surveillance）により排除されること，しかし免疫編集（immune-editing）を経て，免疫抑制性・抵抗性の獲得（高免疫原性腫瘍抗原の欠失，多様な機序による免疫抵抗性・抑制性の獲得），宿主側免疫系への変化〔抗腫瘍T細胞の細胞死（アポトーシス）や不

---

key words

　腫瘍免疫学，免疫療法，免疫チェックポイント，adaptive immune-resistance，がん免疫代謝

第1章　総論

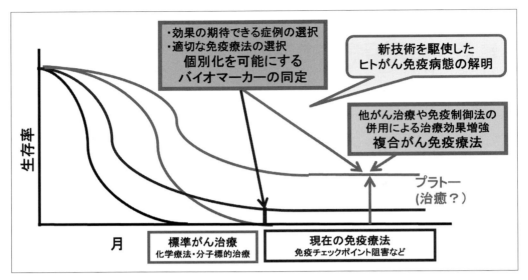

図❶　がん免疫療法開発における課題
免疫療法では，薬剤耐性問題を抱える化学療法や分子標的治療と比較して，効果が認められる場合は比較的長期延命が期待できる．一方，治療効果が得られる症例はまだ限られており，今後，効果の期待できる症例（治療前や治療早期に）や適切な免疫療法（免疫チェックポイント阻害か遺伝子改変T細胞養子免疫療法か）の選択など，個別化治療を可能にするバイオマーカーの同定，および作用機序の異なるがん治療や抗腫瘍免疫応答に重要なポイントの免疫制御法を併用する複合がん免疫療法の開発が期待されている．

応答（アナジー）や疲弊（exhaustion），制御性T細胞（Treg）や骨髄由来免疫抑制細胞（MDSC：myeloid derived suppressor cell）など免疫抑制性細胞群の誘導〕などが起こり，がん細胞は免疫から逃避する．ヒトでもがんの発生進展過程で同様なことが起こっていると考えられる．それでは，臨床でみられる，すでに免疫から逃避したがんではどのような状態になっているのであろうか．近年，特に免疫チェックポイント阻害療法における臨床検体を用いた解析，ゲノムDNA・mRNA遺伝子発現・体系的な免疫応答解析などの網羅的な解析により，がん患者における，がんに対する正と負の免疫病態の解明が進んでいる．腫瘍免疫学はマウスなど動物モデルでの研究に加えて，がん免疫療法の臨床研究とともに発展している．

Ⅱ．がん関連微小環境の免疫病態

臨床でみられるがんでは，腫瘍組織，センチネルリンパ節（SLN），骨髄，脾臓などのがん関連微小環境において，がん細胞の増殖・生存・浸潤促進的かつ免疫抑制的な環境が形成されている．がん組織では，がん細胞の遺伝子異常（突然変異・構造異常やエピジェネティックな遺伝子発現異常），それに伴う免疫関連分子の異常（ケモカインやサイトカインの産生低下など）やシグナル亢進による多様な免疫抑制性分子（サイトカインなど）の産生や免疫抑制性細胞群の誘導により，抗腫瘍T細胞の誘導は妨げられる．この結果，治療前には抗腫瘍T細胞の腫瘍浸潤は認められない（primary immune-resistance）．

一方，患者によっては治療前から，がん細胞の突然変異由来のがん特異的変異抗原（ネオ抗原）を含めて，腫瘍抗原に対してT細胞が誘導されており，腫瘍組織の周辺や内部にT細胞が浸潤している場合がある．T細胞（特にCD8$^+$T細胞）はがん細胞を認識してIFN-γなどのサイトカインを放出すると，がん細胞や腫瘍浸潤マクロファージなどの免疫細胞にPD-L1やトリプトファン代謝酵素IDOの発現を誘導し，その結果，T細胞を抑制する．このような，いったん誘導

された T 細胞を起点とした腫瘍組織局所での免疫抵抗性は adaptive immune-resistance と呼ばれ，悪性黒色腫では約 40%，肺がんでは約 20% 程度がこの状態にあり，PD1/PD-L1 阻害が効きやすい免疫状態であることがわかっている。

　抗 PD-1 抗体は，免疫寛容に関する基礎研究から発展し，マウスモデルで研究が進められてきた成果である。一方，免疫チェックポイント阻害療法の臨床検体を用いた研究から，実際の患者でのがん免疫病態が解析され，がん治療の効果との関係も解明されつつあり，腫瘍免疫学の発展は免疫療法の開発とともにある。今後，さらなるヒト免疫病態の解明により，PD-1/PD-L1 阻害を超えた adaptive immune-resistance の解除法（他の免疫チェックポイント分子や IDO の阻害など）の研究，さらに重要なことは primary immune-resistance における多様な機序の解明により，さらに多くのがん種や患者に対するがん免疫療法が期待できることである。

　治療反応性に関わるがんの免疫病態は，がん種ごと，同じがんでもサブセットごと，さら症例ごとに異なり，個人差が大きく，免疫療法だけでなく，手術，化学療法，放射線治療など広くがん治療後の予後とも関係する。がん免疫病態の違いは，遺伝子異常によるがん細胞の性質を中心として，免疫関連分子の遺伝子多型（SNP）で規定される患者の免疫応答体質，さらに環境因子〔腸内細菌，喫煙，食事・肥満，感染歴，精神神経・内分泌ストレス（交感神経系，視床下部下垂体副腎系など）など〕により，規定されることがわかりつつある。

Ⅲ．今後のがん免疫研究への期待

　Adaptive immune-resistance の病態解明と診断・治療への臨床応用のためには，様々ながん種での，腫瘍組織浸潤 T 細胞の種類（Th1/Th9/Tfh，CTL など）の解析，浸潤 T 細胞の性質（抗原特異性，TCR 親和性，activation，dysfunction，exhaustion の程度と回復能など）と機序の解析（CTLA4，PD-1，TIM3，TIGIT，LAG3 など抑制性免疫チェックポイント分子，Tbet，GATA3 な

ど転写因子，EZH2，DNMT1 などのエピジェネティック因子，IFN-γ，TNF-α などのサイトカイン発現など），その結果としてのがん微小環境の免疫状態（IFN，ケモカイン，Teff signature，immunoscore など）の解明が必要である。がん細胞の内因性 PD-L1 発現機序の解明（ゲノム増幅や PD-L1-DNA 構造異常など）も必要である。ネオ抗原など免疫原性腫瘍抗原の解析については，より簡便な全エクソン DNA 変異数の推定，trunk initiation 変異の同定，それを起こす MMR，POLE，BRCA などの DNA 修復関連分子の遺伝子異常，非培養がん細胞の HLA からの免疫原性ペプチドの同定などの研究の進展が期待される。また，免疫療法後の再発の原因となる β-mg 変異による HLA クラス I 消失や JAK1/2 変異によるがん細胞の IFN-γ 感受性低下などの獲得免疫抵抗性の解明も重要である。

　Primary immune-resistance の病態解明は，PD-1/PD-L1 阻害との併用療法の開発の観点から，非常に期待されている。免疫原性腫瘍抗原の欠失に加えて，抗腫瘍 T 細胞を誘導する樹状細胞（BATF3$^+$CD141$^+$DC など）の腫瘍組織リクルートを起こす CCL4 などのケモカインや腫瘍浸潤 T 細胞を増殖させる IL15 などのがん細胞での産生低下・欠失機序（β-catenin シグナル亢進や EZH2/DNMT1 などのエピジェネティック異常）の解明，腫瘍組織やセンチネルリンパ節での免疫抑制機序（TGF-β などが関与する間葉系環境，PTEN 欠失などによる AKT シグナル亢進による免疫抑制性 VEGF の産生，EGFR/BRAF/STAT3/NF-κB などのシグナル亢進を介した免疫抑制性 IL6/VEGF などの産生など）の解明が期待される。最近，がん微小環境における各種代謝状態〔エネルギー，ROS，glucose，核酸，アミノ酸（Glu，Trp，Arg など），脂質（脂肪酸，コレステロール，プロスタグランジンなど）〕のがん免疫病態（がん免疫代謝）への関与の解明が進んでいる。がん微小環境は低酸素（hypoxia），低栄養状態にあり，多くのがん細胞は解糖系と glutaminolysis を主に用いてエネルギー代謝と細胞分裂に必要な核酸などを産生している（Warburg 効果）。エフェ

クター T 細胞もがん細胞と同様なエネルギー代謝状態で，mTORC1，cMyc 亢進とともに増殖分裂とサイトカイン産生などの機能をもつが，がん微小環境における glucose 欠乏などにより十分に機能せず，抗原の持続刺激や抑制性サイトカインの影響なども受け，dysfunction，exhaustion 状態に陥る。メモリー T 細胞や制御性 T 細胞（Treg），各種ヘルパー T 細胞（Th）はそれぞれ，特徴的な代謝系で維持され，がん微小環境の中で機能している。このようながん微小環境の代謝状態を修飾し，抗腫瘍 T 細胞の増殖・機能活性を増強する可能性のある薬剤として，メトホルミンやスタチンなどの代謝改善剤も期待されている。Trp/Kyn，Arg，ATP/アデノシンなどはそれぞれ，代謝酵素 IDO/TDO や arginase や CD39/CD73 などを介して，がんの免疫抑制に関与し，IDO 阻害剤，A_{2A} 受容体阻害剤などの薬剤開発が進んでいる。今後，これらの免疫病態の解明により，より多くの患者に効果のある免疫療法の開発が期待される。

おわりに

今後，さらなるヒトがん免疫病態の理解のためには，マウスモデルでの研究に加えて，日本におけるがん患者ネットワークの構築による免疫療法の臨床試験の実施と評価，その臨床検体を用いた体系的な免疫応答解析と，多層オミクス解析（ゲノム，mRNA，タンパク，代謝物，シグナル，腸内細菌など），さらに学習型スーパーコンピュータをも駆使した解析が期待される。がん免疫病態の解明は，個別化・複合がん免疫療法の開発だけでなく，広くがん治療における precision medicine，personalized therapy の発展につながる。

参考文献

1) 河上　裕：標準免疫学 第 3 版，医学書院，2013.
2) 河上　裕 編：実験医学増刊号 34 がん免疫療法 - 腫瘍免疫学の最新知見から治療法のアップデートまで -，2016.
3) Weinberg RA : The Biology of Cancer 2nd ed, Garland Science, 2014.
4) Hanahan D, Weinberg RA : Cell 144, 646-674, 2011.
5) Couzin-Frankel J : Science 342, 1432-1433, 2013.
6) Yaguchi T, Kawakami Y : Int Immunol 28, 393-399, 2016.

河上　裕
1980 年　慶應義塾大学医学部卒業
　　　　　同大学病院内科研修医
1982 年　国立大蔵病院内科医師
1984 年　慶應義塾大学医学部血液リウマチ感染内科助手
1985 年　Research Associate, Dept. Immunology, Univ. South Florida
1987 年　Visiting Fellow-Scientist, Surgery Branch, National Cancer Institute, NIH
1989 年　Visiting Researcher, Dept. Biology, California Institute of Technology
1997 年　慶應義塾大学医学部先端医科学研究所細胞情報研究部門教授
2005 年　同所長（〜 2015 年）
2015 年　慶應義塾大学医学研究科 医学研究科委員長
　　　　　日本がん免疫学会（JACI）理事長

第1章 総論

3. 免疫チェックポイント阻害剤のもたらした インパクト

安達圭志・玉田耕治

　厚生労働省の統計によれば，わが国における 2015 年の全死亡者に占めるがんの割合は 28.7％であり，全死亡者の約 3.5 人に 1 人ががんで死亡している[1]。免疫療法は，外科療法，化学療法，放射線療法に続く第 4 の治療法として発展してきた。特に，治療抵抗性の一因となっているがんの免疫抑制環境を破壊する『免疫チェックポイント阻害療法』は，これまでにない臨床効果を示す画期的治療法であり，いくつかの阻害剤は承認薬として臨床応用されている。本稿では，がん免疫療法の有効性を確立し，大きなインパクトを与えた免疫チェックポイント阻害療法開発の背景と展望について概説する。

はじめに

　がん免疫療法は，従来の標準治療の適用が困難な難治性・進行性のがんに対する治療法として研究が進められてきた。これまでに，がんペプチドワクチン，樹状細胞ワクチン，CTL/TIL（tumor-infiltrating lymphocytes）輸注療法などが開発されてきたが，その多くはがんに対する免疫反応を惹起させる / 増強させることをめざすものである。しかし限定的ながん種を除いて，十分な治療効果をもたらす治療法としては確立していない場合が多い。その理由として特に重要なものに，がんが形成する免疫抑制機構の存在がある。上記のような免疫療法によってがん特異的免疫細胞が誘導・活性化されても，がん微小環境中の抑制機構によって効果が減弱してしまう。その分子メカニ

ズムとして，抑制性共シグナルを伝達する「免疫チェックポイント分子」が重要な役割を果たしている。免疫チェックポイント分子は本来"適切なタイミングで"，"適切な細胞・部位に"発現が誘導されることで過剰な免疫応答を抑止し，免疫学的恒常性を維持するために機能している。ところが，がん組織はその微小環境中に免疫チェックポイント分子を高発現させ，免疫細胞からの攻撃を回避しているのである。それに対し，がん微小環境中の免疫抑制機構を解除することを目的とした免疫チェックポイント分子に対する抗体療法が「免疫チェックポイント阻害療法」である。免疫チェックポント阻害療法は，複数のがん種において既存の治療法を上回る臨床効果を発揮することが大規模ランダム化比較試験を通じて統計学的に証明され，現在，世界各国で承認薬として臨床応

---

key words

がん微小環境，免疫抑制機構，免疫抵抗性，immunosurveillance，がん免疫編集，
免疫チェックポイント分子，免疫チェックポイント阻害療法，T 細胞，抑制性共シグナル，
CTLA-4，PD-1，PD-L1，イピリムマブ，ニボルマブ，ペムブロリズマブ，アテゾリズマブ，
irAEs（immune-related adverse events）

用が進展している．このことは，がん免疫療法の有効性が確立したという点において非常に画期的なことである．以下に，免疫チェックポイント阻害療法開発の背景と展望について概説する．

Ⅰ．がんの免疫抑制機構

1．がん発生初期における免疫システムとの相互作用

　正常細胞に形質転換が起こり，がんとして顕在化する過程における免疫システムとの相互作用の解明は，重要な研究テーマの1つである．これまでの研究により，がん免疫編集（cancer immunoediting）と呼ばれる以下のようなコンセプトが提唱されている[2)3)]．遺伝子変異は，様々な外的要因が加わることで，あるいは外的要因がない場合でも一定の確率で起こり続けており，結果的にがん化の可能性を有する変異細胞も常に発生し続けていると考えられる．しかし多くの場合，そのような変異細胞は immunosurveillance と呼ばれる免疫監視システムに検知，排除されてしまう[2)4)]．ところが immunosurveillance をくぐり抜ける形質をもつ変異細胞が発生した場合，そのような細胞は免疫系による攻撃・排除を免れて増殖し，やがてがんとして顕在化する（図❶）．したがって，がん細胞はその発生段階から immunosurveillance による強力な選択圧を受けており，顕在化したがんにとって免疫抵抗性はそれが本来の性質であるといえる．

2．がん微小環境中の免疫抑制機構

　遺伝子変異の結果，がん細胞には抗原性を有する変異タンパクが発現する場合があり，その中には T 細胞により認識されるものもある[5)6)]．しかし通常，がんの免疫抵抗性を上回るだけの抗腫瘍応答が患者体内で誘導されることは稀である．以下に，がんの免疫抵抗性の原因となる免疫抑制メカニズムについて記載する．主要なメカニズムを3つに大別したが，それらは相乗的に作用することで免疫抑制効果を増強しうる．

①免疫抑制性細胞の存在：がん微小環境中には，制御性 T 細胞（regulatory T cell：Treg），骨髄由来抑制細胞（myeloid-derived suppressor cells：MDSC）などの免疫抑制性細胞群が存在してい

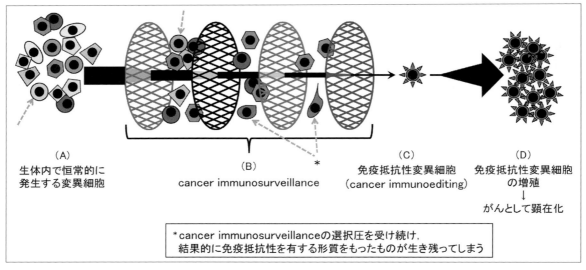

図❶　Cancer immunosurveillance とがん免疫編集
遺伝子の変異は生体内で恒常的に起こり続けており，結果的にがん化の可能性を有した変異細胞も常に発生し続けている（A）．しかしほとんどの場合，そのような細胞は cancer immunosurveillance によって排除されると考えられる（B）．しかし変異細胞の中に，cancer immunosurveillance をくぐり抜ける形質を獲得するものが現れた場合（C），そのような変異細胞は免疫系による攻撃・排除を免れて増殖を続け，やがてがんとして顕在化する（D）．そのような形質の変化は，がん免疫編集（cancer immunoediting）と呼ばれている．

る[7)-9)]。

② 免疫抑制性液性因子の産生：TGF-β，IL-10 などの抑制性サイトカインや，PGE-2，免疫抑制性代謝関連酵素である IDO（indoleamine 2,3-dioxygenase）などが腫瘍細胞や周囲のストローマ細胞によって産生される[7)9)10)]。

③ 免疫チェックポイント分子の発現：Treg には CTLA-4（cytotoxic T-lymphocyte-associated protein-4, CD152）が発現しており[11)]，がん細胞，MDSC，ストローマ細胞では，PD-1 リガンドである PD-L1（B7-H1, CD274）の発現がみられる[12)]。

免疫チェックポイント阻害療法は，上記のような免疫チェックポイント分子を標的とし，がんの形成する免疫抑制メカニズムの解除/軽減を目標とした治療法である。2016 年 6 月現在，抗 CTLA-4 抗体，抗 PD-1 抗体，抗 PD-L1 抗体が，承認薬として複数のがん種に対して臨床使用されている。次項では，免疫チェックポイント分子の機能と免疫チェックポイント阻害剤について解説する。

Ⅱ．免疫チェックポイント分子の機能と免疫チェックポイント阻害療法

1．CTLA-4

CTLA-4 は，CD80 および CD86 をリガンドとする，活性化した T 細胞および Treg のみに発現する分子である。また，CTLA-4 の CD80/CD86 に対する親和性は CD28 と比較して非常に高いために，CTLA-4 の発現が増加することによって CD28 を介した刺激性共刺激シグナルが競合的に阻害される[13)14)]。CTLA-4 遺伝子欠損マウスでは，致死的な早期発症型リンパ増殖性疾患を発現することから[15)16)]，CTLA-4 は生体において強力な免疫抑制機能をもち，免疫学的恒常性維持に不可欠な免疫チェックポイント分子であると考えられている。また，Treg 特異的に CTLA-4 遺伝子を欠損させたマウスにおいても同様の現象が認められることから，CTLA-4 は Treg の機能に必須であると考えられている[17)]。

したがって，抗 CTLA-4 抗体のがん治療薬と

しての作用機序としては，①がん抗原特異的 T 細胞に対する抑制シグナルの阻害，②担がん状態で誘導される Treg の機能阻害，が考えられている。抗 CTLA-4 抗体の抗腫瘍効果は，まずマウスモデルを用いた実験により示された[18)]。その後，イピリムマブ（ヤーボイ®）が開発され，進行性メラノーマ患者に対する大規模第Ⅲ相臨床試験を経て，延命効果を含む優れた臨床効果が示された[19)]。その結果，2011 年 3 月，根治切除不能な進行性メラノーマに対してイピリムマブは世界で初めて免疫チェックポイント阻害剤として米国食品医薬品局（FDA）から承認を受けた。その後，欧州や日本を含め，世界各国でメラノーマを対象とした承認を受けている。また，再発リスクの高いステージ 3 のメラノーマに対する術後補助療法としてのイピリムマブの効果を検討するため，国際共同第Ⅲ相臨床試験が行われた。その結果，イピリムマブ投与群において有意な無再発生存期間の延長が確認され[20)]，2015 年 10 月に FDA より承認を受けた。このことは免疫チェックポイント阻害剤が，がんの再発予防という目的においても有効に機能することを示した点で重要な意味をもつ。現在も他薬剤との併用も含めて，種々のがん種を対象とした臨床試験が実施されている。また，イピリムマブと同じく抗 CTLA-4 抗体であるトレメリムマブについては，肺がんなど複数のがん種を対象にした主に他剤併用による臨床試験が進められている（下記参照）。

2．PD-1/PD-L1

PD-1 は活性化した T 細胞，B 細胞，NK 細胞などに発現が認められ，PD-1 遺伝子欠損マウスでは自己免疫疾患を発症することから[21)]，免疫学的恒常性維持に不可欠な免疫チェックポイント分子であることが明らかとなった。またメラノーマ細胞の一部には PD-1 が発現しており，細胞増殖を促進するシグナルを伝達することが報告されている[22)]。一方，主要なリガンドである PD-L1 は，活性化 T 細胞をはじめとした生体内の広範な組織・細胞種に発現している。PD-L1 遺伝子欠損マウスは自発的な自己免疫疾患は発症しないものの，その T 細胞の反応性は野生型と比較し

て増強していることから，PD-L1 は T 細胞活性化の制御に重要な役割を果たしていると考えられている[23)24)]。また，PD-L1 は多くのがん種において発現増強が認められ，その発現レベルががんの悪性度と予後の悪さに相関しているという報告がある[25)26)]。がん細胞では，がん組織内に浸潤してきたリンパ球（TIL）が産生する IFN-γ に反応して PD-L1 の発現が誘導されることが知られている[27)28)]。さらに，成人 T 細胞性白血病リンパ腫やホジキンリンパ腫などではゲノム異常による PD-L1 の発現増強が報告されている[29)30)]。

　以上のような背景から，PD-1/PD-L1 経路に対する阻害抗体のがん治療薬としての作用機序として，①がん抗原特異的 T 細胞に対する抑制シグナルの阻害，②メラノーマに関してはがん細胞増殖の阻害，が考えられる。PD-1/PD-L1 経路に対する阻害抗体の抗腫瘍効果は，まずマウスモデルを用いた実験により示された[31)32)]。その後，抗 PD-1 抗体であるニボルマブ（オプジーボ®）が開発され，メラノーマをはじめとする複数のがん種に対する臨床試験が実施された。その結果，進行性メラノーマ，腎細胞がん，非小細胞肺がんで 20 ～ 30％の奏効率が認められ，1 年以上の治療効果を認める症例も報告された[33)34)]。進行性非小細胞肺がんについては，ドセタキセルとの延命効果の比較試験が行われ，扁平上皮非小細胞肺がん[35)]，非扁平上皮非小細胞肺がん[36)] ともにニボルマブ治療群で有意な全生存率の延長が認められた。進行性腎細胞がんに対しては，エベロリムスとの延命効果の比較試験が行われ，ニボルマブ治療群での有意な全生存率延長が示されている[37)]。また，再発性または難治性古典的ホジキンリンパ腫についても，第Ⅱ相および第Ⅰ相臨床試験の統合解析の結果，65％という極めて高い奏効率をはじめとする優れた臨床効果が示された[38)]（一部，Bristol-Myers Squibb 社のプレスリリースを参照）。上記のような結果を受けてニボルマブは，2014 年 7 月にわが国の厚生労働省が根治切除不能なメラノーマに対する治療薬として承認したのを皮切りに，2016 年 6 月時点で，米国ではメラノーマ，非小細胞肺がん，腎細胞がん，ホジキンリンパ腫に対して，欧州ではメラノーマ，非小細胞肺がん，腎細胞がんに対して，日本ではメラノーマ，非小細胞肺がんに対して承認を受けている。また，ニボルマブと同じく抗 PD-1 抗体であるペムブロリズマブ（キイトルーダ®）については，2016 年 6 月の時点で，進行性メラノーマおよび非小細胞肺がんに対して FDA の承認を受けている[39)40)]。現在も様々ながん種を対象とした臨床試験が実施中であり，抗 PD-1 抗体のさらなる適応拡大が予想される。

　一方，抗 PD-L1 抗体についてはアテゾリズマブ（Tecentriq™）が開発され[41)42)]，進行性尿路上皮がんに対する single-arm の第Ⅱ相臨床試験が実施された。その結果，奏効率は 15％，さらに，がん組織に浸潤している免疫細胞上の PD-L1 陽性率が高いグループほど高い奏効率が認められた[42)]（一部，Roche 社のプレスリリースを参照）。このような結果を受けて 2016 年 5 月，アテゾリズマブは進行性尿路上皮がんに対して FDA による迅速承認を受けた。現在，非小細胞肺がんや腎細胞がんなどを対象とした臨床試験が進行中である。アテゾリズマブ以外の抗 PD-L1 抗体についても開発が進展しており，アベルマブでは他剤との併用を含めて，メルケル細胞がん，非小細胞肺がん，胃/胃食道接合部がん，腎細胞がんなどを対象に，またデュルバルマブでは他剤との併用を含めて，乳がん，頭頸部がん，非小細胞肺がんなどを対象に，それぞれ臨床試験が進行中である。

3. 免疫チェックポイント阻害剤の併用療法

　作用点の異なる複数の免疫チェックポイント分子阻害剤を使用することにより，単剤よりも強力な抗腫瘍効果が期待できる。この仮説を検証するため，ステージ 3 または 4 のメラノーマ患者を対象に，イピリムマブ単剤をコントロールとして，ニボルマブ単剤あるいはイピリムマブとニボルマブの併用を比較するランダム化第Ⅲ相臨床試験が行われた。その結果，単剤投与群と比較して併用群では無増悪生存期間が延長する傾向がみられ，特に腫瘍上に PD-L1 の発現が認められない患者間で比較した場合，その差はより顕著であった[43)]。このような結果を受け，2015 年 10 月，

FDA は進行性メラノーマを対象としてニボルマブとイピリムマブの併用療法を承認し，その後，欧州でも承認された。興味深いことに，進行性メラノーマを対象とした上記とは異なる臨床試験において，ニボルマブ→イピリムマブの順番で投与したほうが，イピリムマブ→ニボルマブよりも臨床効果が高いという報告がなされている[44]。ニボルマブとイピリムマブの併用療法については現在，非小細胞肺がん，腎細胞がん，ホジキンリンパ腫などを対象に臨床試験が実施されている。また，トレメリムマブとデュルバルマブの併用についても，頭頸部がん，非小細胞肺がん，膵管腺がん，中皮腫などを対象とした臨床試験が進行している。

4. 免疫チェックポイント阻害剤による有害作用

免疫チェックポイント阻害剤は，免疫チェックポイント分子のその本来の役割から想定されたように，自己抗体の産生や T 細胞の過剰な活性化によって，特有の有害事象（immune-related adverse events：irAEs）を引き起こすことがある。皮膚障害，胃腸障害，肝障害，肺臓炎，内分泌障害（甲状腺機能亢進・低下，下垂体炎など），眼および神経障害，造血障害など，全身の多くの臓器・組織において有害事象が報告されており，ときに不可逆的・致死的な症状も報告されている[45]。それぞれの分子の遺伝子欠損マウスの表現系から予想されたように，irAEs の頻度は概ね，抗 CTLA-4 抗体 > 抗 PD-1 抗体 > 抗 PD-L1 抗体という傾向である。irAEs は治療中に発症することが多いが，治療終了後数週間～数ヵ月後に発症した例もある。irAEs に対する処置の原則は，重症度に応じて適切な免疫抑制療法を行うことである。原則として grade 2 以上の irAEs が生じた場合，治療を中断・延期し，全身ステロイド投与を開始する。ステロイド投与によって症状の改善がみられても，早期にステロイド投与を中止・減量すると症状が再燃しやすいため，時間をかけてテーパリングすることが推奨されている。ただし，高齢者や合併症のある患者など長期のステロイド投与が困難な場合もあるため，そのような患者には何よりも irAEs の早期発見，そして慎重な投薬

が求められる。

Ⅲ. 免疫チェックポイント阻害療法の課題と展望

免疫チェックポイント阻害療法は，がんの免疫療法の有効性を確立し，しかもこれまでにない高い臨床効果を示したことによって，大きなインパクトをもたらした。しかし，いまだ克服すべき課題も多く存在する。その1つとして，現状の免疫チェックポイント阻害療法は，単剤での奏効率はおおよそ 20 ～ 40％であり，有害事象の発生や高額な治療費などを鑑みると，今後の免疫チェックポイント阻害療法にはより高い確実性と効率化が求められる。そのためには，

①臨床効果あるいは有害事象と相関するバイオマーカーを同定する

②患者ごとに異なることが予想される T 細胞の抗原となるネオアンチゲン（がん細胞の遺伝子変異の結果として生じる新しいアミノ酸配列）を安価で迅速に解析・同定する技術を確立する

③免疫チェックポイント阻害療法では pseudo-progression がみられることがあり，従来の RECIST による評価方法に適応しないケースが認められるため，免疫療法に適した臨床効果判定基準を作成する

④従来の標準治療や分子標的薬，あるいは遺伝子改変 T 細胞輸注療法など，他の治療法との組み合わせによる複合的がん免疫療法を確立する

などが重要になると予想される。

おわりに

上述の分子以外にも重要な免疫チェックポイント分子として LAG3（lymphocyte-activation gene 3）や TIM3（T cell immunoglobulin mucin-3），TIGIT（T cell immunoreceptor with immunoglobulin and ITIM domains），BTLA（B and T lymphocyte attenuator）などが知られており，有望な標的分子になりうるであろう。これからも基礎研究と臨床研究が互いにフィードバックをすることで，これまで以上に高い臨床効果をもたらすがん免疫療法が開発されることが期待される。

参考文献

1) http://www.mhlw.go.jp/toukei/saikin/hw/jinkou/geppo/nengai15/dl/gaikyou27.pdf
2) Mittal D, Gubin MM, et al : Curr Opin Immunol 27, 16-25, 2014.
3) Shankaran V, Ikeda H, et al : Nature 410, 1107-1111, 2001.
4) Dunn GP, Old LJ, et al : Immunity 21, 137-148, 2004.
5) Schumacher TN, Schreiber RD : Science 348, 69-74, 2015.
6) Lu YC, Robbins PF : Int Immunol 28, 365-370, 2016.
7) Munn DH, Bronte V : Curr Opin Immunol 39, 1-6, 2016.
8) Takeuchi Y, Nishikawa H : Int Immunol 28, 401-409, 2016.
9) Spranger S : Int Immunol 28, 383-391, 2016.
10) Oshima M, Oshima H, et al : Cancer Res 65, 9147-9151, 2005.
11) Shevach EM : Immunity 30, 636-645, 2009.
12) Chen L, Han X : J Clin Invest 125, 3384-3391, 2015.
13) van der Merwe PA, Bodian DL, et al : J Exp Med 185, 393-403, 1997.
14) Chambers CA, Allison JP : Curr Opin Cell Biol 11, 203-210, 1999.
15) Waterhouse P, Penninger JM, et al : Science 270, 985-988, 1995.
16) Tivol EA, Borriello F, et al : Immunity 3, 541-547, 1995.
17) Wing K, Onishi Y, et al : Science 322, 271-275, 2008.
18) Leach DR, Krummel MF, et al : Science 271, 1734-1736, 1996.
19) Hodi FS, O'Day SJ, et al : N Engl J Med 363, 711-723, 2010.
20) Eggermont AM, Chiarion-Sileni V, et al : Lancet Oncol 16, 522-530, 2015.
21) Nishimura H, Okazaki T, et al : Science 291, 319-322, 2001.
22) Kleffel S, Posch C, et al : Cell 162, 1242-1256, 2015.
23) Dong H, Zhu G, et al : Immunity 20, 327-336, 2004.
24) Latchman YE, Liang SC, et al : Proc Natl Acad Sci USA 101, 10691-10696, 2004.
25) Thompson RH, Kuntz SM, et al : Cancer Res 66, 3381-3385, 2006.
26) Wu P, Wu D, et al : PLoS One 10, e0131403, 2015.
27) Blank C, Gajewski TF, et al : Cancer Immunol Immunother 54, 307-314, 2005.
28) Spranger S, Spaapen RM, et al : Sci Transl Med 5, 200ra116, 2013.
29) Kataoka K, Shiraishi Y, et al : Nature 534, 402-406, 2016.
30) Green MR, Monti S, et al : Blood 116, 3268-3277, 2010.
31) Iwai Y, Ishida M, et al : Proc Natl Acad Sci USA 99, 12293-12297, 2002.
32) Hirano F, Kaneko K, et al : Cancer Res 65, 1089-1096, 2005.
33) Topalian SL, Sznol M, et al : J Clin Oncol 32, 1020-1030, 2014.
34) Topalian SL, Hodi FS, et al : N Engl J Med 366, 2443-2454, 2012.
35) Brahmer J, Reckamp KL, et al : N Engl J Med 373, 123-135, 2015.
36) Borghaei H, Paz-Ares L, et al : N Engl J Med 373, 1627-1639, 2015.
37) Motzer RJ, Escudier B, et al : N Engl J Med 373, 1803-1813, 2015.
38) Ansell SM, Lesokhin AM, et al : N Engl J Med 372, 311-319, 2015.
39) Hamid O, Robert C, et al : N Engl J Med 369, 134-144, 2013.
40) Garon EB, Rizvi NA, et al : N Engl J Med 372, 2018-2028, 2015.
41) Powles T, Eder JP, et al : Nature 515, 558-562, 2014.
42) Herbst RS, Soria JC, et al : Nature 515, 563-567, 2014.
43) Larkin J, Chiarion-Sileni V, et al : N Engl J Med 373, 23-34, 2015.
44) Weber JS, Gibney G, et al : Lancet Oncol 17, 943-955, 2016.
45) Michot JM, Bigenwald C, et al : Eur J Cancer 54, 139-148, 2016.

安達圭志
1999 年　東京大学農学部獣医学科卒業
2003 年　兵庫医科大学大学院病理系（免疫学・医動物学）博士課程修了
科学技術振興機構戦略的創造研究推進事業（CREST）
兵庫医科大学中西憲司チームポストドクトラルフェロー
2005 年　Department of Microbiology and Immunology, Stanford University School of Medicine, Post-doctoral fellow

Stanford University School of Medicine（Professor Mark M. Davis Laboratory）, Research Associate of Howard Hughes Medical Institute
2009 年　同 Research Specialist of Howard Hughes Medical Institute
2010 年　長崎大学熱帯医学研究所寄生虫学分野助教
Department of Microbiology and Immunology, Stanford University School of Medicine, Visiting Assistant Professor
2012 年　山口大学大学院医学系研究科免疫学分野助教

第1章 総論

4. がん免疫反応の攻める側と抑える側

杉山栄里・西川博嘉

　近年，がん治療の第4の柱として免疫療法が注目され，目覚ましい発展を遂げている。抗腫瘍免疫応答の要はがん細胞を殺傷するCD8陽性キラーT細胞の活性化であり，キラーT細胞などの免疫担当細胞に発現している免疫チェックポイント分子を阻害，もしくは免疫共刺激分子を刺激することにより，抗腫瘍免疫応答を増強できることが明らかになってきた。一方，腫瘍局所では，免疫応答を抑制する制御性T細胞が多数浸潤することで抗腫瘍免疫応答を阻害することが知られており，これらを除去することにより，抗腫瘍免疫応答を増強させ，がん細胞を駆逐する治療薬の開発が期待されている。

はじめに

　近年，がん治療の第4の柱としてCTLA-4やPD-1といった免疫共抑制分子（免疫チェックポイント分子）を標的とした免疫療法（免疫チェックポイント阻害剤）が臨床導入され，目覚ましい発展を遂げている[1]。

　がん免疫応答の要は抗腫瘍活性を示すCD8陽性キラーT細胞の活性化であり，その反応を増強するためには，①がん抗原などを用いて抗原特異的CD8陽性キラーT細胞を刺激し，活性化させる，②非特異的に抗腫瘍性の免疫担当細胞を活性化させる，③免疫抑制機構を解除することで，二次的に抗腫瘍免疫応答を活性化させるといった方法が挙げられる。なかでも，CD8陽性キラーT細胞などに発現している免疫チェックポイント分子を阻害，もしくは免疫共刺激分子を刺激することにより，がん免疫応答を増強できることが明らかになってきている[2]。また腫瘍局所では，腫瘍細胞や腫瘍間質細胞から放出されるサイトカインやケモカインなどの化学メディエー

ターの作用により，制御性T細胞（regulatory T cells：Treg），骨髄由来抑制性細胞（myeloid-derived suppressor cells：MDSC）といった免疫抑制性細胞が多数存在し，がん免疫応答を抑制することが知られている[3]。このような免疫抑制性細胞を除去することにより，抗腫瘍免疫応答を増強させ，腫瘍細胞を駆逐することも試みられている。本稿では，がん免疫応答の攻める側の因子の中でも特に直接がん細胞を殺傷するCD8陽性キラーT細胞，抑える側の因子の中でも研究が進んでいるTreg，およびそれらの作用機序を考えるうえで密接な関係にある免疫共刺激分子，免疫チェックポイント分子に焦点を当てて概説する。

I. 抗腫瘍免疫応答の成り立ちとがん免疫編集

　免疫系は生体への異物（非自己）の侵入を防ぎ，排除するための機構である。がん細胞は，内的あるいは外的な様々な要因によりがん遺伝子やがん抑制遺伝子に異常（変異）が生じることで正常細胞から形質転換するとともに，遺伝子不安定性に

---

key words

免疫共抑制分子（免疫チェックポイント分子），CD8陽性キラーT細胞，免疫共刺激分子，制御性T細胞

第1章　総論

より，付随的な遺伝子異常および正常では発現しない分子を発現する。これらの遺伝子異常に由来する異常タンパク質は，免疫系により異物，すなわちがん特異抗原（neo-antigen）として認識され，攻撃される。がんの発生初期には，がん細胞が増殖するとともに一部のがん細胞が壊れることにより，がん細胞片に含まれるがん特異抗原が免疫系に提示され，CD8陽性キラーT細胞が活性化する。活性化した抗原特異的CD8陽性キラーT細胞はがん細胞を攻撃し，アポトーシスを誘導するなどして抗腫瘍効果を示す[4]。このように，がん細胞はその発生過程の初期においては抗腫瘍免疫応答により排除される（免疫監視機構，排除相）。やがて，がん細胞の中から免疫監視機構の存在下でも生存可能な免疫原性の低い細胞が出現し，選択され，免疫系による排除とがん細胞の増殖が平衡に達する相（平衡相）へ移行する。さらに，がん細胞が免疫系の攻撃を抑制する機構（がん免疫逃避機構）を獲得することにより，免疫監視をくぐり抜けて増殖し続ける相（逃避相）に移行する。このように，臨床的な「がん」は，すでに一連の免疫系による攻撃を逃れる手段を獲得している（免疫系に編集されている）ことから，発がんに至る一連の免疫系との関わりを「がん免疫編集機構」という[5]。すなわち臨床的に顕在化したがんは，免疫原性の高いがん特異抗原やHLA発現の消失，免疫共抑制分子の発現や免疫抑制サイトカインの分泌，免疫抑制性細胞の集積などを介して免疫監視から逃れる「がん免疫逃避機構」を獲得している。以上より，がんを拒絶するためには，がん免疫療法として外部からの強力な補助が必要となり，様々な免疫治療の開発が現在進んでいる。

II．がん免疫反応の攻める側

1．CD8陽性キラーT細胞

がん免疫反応の攻める側（抗腫瘍免疫応答）を担当する細胞は，CD8陽性キラーT細胞，CD4陽性ヘルパーT細胞，NK細胞やNKT細胞などが挙げられるが，なかでもCD8陽性キラーT細胞が中心的役割を担う。CD8陽性キラーT細胞は，抗原提示細胞に提示されたがん特異抗原を認

識することで活性化し，がん細胞を攻撃する[4]。このCD8陽性キラーT細胞の活性化には，T細胞レセプターによる抗原認識（主刺激シグナル）経路に加えて，共刺激分子であるCD28による補助シグナルの伝達が必須であり[6]，この共刺激分子からのシグナルが提供されないとT細胞は十分に活性化されず，アポトーシスや，再び同じ抗原が提示された場合に反応できなくなるアネルギー（免疫不応答）状態に陥る（図❶）。またCD8陽性キラーT細胞の活性化には，がん抗原がもつ免疫原性も重要な因子である[7]。つまり標的となるがん抗原に対して，どれだけ親和性の高い免疫応答を誘導できるか（提示される抗原が異物として認識されるか）が重要である。がん細胞では，遺伝子変異に由来するがん特異抗原が異物として認識されるが，一方で免疫編集によって免疫系に認識されないように免疫原性の高い抗原を脱落させることで免疫系から逃避しているがん細胞も存在する。

その他のT細胞の免疫反応を活性化させる因子として，免疫共刺激分子が挙げられる。この共刺激分子を活性化させることでがん免疫反応を増強できる可能性が示唆されており，その詳細については次の「2．免疫共刺激分子」にて解説する。

2．免疫共刺激分子

免疫共刺激分子は，immunoglobulin superfamilyに属するCD28，ICOSや，TNF superfamilyに属するOX-40，4-1BB，CD27，GITRなどがある。免疫共刺激分子のシグナルはT細胞の活性化・増殖・生存を促すことから，これらの分子シグナルを増強することにより，抗腫瘍活性をもつT細胞応答を増強できる可能性が示唆されている[8][9]。

（1）Immunoglobulin superfamily（CD28など）

胸腺から出て抗原刺激を受けていないナイーブT細胞の活性化には，前述のとおり2つのシグナルが必須であり，T細胞レセプターによる抗原認識（主刺激シグナル）経路に加えて，共刺激分子であるCD28による補助シグナルの伝達が必須である[6]（図❶）。CD28は抗原提示細胞上に発現するリガンド（CD80およびCD86）と結合するこ

4. がん免疫反応の攻める側と抑える側

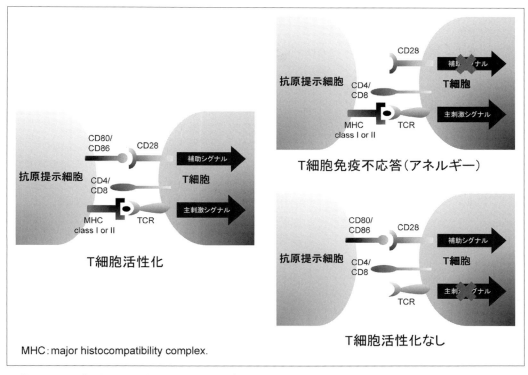

図❶ ナイーブT細胞の活性化に必要なシグナル経路

とにより共刺激が伝達される[9]。CD28からのシグナルが提供されていないとT細胞は十分に活性化されず，アポトーシスやアネルギー状態に陥る[10]。

2006年にCD28を標的としたスーパーアゴニスティック抗体（TGN1412）が開発されている。TGN1412は従来の抗CD28抗体とは異なり，CD28分子のC"D loop部位に結合することから単独でもT細胞を活性化させることが可能なモノクローナル抗体であったが[11]，第I相試験でTGN1412の投薬を受けた全員が多臓器不全を呈するという重篤な有害事象を認め，社会的に大きな問題となった[12]。その要因としては，T細胞を強く活性化したことによりサイトカインストームが生じた可能性が考察されており，安全面において問題があるため，その後CD28を標的とした治療開発は進んでいない。

(2) TNF superfamily（OX-40，4-1BB など）

TNF superfamilyに属する共刺激分子としては，OX-40や4-1BBなどが挙げられる。OX-40や4-1BBはナイーブT細胞には発現せず，抗原刺激1〜2日後に一過性に活性化したエフェクターT細胞上に発現し，抗原提示細胞などに発現するリガンド（OX-40L，4-1BBL）と結合することで，T細胞増殖やサイトカイン誘導，アポトーシスを抑制する遺伝子などのup-regulationを引き起こすほか，NK細胞からのサイトカイン産生を誘導し，抗体依存性細胞傷害作用を増強する[8)13)-15]。また，エフェクターT細胞の排除機構であるactivation-induced cell death（活性化誘導性細胞死）を阻害し，メモリーT細胞が抗原によって再活性化され，エフェクターT細胞が生じた際にもその生存を促進する[16)17]。現在，これらを標的とした治療開発が行われており，固形がんを対象としたOX-40アゴニスト（GSK3174998，MOXR0916）や4-1BBアゴニスト（utomilumab）の臨床試験が進んでいる。また，他の共刺激分子との相乗作用でより強力な抗腫瘍免疫応答を誘導

45

することが示唆されている[18]。

免疫共刺激分子を標的とする場合は抗CD28抗体でみられたような過剰な免疫応答を十分に注意する必要があり，製剤の開発でも少量からの安全性の確認が必須である。

Ⅲ．がん免疫反応の抑える側

免疫反応の抑える側を担当する細胞として，Treg，MDSCやM2マクロファージなどが挙げられる。加えて，免疫担当細胞上にPD-1（programmed cell death-1）などをはじめとする免疫チェックポイント分子を発現することで過剰な免疫応答の活性化が抑制されている[19]。がん細胞はこれらの免疫抑制細胞や免疫チェックポイント分子を本来の免疫恒常性を保つ目的から盗用することで，抗腫瘍免疫応答から逃避している[6]。これらの抗腫瘍免疫応答を抑える側を標的とした治療の臨床応用が飛躍的に進んでいる。本項では，これらの中でも研究が進んでいるTreg，免疫チェックポイント分子に焦点を当てて概説する。

1．制御性T細胞

制御性T細胞（Treg）は種々の免疫反応を抑制する機能をもつCD4陽性T細胞の一群であり，IL-2受容体α鎖（CD25）やマスター遺伝子である転写因子FoxP3を高発現している。Tregは自己に反応する免疫応答を抑制することで，自己免疫寛容を成立させ，自己免疫疾患の抑制などに重要な役割を果たしている[20)-22]。一方，悪性腫瘍においては，Tregは抗腫瘍免疫応答を抑制し，腫瘍細胞の増殖に寄与している[21]。様々な悪性腫瘍患者の腫瘍局所には抗原刺激を受け活性化したTregが多数認められ，腫瘍局所のTregの存在は予後不良因子となることが報告されている[21) 23]。

Tregは複数の機序により免疫抑制能を発揮するが，最も重要な機序は抗原提示細胞を抑制することでT細胞活性化を阻害することである[24) 25]。TregはCTLA-4を恒常的に高発現しており，これらのCTLA-4は抗原提示細胞のCD80/CD86と結合し，その発現をdown-regulationして抗原提示細胞のT細胞活性化能を抑制する[26]。また，TregはCD25（IL-2受容体α鎖）を高発現していることから，IL-2に高親和性である。Tregは，転写因子FoxP3がIL-2遺伝子の発現を抑制するため，自身でIL-2を産生できないことから，他の細胞が産生したIL-2を消費して生存を維持している。その結果，T細胞の活性化や増殖に必須のIL-2を消費するため，局所環境からIL-2が枯渇し，エフェクターT細胞が十分に活性化されない。さらに，Tregは免疫抑制性のサイトカインであるTGF-βやIL-10を産生し，免疫応答を抑制している[21]。

したがって，Tregによる免疫抑制をコントロールすることで，がん免疫治療がより効果的となる可能性が考えられ，IL-2やCD25を標的としてTregを除去する試み（抗CD25抗体，IL-2にジフテリアトキシンを結合させた物質や，CD25を抗原とするモノクローナル抗体にシュードモナスキソトキシンAを結合させた抗毒素など）がなされたが，腫瘍縮小などの臨床効果は不十分であり，確実にTregを除去することができる製剤はいまだ開発されていない[27]。

ヒトにおいてFoxP3は，ナイーブT細胞を抗原刺激することによっても誘導されるため，完全にTreg特異的とはいえず，適切にTregを定義することが新たな製剤開発には肝要である。FoxP3陽性T細胞は，ナイーブT細胞のマーカーの1つであるCD45RAとFoxP3の組み合わせによって，① CD45RA+FoxP3^{low}CD4+T細胞（ナイーブ型Treg），② CD45RA-FoxP3^{high}CD4+T細胞（エフェクター型Treg），③ CD45RA-FoxP3^{low}CD4+T細胞（FoxP3陽性であるが免疫抑制活性をもたないnon-Treg）の3つの分画に分類される[21) 22) 28]。われわれはこの中でエフェクター型Tregが強い免疫抑制をもち，腫瘍局所に浸潤しているTregのほとんどがエフェクター型Tregであるのに対して，末梢血中ではナイーブ型Tregが比較的多く存在することを示した[23]。これらのデータをもとに，現在エフェクター型Tregに選択的に発現しているCCR4を標的とすることで末梢のナ

イーブ型Tregを温存し，腫瘍局所のエフェクター型Tregのみを標的とすることで抗腫瘍免疫応答の活性化を試みる治療開発が進められている。

2. 免疫チェックポイント分子

T細胞上には免疫チェックポイント分子が発現し，その免疫活性状態を調整している。代表的な免疫チェックポイント分子であるCTLA-4（cytotoxic T-lymphocyte-associated protein 4）やPD-1などにリガンドが結合すると，過剰な免疫反応が抑制される[29)30)]（図❷）。すなわち，免疫チェックポイント分子シグナルは，T細胞活性化の際に過剰な免疫応答を抑制する機構であり，これらは自己免疫寛容および過度の免疫活性化を防ぎ，生体の恒常性を保つために重要な分子である[31)]。しかし腫瘍局所では，がん細胞が免疫反応から逃避するために免疫チェックポイント分子シグナルを用いて免疫抑制環境を作り出している。免疫チェックポイント阻害剤は，これらの免疫チェックポイント分子シグナルを阻害し，抗腫瘍免疫応答を再活性化させることで抗腫瘍効果を得る治療法である。本項では特に臨床応用が進んでいるPD-1，CTLA-4，LAG-3およびTIM-3を代表として解説する。

（1）CTLA-4

T細胞の活性化には，前述のとおり，TCRを介する主刺激シグナル経路の他に，CD28共刺激分子とそのリガンドを介する共刺激（補助刺激）経路の活性化が必須である[6)]。CTLA-4は，T細胞上に限局して発現する免疫チェックポイント分子であり，T細胞が活性化されると急速に発現が誘導される。T細胞上に発現しているCD28を競合阻害し，抗原提示細胞上のリガンド（CD80/CD86）を占有することによりT細胞の活性化を抑制する[32)33)]。CTLA-4は，競合するCD28と比較し10〜100倍高い親和性でリガンドと結合するため，T細胞上にCD28とCTLA-4が同時に発現する場合，ほとんどのリガンドはCTLA-4に結合し，CD28による共刺激を減弱させることで免疫応答を抑制する[34)]。また，CTLA-4はTreg上にも恒常的に強く発現しており，抗原提示細胞のCD80/CD86の発現を抑制し，T細胞活性化能を低下させる[26)]。抗CTLA-4抗体（イピリムマブ）にてCTLA-4とリガンドとの結合を阻害することで，T細胞が再活性化して腫瘍縮小につながることが臨床試験の結果から示されている。また，抗CTLA-4抗体を介したADCC（antibody-dependent cellular cytotoxicity）によりTregが除去され，Tregによる免疫抑制が解除される作用も報告されている。実際，ADCC活性を有する抗CTLA-4抗体は，マウスにおいて腫瘍

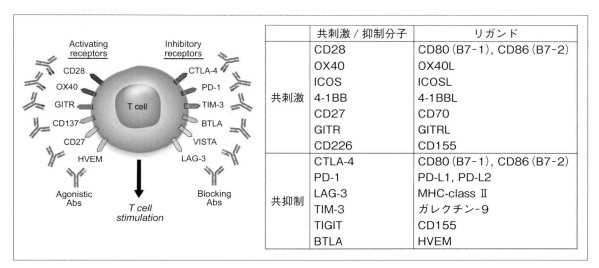

図❷　免疫共刺激分子と免疫共抑制（免疫チェックポイント）分子（文献47より）

第1章　総論

中の Treg を除去し強い抗腫瘍効果を発揮するが，Fc 活性を低下させることにより ADCC 活性をなくした抗 CTLA-4 抗体は，腫瘍中の Treg を除去できず抗腫瘍効果を示さないことが報告されている[35)36)]。現在，本邦ではイピリムマブはメラノーマに対して保険収載されている。

(2) PD-1

PD-1 は活性化 T 細胞や NK 細胞などの表面に発現している[37)]。そのリガンドである PD-L1（B7-H1）は，抗原提示細胞やがん細胞，感染細胞などの様々な細胞において，PD-L2（B7-DC）は抗原提示細胞やがん細胞などで発現している[30)38)]。腫瘍局所では，主に活性化された CD8 陽性キラー T 細胞および NK 細胞が PD-1 を高発現しているが，PD-L1 や PD-L2 が結合すると，チロシン脱リン酸化酵素（SHP-1，SHP-2 など）が免疫チェックポイント分子の細胞内領域に集積し，T 細胞の活性化に必要な ZAP70 のチロシンリン酸化反応が阻害されることで T 細胞を機能不全，さらにはアポトーシスへ誘導し，過剰な抗腫瘍免疫応答が抑制される[37)39)]。抗 PD-1 抗体（ニボルマブ，ペムブロリズマブなど）あるいは抗 PD-L1 抗体（アテゾリズマブ，アベルマブなど）を用いて PD-1 シグナルを阻害すると，T 細胞活性の減弱が解除され，CD8 陽性キラー T 細胞が活性化する。現在，これらの治療薬は本邦ではメラノーマおよび非小細胞肺がん，頭頸部がんに対して保険収載され，さらなる適応拡大が期待されている。

(3) LAG-3

LAG-3（lymphocyte activation gene 3）は，活性化された T 細胞や NK 細胞，Treg 上に発現し，T 細胞の活性化を阻害するように働く。LAG-3 は CD4 と構造上類似しており，リガンドである MHC クラス II 分子と結合する。また，LAG-3 のほうが CD4 よりも MHC クラス II 分子に対して親和性が高い[40)41)]。LAG-3 の細胞内尾部には KIEELE ドメインがあり，この KIEELE ドメインが LAG-3 分子の細胞内シグナル伝達に重要な部分であることが示されているが，その詳細な機序については明らかになっていない[42)43)]。LAG-3

が CD8 陽性 T 細胞上に発現する際は PD-1 などの他の抑制分子とともに発現しており，それらの T 細胞ではサイトカイン産生能が著しく低い。これに対し，抗 LAG-3 抗体の投与と PD-1/PD-L1 伝達経路を遮断することを併用することにより，相乗的に抗原に対する細胞の不応答を解除され，抗腫瘍効果を示す。また，活性化 CD4 陽性細胞上に発現する LAG-3 分子を刺激すると IL-2 の産生が低下するが，抗 LAG-3 抗体の添加により CD4 陽性細胞は持続的に増殖し，サイトカイン産生が増加する。また，LAG-3 は Treg 上にも発現し，LAG-3 陽性 Treg は IL-10 や TGF-β などの抑制性サイトカインを産生する活性化型のフェノタイプであることから，LAG-3 は Treg を介することによっても免疫抑制機能を発揮していると考えられている[42)]。したがって，可溶化 LAG-3-Ig 融合タンパク（IMP321）や抗 LAG-3 抗体（BMS-986016，GSK2831781）などにより LAG-3 シグナルを阻害することで，免疫の再活性化が得られることが期待され，現在臨床試験が進行中である。

(4) TIM-3

TIM-3（T cell immunoglobulin and mucin-3）は LAG-3 と同様に活性化 T 細胞や Treg 上に発現し，ガレクチン 9 をリガンドとする[44)]。リガンド結合により TIM-3 がリン酸化されると，TIM-3 の細胞内尾部と結合している Bat3（human leukocyte antigen B-associated transcript 3）の乖離が引き起こされる。Bat3 は IL-2 などのサイトカイン活性に重要な Lck 活性触媒を仲介しているが，TIM-3 と乖離した Bat3 により Lck は不活化され，サイトカイン産生低下により T 細胞はアポトーシスが誘導される[45)]。TIM-3 陽性 T 細胞の多くは PD-1 を共発現しており，PD-1 単発現細胞と比較して強い免疫抑制を示す。また，TIM-3 が発現している Treg は腫瘍集積性に優れ，高い免疫抑制機能を有していることが報告されている[46)]。この TIM-3 シグナルを抗 TIM-3 抗体で阻害することにより抗腫瘍免疫応答を増強できると考えられ，現在治療開発が進められている。

おわりに

がん免疫応答の要は CD8 陽性キラー T 細胞の活性化であり，その活性化や抑制に関与する分子や Treg による免疫抑制を解除する治療開発が進んでいる。一方で，抗 PD-1 抗体投与後にむしろ急速な増悪を呈する症例など，これまで述べた一般論では説明のつかない現象も実臨床では認められており，いまだ解明されていない免疫機構が存在することが示唆されている。個々の患者でがん免疫応答の状態は異なり，同一の患者においても

経時的にがんに対する免疫応答の状態は変化するため，攻める側と抑える側の双方に対する適切な免疫モニタリングと，がん免疫応答の状態に基づいて治療薬を選択する「個別化がん免疫療法」の開発が必要である。また，特異な経過をたどった症例ではその原因について積極的な原因解明を行うことが今後の免疫治療の進歩に直結すると考えられ，基礎研究者と臨床医が連携して研究や治療開発を行っていくことが今後はさらに重要であると考えられる。

参考文献

1) Couzin-Frankel J : Science 342, 1432-1433, 2013.
2) Lesokhin AM, Callahan MK, et al : Sci Transl Med 7, 280sr281, 2015.
3) Zou W : Nat Rev Cancer 5, 263-274, 2005.
4) Chen DS, Mellman I : Immunity 39, 1-10, 2013.
5) Schreiber RD, Old LJ, et al : Science 331, 1565-1570, 2011.
6) Sharma P, Allison JP : Science 348, 56-61, 2015.
7) Blankenstein T, Coulie PG, et al : Nat Rev Cancer 12, 307-313, 2012.
8) Melero I, Hirschhorn-Cymerman D, et al : Clin Cancer Res 19, 1044-1053, 2013.
9) Bour-Jordan H, Esensten JH, et al : Immunol Rev 241, 180-205, 2011.
10) Maeda Y, Nishikawa H, et al : Science 346, 1536-1540, 2014.
11) Beyersdorf N, Hanke T, et al : Ann Rheum Dis 64 Suppl 4, iv91-95, 2005.
12) Suntharalingam G, Perry MR, et al : N Eng J Med 355, 1018-1028, 2006.
13) Vinay DS, Kwon BS : Mol Cancer Ther 11, 1062-1070, 2012.
14) Kjaergaard J, Tanaka J, et al : Cancer Res 60, 5514-5521, 2000.
15) Ishii N, Takahashi T, et al : Adv Immunol 105, 63-98, 2010.
16) Hernandez-Chacon JA, Li Y, et al : J Immunother 34, 236-250, 2011.
17) Hombach AA, Abken H : Intl J Cancer 129, 2935-2944, 2011.
18) Cheuk AT, Mufti GJ, et al : Cancer Gene Ther 11, 215-226, 2004.
19) Ishida Y, Agata Y, et al : EMBO J 11, 3887-3895, 1992.
20) Sakaguchi S, Sakaguchi N, et al : J Immunol 155, 1151-1164, 1995.
21) Nishikawa H, Sakaguchi S : Int J Cancer 127, 759-767, 2010.
22) Nishikawa H, Sakaguchi S, et al : Curr Opin Immunol 27, 1-7, 2014.
23) Sugiyama D, Nishikawa H, et al : Proc Natl Acad Sci USA 110, 17945-17950, 2013.
24) Nishikawa H, Jager E, et al : Blood 106, 1008-1011, 2005.
25) Nishikawa H, Qian F, et al : J Immunol 176, 6340-6346, 2006.
26) Wing K, Onishi Y, et al : Science 322, 271-275, 2008.
27) Jacobs JF, Nierkens S, et al : Lancet Oncol 13, e32-42, 2012.
28) Miyara M, Yoshioka Y, et al : Immunity 30, 899-911, 2009.
29) Topalian SL, Drake CG, et al : Cancer Cell 27, 450-461, 2015.
30) Pardoll DM : Nat Rev Cancer 12, 252-264, 2012.
31) Tivol EA, Borriello F, et al : Immunity 3, 541-547, 1995.
32) Walunas TL, Lenschow DJ, et al : Immunity 1, 405-413, 1994.
33) Alegre ML, Frauwirth KA, et al : Nat Rev Immunol 1, 220-228, 2001.
34) Collins AV, Brodie DW, et al : Immunity 17, 201-210, 2002.
35) Simpson TR, Li F, et al : J Exp Med 210, 1695-1710, 2013.
36) Bulliard Y, Jolicoeur R, et al : J Exp Med 210, 1685-1693, 2013.
37) Okazaki T, Chikuma S, et al : Nat Immunol 14, 1212-1218, 2013.
38) Rozali EN, Hato SV, et al : Clin Dev Immunol 2012, 656340, 2012.
39) Lorenz U : Immunol Rev 228, 342-359, 2009.
40) Triebel F, Jitsukawa S, et al : J Exp Med 171, 1393-1405, 1990.
41) Blackburn SD, Shin H, et al : Nat Immunol 10, 29-37, 2009.
42) Anderson AC, Joller N, et al : Immunity 44, 989-1004, 2016.
43) Workman CJ, Dugger KJ, et al : J Immunol 169, 5392-5395, 2002.
44) Zhu C, Anderson AC, et al : Nat Immunol 6, 1245-1252, 2005.
45) Rangachari M, Zhu C, et al : Nat Med 18, 1394-1400,

2012.
46) Monney L, Sabatos CA, et al : Nature 415, 536-541,

2002.
47) Mellman I, Coukos G, et al : Nature 480, 480-489, 2011.

杉山栄里
2007 年　浜松医科大学医学部医学科卒業
2009 年　国立国際医療研究センター戸山病院呼吸器
　　　　　内科レジデント
2011 年　国立がん研究センター東病院呼吸器内科レ
　　　　　ジデント，がん専門修練医
2016 年　国立がん研究センター先端医療開発セン
　　　　　ター免疫 TR 分野特任研究員

第1章 **総論**

5．抗がん剤による細胞死と宿主免疫応答

地主将久

　化学療法や分子標的療法など直接的な抗腫瘍効果を有する薬剤は従来免疫応答とは無関係と考えられていたが，近年，腫瘍免疫修飾を介した抗腫瘍メカニズムを有することが明らかになりつつある。その理論的根拠の最も有力な説に免疫学的細胞死（immunogenic cell death：ICD）がある。ICDは抗がん剤による腫瘍細胞死に伴う自然免疫活性が，抗原提示細胞の免疫原性を高めることにより，腫瘍特異的なT細胞応答を惹起するという説であるが，その科学的エビデンスの多くは前臨床研究に依拠しており，今後の臨床研究による確証が待たれるところである。他の抗がん剤による免疫調節機構としては，制御性T細胞除去やT細胞生存活性，抗原提示能促進などが知られており，その制御メカニズムは多彩であることが想定される。以上より，抗がん剤を介した免疫制御メカニズムの全容解明が，複合的免疫療法の治療法選択の最適化につながると考えられる。

Ⅰ．Immunogenic cell death（ICD）

　抗がん剤や放射線療法の抗腫瘍免疫応答誘導メカニズムとして，HMGB1，ATP，HSPなどパターン認識シグナルを介した自然免疫応答活性，樹状細胞成熟と抗原提示促進を介した腫瘍特異的細胞障害性T細胞の活性化などが想定されている[1]。また放射線（とりわけlow-dose radiation）を介した腫瘍細胞死が腫瘍内の免疫原性を高めることが近年の研究で明らかになっている。このような細胞死を「immunogenic cell death（ICD）＝免疫原性細胞死」と呼称することがあり，薬物療法を介した免疫応答修飾の主要な要因とみなされている[2][3]。

　ICDが誘導される分子機構として以下が想定されている。

- ERストレス応答の活性〔特にXBP-1など

unfolded protein response（UPR）の制御〕
- autophagyを伴う細胞死とストレス応答
- 腫瘍細胞表面への貪食レセプターの発現など"eat-me" signalの活性
- ATPや核内HMGB1など自然免疫活性因子（danger-associated molecular pattern：DAMPs）の細胞外への放出
- Type-Ⅰ IFN，inflammasomeを介したIL-1β活性などサイトカイン産生

　腫瘍細胞に対するストレス応答の帰結として，抗原提示細胞（APC）による死腫瘍細胞の貪食，分解および抗原提示の促進，DAMPsによるAPC成熟が誘導され，腫瘍特異的T細胞応答が引き起こされると考えられている（**図❶**）。このICDにおいて特に重要と考えられる分子として，カルレチクリン（CRT）による腫瘍細胞貪食，HMGB-1-TLR4経路による樹状細胞活性，ATP-

---

key words

immunogenic cell death，自然免疫，抗原提示細胞，ERストレス，制御性T細胞，MDSC，eat-me signal，化学療法，分子標的療法，血管新生阻害剤

NLRP3経路を介したIL-1β活性が重要と考えられる。事実，腫瘍組織でのICD関連分子低下群は，乳がん患者ネオアジュバントにおいて有意に生存率が低下していること，1次化学療法を受けた肺非小細胞がんや卵巣腫瘍患者において，腫瘍組織CRT発現やATP，HMGB-1と生存予後の相関を認めるとの報告がある[4)5)]。

以上より，ICDを検出することにより，その免疫原性の程度を予測することで，複合的免疫療法の適性を判断できる可能性が考えられる。ただし各薬物療法におけるICDの分子メカニズムの普遍性は，ヒト腫瘍では明らかではないため，臨床サンプルでの詳細な検証が今後必要となると思われる。

II．化学療法による腫瘍免疫修飾

化学療法によるICDがトリガーとなり，腫瘍微小環境における免疫応答の修飾が生じることが，諸々の前臨床研究で明らかになりつつある[2)3)]。例えばアンスラサイクリン系抗生剤やオキサリプラチンは，ICDを起こした腫瘍細胞を抗原提示細胞に取り込む際に必須である貪食シグナル（eat-me signal）の1つCRTを誘導し，かつ腫瘍細胞から自然免疫活性分子であるHMGB-1の発現を促進することで，樹状細胞をはじめとした抗原提示細胞の成熟活性，抗原提示能の活性を介して腫瘍抗原特異的T細胞誘導を引き起こすことが提唱されている[6)7)]。つまりICDは貪食レセプターやパターン認識分子など自然免疫応答活性のトリガーとして，効率的な抗腫瘍獲得免疫の誘導に寄与しているといえる。

一方で，シクロホスファミドによる制御性T細胞への殺細胞効果，5-FUやタキサンによるPD-L1誘導，5-FUやゲムシタビンによるMDSCの殺細胞効果を介したCD8陽性T細胞のエフェクター活性の増強など，ICD以外の免疫修飾効果の報告も数多くある[6)8)9)]。またペメトレキセドはCTL活性に関する基礎データの他に，関節

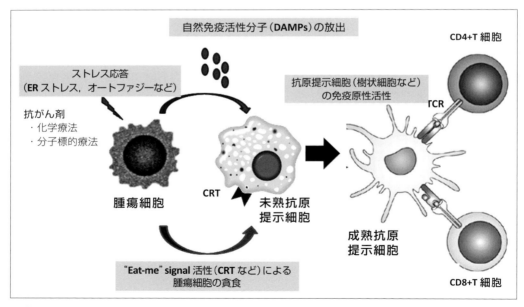

図❶ Immunogenic cell deathを介した抗腫瘍T細胞活性メカニズム

腫瘍細胞は抗がん剤による細胞死の過程で，ERストレスやオートファジー活性，heat shock protein（HSP）誘導を行う。これらストレス応答の帰結として，DAMPsやIL-1βなど炎症性サイトカインを産生する。これら炎症性分子は樹状細胞など抗原提示細胞の"eat-me" signal活性を惹起することで死腫瘍細胞の貪食，抗原提示プロセスを促進するとともに，抗原提示細胞の成熟化を促進する。この過程により腫瘍抗原提示と腫瘍特異的T細胞活性化に至る。

リウマチや自己免疫性溶血性貧血などの合併など，臨床的に免疫原性の高い化学療法剤として知られていたが，事実，肺腺がんに対して，抗PD-1抗体併用で相乗効果を示すことが臨床的に実証されている[7)10)]。このように一部の抗がん剤では，臨床的な免疫学的奏効機序（pseudo-progression）や有害事象の発現から，その免疫原性を推定するというアプローチも可能であるかと思われる。さらに，5-FUやゲムシタビンなど同一の薬剤がMDSC誘導を介して抗腫瘍免疫を抑制するという相反する報告もある[11)]。以上より，複合的がん免疫療法を考慮するうえで，個々の化学療法の用量や投与間隔，併用の組み合わせなどが，ヒト腫瘍免疫応答に及ぼす影響について基礎・臨床両側面から検討を進めていくことは重要であるといえる。

Ⅲ．分子標的療法による腫瘍免疫修飾

分子標的療法による抗腫瘍免疫応答の修飾作用についても多くの報告がある。例えばBRAF阻害剤はMHC class I 発現増強やT細胞腫瘍内浸潤を介して，免疫チェックポイント阻害剤やTCR遺伝子導入T細胞輸注療法の効果を増強させることが知られている[12)]。MEK阻害剤は，腫瘍抗原を介したTCR持続刺激に伴うエフェクターT細胞のactivation-induced cell death（AICD）を防ぐことで，抗腫瘍免疫応答増強に寄与することが明らかとなっている[13)]。

EGFR-TKIについても抗PD-1抗体への感受性増強の可能性が指摘されている[14)]。ただしEGFR変異症例は体細胞変異が少なく，免疫チェックポイント分子阻害剤の奏効が得られにくい例が多い傾向にあり，その免疫修飾効果については抗PD-1抗体併用によるクリニカルエビデンスが待たれるところである[15)]。

VEGFをはじめとした血管新生阻害剤，がんの進行とともに増殖してくる免疫抑制細胞〔制御性T細胞，骨髄由来抑制細胞，腫瘍関連マクロファージ（M2）〕の維持に関わると考えられていることから，VEGFそのもの，もしくはVEGFRを抑えることがこれらの免疫抑制細胞の産生を抑え，T細胞の腫瘍局所への浸潤を増加させることが報告されている[16)17)]。またVEGF，PDGFなど血管新生サイトカインを標的にする効果を有するマルチキナーゼ分子標的薬との併用療法は，早期臨床試験で高い奏効率を認めており，免疫抑制細胞によるエフェクター細胞の抑制を解除して抗腫瘍免疫応答を高めていると考えられる。

最近，化学療法を介したICDを制御する因子としてStat-3が同定された[18)]。Stat-3阻害剤は化学療法の免疫原性を高めることで，複合的がん免疫療法の治療効果を高めることが期待される。現在Stat-3阻害剤と免疫チェックポイント分子阻害剤併用の臨床試験が計画中である。またマウスモデルにおいて，BTK阻害剤（ibrutinib）と抗PD-L1抗体併用により，大腸がんに対する相乗的な抗腫瘍効果が認められたという報告があり，BTK阻害剤のように通常固形がんの標準治療とみなされていない分子標的薬でも，免疫微小環境修飾を介して免疫チェックポイント阻害剤の臨床効果を増強する可能性がある[19)]。

おわりに

ICDは，抗がん剤による抗腫瘍免疫応答増強作用を説明する有力な説とみなされているが，その臨床的な根拠を裏づけるデータは十分とはいえず，今後，他施設臨床研究などを介した十分なエビデンスの確立が望まれるところである。また，ICDを指標とした再現性の高いバイオマーカーの同定により，個々の抗がん剤による免疫原性誘導能の定量化が可能になると考えられることから，今後，免疫療法併用に適した抗がん剤併用の最適化に貢献すると予想される。一方，抗がん剤による免疫修飾メカニズムとして，制御性T細胞やMDSC除去による免疫活性，T細胞生存活性の増強，抗原提示能力の促進など，ICD以外のメカニズムも提唱されており，その腫瘍免疫制御様式は多岐にわたると想定される。さらに，抗がん剤による樹状細胞の免疫原性や抗原提示能の抑制など，免疫寛容や免疫抑制を積極的に誘導するメカニズムが存在することが明らかになりつつある[20)]。

第1章　総論

　以上より，免疫療法の治療効果を最大限に高め
うる抗がん剤併用法の選択が科学的に可能である
とするためには，各抗がん剤による免疫修飾メカ
ニズムの全容をさらに明らかにしていく必要性が
あると考えられる。

参考文献

1) Kroemer G, Galluzzi L, et al : Annu Rev Immunol 31, 51-72, 2013.
2) Pfirschke C, Engblom C, et al : Immunity 44, 343-354, 2016.
3) Obeid M, Tesniere A, et al : Nat Med 13, 54-61, 2007.
4) Apetoh L, Ghiringhelli F, et al : Nat Med 13, 1050-1059, 2007.
5) Stoll G, Iribarren K, et al : Oncoimmunology 5, e117769, 2016.
6) Vincent J, Migmot G, et al : Cancer Res 70, 3052-3061, 2010.
7) Davis M, Conlon K, et al : J Immunother 35, 629-640, 2012.
8) Le DT, Jaffee EM : Cancer Res 72, 3439-3444, 2012.
9) Peng J, Hamanishi J, et al : Cancer Res 75, 5034-5045, 2015.
10) Langer CJ, Gadgeel SM, et al : Lancet Oncol 17, 1497-1508, 2016.
11) Bruchard M, Mignot G, et al : Nat Med 19, 57-64, 2013.
12) Knight DA, Ngiow SF, et al : J Clin Invest 123, 1371-1381, 2013.
13) Ebert PJ, Cheung J, et al : Immunity 44, 609-621, 2016.
14) Akbay EA, Koyama S, et al : Cancer Discov 3, 1355-1363, 2013.
15) Borghaei H, Paz-Ares L, et al : N Engl J Med 373, 1627-1639, 2015.
16) Osada T, Chong G, et al : Cancer Immunol Immunother 57, 1115-1124, 2008.
17) Shrimali RK, Yu Z, et al : Cancer Res 70, 6171-6180, 2010.
18) Yang H, Yamazaki T, et al : Oncoimmunology 25, e1078061, 2015.
19) Sagiv-Barfi I, Kohrt HE, et al : Proc Natl Acad Sci USA 112, E966-972, 2015.
20) Jinushi M : Cancer Metastasis Rev 33, 737-745, 2014.

地主将久
1997年　札幌医科大学医学部卒業
2004年　大阪大学大学院医学系研究科修了
　　　　ダナ・ファーバーがん研究所博士研究員
2007年　東京大学医科学研究所助教
2009年　北海道大学遺伝子病制御研究所准教授
2014年　MSD（株）グローバル研究開発本部部長
2017年　バイオベラティブ・ジャパン（株）メディカ
　　　　ル本部　本部長

第1章 **総論**

6．腸内細菌とがん治療応答性

加藤琢磨

　腸内細菌は適切な免疫系の発達に必須の因子であり，腸内細菌叢と種々の免疫応答に密接な関係があることが明らかにされつつある。ここ数十年来の急速ながん免疫研究とがん免疫治療の発展は，従来の化学療法によるがん治療においても患者自身の免疫応答がその治療効果の一翼を担っていることを明らかにした。本稿では，近年注目を集めている免疫チェックポイント阻害剤やＴ細胞輸注療法のみならず，化学療法も含む種々のがん治療応答性に腸内細菌が大きな影響を及ぼしていることを概説する。

はじめに

　ヒトは微生物叢と呼ばれる膨大な数の微生物と共生関係にある。近年の技術革新で可能になった微生物叢の 16S rRNA 遺伝子のハイスループットシークエンスとバイオインフォマティクス情報処理技術の進化から，がんのみならず多くの疾患と腸内細菌叢との相関が明らかになってきている。われわれは常に体細胞の 10 倍近い数の細菌とその代謝物に継続して曝露されている。細菌が体内に侵入することは稀であるが，その代謝物は血流にのって全身性に作用し，抗腫瘍性にも造腫瘍性にも働きうる。本稿では，化学療法剤および免疫チェックポイント阻害剤，さらにＴ細胞輸注療法などの治療効果に腸内細菌叢が大きな影響を及ぼしていること，したがって腸内細菌叢を標的にすることで，がん治療効果およびその副作用発現を調節することが可能であり，有望な治療標的となりうる可能性について概説する。

Ⅰ．化学療法剤

1．シクロホスファミド

　シクロホスファミドは世界で最もよく用いられている抗がん剤であり，アルキル化剤としてがん細胞内で DNA のグアニン基同士を架橋することで増殖を停止させる。高用量では免疫抑制剤として自己免疫疾患の治療に用いられるが，低用量では選択的に制御性Ｔ細胞に作用し，その機能を抑制することで抗腫瘍免疫応答を増強することが知られている[1]。さらにまたシクロホスファミドは，immunogenic cell death（ICD）と呼ばれる通常のネクローシスやアポトーシスに比較して免疫応答を惹起しやすい形でがん細胞を殺傷するため，抗腫瘍免疫応答を強め薬剤の有効性に寄与している。Viaud らはマウスモデルを用いて，シクロホスファミドによる抗腫瘍免疫応答の増強が，無菌マウスあるいは抗生物質で腸内細菌叢を除去ないし修飾した場合には弱まることを見出し，シクロホスファミドの抗腫瘍作用が腸内細菌叢，特にグラム陽性菌に依存していることを明らかにした[2]。シクロホスファミドは腸管のバリア機能を

---

key words

化学療法剤，免疫チェックポイント阻害剤，Ｔ細胞輸注療法

破壊することで特定のグラム陽性菌の2次リンパ器官への侵入を許し，Th17やTh1細胞応答を惹起することで抗腫瘍効果を発揮している可能性を提起している（図❶-①）。

2. CpG-ODN

細菌がもつ非メチル化CpGモチーフは自然免疫系細胞のToll-like receptor 9（TLR9）によって認識され，炎症反応を誘導し適応免疫応答の開始に関与している。この性質を利用して，合成CpG oligonucleotide（CpG-ODN）はがん患者に対するペプチドワクチンのアジュバントとして使用される[3]。マウスモデルにおいて，担がん7日目からの治療的CpG-ODNと抗IL-10の腫瘍内投与により，腫瘍浸潤樹状細胞のIL-12産生に引き続く腫瘍抗原特異的T細胞免疫応答の誘導を介して腫瘍拒絶を誘導することが示されている[4]。驚いたことに，無菌マウスでは同処置により腫瘍内の樹状細胞を含むミエロイド細胞のIL-12とTNFα産生が低下する一方で，TLR4リガンド投与により回復することが示された[5]。腸内細菌叢の詳細な解析により，糞便中のグラム陽性菌のAlistipes属と腫瘍内のTNFα産生が正に相関すること，Alistipes shahiiで再構成した抗生物質処置マウスは無処置マウスと同程度のTNFα産生を腫瘍内ミエロイド細胞が示すことが明らかになった。これらの結果は，腸内細菌がTLR4を介して腫瘍内浸潤ミエロイド細胞をプライミングすることで，TLR9刺激によるTNF産生を増強し，ICD誘導による腫瘍特異的CTLを介した腫瘍拒絶反応を引き起こしていることが示唆される（図❶-②）。

3. 白金製剤

オキサリプラチンやシスプラチンなどの白金製剤はDNA鎖内架橋とそれに引き続く複製阻害，またDNA損傷がアポトーシス経路を活性化することで直接的な抗腫瘍活性を発揮する。IidaらはCpG-ODNの場合と同様，抗生物質を投与したマウス，あるいは無菌マウスにおいては，白金製剤による抗腫瘍効果が減弱することを見出した[5]。白金製剤による腫瘍細胞におけるDNA損傷に，ミエロイド細胞由来の活性酸素種が寄与していること，抗生物質投与によりオキサリプラチン誘発DNA損傷が減弱すること，さらに活性酸素種生成に必要なNADPH-oxidase NOX_2 をミエロイド

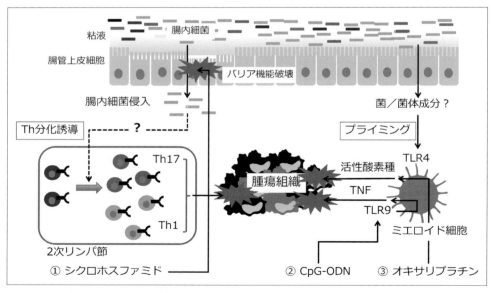

図❶　化学療法剤による抗腫瘍効果
多くの抗がん剤は腫瘍に対する直接的な細胞傷害活性に加えて，免疫系細胞の賦活化を介する間接的な細胞傷害活性により抗腫瘍効果を発揮する。後者においては，腸内細菌の存在が必要である。

細胞が欠損するマウス（*Cybb*[-/-]マウス）がオキサリプラチン治療に抵抗性を示すことを明らかにした。これらの結果から，著者らはオキサリプラチンによる抗腫瘍効果に，腸内細菌によるミエロイド細胞の活性酸素種生成に対するプライミング作用が介在していると結論づけている（図❶-③）。

Ⅱ．免疫チェックポイント阻害剤

近年，個体のもつがんに対する免疫力を利用した治療法として，担がん患者中に発達した免疫抑制機構を制御する新たな治療法として抗 CTLA-4 抗体，抗 PD-1 抗体および PD-1 のリガンドに対する抗体（抗 PD-L1 抗体）が注目を集めている。これらの抗体療法は，メラノーマ，腎細胞がん，ならびに肺がん患者において著効を示した[6]。CTLA-4 は活性化した T 細胞上に発現が誘導され，抗原提示細胞などが発現する CD80 や CD86 と結合することにより，その活性化が抑制される。本来の生理的な意義は，過剰な免疫活性化を抑制するチェックポイントとして機能している。抗 CTLA-4 抗体は，このチェックポイントから T 細胞を解放することで，腫瘍特異的 T 細胞の増殖や活性化を誘導している。また，腫瘍局所に高頻度に存在する免疫応答を負に制御する制御性 T 細胞（Treg）は CTLA-4 を強発現し，抗 CTLA-4 抗体投与により除去される結果，腫瘍特異的 T 細胞の腫瘍内への浸潤を強め，腫瘍退縮に寄与している[7]。PD-1 も活性化 T 細胞上に発現が誘導される抑制性シグナルを伝達する受容体であるが，そのリガンド PD-L1 は腫瘍細胞も含んだがん微小環境中の細胞に強発現し，T 細胞の疲弊を誘導することで腫瘍を攻撃する能力を弱めている。抗 PD-1 抗体や抗 PD-L1 抗体は，この腫瘍局所における T 細胞疲弊を阻害することで，抗腫瘍免疫応答を高めている[6]。

1. 抗 CTLA-4 抗体

Vétizou らはマウスモデルを用いて，抗 CTLA-4 抗体療法の有効性が無菌マウスや抗生物質を投与したマウスでは減弱することを見出した[8]。さらに抗 CTLA-4 抗体を投与したマウスのみならず患者において，腸管粘膜の損傷と腸内細菌叢組成の変化が誘発されることが認められた。抗 CTLA-4 抗体療法の有効性は腸内細菌叢における *Bacteriodes thetaiotaomicron* や *B. fragilis* などの *Bacteriodes* 種やプロテオバクテリア門の *Burkholderia cepacia* の存在に依存しており，抗 CTLA-4 抗体投与患者において，これらの細菌種の存在頻度が増していた。無菌マウスにこれらの細菌種を接種することで抗 CTLA-4 抗体投与の治療効果が回復するとともに，がん患者における相効率と *Bacteriodes* 種の存在頻度に相関が認められた。無菌マウスや抗生物質投与マウスを *B. fragilis* 菌体多糖で免疫したり，*B. fragilis* 特異的 T 細胞輸注により抗 CTLA-4 抗体投与の治療効果が回復した。マウスとがん患者双方において，*B. thetaiotaomicron* もしくは *B. fragilis* に対する特異的 T 細胞の応答と，抗 CTLA-4 抗体投与の治療効果との相関が認められた。その後，著者らは特定の細菌と腫瘍抗原が交差反応性をもつ可能性に言及している[9]（図❷-①）。面白いことに，無菌マウスに *B. fragilis* と *B. cepacia* の両者を接種することで，抗 CTLA-4 抗体療法の有効性を損なうことなく，腸管粘膜への毒性を弱めることができることが示された。これらの結果は，腸内細菌叢組成を改良することで，治療効果を高めると同時に，副作用を軽減できる可能性を示した。

2. 抗 PD-1 抗体 / 抗 PD-L1 抗体

抗 CTLA-4 抗体の場合とは異なり，マウスモデルにおいて抗 PD-L1 抗体投与による粘膜毒性作用は認められず，腸内細菌の移動もない[10]。Sivan らは，腸内細菌叢が異なると考えられる 2 つの供給源のマウスの移植メラノーマの腫瘍増殖を比較したところ，Jackson Laboratory の C57BL/6 は Taconic Farm のそれに比較して腫瘍増殖が抑制されていた。詳細な腸内細菌叢の比較から，*Bifidobacterium spp.* が Jackson マウスにおける腫瘍抵抗性に寄与していることが明らかになった。抗 PD-L1 抗体投与による腫瘍増殖抑制は *Bifidobacterium spp.* の存在下に増強され，Taconic マウスに *Bifidobacterium spp.* とともに抗 PD-L1 抗体を投与することで，腫瘍増殖をほぼ完全制御できることを示した。このメカニズムと

第1章 総論

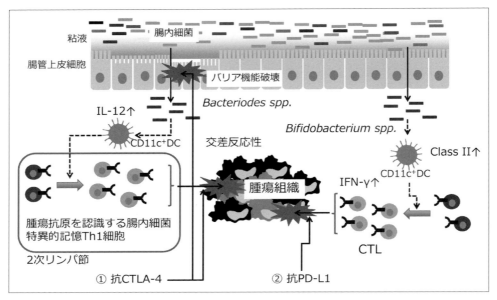

図❷ 免疫チェックポイント阻害剤による抗腫瘍効果
免疫チェックポイント阻害剤によるがん治療においても，腸内細菌による抗原提示細胞の活性化，それに引き続く腫瘍細胞に交差反応性を示す腸内細菌特異的記憶Th1細胞の活性化や腫瘍特異的CTLの活性化が介在している。

して Bifidobacterium spp. により樹状細胞の CD8 T 細胞のプライミング機能が増強され，結果として腫瘍局所における CTL の集積に由来していることが示されている（図❷-②）。

Ⅲ．T 細胞輸注療法

がんに対する新たな免疫療法として，免疫チェックポイント阻害剤とともに T 細胞輸注療法に大きな期待が寄せられている。T 細胞輸注に先立って，患者体内に輸注 T 細胞が定着できるためのスペースを空け，また輸注 T 細胞の抗腫瘍効果を減弱させる Treg を除去するために，リンパ球除去と全身性放射線照射（TBI）の前処置を施す。Poulos らは移植メラノーマ系を用いて，リンパ球を完全に欠損する重度免疫不全マウスにおいても，TBI が輸注 T 細胞の抗腫瘍効果を高めることを見出し，TBI がリンパ球減少作用に加えて別のメカニズムで T 細胞輸注療法の有効性を高めている可能性を示唆した[11]。著者らは，TBI により腸管バリア機能が破壊されて腸内細菌の腸管リンパ節への移行が起こるとともに血清中

の LPS 濃度の上昇がみられた。これらは，樹状細胞の活性化と全身性の炎症性サイトカインの上昇が伴っていた（図❸）。ポリミキシン B を投与して LPS を除去したマウス，CD14 ないし TLR4 欠損マウスにおいては TBI の効果が減弱すること，逆に LPS を投与することで TBI の効果を代替できることを示した。同様の結果は，前立腺がんマウスモデルにおいても認められている[12]。したがって，T 細胞輸注療法においても輸注 T 細胞が十分な抗腫瘍活性を発揮するのに，腸内細菌由来因子による抗原提示細胞の活性化が寄与していることが示唆される。

おわりに

以上述べたように，腸内細菌叢は宿主のがんに対する免疫応答能を調整し，種々のがんを標的とした治療に大きな影響を及ぼすことがわかってきた。近年，TLR5 の有害多型（TLR5R392X）をホモもしくはヘテロで有する患者のうち，乳がん患者は生存が低下し，一方，卵巣がん患者では生存が延長されることが示された[13]。したがって，

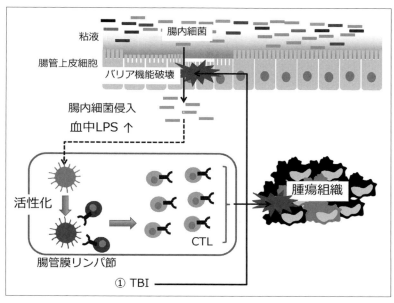

図❸ T細胞輸注療法による抗腫瘍効果
T細胞輸注療法における前処置としてのTBIは，単にリンパ球を減少させるだけでなく，腸管バリア機能の破壊に伴った腸内細菌の移行や細菌由来のLPSにより抗原提示細胞が活性化され，それによって輸注T細胞をさらに活性化することで，治療効果を高めている。

患者に有用な腸内細菌はがん種によっても異なり，また適用する治療法によっても異なることがわかる．近年注目を集めている受動的・能動的がん免疫治療に加えて従来型の化学療法治療でも，患者の免疫応答能力を部分的であるにしても利用していること，腸内細菌叢が宿主の免疫応答能に多大な影響を与えていることから，今後，腸内細菌をも標的とした総合的ながん治療法の開発が期待される．

参考文献

1) Ghiringhelli F, Larmonier N, et al : Eur J Immunol 34, 336-344, 2004.
2) Viaud S, Saccheri F, et al : Science 342, 971-976, 2013.
3) Scheiermann J, Klinman DM : Vaccine 32, 6377-6389, 2014.
4) Vicari AP, Chiodoni C, et al : J Exp Med 196, 541-549, 2002.
5) Iida N, Dzutsev A, et al : Science 342, 967-970, 2013.
6) Sharma P, Allison JP : Science 348, 56-61, 2015.
7) Simpson TR, Li F, et al : J Exp Med 210, 1695-1710, 2013.
8) Vétizou M, Pitt JM, et al : Science 350, 1079-1084, 2015.
9) Zitvogel L, Ayyoub M, et al : Cell 165, 276-287, 2016.
10) Sivan A, Corrales L, et al : Science 350, 1084-1089, 2015.
11) Paulos CM, Wrzesinski C, et al : J Clin Invest 117, 2197-2204, 2007.
12) Ward-Kavanagh LK, Zhu J, et al : Cancer Immunol Res 2, 777-788, 2014.
13) Rutkowski MR, Stephen TL, et al : Cancer Cell 27, 27-40, 2015.

加藤琢磨
1990年	京都大学大学院理学系研究科博士課程修了 中外製薬株式会社
1991年	東京大学医科学研究所アレルギー学研究部
2000年	三重大学大学院医学系研究科生体防御医学講座
現在に至る	

トランスレーショナルリサーチを支援する

遺伝子医学 MOOK
Gene & Medicine

15号
最新RNAと疾患
今,注目のリボソームから
疾患・創薬応用研究までRNAマシナリーに迫る

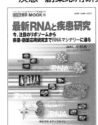

編 集： 中村義一
　　　　（東京大学医科学研究所教授）
定 価： 本体 5,143円＋税
型・頁： B5判、220頁

14号
次世代創薬テクノロジー
実践：インシリコ創薬の最前線

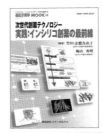

編 集： 竹田-志鷹真由子
　　　　（北里大学薬学部准教授）
　　　　梅山秀明
　　　　（北里大学薬学部教授）
定 価： 本体 5,143円＋税
型・頁： B5判、228頁

13号
患者までとどいている 再生誘導治療
バイオマテリアル,生体シグナル因子,細胞
を利用した患者のための再生医療の実際

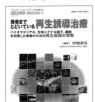

編 集： 田畑泰彦
　　　　（京都大学再生医科学研究所教授）
定 価： 本体 5,333円＋税
型・頁： B5判、316頁

12号
創薬研究者必見!
最新トランスポーター研究2009

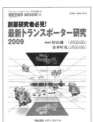

編 集： 杉山雄一
　　　　（東京大学大学院薬学系研究科教授）
　　　　金井好克
　　　　（大阪大学大学院医学系研究科教授）
定 価： 本体 5,333円＋税
型・頁： B5判、276頁

11号
臨床糖鎖バイオマーカーの開発
－糖鎖機能の解明とその応用

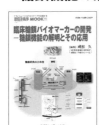

編 集： 成松 久
　　　　（産業技術総合研究所
　　　　　糖鎖医工学研究センター長）
定 価： 本体 5,333円＋税
型・頁： B5判、316頁

10号
DNAチップ/マイクロアレイ臨床応用の実際
-基礎,最新技術,臨床・創薬研究応用への実際から
今後の展開・問題点まで-

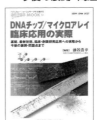

編 集： 油谷浩幸
　　　　（東京大学先端科学技術研究センター教授）
定 価： 本体 5,810円＋税
型・頁： B5判、408頁

お求めは医学書販売店、大学生協もしくは弊社購読係まで

発行／直接のご注文は

 株式会社 メディカルドゥ

〒550-0004
大阪市西区靱本町 1-6-6　大阪華東ビル 5F
TEL.06-6441-2231　FAX.06-6441-3227
E-mail　home@medicaldo.co.jp
URL　http://www.medicaldo.co.jp

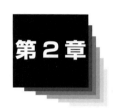

第2章

最近のがん免疫療法開発の臨床的成果と位置づけ

| 第2章 | 最近のがん免疫療法開発の臨床的成果と位置づけ |

1. 免疫チェックポイント阻害剤
1）悪性黒色腫

山﨑直也

　抗 CTLA-4 抗体イピリムマブならびに抗 PD-1 抗体ニボルマブ，ペムブロリズマブといった免疫チェックポイント阻害薬の開発の成功によって進行期悪性黒色腫の治療は急速な進歩を遂げている。また，このことは悪性黒色腫のみならず，がん薬物療法そのものを変える感さえある。さらにイピリムマブとニボルマブの併用による複合免疫療法によって治療効果はさらに向上したが，同時に免疫に関連する重篤な副作用の頻度も高くなることが明らかとなった。今後は，低分子性分子標的薬や近年開発の盛んな腫瘍溶解ウイルスなどとの併用によって安全でより高い生存割合と長期効果の実現が期待されている。

Ⅰ. 進行期悪性黒色腫に対する薬物療法の進歩

　悪性黒色腫に対する代表的な抗がん薬は DTIC（ダカルバジン）であり，1970 年代にはすでに悪性黒色腫の治療薬として使われていた。

　この古い薬剤の単剤での奏効率は 7 〜 12 % 程度，完全奏効率は 5 % 未満である[1]。およそ 40 年にわたって大きな進歩のなかった悪性黒色腫の薬物療法であるが，海外での治療薬開発の成功の結果，2011 年，分子標的薬である BRAF 阻害薬（ベムラフェニブ）[2] と免疫チェックポイント阻害薬である抗 CTLA-4 抗体イピリムマブ[3] が米国 FDA において相次いで悪性黒色腫の新規治療薬として承認された。このことを皮切りに悪性黒色腫に対する薬物治療は急速な進歩と変化を遂げている。

　日本でも 2014 年，海外先進国と同様，悪性黒色腫に対する薬物療法のブレイクスルーが起こり免疫チェックポイント阻害薬と BRAF 阻害薬ベムラフェニブが投与可能となった。ここで免疫チェックポイント阻害薬について特筆すべきは抗CTLA-4 抗体ではなく，抗 PD-1 抗体ニボルマブが進行期悪性黒色腫の治療薬として世界に先駆け日本で承認されたことであった[4][5]。

Ⅱ. 進行期悪性黒色腫に対する新しい免疫療法 – 抗 CTLA-4 抗体と抗 PD-1 抗体 –

　悪性黒色腫は抗原性の強い腫瘍として以前から免疫療法の最も有望な対象として注目されていた。免疫を調整する抗体治療薬は作用機序から，①抑制性の共刺激分子を阻害するものと②共刺激分子などの細胞膜分子を介して T 細胞などによる抗腫瘍免疫応答を活性化するものの 2 つに大きく分類することができる。近年は前者による治療

key words

　悪性黒色腫，免疫チェックポイント阻害薬，抗 CTLA-4 抗体，イピリムマブ，抗 PD-1 抗体，ニボルマブ，ペムブロリズマブ，腫瘍溶解ウイルス，複合免疫療法

の進歩がめざましく抗CTLA-4抗体と抗PD-1抗体に代表される免疫チェックポイント阻害薬が開発された。

1. 抗CTLA-4抗体：イピリムマブ

イピリムマブは，細胞傷害性Tリンパ球抗原（CTLA）-4に対する完全ヒト化モノクローナル抗体であり，悪性黒色腫に対し，間接的にT細胞介在性の抗腫瘍免疫応答を介して作用すると考えられる。イピリムマブには，2つの重要な臨床試験の成績がある[6)7)]。1つは既治療，つまりダカルバジンfailureの転移性悪性黒色腫に対するセカンドラインの治療法として，gp100を対照群に設定し，イピリムマブ3mg/kgの効果を確認した試験である。イピリムマブおよびgp100の併用群，イピリムマブ単独群，gp100単独群に3：1：1の比で割り付け，イピリムマブの効果を評価した。イピリムマブおよびgp100併用群とgp100単独群では，medianの生存期間（OS）がそれぞれ10ヵ月（95％CI：5.5〜8.7ヵ月）および6.4ヵ月（95％CI：5.5〜8.7ヵ月）であり，イピリムマブおよびgp100併用群で有意なOSの延長がみられた。イピリムマブ単独群とgp100単独群を比較した場合でもほぼ同様の結果であった。転移性悪性黒色腫に対する第Ⅲ相のrandomized controlled trialでOSの延長が証明されたのは，これが初めての試験であった。イピリムマブを含む2群ではある時期から生存率の低下が下げ止まり，長期にわたって落ちることなく安定・継続する傾向が認められた（図❶）。2つ目の重要な試験は，転移性悪性黒色腫を対象としたファーストラインでのイピリムマブ10mg/kgおよびダカルバジンの併用群とダカルバジン単独群との比較試験である。ダカルバジンの併用群と比較し，イピリムマブ10mg/kgおよびダカルバジンの併用群では有意なOSの延長が認められた[8)]。

（1）イピリムマブの注意すべき副作用

イピリムマブの有害事象としては，従来の抗がん剤とは異なり自己免疫反応による有害事象が特徴的である。自己免疫反応による大腸の炎症，下痢は全体で20〜30％の発生頻度とされ，grade3以上では8〜10％と報告されている。他には肝炎や皮疹，また甲状腺炎，下垂体や視床下部の炎症といった内分泌障害も認められ，発症機序から対処法としてステロイド全身投与が勧められている。

2. 抗PD-1抗体：ニボルマブ

programmed cell death-1（PD-1）は活性化されたT細胞に発現する免疫抑制受容体であり，本庶，

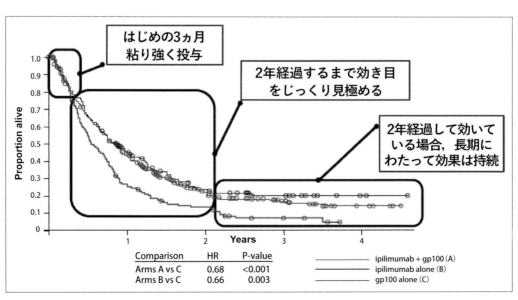

図❶　免疫チェックポイント阻害薬−効果のみかたと生存曲線の特徴−

石田らによってT細胞の細胞死誘導時に発現が増強される遺伝子として単離・同定された[9]。ニボルマブ（ONO4538/BMS93655）は，完全ヒト型抗PD-1抗体で，米国で相当の患者数の第Ｉ相試験が行われたが[10]，一方日本では悪性黒色腫を対象に海外に先駆けて第Ⅱ相試験を実施することができた[11]。

(1) Checkmate066試験について

BRAF変異を有さない未治療の進行期悪性黒色腫を対象とした第Ⅲ相試験にてニボルマブ3mg/kg 2週間ごと投与群とダカルバジン投与群が比較された[12]。ニボルマブ群は奏効率40％（ダカルバジン群13.9％），1年生存率72.9％（ダカルバジン群42.1％），progression-free survival（PFS）も5.1ヵ月（ダカルバジン群2.2ヵ月）とダガルバジンに対する有意性を示した。またイピリムマブと同様に生存曲線はプラトーを呈する傾向を示し，腫瘍の進行を長く抑制する特徴が認められた。

(2) 国内で施行されたニボルマブの第Ⅱ相試験について

登録された35例にニボルマブ 2mg/kgを3週ごとに投与し，奏効率28.6％（中央判定），2年生存率42.9％という結果が得られた。また，海外の臨床試験と同様，効果がみられた患者は長く効果が持続する傾向がみられた。これはイピリムマブなどと同様に免疫チェックポイント阻害薬の効果の特徴と考えられている[5]。ニボルマブは2014年7月に進行性悪性黒色腫に対する新しい治療薬として，世界で初めて日本で承認され，その後すぐFDAでも承認を受けた。

副作用はイピリムマブと同様に免疫関連有害事象が中心となり，注意が必要なものとして間質性肺炎，重度の下痢，大腸炎，甲状腺機能障害，肝機能障害，掻痒，infusion reactionなどが挙げられる。特に発売後，投与症例が増えるにしたがって，重症筋無力症や劇症1型糖尿病の発症が認められ，繰り返し注意喚起がなされている。

内分泌障害のチェックには特殊な血液検査が必要である。例えば甲状腺機能のスクリーニングでは甲状腺刺激ホルモン（TSH），遊離T3，T4などを測定するが，その他にコルチゾール，副腎皮質刺激ホルモン（ACTH），下垂体前葉ホルモン，HbA1cを調べる。

grade3～4の有害事象で高度の下痢，間質性肺炎，肝機能障害が起きた場合，まずは大量ステロイド療法で対応し，それでも改善しない場合，下痢，間質性肺炎には免疫抑制薬のインフリキシマブ，肝機能障害に対してはミコフェノール酸モフェチルを使用する[8]。

3. ペムブロリズマブ

ペムブロリズマブはヒト化PD-1 IgG4抗体であり，米国で開発が進められた。第Ⅱ相試験としてイピリムマブが効果を示さなかった進行期悪性黒色腫の症例を対象に化学療法群とペムブロリズマブ 2mg/kg 3週間ごと投与群とペムブロリズマブ 10mg/kg 3週間ごと投与群が比較された[13]。化学療法群の奏効率4％，PFS 2.6ヵ月に対してペムブロリズマブ 2mg/kg 3週間ごと投与群とペムブロリズマブ 10mg/kg 3週間ごと投与群の奏効率はそれぞれ21％，26％であり，PFSは4.2ヵ月，5.6ヵ月と有意に延長した。grade3以上の有害事象はペムブロリズマブ 2mg/kg群で10％，10mg/kg群で13％であり，最も頻度が高いのは倦怠感であった。

また第Ⅲ相試験としてペムブロリズマブ 10mg/kgの2週間ごと投与群と3週ごと投与群をイピリムマブ 3mg/kg 3週ごと4回投与群と比較した。6ヵ月でのPFS rateはイピリムマブ群が26.5％であったのに対してペムブロリズマブ2週間ごと投与群が47.3％，3週間ごと投与群が46.4％，1年生存率はイピリムマブ投与群が58.2％であったのに対してペムブロリズマブ2週間ごと投与群が74.1％，3週間ごと投与群が68.4％と，ペムブロリズマブ投与群はイピリムマブ投与群よりも有効性を示した。またgrade3以上の有害事象はイピリムマブ投与群の19.9％に対してペムブロリズマブ2週間ごと投与群が13.3％，3週間ごと投与群が10.1％であった[14]。

2014年9月，FDAは進行期悪性黒色腫に対して2mg/kg 3週間ごとの投与方法で迅速承認した。

4. イピリムマブとニボルマブの併用効果

進行期悪性黒色腫においてイピリムマブ単剤に対してイピリムマブ・ニボルマブの併用療法およびニボルマブ単剤を比較した第Ⅲ相試験が行われ，イピリムマブ単剤群のPFSの中央値が2.9ヵ月であったのに対して併用群は11.5ヵ月，ニボルマブ単剤群6.9ヵ月とそれぞれ有意に延長効果を示した[14]。また，イピリムマブ単剤群の奏効率19.0％に対して併用群は57.7％であり，complete responseが11.5％にみられた。併用群においても今までイピリムマブ単剤投与で指摘されていたことと同様に効果は長期的に持続する傾向を示した[15]。

ただし，イピリムマブ・ニボルマブ併用療法は毒性も強くgrade3以上の有害事象はイピリムマブ単剤群で27.3％，ニボルマブ単剤群では16.3％であったのに対して併用群では55.0％であった。

2015年9月30日，FDAはBRAF変異を有さない切除不能，進行期悪性黒色腫に対するイピリムマブとニボルマブの併用療法を認可した。

Ⅲ．腫瘍溶解ウイルス Talimogene laherparepvec（T-VEC）

talimogene laherparepvec（以後T-VEC）は，遺伝子組み換え単純ヘルペスウイルス1型（HSV-1）を用いた腫瘍溶解性免疫療法薬であり，病巣内に直接注入すると選択的に腫瘍組織内で増殖する。米国では，T-VEC（Imlygic™）は初回手術後に再発が認められた黒色腫患者の切除不能な皮膚，皮下およびリンパ節病変の局所治療を適応としている。

OPTiM試験[16]ではステージⅢB，ⅢCおよびⅣの切除不能な黒色腫患者を対象にT-VECとGM-CSFを，CR，臨床的に明らかな疾患進行，許容できない副作用が発現，または被験者が治験への同意を撤回するまでの投与，あるいは客観的奏効が認められない場合は12ヵ月間投与を持続した。本治験の主要評価項目は持続的奏効率であった。腫瘍解析の結果，T-VEC群の持続的奏効率（16％，95％ Cl；12％，21％）とGM-CSF群の持続的奏効率（2％，95％ Cl；0％，5％）との間

に統計学的な有意差が認められた（p＜0.0001）。また，全奏効率はGM-CSF群では6％であったが，T-VEC群では26％であった（p＜0.0001，記述統計）。同様にCRはT-VEC群で11％，GM-CSF群で1％未満であった。最後に登録された患者が3年間の追跡調査を完了した時点で行う最終全生存解析で示された生存期間中央値は，T-VEC群で23.3ヵ月，GM-CSF群では18.9ヵ月であった（HR＝0.79，95％ Cl：0.62-1.00，P＝0.04，記述統計）。12ヵ月，24ヵ月および36ヵ月生存率は，T-VEC群でそれぞれ74％，50％および41％，GM-CSF群ではそれぞれ69％，41％および28％であった。

黒色腫患者におけるT-VECの全般的な安全性評価は，292例に投与した第Ⅲ相試験および50例に投与した第Ⅱ相試験に基づいている。

第Ⅲ相試験（Study 005/05）[17]での安全性評価対象集団は419例であった（T-VEC 292例；GC-CSF 127例）。多くの有害事象は軽度または中等度で（T-VEC群の63.4％），ほとんどが72時間以内に消失した。

T-VEC投与群で高頻度に生じた副作用（25％以上）は，疲労，悪寒，発熱，悪心，インフルエンザ様疾患，注射部位の疼痛であった。T-VEC群で最も高頻度に生じたgrade3以上の有害事象は蜂巣炎（2.4％）であり，次いで発熱（1.7％），腫瘍疼痛（1.4％）であった。

Ⅳ．併用療法の将来

進行期悪性黒色腫の薬物療法は2011年，分子標的薬であるBRAF阻害薬ベムラフェニブと免疫チェックポイント阻害薬である抗CTLA-4抗体イピリムマブが米国FDAにおいて新規治療薬として承認されたことによってブレイクスルーを迎えた。さらに近年の腫瘍溶解ウイルスの開発によって免疫チェックポイント阻害薬を中心に①免疫チェックポイント阻害薬＋免疫チェックポイント阻害薬，②免疫チェックポイント阻害薬＋低分子性分子標的薬，③免疫チェックポイント阻害薬＋腫瘍溶解ウイルスなどの併用療法の開発が進んでいる。これらの方法の目的はより高い生存割合とその長期効果の実現である[18]（図❷）。

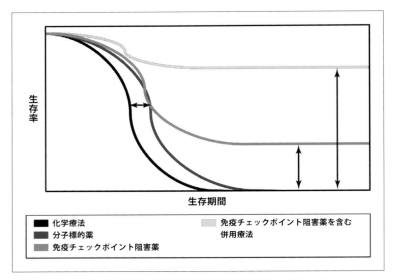

図❷ 免疫チェックポイント阻害薬を中心とした治療効果の改善
（文献 18 より改変）

表❶ 根治切除不能ステージⅢおよびステージⅣ悪性黒色腫に対する効果と安全性について（文献 3，7，15，17，19，20，21 より）

Therapy	Grade ≥ 3 AEs（％）	Response rate（％）
Monotherapy		
Ipilimumab	27	6 – 15
Pembrolizumab	13	27 – 38
Nivolumab	16	34 – 40
T-VEC	11	26
Combination therapy		
Nivolumab + ipilimumab	55	52
T-VEC + ipilimumab	32	50
T-VEC + 抗 PD-1 抗体	24	56
HF10 + ipilimumab	30	48

　腫瘍溶解ウイルスは，前述したT-VECだけでなくHF10も含めて，①毒性が低い，②局注部だけでなく非局注部にも効果が期待できる，③局注療法であるにもかかわらず内臓への遠隔転移を防ぐことができる，④ネオアンチゲンなど局注部のがん微小環境を変えることによって全身性に免疫療法の効果をさらに高める，などといった効果が期待できる．特に表❶に示すように免疫チェックポイント阻害薬と腫瘍溶解ウイルスの併用療法はイピリムマブ＋ニボルマブ併用療法と同程度の効果を示し，より安全であることが報告されている．

おわりに

　悪性黒色腫は古くからがん免疫療法の主要なターゲットであった．免疫チェックポイント阻害薬の開発の成功は悪性黒色腫から始まり，非小細胞肺がん，腎がん，悪性リンパ腫，頭頸部がんへと拡がっていることから，悪性黒色腫の治療のみならず，がん薬物療法そのものを変えていくことが期待されている．

参考文献

1) Hill GJ, et al : Cancer 53, 1299-1305, 1984.
2) Chapman PB, et al : N Engl J Med 364, 2507-2516, 2011.
3) Hodi FS, et al : N Engl J Med 363, 711-723, 2010.
4) 爲政大幾：皮膚の悪性腫瘍 実践に役立つ最新の診断・治療（古江増隆, 他 編），87, 中山書店, 2014.
5) 山﨑直也：最新医学 70, 399-407, 2015.
6) Hodi FS, et al : N Engl J Med 363, 711, 2010.
7) Robert C, et al : N Engl J Med 364, 2517-2526, 2011.
8) 小野薬品工業：オプジーボ® 適正使用ガイド, ブリストル・マイヤーズ：ヤーボイ® 適正使用ガイド, 2015.
9) Ishida Y, et al : EMBO J 11, 3887, 1992.
10) Topalian SL, et al : N Engl J Med 366, 2443-2454, 2012.
11) 山﨑直也：腫瘍内科 13, 684-688, 2014.
12) Robert C, et al : N Engl J Med 372, 2521, 2015.
13) Ribas A, et al : Lancet Oncol 16, 908-918, 2015.
14) Robert C, et al : N Engl J Med 372, 2521-2532, 2015.
15) Larkin J, Chiarion-Sileni V, et al : N Engl J Med 373, 23-34, 2015.
16) Andtbacka RH, Ross M, et al : Ann Surg Oncol 23, 4169-4177, 2016.
17) Andtbacka RH, Kaufman HL, et al : J Clin Oncol 33, 2780-2788, 2015.
18) Sharma P, Allison JP : Cell 161, 205-214, 2015.
19) Andtbacka RH, et al : ASCO 2016, Abstract 9543, 2016.
20) Daud A, et al : ASCO 2015, Abstract 9005, 2015.
21) Puzanov I, et al : ASCO 2015, Abstract 9063 (and poster), 2015.

山﨑直也

1985 年	岐阜大学医学部卒業
	同医学部皮膚科学教室入局
1987 年	国立がんセンター第 19 期レジデント
1990 年	同第 1 期がん専門修練医
1992 年	同中央病院皮膚科医員
2003 年	同遺伝子免疫療法室医長
2005 年	同皮膚科医長
2010 年	国立がん研究センター中央病院皮膚腫瘍科科長

第2章　最近のがん免疫療法開発の臨床的成果と位置づけ

1．免疫チェックポイント阻害剤
2）婦人科腫瘍に対するがん免疫療法臨床開発

濵西潤三・万代昌紀・小西郁生

　婦人科腫瘍では，子宮頸がん，子宮体がん（子宮肉腫），卵巣がん，腟・外陰がんの順に罹患数が多く，いずれも進行・再発例では予後不良であり，新たな治療開発が求められている。当科では 2014 年に世界に先駆けて，卵巣がんに対する免疫チェックポイント阻害薬抗 PD-1 抗体ニボルマブを用いた医師治験にて一定の有効性と安全性とを示したが，さらに奏効率向上をめざした併用療法の開発や他の婦人科腫瘍への検討も拡大しており，婦人科領域においても新しいがん治療開発が加速している。

はじめに

　1992 年，京都大学の本庶，石田らによって T 細胞への細胞死刺激により発現が誘導される遺伝子として programmed cell death1（PD-1，CD279）が発見され[1]，さらに 2000 年代になって西村，岡崎らによるノックアウトマウスを用いた遺伝子機能解析から，PD-1 経路は末梢性免疫寛容の重要な因子であり，マウス種の違いによる多彩な自己免疫疾患の誘導が示された[2,3]。さらに岩井らをはじめとする多くの基礎研究者によって，PD-1 経路〔PD-1/PD-1 リガンド（PD-L1，PD-L2）〕を標的とした新しいがん免疫療法開発の礎が築かれた[4,5]。その後，2006 年に米国にて化学療法抵抗性の悪性黒色腫や腎がんなどの固形腫瘍の患者に対して，抗 PD-1 抗体（現在のニボルマブ）を用いた臨床第 I 相試験が開始された[6]。このような背景の中，当科では 2006 年から，上述の本庶および免疫細胞生物学（湊）との共同研究

により，卵巣がんにおける PD-1 経路の解明，特に腫瘍における PD-1 のリガンド PD-L1，PD-L2 発現の臨床的意義を検討し[7,8]，卵巣がんモデルマウスを用いて実臨床に向けたトランスレーショナルリサーチを行い[9,10]，その proof of concept をめざして，2011 年に当科にて卵巣がんを対象とした医師主導治験を世界に先駆けて開始し，2015 年にその有効性と安全性を報告した[11]。

　一方，婦人科がんでは，子宮頸がん，子宮体がん（子宮肉腫），卵巣がん，腟・外陰がんの順に罹患数が多く，いずれも進行・再発例では予後不良であり，標準的な治療を補完する新たな治療開発が求められている。その中でも卵巣がんの再発率は 60％以上と高く，婦人科腫瘍の中で最も予後不良とされている。現在，卵巣がんに対して薬事承認されている分子標的薬はベバシズマブのみであるが，PARP 阻害薬，血管新生阻害薬（キナーゼ阻害薬），mTOR 阻害薬，PI3K 経路阻害薬などを中心に臨床試験が行われている。また子宮頸

---

key words

PD-1，PD-L1，がん免疫逃避機構，免疫チェックポイント阻害薬，PD-1 経路阻害薬，婦人科腫瘍，卵巣がん，バイオマーカー，DNA ミスマッチ修復遺伝子，BRCA 遺伝子

がんや子宮体がんに対しても化学療法と血管新生阻害薬ベバシズマブの併用による治療効果が示されており，新しい標準治療法の確立に向けた動きが進んでいる。一方で卵巣がんを中心に他の婦人科腫瘍についても，PD-1 経路阻害薬（抗 PD-1 抗体，抗 PD-L1 抗体）（図❶）[12] の有効性を探索する治験の中間解析も報告されており，今後の検証が期待されている。そこで本稿では，卵巣がんを中心に婦人科がんに対する PD-1 経路阻害薬の最新情報と今後の展望および課題について述べたい。

I. 卵巣がんに対する PD-1 経路を標的とする臨床試験（表❶, 図❷）

1. 抗 PD-1 抗体（ニボルマブ）

2011 年当科にて「プラチナ抵抗性再発・進行卵巣がんに対する抗 PD-1 抗体（ニボルマブ）を用いた免疫療法に関する第Ⅱ相試験」の医師主導治験を開始した。本治験では，完全ヒト型 IgG4 抗 PD-1 抗体ニボルマブを 1 コース 8 週間，最大 6 コース投与可能とした。主要エンドポイントは奏効（最良総合評価），副次エンドポイントは有害事象および副作用，無増悪生存期間，全生存期間，疾患制御率とした。また当時，米国での他がん種で先行している臨床試験・治験から安全性・有効性に対する用量依存がなかったことから，低用量群 1mg/kg と高用量群 10mg/kg（後に 3mg/kg に改定）の 2 用量コホートで行った（WHO International Clinical Trials Registry Platform, JPRN-UMIN000005714）。その結果，20 例のうち CR 2 例（10％），PR 1 例（5％），SD 6 例（30％），PD 10 例（50％），評価不能 1 例（NE, 5％）にて，奏効率 15％，疾患制御率 45％であった[11]。特に CR の 2 例はいずれも 3mg/kg コホートであり，いずれも 1 年間の治験薬投与が終了しているが，その後も無治療にて無再発生存を続けており，長期の治療効果（いわゆる durable response）を示している[13]。また，このうち 1 例は化学療法に抵抗性になりやすい明細胞腺がんであった。生存解析では，PFS 中央値は 3.5 ヵ月であったが，OS 中央値は 20.0 ヵ月とプラチナ抵抗性卵巣がん

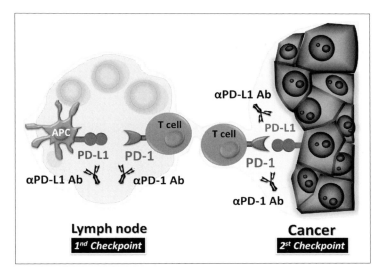

図❶ 免疫チェックポイントと PD-1 経路阻害薬（文献 12 より）

表❶ 卵巣がんに対する PD-1 阻害薬（文献 13 より）

標的	抗体名	IgG	製薬企業	相	卵巣がんへの奏効率	出典
PD-1	Nivolumab（ニボルマブ）	IgG4	BMS/Ono	Ⅱ	15％（CR 2, PR 1/20 例）	文献 11
	Pembrolizumab	IgG4	Merck	Ⅰ	11.5％（CR 1, PR 2/26 例）	文献 15
PD-L1	BMS-936559	IgG4	BMS	Ⅰ	5.9％（PR 1/17 例）	文献 16
	Avelumab	IgG1	Merck Serono/Pfizer	Ⅰ	9.7％（PR 12/124）	文献 17

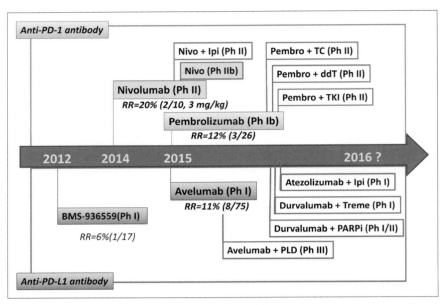

図❷ 卵巣がんに対する PD-1 経路阻害薬の開発状況（文献 13 より）

に対する治療としては非常に良好な結果であった。なお 3mg/kg コホート 10 例では，この CR 2 例を含む奏効率が 20％，疾患制御率が 40％となり，統計学的に有意差はないものの，臨床的には 3mg/kg コホートが有用である可能性が示唆された。

安全性としては，発現頻度が高かった有害事象は，肝機能障害，リンパ球減少，甲状腺機能異常，発熱，発疹などであり，重篤な有害事象は 2 例に認め，いずれも発熱を認め，1 例はさらに静脈血栓症を，もう 1 例は歩行障害，見当識障害のため高用量のステロイド投与と血漿交換を要した。いずれにしても，本医師治験により卵巣がんに対するニボルマブの有効性と安全性が示されたことから，ニボルマブの適応拡大をめざして 2015 年より当科を中心に全国多施設共同でプラチナ抵抗性卵巣がん 116 例を対象に，ニボルマブと化学療法とのランダム化比較第Ⅱ相拡大試験へと展開している（NINJA 試験；JapicCTI-153004）。また，当科では当医師治験終了後から，本被験者検体を用いて，抗 PD-1 抗体治療の患者選択，有効性・有害事象および早期効果判定に関わるバイオマーカー探索を行っている。今後，後述する他の PD-1 経路阻害薬の開発競争も活発となってきており，抗 CTLA-4 抗体や化学療法や分子標的療法との併用療法の治験が数多く進みはじめており[11]，さらに遺伝子乳がん関連遺伝子 BRCA の変異を認める卵巣がんでは，腫瘍局所の免疫学的変化（腫瘍の PD-L1 発現や腫瘍内浸潤 T 細胞の増加）を認めることから，PD-1 経路阻害薬の有用性が期待されている[14]。

2. 抗 PD-1 抗体（ペムブロリズマブ）

2015 年の米国臨床腫瘍学会 ASCO2015 にて，ヒト化抗 PD-1 IgG4-kappa 型抗体ペムブロリズマブによる，腫瘍の PD-L1 発現陽性の卵巣がん患者 49 例を対象にした第Ⅰb 相試験の中間結果が報告された[15]。CR 1 例（3.8％），PR 2 例（7.7％），SD 6 例（23.1％）であり，奏効率は 11.5％，DCR は 34.6％であった。安全性については，関節痛（23.1％），下痢（11.5％），嘔気（11.5％），甲状腺機能低下症（11.5％），疲労（7.7％）のほか，甲状腺機能亢進症，掻痒，発疹，血小板減少がそれぞれ 7.7％で，さらに Grade3 以上の有害事象は膵炎 1 例（3.8％）を認めたが，治療関連死や有害事象による治験薬投与中止はなかった。以上から，卵巣がんに対するペムブロリズマブの忍容

性と一定の有効性が示され，また PD-L1 発現と治療効果との相関解析やその他のバイオマーカー探索も行っていると報告された。現在，卵巣がんの標準化学療法やチロシンキナーゼ阻害薬との併用療法の試験へと発展している。

3. 抗 PD-L1 抗体（BMS-936559）

BMS-936559 は，完全ヒト型 IgG4 抗 PD-L1 抗体であり，2012 年に卵巣がん 17 例を含む固形腫瘍 207 例を対象にした第Ⅰ相試験にて，PR 1 例，SD 3 例で奏効率は 5.9％と報告された[16]。しかしながら，同日同時に発表された抗 PD-1 抗体ニボルマブに対する固形腫瘍（特にメラノーマ，腎がん）に対する抗腫瘍効果に比べると奏効率は相対的に低く，追加の検討は行われていない。

4. 抗 PD-L1 抗体
〔アベルマブ（MSB0010718C）〕

2016 年の ASCO2016 では，転移性または局所進行固形がんを対象にした第Ⅰ相国際共同治験などの包括的国際臨床試験プログラム「JAVELIN」に含まれる，治療不応あるいは再発卵巣がん 75 例を対象に完全ヒト型抗 PD-L1 IgG1 型モノクローナル抗体アベルマブの臨床第Ⅰb 相試験の中間解析が報告され[17]，PR 12 例で奏効率は 9.7％，疾患制御率（DCR）は 54％であった（NCT01772004）。現在，標準的化学療法との単剤・併用でのランダム化第Ⅲ相試験が組まれており，現行の治療への上乗せ効果が期待されている（JAVELIN Ovarian 100 & 200 trial）。

5. 抗 PD-L1 抗体
（デュルバルマブ，アテゾリズマブ）

現在，卵巣がんに対してデュルバルマブと抗CTLA-4 抗体との併用や PARP 阻害薬（オラパリブ or セジラニブ）との併用，アテゾリズマブと抗 CTLA-4 抗体との併用などの探索的試験が検討されている。

Ⅱ．他の婦人科がんに対する治療応用についての展望

1. 子宮頸がん

子宮頸がんは，ヒト乳頭腫ウイルス（HPV）の持続感染による発がんが示されており，HPV ワクチンの普及に伴い，その罹患率が低下することが示唆されている。一方で進行・再発例に対する治療開発は主に化学療法や放射線治療の単独あるいは併用療法が用いられるが，それらに治療効果を認めなくなるとその次の治療法がないのが現状である。子宮頸がんの 80％は扁平上皮がんであり，20％は腺がんに分類されるが，これまでの PD-1 経路阻害薬の治験の中で，非小細胞肺がんの 76 例に対する抗 PD-1 抗体ニボルマブの奏効率は扁平上皮がんで 33％，それ以外の組織型で 12％であり[18]，さらに組織型がすべて扁平上皮がんである頭頸部がん 56 例に対する抗 PD-1 抗体ペムブロリズマブの奏効率は 20％であった[19]。また喫煙や紫外線，ウイルス感染などに起因する腫瘍は比較的免疫子宮頸がんも PD-1 経路阻害薬の標的として有望視されており，ニボルマブを用いた子宮頸がんを対象とした第Ⅱ相試験（NCT02257528：現在 suspended）や，ウイルス関連腫瘍を対象として抗 PD-1 抗体ニボルマブを用いた試験と，希少がんを対象として抗 PD-1 抗体ペムブロリズマブを用いた 2 つのバスケット型試験が進行中である。前者は，ウイルス関連腫瘍を対象としており，HPV 関連腫瘍である子宮頸がん含め，有望ながん種の抽出を狙っている。一方後者は，PD-L1 陽性の再発進行子宮頸がん 24 例を対象にしたペムブロリズマブを用いた第Ⅰb 相試験（Keynote-028）にて奏効率 17％（PR 4 例），全生存期間中央値 9 ヵ月と一定の有効性が示された[20]（NCT02054806）。現在，希少がんとして子宮頸がん，子宮体がん，腟がん，NRT（neuroendocrine tumor）腫瘍など 10 種類のがん種を対象とした第Ⅱ相試験が国際共同治験として展開している。

2. 子宮体がん

子宮体がんは，不正性器出血の症状を認めることが多いため，初期病変が多く比較的予後良好な症例が多い。主な組織型は類内膜腺がんであり，その分化度によって Grade1 から 3 に分類される。子宮体がんの多数を占める類内膜腺がんのゲノム異常としては，PTEN 遺伝子の変異が 50 ～ 60％に認め，CTNNB1 遺伝子が 45％，KRAS

遺伝子変異はおよそ 20%，DNA ミスマッチ修復（MMR）遺伝子 hMLH ファミリーの異常が 20% の症例で認める。ASCO2016 では，PD-L1 陽性の再発進行子宮体がん 26 例を対象にした抗 PD-1 抗体ペムブロリズマブを用いた第 Ib 相試験（Keynote-028）の中間解析が報告され，奏効率 13%（PR 3 例），1 年全生存率は 51% と一定の有効性を認めたことから [21]（NCT02054806），現在，上述の希少がん第 II 相試験へと展開している。また一方で，子宮体がんの DNA ミスマッチ修復遺伝子（MMR）の欠損した症例や，POLE 遺伝子変異症例などに対して，PD-1 経路阻害薬の治療効果が注目されている。ASCO2015 では，大腸がんの約 10% 前後を占める MMR 欠損症例では，抗 PD-1 抗体ペムブロリズマブの奏効率が 40% であったが，MMR 正常な症例では 0% であった。さらに MMR 欠損の大腸がん以外の症例でも，奏効率が 71% と非常に高い治療効果を得たという発表がされ，さらに同日の『NEJM 誌』に掲載され話題を呼んだ [22]。さらに米国婦人科腫瘍学会 SGO2016 にて，Fader らは難治性 MMR 欠損子宮体がんを対象にしたペムブロリズマブを用いた治験の中間解析にて，6 例中，免疫関連（ir-）CR 2 例，ir-PR 4 例，ir-SD 1 例で奏効率 67%，疾患制御率 78% との報告を行った [23]。また ASCO2015 にて，子宮体がんの POLE 遺伝子変異症例では，全ゲノムの変異数が多く，また腫瘍の病理組織にて免疫細胞浸潤や PD-L1 発現した腫瘍細胞が多いことから，PD-1 経路阻害薬の良い標的になるのではないかとの発表もあった [24]。さらに子宮頸がん同様，2013 年に 373 例の子宮体がんの TCGA データが公開され，ゲノム解析によって POLE 型（ultramutated），MSI 型（hypermutaed），copy number low 型，copy number high 型の 4 つのサブグループに分類することができることから，今後このような特定の集団に対する PD-1 経路阻害薬を含む個別化治療が急速に展開する可能性が出てきた [25]。

3. 腟がん，外陰がん

　腟がんは，婦人科腫瘍の約 1% に過ぎず，子宮頸がんと同様に HPV 感染に関連した扁平上皮がんが多い。また，外陰がんも婦人科がんの約 4% と頻度は少なく，HPV 感染によるものと慢性的な炎症による硬化性苔癬から発生するものがあるが，いずれも 80 ～ 90% が扁平上皮がんである。両がん種ともに手術や放射線治療が標準的治療になるが，進行がんや再発例では他がん種と同様に予後不良である。両がん種ともに PD-1 経路に関する基礎研究の報告はほとんどないが，両者ともに子宮頸がんと併存することが多く，また HPV 関連の扁平上皮がんが多いことから，現在，上記のウイルス関連腫瘍や希少がんを対象にしたバスケット試験による探索試験での治療効果を期待したい。

　一方で腟・外陰がんのうち約 5% と稀ではあるが，メラノーマ（粘膜型）が発生することがあり，早期に転移を起こしやすい。治療法は皮膚発生のメラノーマに準じて，手術療法や化学療法を行うものの，再発率も高く，他の組織型に比して極めて予後不良である。現在，皮膚メラノーマに対しては，ニボルマブやペムブロリズマブを含む複数の PD-1 抗体阻害薬の治験によって一定の有効性が示されて薬事承認されているが，腟・外陰メラノーマへの治療効果は不明であった。Melanoma Research conference 2015 で Larkin らは，粘膜型メラノーマを対象として含む抗 PD-1 抗体ニボルマブ（n=86），抗 CTLA-4 抗体イピリムマブ（n=36）およびそれらの併用療法（n=35）の第 I 相試験（CheckMate 003 と 038）と第 III 相試験（CheckMate 037, 066, 067）の統合データ解析を行い，奏効率はそれぞれ 23%，8.3%，37%，無増悪生存期間中央値は 3 ヵ月，3 ヵ月，6 ヵ月と，ニボルマブの単剤とイピリムマブとの併用療法は，皮膚メラノーマと同様に有用である可能性を報告した [26]。さらに ASCO2016 でも，多施設共同での後方視的研究にて，35 人の粘膜型メラノーマに対する抗 PD-1 抗体（ニボルマブやペムブロリズマブ）の有効性を評価した結果，奏効率 23%，無増悪生存期間中央値 3.9 ヵ月，全生存期間中央値 12.4 ヵ月と皮膚型と同様に抗 PD-1 抗体が有望であることが示された [27]。

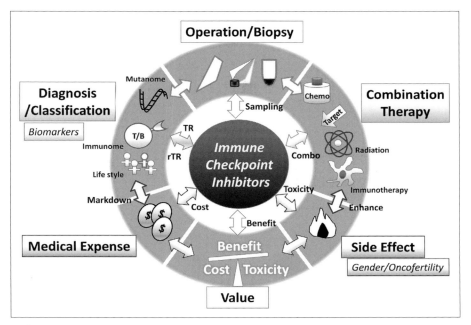

図❸　免疫チェックポイント阻害薬が発展するために（文献 13 より）

4. 子宮肉腫（子宮平滑筋肉腫）

　子宮肉腫は婦人科悪性腫瘍の1％以下と稀な疾患であり，年間約800人に発生するとされている。子宮肉腫は，子宮内膜内もしくはミュラー管起源の他の臓器から発生するがん肉腫（40〜50％），子宮筋層の筋肉組織から発生する平滑筋肉腫（30％），子宮内膜間質から発生する肉腫（15％）の3種類に分けられており，それぞれの分類に対して臨床試験による研究が行われている。この中でも平滑筋肉腫は早期から転移しやすく進行例の5年生存率は10％以下と予後不良である。ASCO2016では，転移性子宮平滑筋肉腫12例を対象に抗PD-1抗体ニボルマブを用いた第Ⅱ相試験にて（NCT02428192），奏効例は認めず[28]，ニボルマブ単剤での治療効果は期待できないことから，今後は併用療法などによる再検討が求められている。

おわりに

　2016年に注目すべき新しい卵巣がん治療戦略の1つにPD-1経路阻害薬（ニボルマブ）が挙げられている[29]。現在上述のように複数の製薬会社がPD-1経路阻害薬単剤だけでなく標準化学療法や分子標的薬，免疫療法との併用療法などによる様々な知見や臨床試験が始まっている。またさらに，まだ中間解析であるが，子宮頸がんや体がんだけでなく，稀少な腟がんや外陰がんも治療対象として本格的に注目されるようになってきた。今後の婦人科領域において，PD-1経路阻害薬の臨床応用が進むためには，卵巣がんにおけるBRCA変異や子宮体がんにおけるMMR変異やPOLE変異など，①治療効果を予測することで有効な患者を識別するバイオマーカーやそれらに基づくコンパニオン診断薬の開発，②最適な組み合わせによる併用療法の検討，③免疫関連有害事象への早期発見と適切な対応，④非常に高額な薬価に対する産・官の迅速な対応が求められている（図❸）[21]。これらの課題を早急に克服することで，さらにPD-1経路阻害薬が次世代の治療薬として展開していくことを期待したい。

第2章 最近のがん免疫療法開発の臨床的成果と位置づけ　1. 免疫チェックポイント阻害剤

参考文献

1) Ishida Y, Agata Y, et al : EMBO J 11, 3887-3895, 1992.
2) Nishimura H, Okazaki T, et al : Science 291, 319-322, 2001.
3) Okazaki T, Tanaka Y, et al : Nat Med 9, 1477-1483, 2003.
4) Iwai Y, Ishida M, et al : Proc Natl Acad Sci USA 99, 12293-12297, 2002.
5) Iwai Y, Terawaki S, et al : Int Immunol 17, 133-144, 2005.
6) Brahmer JR, Drake CG, et al : J Clin Oncol 28, 3167-3175, 2010.
7) Hamanishi J, Mandai M, et al : Proc Natl Acad Sci USA 104, 3360-3365, 2007.
8) Hamanishi J, Mandai M, et al : Clin Immunol 141, 338-347, 2011.
9) Hamanishi J, Mandai M, et al : Stem Cells 28, 164-173, 2010.
10) Peng J, Hamanishi J, et al : Cancer Res 75, 5034-5045, 2015.
11) Hamanishi J, Mandai M, et al : J Clin Oncol 33, 4015-4022, 2015.
12) Hamanishi J, Mandai M, et al : Int J Clin Oncol 21, 462-473, 2016.
13) Hamanishi J, Mandai M, et al : Int Immunol 28, 339-348, 2016.
14) Strickland KC, Howitt BE, et al : Oncotarget, 2016. doi: 10.18632/oncotarget.7277.
15) Varga A, et al : J Clin Oncol 33, (suppl; abstr 5510), 2015.
16) Brahmer JR, Tykodi SS, et al : N Engl J Med 366, 2455-2465, 2012.
17) Disis ML, et al : J Clin Oncol 34, (suppl; abstr 5533), 2016.
18) Topalian SL, Hodi FS, et al : N Engl J Med 366, 2443-2454, 2012.
19) Seiwert TY, Burtness B, et al : J Clin Oncol 32:5s, (suppl; abstr 6011), 2014.
20) Frenel J-S, et al : J Clin Oncol 34, (suppl; abstr 5515), 2016.
21) Ott PA, et al : J Clin Oncol 34, (suppl; abstr 5581), 2016.
22) Le DT, Uram JN, et al : N Engl J Med 372, 2509-2520, 2015.
23) Fader AN, et al : The 47th Annual Meeting of the Society of Gynecologic Oncology 2016, Sandiego, Late-breaking Abstract.
24) Dudley JC, Lin MT, et al : Clin Cancer Res 22, 813-820, 2016.
25) Kandoth C, Schultz N, et al : Nature 497, 67-73, 2013.
26) Larkin J, et al : Society for Melanoma Research 2015 conference.
27) Munhoz RR, et al : J Clin Oncol 34, (suppl; abstr 9516), 2016.
http://meetinglibrary.asco.org/content/167339-176
28) George S, et al : J Clin Oncol 34, (suppl; abstr 11007), 2016.
29) Coleman RL : Nat Rev Clin Oncol 13, 71-72, 2016.

濱西潤三
2009 年　京都大学大学院医学研究科婦人科産科学博士課程修了
同医学部附属病院産科婦人科特定助教
2010 年　同助教
2016 年　同医学部附属病院周産母子診療部講師

第2章 最近のがん免疫療法開発の臨床的成果と位置づけ

1. 免疫チェックポイント阻害剤
3）非小細胞肺がんにおける免疫チェックポイント阻害剤の臨床開発

堀尾芳嗣

免疫チェックポイント阻害剤の臨床開発に伴い，非小細胞肺がんの診断・治療のパラダイムシフトが起きている。日本では抗 PD-1 抗体のニボルマブ（オプジーボ®）が非小細胞肺がん二次治療薬として 2015 年 12 月に薬事承認され，ペムブロリズマブ（キイトルーダ®）は，22C3 抗体を用いたコンパニオン体外診断薬で PD-L1 発現が 1％以上の陽性の場合には二次治療薬，50％以上の強陽性の場合には非小細胞肺がんの一次治療薬として 2016 年 12 月に薬事承認された。米国では 2017 年 5 月に PD-L1 発現に関わらずペムブロリズマブ＋カルボプラチン＋ペメトレキセドの併用療法が一次治療として FDA の加速承認を獲得し，臨床開発の中心は一次治療に移っている。抗 PD-L1 抗体は，アテゾリズマブ（テセントリック®）が日本での承認申請中で，デュルバルマブやアベルマブも企業主導の臨床試験（治験）が進んでいる。

はじめに

手術療法，放射線療法，薬物療法しかないと信じられてきた非免疫原性悪性腫瘍の代表格であった肺がんにおいて免疫療法が注目されるきっかけは，2008 年の ASCO（米国臨床腫瘍学会）で非小細胞肺がんの 1 例で腫瘍縮小がみられたというニボルマブの第 I 相試験の中間報告にさかのぼる[1]。抗 CTLA-4 抗体（イピリムマブ：ヤーボイ®）と抗 PD-1 抗体（ニボルマブとペムブロリズマブ）がメラノーマに対して優れた有効性を示し，種々の PD-1/PD-L1 軸の阻害抗体が幅広い抗腫瘍スペクトラムを示したうえ，非小細胞肺がん

に対して示した 5 〜 45％程度の奏効率（response rate：RR）（PD-L1 強陽性症例の RR を含む）[2] や持続する奏効（durable response）や殺細胞性抗がん剤による化学療法（化療）に比べて相対的に軽い免疫関連有害事象（immune-related adverse events：irAE）を示し，免疫チェックポイント阻害剤（immune checkpoint inhibitor：ICI）による免疫療法が肺がんでも有効な治療法としての地位を確立した。

現在 PD-1/PD-L1 軸の阻害抗体の進行非小細胞肺がんでの臨床開発は一次治療に焦点が移っている。単剤治療あるいは抗 CTLA-4 抗体などのがん免疫剤（immuno-oncology agents：I-O agents）

---

key words

非小細胞肺がん，免疫チェックポイント阻害剤，抗 PD-1 抗体，抗 PD-L1 抗体，抗 CTLA-4 抗体，ニボルマブ，ペムブロリズマブ，アテゾリズマブ，デュルバルマブ，アベルマブ，イピリムマブ，バイオマーカー

または免疫原性細胞死（immunogenic cell death：ICD）を誘導する殺細胞障害性抗がん剤や分子標的薬や血管新生阻害剤などとの併用療法が，一次評価項目を無増悪生存期間（progression-free survival：PFS）や全生存期間（overall survival：OS）に設定した企業主導の第Ⅰ相〜第Ⅲ相臨床試験（治験）として主に行われている[3)-8)]。

Ⅰ．抗 PD-1 抗体

PD-1 は T 細胞と Pro-B 細胞の細胞膜表面に存在する受容体で，PD-L1 や PD-L2 のリガンドに結合することで T 細胞の活性化を抑制し，自己に対する免疫反応を減弱し，免疫寛容を誘導する。がん細胞は細胞表面に PD-L1 を発現して，CTL の PD-1 と結合して免疫細胞の攻撃を免れている。抗 PD-1 抗体はその結合をブロックすることで CTL を活性化しがんへの攻撃を促進する[9)]。

1．ニボルマブ（nivolumab，オプジーボ®，ONO-4538, BMS-936558, MDX-1106）

完全ヒト型 IgG4 抗体である。肺がんにおける PD-1/PD-L1 軸抗体の臨床開発はニボルマブがリードし，CheckMate 003 第Ⅰ相試験[10)]から複数のがん種に対する拡大コホート試験に進み[11)]，有効性と安全性情報を蓄積した。

扁平上皮肺がんの二次治療でニボルマブと DTX を比較した CheckMate 017 第Ⅲ相試験で，一次評価項目の OS で生存期間中央値（median overall survival time：MST，mOS）9.2 ヵ月と6 ヵ月〔ハザード比（HR）0.59：95％ 信頼区間（confidence interval：CI）：0.44-0.79〕と有効性が示され，安全性も Grade(G)3/4 の有害事象（adverse events：AE）が 7％と 55％で，試験は早期終了した（表❶）[12)]。非扁平上皮・非小細胞肺がん二次治療対象の CheckMate 057 第Ⅲ相試験でも，有効性と安全性が示され（表❶）[13)]，ニボルマブは日本で 2015 年 12 月に非小細胞肺がん二次治療薬で薬事承認された。

一次治療では CheckMate 012 第Ⅰb 相試験が，ニボルマブ単剤，4 群に分けたイピリムマブ＋ニボルマブ併用療法，殺細胞障害性化療あるいは分子標的治療薬との併用療法各群の安全性を一次

評価項目，RR と 24 週時点の PFS を二次評価項目として実施されており（表❷），一部が報告されている[14)-16)]。イピリムマブ＋ニボルマブ併用療法は，4 群で開始後イピリムマブ投与頻度の少ないほうに AE が少なく，ニボルマブ 3mg/kg 投与で効果が高いため，Nivo（3）Q2W（ニボルマブ 3mg/kg の 2 週ごと投与）＋ Ipi（1）Q12W（イピリムマブ 1mg/kg の 12 週ごと投与）（N3Q2I1Q12）と Nivo（3）Q2W ＋ Ipi（1）Q6W（イピリムマブ 1mg/kg の 6 週ごと投与）（N3Q2I1Q6）の 2 群でコホート拡大が行われ，N3Q2I1Q12 群（N＝38）と N3Q2I1Q6 群（N＝39）で RR は 47％と 38％，PFS 中央値（median PFS：mPFS）は 8.1 ヵ月と 3.9 ヵ月であった[15)]。28-8 抗体で PD-L1 陽性（≧1％）の患者（N＝43）の RR は 57％で，mPFS は N3Q2I1Q12 群（N＝21）で 8.1 ヵ月，N3Q2I1Q6 群（N＝23）では 10.6 ヵ月で，PD-L1 強陽性（≧50％）患者（N＝13）では RR は 92％であった。

未治療，PD-L1 発現陽性（≧1％）の進行非小細胞肺がん患者 541 人を組み入れた CheckMate 026 第Ⅲ相試験は N3Q2 のニボルマブ群と，プラチナ（シスプラチン：CDDP あるいはカルボプラチン：CBDCA）・ダブレット化療群との比較で，レジメンは扁平上皮肺がんではプラチナ＋ゲムシタビン（GEM）か CBDCA ＋タキソール（PTX），非扁平上皮肺がんではプラチナ＋ペメトレキセド（PEM）で行われた（表❷）[17)]。PD-L1 陽性（≧5％）患者（423 人）を対象とした PFS が一次評価項目で，mPFS はニボルマブ群で 4.2 ヵ月，プラチナ・ダブレット群で 5.9 ヵ月（層別化 HR：1.15，95％ CI：0.91 〜 1.45，p＝0.25）で優越性を示せなかった。PD-L1 陽性（≧50％）患者のサブグループ解析でも同様の結果であった。米国では後述の KEYNOTE-024 第Ⅲ相試験結果を受けペムブロリズマブが PD-L1 陽性（≧50％）患者で一次治療でも薬事承認される一方，ニボルマブが一次評価項目を達成できなかった理由として両試験の患者背景の違いと前向き検証が行われたコンパニオン体外診断薬（PD-L1 IHC 22C3 pharmDx）と 28-8 抗体による体外診断薬の差[18)]や抗 PD-1 抗

体の PD-1 分子に対する結合親和性の差[19] など
が指摘されている。

非小細胞肺がん一次治療で，PD-L1 陽性
（≧1％）で，ニボルマブ（N3Q2），ニボルマブ
＋イピリムマブ（N3Q2I1Q6）と化療の3群，
PD-L1 陰性ではニボルマブ＋イピリムマブ
（N3Q2I1Q6），化療＋ニボルマブと化療の各3群
比較の CheckMate 227 第Ⅲ相試験が OS と PFS
の2つを一次評価項目にして進行中である（表
❸）。また EGFR チロシンキナーゼ阻害剤によ
る一次治療耐性となった EGFR 変異陽性かつ
T790 変異陰性の進行・再発非小細胞肺がんの二
次治療としてニボルマブ（360mg，3週ごと）＋
プラチナ＋PEM 群，ニボルマブ＋イピリムマブ
（N3Q2I1Q6）群，プラチナ＋PEM 群の3群比較
CheckMate 722 第Ⅲ相試験が PFS を一次評価項
目にして実施中である。

2. ペムブロリズマブ（pembrolizumab，キイ トルーダ®，MK-3475）

PD-1 分子に非常に高い親和性をもつヒト化
IgG4 抗体で[20] [21]，非小細胞肺がんを対象とした
KEYNOTE-001 第Ⅰ相試験で，2mg/kg か 10mg/
kg 3週ごとあるいは 10mg/kg 2週ごと投与で，
RR 19.4％（未治療 24.8％，既治療 18％，PD-L1
強陽性 45.2％），奏効期間中央値 12.5 ヵ月で，未
治療群に限ると MST 16.2 ヵ月，mPFS 6.0 ヵ月，
奏効期間中央値 23.3 ヵ月であった[22]。22C3 抗
体を用いたコンパニオン体外診断薬で 50％以上，
1 ～ 49％，1％未満の PD-L1 の発現による解析
検証群の各群の RR と mPFS と MST は，それ
ぞれ 45.2％，6.3 ヵ月，NR（not reached, 未達）
と 16.5％，4.1 ヵ月，10.6 ヵ月と 10.7％，4.0 ヵ
月，10.4 ヵ月であった。未治療かつ PD-L1 強陽
性（≧50％）患者の RR と mPFS と 2年生存率は
58.3％，12.5 ヵ月，60.6％であった。PD-L1 陽性
（≧1％）非小細胞肺がんの二次治療で DTX との
比較で実施された KEYNOTE-010 第Ⅱ/Ⅲ相試験
の有効性と安全性の結果（表❶）により[23]，米
国では PD-L1 陽性（≧1％）非小細胞肺がんの二
次治療として 2015 年 10 月に薬事承認された。

未治療非小細胞肺がんの一次治療として PD-L1
強陽性（≧50％）を対象にペムブロリズマブと
種々の化療との比較第Ⅲ相 KEYNOTE-024 試験
が一次評価項目 PFS で行われた。PFS と RR と
1年生存率がそれぞれ 10.3 ヵ月，44.8％，70％と
6 ヵ月，27.8％，54％と有効性が報告された（表
❷）[24]。米国では 2016 年 10 月に PD-L1 強陽性（≧
50％）の非小細胞肺がんの一次治療で適応追加さ
れ，日本では 2016 年 12 月薬事承認後，2017 年
2 月に薬価収載され PD-L1 強陽性（≧50％）非
小細胞肺がんの一次治療薬として，PD-L1 陽性
（≧1％）の場合には二次治療薬として使用可能と
なっている。

さらに第Ⅰ/Ⅱ相試験として CBDCA ＋ PTX/
CBDCA ＋ PTX ＋ベバシズマブ（Bev）/CBDCA
＋ PEM/イピリムマブ/エルロチニブ/ゲフィ
チニブとの併用を検討する KEYNOTE-021 試験
が行われている（表❷）[21] [25] [26]。コホート G の
CBDCA ＋ PEM ±ペムブロリズマブの無作為化第
Ⅱ相試験で，腫瘍細胞の PD-L1 発現に関わらず
進行非扁平上皮・非小細胞肺がんでペムブロリズ
マブ＋ CBDCA ＋ PEM が有効性を示した[27]。こ
の結果を受けて米国では一次治療レジメンとして
検証試験を必要とするが加速承認となった。また
KEYNOTE-021 試験のペムブロリズマブ（2mg/
kg）＋イピリムマブ（1mg/kg）の併用コホートの
有効性は二次治療で RR25％，mPFS6 ヵ月であり，
単剤の RR とほぼ同等で PFS は長めであるが有
害事象の頻度が高いと ASCO2016 で報告されて
いる[28]。

KEYNOTE-021 試験のコホート G を検証す
る第Ⅲ相試験としては，Allcomer の進行非扁
平上皮・非小細胞肺がん患者を対象にプラチナ
＋ PEM にペムブロリズマブの上乗せ効果を検
討する KEYNOTE-189 試験，Allcomer の進行
扁平上皮肺がん患者を対象に CBDCA ＋ Nab-
PTX/PTX にペムブロリズマブの上乗せ効果を
検討する KEYNOTE-407 試験が実施中である
（表❸）[21] [25] [26]。PD-L1 陽性（≧1％）の進行非
小細胞肺がんを対象に OS を一次評価項目とし
て CBDCA ＋ PTX あるいは CBDCA ＋ PEM と
ペムブロリズマブと比較する KEYNOTE-042

第2章　最近のがん免疫療法開発の臨床的成果と位置づけ　1. 免疫チェックポイント阻害剤

表❶　非小細胞肺がんで免疫チェックポイント阻害剤二次治療以降の代表的な臨床試験

Study name	Phase	Setting	Histology	PD-L1* cut-off	Treatment	No. of patients
CheckMate 017	III	2nd	Squamous	Any	Nivolumab	135
					Docetaxel	137
CheckMate 057	III	2nd	Non-squamous	Any	Nivolumab	292
					Docetaxel	290
KEYNOTE-010	II/III	≥2nd	NSCLC	≥1%	Pembrolizumab (2)	345
					Pembrolizumab (10)	346
					Docetaxel	343
KEYNOTE-021	I/II	≥2nd	NSCLC	Any	Pembrolizumab + Ipilimumab	45
POPLAR	II	2nd or 3rd	NSCLC	Any	Atezolizumab	144
					Docetaxel	143
OAK	III	2nd or 3rd	NSCLC	Any	Atezolizumab	425
					Docetaxel	425
ATLANTIC	II	≥3rd	NSCLC	≥25%	Durvalumab	146
				<25%	Durvalumab	93

*免疫組織化学染色用 PD-L1 抗体：ニボルマブ：28-8 抗体，ペムブロリズマブ：22C3 抗体，アテゾリズマブ：SP142 抗体，デュルバルマブ：SP263 抗体

表❷　非小細胞肺がんで免疫チェックポイント阻害剤一次治療の代表的な臨床試験

Study	Phase	N	RR（%）
CheckMate 012 　Nivolumab	I	52	23（50 in PD-L1* ≥50%）
CheckMate 012			
Nivolumab (5) + CBDCA+PTX		14	43
Nivolumab (10) + CBDCA+PTX	I	15	47
Nivolumab (10) + CDDP+PEM		15	47
Nivolumab (10) + CDDP+GEM		12	33
CheckMate 012			
Nivolumab + Ipilimumab/12w	I	38	47
Nivolumab + Ipilimumab/6w		40	38
KEYNOTE-001 　Pembrolizumab (up-front cohort)	I	101	24.8（50 in PD-L1* ≥50%）
KEYNOTE-024		305 PD-L1* ≥50%	
Pembrolizumab	III	154	44.8
CT		151	27.8（p<0.001）
CheckMate 026		541 PD-L1* ≥1%	
Nivolumab	III	211 PD-L1≥5%	26.1
CT		212 PD-L1≥5%	33.5
KEYNOTE-021		123	
Pembrolizumab + CT（化療）	II	60	55（80 in PD-L1* ≥50%）
CT		63	29（p=0.0016）
BIRCH（ELCC2017）		PD-L1*:TC2/3/IC2/3	
Atezolizumab	II	142	25（34 in PD-L1 TC3/IC3）
Study1108（ESMO2016）		59	25
Durvalumab	I/II	48 PD-L1* (≥25%)	29
		9 PD-L1（<25%）	11
JAVELIN Solid Tumor（NSCLC） 　Avelumab（WCLC2016）	I	156	22.5

*免疫組織化学染色用 PD-L1 抗体：ニボルマブ：28-8 抗体，ペムブロリズマブ：22C3 抗体，アテゾリズマブ：SP142 抗体，デュルバルマブ：SP263 抗体，アベルマブ：73-10 抗体

RR（%）	mPFS	HR for PFS (95% CI)	mOS	HR for OS (95% CI)	AE's≥G3（%）
20	3.5	0.62 （0.47-0.81）	9.2	0.59 （0.44-0.79）	7
9	2.8		6.8		55
19	2.3	0.92 （0.77-1.11）	12.2	0.73 （0.59-0.89）	10
12	4.2		9.4		54
18	3.9	0.88 （0.74-1.05）	10.4	0.71 （0.58-0.88）	13
18	4	0.79 （0.66-0.94）	12.7	0.61 （0.49-0.75）	16
9	4		8.5		35
24	NA	NA	NA	NA	24
15	2.7	0.94 （0.72-1.23）	12.6	0.73 （0.53-0.99）	11
15	3		9.7		39
14	2.8	0.95 （0.82-1.10）	13.8	0.73 （0.562-0.87）	15
13	4		9.6		43
16.4	3.3	NA	10.9	NA	10.2
7.5	1.9	NA	9.3	NA	

mPFS （months）	mOS （months）	AE's≥grade 3（%）
3.6 （8.3 in PD-L1≥50%）	19.4 （1-y OS: 83% in PD-L1≥50%）	19
		All: 38
7.1	NR	14
4.8	14.9	67
6.8	19.2	40
5.7	11.6	25
8.1	Not calculated	37
3.9	（1-y OS: 69%）	33
6 （12.5 in PD-L1≥50%）	22.1 （NR in PD-L1≥50%）	9.5
	OS HR 0.60, p=0.005	
10.3	NR （1-year OS: 70%）	26.6
6.0 （HR 0.50, p＜0.001）	NR （1-year OS: 54%）	53.3
4.2	14.4	18
5.9 （HR 1.15, p=0.25）	13.2 （HR 1.02）	51
	OS HR 0.90, p=0.39	
13	NR （6-month OS: 92%）	39
8.9 （HR 0.53, p=0.0102）	NR （6-month OS: 92%）	26
7.3 （7.3 in PD-L1 TC3/IC3）	23.5 （26.9 in PD-L1 TC3/IC3）	9 （ESMO2015）
NR	NR	9
4.4	NR	11

表❸ 非小細胞肺がんで進行中の免疫チェックポイント阻害剤一次治療の比較第Ⅲ相臨床試験

Study	N	Histology	Primary endpoint
Nivolumab			
CheckMate 227	2,220	非小細胞肺がん	OS, PFS
CheckMate 722	465	T790M（−）EGFR 耐性 NSCLC	PFS
Pembrolizumab			
KEYNOTE-189	570	非扁平上皮・非小細胞肺がん	PFS
KEYNOTE-407	560	扁平上皮肺がん	OS, PFS
KEYNOTE-042	1240	PD-L1*≥1% 非小細胞肺がん	OS
Atezolizumab			
IMpower 110	400	PD-L1*（＋）非扁平上皮・非小細胞肺がん	PFS
IMpower 111	400	PD-L1（＋）扁平上皮肺がん	PFS
IMpower 130	650	非扁平上皮・非小細胞肺がん	PFS
IMpower 131	1025	扁平上皮肺がん	OS, PFS
IMpower 150	1200	非扁平上皮・非小細胞肺がん	PFS
Durvalumab			
MYSTIC	1092	非小細胞肺がん	OS, PFS
NEPTUNE	800	非小細胞肺がん	OS
POSEIDON	801	非小細胞肺がん	PFS
PEARL	440	PD-L1*（≥25%）非小細胞肺がん	OS, PFS
Avelumab			
JAVELIN Lung 100	420	PD-L1*（＋）非小細胞肺がん	PFS

各試験の詳細は各抗体の項を参照してください。
*免疫組織化学染色用 PD-L1 抗体：表❷と同じ

試験や術後補助治療の有効性を検討する KEYNOTE-091（PEARLS）試験も行われている。

Ⅱ．PD-L1 抗体

PD-1 のリガンドである PD-L1 に対する抗体で，PD-1/PD-L1 の相互作用を阻害することにより腫瘍に対する T 細胞の免疫応答を回復させる[9]。

1. アテゾリズマブ（atezolizumab，テセントリック®，MPDL3280A）

アテゾリズマブはヒト化抗 PD-L1 IgG1 抗体で，第Ⅰ相試験での G3/4 の AE は 13%（35/277），非小細胞肺がんでの RR は 23%（12/53）で[29]，POPLAR 比較第Ⅱ相試験では SP142 抗体で PD-L1 強発現（＋）非小細胞肺がん〔腫瘍細胞の 50% 以上（TC ≥ 50%）あるいは腫瘍浸潤免疫細胞の 10% 以上（IC10%）〕で 37.5% の RR と PD-L1 発現（＋）非小細胞肺がん（TC ≥ 1% あるいは IC ≥ 1%）で OS の延長が得られている（表❶）[30]。二次/三次治療での DTX と比較した OAK 第Ⅲ相試験では組織型や PD-L1 発現に関わらず一次評価項目の OS の有意に延長が認めら

れ（表❶）[31]，2017 年 5 月現在日本では製造販売承認申請中である。アテゾリズマブが DTX より mPFS が短いにも関わらず OS の延長をきたす理由は明らかではないが，抗腫瘍免疫のプライミングを起こしている可能性があると推察されている[31]。

PD-L1 陽性（TC ≥ 5% あるいは IC ≥ 5%）非小細胞肺がんを対象に RR を一次評価項目にした第Ⅱ相臨床試験の FIR 試験（N=130）は一次治療と二次治療患者，BIRCH 試験（N= 635）は一次〜三次治療以降患者を対象に実施され，BIRCH 試験での一次治療群の RR は 25%，mPFS と MST が 7.3 ヵ月と 23.5 ヵ月と報告されている（表❷）[32]。未治療進行非小細胞肺がんで進行中の第Ⅲ相試験としては，その多くが一次評価項目を PFS に設定している（表❸）。PD-L1 陽性（TC あるいは IC ≥ 1%）非扁平上皮・非小細胞肺がんを対象にアテゾリズマブとプラチナ＋ PEM を比較する IMpower 110 試験，PD-L1 陽性（TC あるいは IC ≥ 1%）扁平上皮肺がんを対象にアテゾリズマブとプラチナ＋ GEM を比較する

IMpower 111 試験, CBDCA +アブラキサン (Nab-PTX) を対照に CBDCA + PTX/Nab-PTX +アテゾリズマブの 3 群を扁平上皮肺がんで検討する IMpower 131 試験, 非扁平上皮・非小細胞肺がんで CBDCA + Nab-PTX ±アテゾリズマブの 2 群比較の IMpower 130 試験とプラチナ+ PEM ±アテゾリズマブを検討する IMpower 132 試験, 非扁平上皮・非小細胞肺がんで CBDCA + PTX +アバスチンを対照に CBDCA + PTX +アテゾリズマブ ±アバスチンの 3 群比較する IMpower 150 試験が実施されている (表❸)[4) 18) 33)]。

2. デュルバルマブ (durvalumab, インフィンジ®, MEDI4736)

デュルバルマブは完全ヒト型抗 PD-L1 IgG1 抗体で, SP263 抗体による PD-L1 発現 (+) 非小細胞肺がんで 23%, 発現 (−) で 5% の RR が第 I / II 相試験結果として ASCO2015 で報告されている[34]。デュルバルマブ+トレメリムマブの用量設定第 Ib 相試験で, PD-L1 発現の有無に関係なく, RR 23% の効果が報告されている[35]。三次治療以降でデュルバルマブの有効性を検討する第 II 相 ATLANTIC 試験は PD-L1 陽性を ≥90%, ≥25%, <25% に分け, RR が 30.9%, 16.4%, 7.5%, MST は NR, 10.9 ヵ月, 9.3 ヵ月, mPFS は 2.4 ヵ月, 3.3 ヵ月, 1.9 ヵ月と第 17 回 WCLC で報告されている[36] (表❶)。PD-L1 陽性非小細胞肺がんではデュルバルマブの単独投与と三次治療の化療 (エルロチニブ, GEM またはビノレルビン), PD-L1 陰性非小細胞肺がんにはデュルバルマブ+トレメリムマブと三次治療の化療との比較第 III 相 ARCTIC 試験の登録は終了している。

一次治療では, デュルバルマブ±トレメリムマブ, 標準治療の化療との 3 群比較第 III 相試験が一次評価項目の PFS に OS を追加修正した MYSTIC 試験の登録が終了し, OS を一次評価項目にした NEPTUNE 試験は中国からの組み入れを拡大実施中で[18) 33)], PFS を一次評価項目にした化療+デュルバルマブ±トレメリムマブと化療との 3 群比較第 III 相 POSEIDON 試験, アジア諸国に特化した PD-L1 陽性非小細胞肺がん (≥25%) を対象としデュルバルマブ単剤療法と化療との

比較第 III 相 PEARL 試験が行われている (表❸)。デュルバルマブ+ゲフィチニブの第 I 相用量漸増およびコホート拡大試験も行われ, 同時投与開始群もゲフィチニブ 4 週先行投与後の併用治療群とも RR 約 8 割で忍容性もあったと ELCC2016 で中間報告されている[37]。複数の薬剤との併用療法の安全性, 忍容性を検討する第 Ib 相試験の TATTON 試験の 1 群のオシメルチニブ+デュルバルマブにおいて約 38% 程度間質性肺炎を合併したと ELCC2016 で報告され[38], 2015 年 10 月オシメルチニブにデュルバルマブ上乗せ効果を検討する CAURAL 第 III 相試験が中止された。局所進行非小細胞肺がんに対して化学放射線治療後のデュルバルマブ維持治療の有効性を一次評価項目 PFS と OS で検討する比較第 III 相 PACIFIC 試験で統計学的に有意かつ臨床的に有意義な PFS の延長が示されたと 2017 年 5 月にプレスリリースが出ている。

3. アベルマブ (avelumab, MSB0010718C)

アベルマブは, 完全ヒト型抗 PD-L1 IgG1 抗体で, JAVELIN Solid Tumor 第 Ib 相試験で PD-L1 発現で非選択の既治療非小細胞肺がん患者コホート 184 人での RR が 12%, mPFS が 11.6 週であった[39]。73-10 抗体を用いた PD-L1 陽性非小細胞肺がん (≥1%) を対象にして, 一次治療ではアベルマブとプラチナ・ダブレットとの比較第 III 相 JAVELIN Lung 100 試験[40], 二次治療でアベルマブと DTX の比較第 III 相 JAVELIN Lung 200 試験が行われている。また, ALK 陰性非小細胞肺がんに対してクリゾチニブ+アベルマブ, ALK 陽性非小細胞肺がんに対して ロルラチニブ (lorlatinib, PF-06463922) +アベルマブの第 Ib/II 相 JAVELIN Lung 101 試験が行われている[41]。

III. 抗 CTLA-4 抗体

抗 CTLA-4 抗体は CTLA-4 に結合して細胞傷害性 T 細胞 (cytotoxic T lymphocyte：CTL) に対する抑制性のシグナルを遮断し, CTL の活性化 (priming) や末梢免疫寛容における免疫抑制の解除により抗腫瘍免疫活性を増強する[9]。

1. イピリムマブ（ipilimumab，ヤーボイ®，BMS734016，MDX-010，MDX-101）

完全ヒト型抗ヒト CTLA-4 モノクローナル IgG1 抗体である。複数のがん種を対象とした第 I 相試験（NCT00039091）で，組み入れられた既治療非小細胞肺がんの有効性は報告されてない[42]。

非小細胞肺がんの一次治療として，CBDCA＋PTX に段階的（phased：3 コース目から併用）あるいは同時（concurrent：1 コース目から併用）にイピリムマブを上乗せする第 II 相 3 群比較試験で，mPFS は，段階的併用，同時併用，化療単独群それぞれ 5.1 ヵ月，4.1 ヵ月，4.2 ヵ月で，MST は 12.2 ヵ月，9.7 ヵ月，8.3 ヵ月であった[43]。サブグループ解析で有望であった扁平上皮肺がんを対象とした段階的なスケジュールでの第 III 相試験の結果が待たれている。

2. トレメリムマブ（tremelimumab，CP-675，206，ticilimumab）

トレメリムマブは，完全ヒト型 IgG2 抗体である。プラチナ・ダブレット化療で非進行（Non-PD）の非小細胞肺がん患者に対する維持治療におけるプラセボ対照の第 II 相試験で，トレメリムマブは RR 4.5％（2 人/44 人），G3/4 の AE は皮疹と下痢と報告されている[44]。

IV．バイオマーカー

腫瘍の遺伝子変異の量[45]や肺がんでは PD-L1 発現が抗 PD-1 抗体/抗 PD-L1 抗体の有効性に関連があるとの報告がある[10]。PD-L1 発現に関しては，種々の抗体，染色法やカットオフ値を含めた評価方法を包括的・総合的に検証する目的で BluePrint プロジェクト実施されており，第 I 相臨床試験結果が報告され[46]，さらに BluePrint2 研究が進んでいる[2]。「患者集団の標的化」に利用可能な効果予測や AE 予測のバイオマーカーを求め，腫瘍を含めたあらゆる患者検体を用いて，核酸，エピゲノム，タンパク，脂質，糖鎖，代謝，免疫関与分子発現など多方面の解析が包括的に進められている[47][48]。

V．その他

III 期局所進行非小細胞肺がんの試験，手術対象非小細胞肺がんに対する術前術後の試験や，進行非小細胞肺がんを対象として cancer immunity cycle[49]上で重要な I-O agents（IDO-1 阻害剤，抗 OX40 アゴニスト抗体，抗 4-1BB アゴニスト抗体や抗 CD27 アゴニスト抗体など）や腫瘍細胞の遺伝子発現変化を起こす HDAC 阻害剤や血管新生阻害剤などとの併用第 I 相，第 I/II 相，II 相試験なども行われているが[3)-8)50]，本稿では割愛する。

おわりに

抗 CTLA-4 抗体と抗 PD-1 抗体と抗 PD-L1 抗体による抗腫瘍免疫の違い[51]や ICI の長期有効症例，偽増悪（pseudoprogression）症例，有効から耐性化に転じた症例，無効症例〔高度進行（hyperprogression）症例[52]を含む〕の詳細なメカニズム解析やバイオマーカー検索，さらには AE のメカニズムやより洗練された治療・管理手段/アルゴリズムの研究が重要課題である。治療に高い安全性と経済性と特異性が求められ，旧来より一段と高い有効性の新治療がより早く開発される一方，医学・医療の世界においてもビジネス的視点が不可欠な時代である。効率的・効果的な情報収集と分析に加え，互いの独創性を尊重しながら新知見を獲得し続けるために，大局的見地から協調のとれた研究・開発・診療・教育体制と産学官連携が求められている。

参考文献

1) Brahmer JR, Topalian SL, et al : J Clin Oncol 26, abstr 3006, 2008.
2) Tsao MS, Kerr KM, et al : IASLC atlas of PD-L1 immunohistochemistry testing in lung cancer, IASLC, 2017.

https://www.iaslc.org/sites/default/files/wysiwyg-assets/pd-l1_atlas_book_lo-res.pdf
3) Kroemer G, Galluzzi L, et al : Annu Rev Immunol 31, 51-72, 2013.
4) El-Osta H, Shahid K, et al : Onco Targets Ther 9, 5101-

5116, 2016.
5) Remon J, Pardo N, et al : Lung Cancer 106, 70-75, 2017.
6) Iafolla MAJ, Juergens RA : Front Oncol 7, 67, eCollection, 2017.
7) Martin-Liberal J, Ochoa de Olza M, et al : Cancer Treat Rev 54, 74-86, 2017.
8) Greil R, Hutterer E, et al : Cell Commun Signal 15, 5, 2017.
9) Pardoll DM : Nat Rev Cancer 12, 252-264, 2012.
10) Topalian SL, Hodi FS, et al : N Engl J Med 366, 2443-2454, 2012.
11) Gettinger SN, Horn L, et al : J Clin Oncol 33, 2004-2012, 2015.
12) Brahmer J, Reckamp KL, et al : N Engl J Med 373, 123-135, 2015.
13) Borghaei H, Paz-Ares L, et al : N Engl J Med 373, 1627-1639, 2015.
14) Gettinger S, Rizvi NA, et al : J Clin Oncol 34, 2980-2987, 2016.
15) Hellmann MD, Rizvi NA, et al : Lancet Oncol 18, 31-41, 2017.
16) Rizvi NA, Hellmann MD, et al : J Clin Oncol 34, 2969-2979, 2016.
17) Socinski M, Creelan B, et al : Ann Oncol 27, LBA7_PR, 2016.
18) Huang Y, Soo RA : Ann Transl Med 5, 166, 2017.
19) Xia B, Herbst RS : Immunotherapy 8, 265-277, 2016.
20) Hamid O, Robert C, et al : N Engl J Med 369, 134-144, 2013.
21) Mahoney KM, Freeman GJ, et al : Clin Ther 37, 764-782, 2015.
22) Garon EB, Rizvi NA, et al : N Engl J Med 372, 2018-2028, 2015.
23) Herbst RS, Baas P, et al : Lancet 387, 1540-1550, 2016.
24) Reck M, Rodríguez-Abreu D, et al : N Engl J Med 375, 1823-1833, 2016.
25) Santabarbara G, Maione P, et al : Ann Transl Med 4, 215, 2016.
26) Vachhani P, Chen H : Onco Targets Ther 9, 5855-5866, 2016.
27) Langer CJ, Gadgeel SM, et al : Lancet Oncol 17, 1497-1508, 2016.
28) Gubens MA, Sequist LV, et al : J Clin Oncol 34, abstr 9027, 2016.
29) Herbst RS, Soria JC, et al : Nature 515, 563-567, 2014.
30) Fehrenbacher L, Spira A, et al : Lancet 387, 1837-1846, 2016.
31) Rittmeyer A, Barlesi F, et al : Lancet 389, 255-265, 2017.
32) Peters S, Costa EC, et al : Ann Oncol 28, ii28-ii51, 2017.
33) Somasundaram A, Burns TF : J Hematol Oncol 10, 87, 2017.
34) Rizvi NA, Brahmer JR, et al : J Clin Oncol 33, abstr 8032, 2015.
35) Antonia S, Goldberg SB, et al : Lancet Oncol 17, 299-308, 2016.
36) Garassino M, Vansteenkiste J, et al : J Thorac Oncol 12, S10-1, 2017.
37) Gibbons DL, Chow LQ, et al : J Thorac Oncol 11, S79, 2016.
38) Ahn M, Yang JC, et al : J Thorac Oncol 11, S152, 2016.
39) Gulley JL, Rajan A, et al : Lancet Oncol 18, 599-610, 2017.
40) Sun J : Precision and Future Medicine 1, 3-9, 2017.
41) Kim ES : Drugs 77, 929-937, 2017.
42) Chow LQ : Am Soc Clin Oncol Educ Book, 2013.
43) Lynch TJ, Bondarenko I, et al : J Clin Oncol 30, 2046-2054, 2012.
44) Zatloukal PP, Heo DS, et al : J Clin Oncol 27, abstr 8071, 2009.
45) Rizvi NA, Hellmann MD, et al : Science 348, 124-128, 2015.
46) Gaule P, Smithy JW, et al : JAMA Oncol 3, 256-259, 2017.
47) Gibney GT, Weiner LM, et al : Lancet Oncol 17, e542-e551, 2016.
48) Topalian SL, Taube JM, et al : Nat Rev Cancer 16, 275-287, 2016.
49) Chen DS, Mellman I : Immunity 39, 1-10, 2013.
50) Martin-Liberal J, Olza MO, et al : Cancer Treat Rev 54, 74-86, 2017.
51) Walker LSK : Sci Immunol 2, 2017.
52) Champiat S, Dercle L, et al : Clin Cancer Res 23, 1920-1928, 2017.

堀尾芳嗣
1986 年　名古屋大学卒業
1991 年　愛知県がんセンター研究所免疫学部研修生
1995 年　米国 MD アンダーソンがんセンターポスドク
1996 年　名古屋大学医学部内科学第一客員研究生
2001 年　愛知県がんセンター中央病院呼吸器内科
2009 年　同外来部長

第2章 最近のがん免疫療法開発の臨床的成果と位置づけ

2．受容体改変 T 細胞輸注療法
1）造血器腫瘍に対する CAR-T 細胞療法

小澤敬也

　養子免疫療法において，T 細胞の腫瘍ターゲティング効率を高めるため，キメラ抗原受容体（CAR：chimeric antigen receptor）を用いる方法（CAR-T 細胞療法）が注目されている。例えば，再発・難治性 B 細胞腫瘍に対して，CD19 抗原を認識する CAR を発現させた患者 T 細胞を体外増幅して輸注する方法の臨床試験が進んでおり，特に急性リンパ性白血病で驚くべき治療効果が得られている。さらには，ゲノム編集技術を応用し，同種 T 細胞を用いるユニバーサル CAR-T 細胞療法の臨床開発も始まっている。

はじめに

　がん免疫療法が，外科手術・化学療法・放射線療法に次ぐ第 4 のがんに対する治療法として大きな注目を浴びている。その中で，がん細胞の細胞表面抗原を認識するキメラ抗原受容体（CAR：chimeric antigen receptor）を発現させた患者 T リンパ球を体外増幅して輸注するという養子免疫遺伝子療法（CAR-T 細胞療法：CAR-T 遺伝子治療とも呼ばれる）の臨床開発が最近活発になっている。これは遺伝子操作 T 細胞療法（engineered T cell therapy）の 1 つで，T 細胞の腫瘍ターゲティング効率を高めるための新しいテクノロジーである。特に，急性リンパ性白血病（ALL：acute lymphoblastic leukemia），慢性リンパ性白血病（CLL：chronic lymphocytic leukemia），悪性リンパ腫などの B 細胞性腫瘍に対して，CD19 抗原（B 細胞の分化抗原）を認識する CAR を用いる

方法の臨床試験で優れた治療成績が得られている。

Ⅰ．CAR-T 細胞療法のコンセプト

　培養で増やした細胞傷害性 T 細胞をがん患者に投与する養子免疫療法において，腫瘍ターゲティング効率を高めるため，CAR を患者 T 細胞に発現させる方法が考案された。標的となるがん細胞の細胞表面抗原に対する抗体の Fab 部分を単鎖抗体（scFv）とし，それと T 細胞受容体（TCR：T cell receptor）の CD3 ゼータ鎖を結合したものが第 1 世代の CAR であり，さらにその両者の間に CD28 や CD137（4-1BB）などの副刺激シグナル発生ユニットを挿入したものが第 2 世代の CAR である（図❶，❷）[1) 2)]。現在の臨床試験ではこの第 2 世代の CAR が主に用いられている。さらに，複数の副刺激シグナルが入る第 3 世代 CAR の開発も行われている。

---

key words

遺伝子治療，遺伝子操作 T 細胞療法，養子免疫遺伝子療法，CD19，キメラ抗原受容体（CAR），CAR-T 細胞療法，TCR 改変 T 細胞療法，サイトカイン放出症候群（CRS），ユニバーサル CAR-T 細胞療法

1) 造血器腫瘍に対する CAR-T 細胞療法

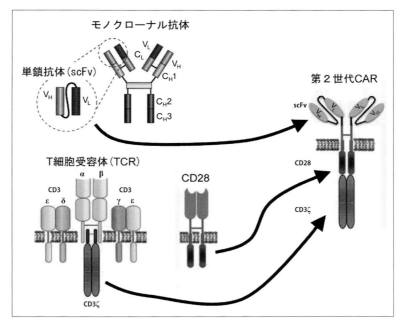

図❶ CAR の構造

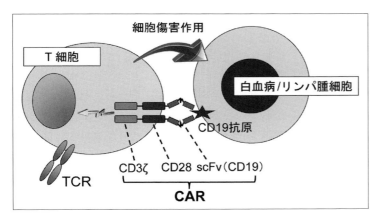

図❷ CD19 抗原に対する CAR の構築と，CD19 抗原を標的とした CAR 発現 T 細胞による白血病/リンパ腫細胞の破壊

Ⅱ．CAR-T 細胞療法の特徴

　腫瘍ターゲティング効率を高めるための遺伝子操作 T 細胞療法のもう 1 つのストラテジーとして，腫瘍細胞を認識する TCR を患者 T 細胞に発現させて体外増幅して輸注するという方法がある。このような TCR 改変 T 細胞療法では，HLA 拘束性のために特定の HLA を有する患者に対象が限定されること，がん細胞では HLA の発現が消失している場合があること，また遺伝子導入により発現させた外来性 TCR と内在性 TCR とのミスペアリングの問題（自己免疫反応が惹起されることが懸念される）を未然に防ぐために内在性 TCR の発現を抑えることが望ましく，複雑な技術が必要となることなど，いくつかの課題が指摘されている。
　一方，CAR-T 細胞療法の場合は，上述のような問題点はないものの，ターゲットが細胞表面抗原に限定され，適当な標的分子を見出すことは

　CAR 発現 T 細胞を投与する方法は抗腫瘍活性が強力で，効果が長期間持続すると考えられている。頻回投与を必要とする抗体医薬と異なり，CAR-T 細胞療法の場合は 1 回の治療で長期的な効果を得られる可能性がある。さらに，頻回のがん化学療法で免疫能が低下した患者（抗体医薬の効果は減弱すると考えられる）でも，T 細胞を増幅させたうえで輸注する本法は有効と思われる。

容易ではない。なお TCR 改変 T 細胞療法の場合は，細胞内の腫瘍関連抗原（ペプチドとして抗原提示される）を標的とすることができる。その他，CAR-T 細胞療法の場合は，標的抗原がタンパク質である必要はなく，糖鎖構造などが標的となりうることも特徴として挙げることができる。

Ⅲ．B 細胞性腫瘍に対する CAR-T 細胞療法の臨床試験

　CD19 抗原を標的とする CAR-T 細胞療法の臨床試験は主に米国で実施されており，対象疾患としては CLL が最初に取り上げられ，最近では ALL に対する臨床試験が中心となってきている。
　Memorial Sloan-Kettering Cancer Center（MSKCC）で実施された難治性 CLL を対象とした臨床試験[3]では，制御性 T 細胞（Treg）の働きをあらかじめ抑えておくことを目的にシクロホスファミドの前投与が行われた結果，有望な結果が得られた。またペンシルバニア大学のグループは，CLL 3 症例と少数例であるが，2 例が完全寛解（CR），1 例が部分寛解（PR）という効果が得られ，脚光を浴びた[4) 5]。興味深いことに，輸注した CAR 発現 T リンパ球の体内での増幅（1000倍以上）と長期間にわたる持続的検出（6 ヵ月以上）が観察されている。これはターゲットの

CLL 細胞により CAR 発現 T 細胞が体内で刺激を受け続けていたことを示している。ペンシルバニア大学のグループはその後，14 例中 4 例で CR が得られたことを報告している[6]。なお，両者の手法には若干の相違があり，MSKCC では副刺激シグナル発生ユニットとして CD28 を用い，遺伝子導入法としてはレトロウイルスベクター法を採用している[7]。一方，ペンシルバニア大学では CD137（4-1BB）[8]とレンチウイルスベクター法が用いられている。
　再発・難治性の ALL を対象とした CD19-CAR-T 細胞療法の臨床試験についても，上述の両グループや米国の国立がん研究所（NCI），フレッド・ハッチンソンがん研究センターなどが優れた治療成績を報告している（**表❶**）[9]。MSKCC では，16 例の難治性 ALL において CD19-CAR-T 細胞療法を実施し，88％の症例で CR が得られたことを報告している[10]。その後，さらに症例が 32 例に増えた段階でも CR は 91％と驚くべき治療成績となっている。MSKCC の研究者は，成人 ALL の場合は，治癒をめざすには同種造血幹細胞移植が必要であると考えており，CAR-T 細胞療法は寛解状態で移植に持ち込むためのブリッジ役と位置づけている。ただし，移植の適応とならない患者で経過観察をすると，CAR-T 細胞療法で微少残存病変（MRD：minimal residual

表❶　B-ALL に対する CD19-CAR-T 細胞療法の臨床試験の成績（文献 9 より）

Institution	CAR design	Patient population	Outcome	Toxicities
MSKCC	CD28, CD3ζ	• n＝32 adults • R/R B-ALL	91％ CR	• B-cell aplasia • CRS
UPenn/CHOP	4-1BB, CD3ζ	• n＝30 children and young adults • B-ALL	90％ CR	• B-cell aplasia • CRS
NCI	CD28, CD3ζ	• n＝20 children and young adults • B-ALL	70％ CR	• B-cell aplasia • CRS
Fred Hutchinson	4-1BB, CD3ζ	• n＝20 adults • B-ALL	83％ CR	CRS

前処置のための化学療法が，この表に示されているすべての臨床試験で行われている。
B-ALL：B-cell acute lymphoblastic leukaemia，chemo：chemotherapy，CHOP：Children's Hospital of Philadelphia，CR：complete response，CRS：cytokine-release syndrome，Fred Hutchinson：Fred Hutchinson Cancer Research Center，MSKCC：Memorial Sloan Kettering Cancer Center，NCI：National Cancer Institute，R/R：relapsed and/or refractory，UPenn：The University of Pennsylvania

disease）陰性になった場合は，一部の患者では治癒に至ったことが示唆されるデータが得られつつある。ペンシルバニア大学では，30症例（小児25例，成人5例）の再発・難治性ALLでのCD19-CAR細胞療法の成績を報告しているが，27例（90％）でCRが得られている[11]。CD19-CAR-T細胞療法でCRに入っても，その後再発してくるケースがあるが，その中には，白血病細胞のCD19抗原陰性化が起きているケースがしばしばみられることが知られている。

再発・難治性のB細胞性非ホジキンリンパ腫を対象としたCD19-CAR-T細胞療法の臨床試験も行われている。リツキシマブ（CD20抗原が標的）耐性例でも，CD19-CAR-T細胞療法ではターゲット分子が異なるため，治療効果を期待できる。米国ではNCI[12]やベイラー医科大学，MSKCCで，B細胞性非ホジキンリンパ腫を対象とした臨床試験が実施されている。NCIでは約半数の患者でCRが得られており，有効性はALLとCLLの中間になるものと思われる。わが国では，自治医科大学で臨床研究が実施されている。

Ⅳ．CAR-T細胞療法の副作用と対策

CAR-T細胞療法で早期に出現する副作用としては，サイトカイン放出症候群（CRS：cytokine-release syndrome）が問題となる。これはT細胞の活性化に伴い放出されるサイトカインが引き起こす副作用であり，発熱・低血圧などが出現する。ただし，ある程度のCRSが出現しないと，治療効果も期待しがたい。重症のCRSが出現した場合は，ヒト化抗IL-6受容体抗体のトシリズマブ（アクテムラ®）の投与が有効である[10]。なお，その効果が不十分な場合はステロイドパルス療法を試みるが，その場合は投与したT細胞も破壊されてしまうため，その後のCAR-T細胞療法の効果が期待できなくなる。このCRSの発生については，もう1つの副作用である腫瘍崩壊症候群と同様に，腫瘍量と相関すると考えられている。これらの早期の副作用を未然に防ぐ対策としては，腫瘍量をあらかじめ減らしておく他，

CAR-T細胞の輸注量を漸増していく臨床試験が行われている。また，CAR-T細胞を分割投与することも推奨されている[13]。その他，CRSと無関係の神経毒性の出現も報告されているが，その機序は不明である。この場合の神経症状は無治療で軽快していくことが多いといわれている。

CD19抗原を標的としたCAR-T細胞療法の場合の後期毒性としては，正常B細胞も破壊されてしまうため，血清免疫グロブリンが低下してくる。そこで，必要に応じて免疫グロブリンの補充療法が行われる。なお，CD19-CAR-T細胞により造血幹細胞が破壊されてしまうことはないため，いずれは正常B細胞が回復してくるものと考えられる。

Ⅴ．造血器腫瘍に対するCAR-T細胞療法の今後の課題

CAR-T細胞療法の今後の検討課題としては，CARの構築やCAR-T細胞輸注前に行う前処置法に関するものが挙げられる。また，CD19-CAR-T細胞療法を受けたALL患者の長期生存に関しては，さらなる症例の蓄積が必要である。この治療法で治癒が得られるのか，あるいは引き続いて同種造血幹細胞移植を行うべきか，その判断に有用なバイオマーカーに関する研究も重要である。

CAR-T細胞療法の大きな発展に向けては，CD19抗原以外の治療標的に関する検討が極めて重要な課題となっている。CD19抗原は非造血系正常組織における発現がないため，B細胞以外の正常組織の傷害がなく，安全性が高い。現在，急性骨髄性白血病や多発性骨髄腫などの造血器腫瘍に対するCAR-T細胞療法の開発が進められているが，どの抗原を治療標的にするかが鍵を握っている（**表❶**）[9]。

もう1つの大きな流れは，同種T細胞を用いたユニバーサルCAR-T細胞療法の開発である。この場合，GVHD（graft-versus-host disease）を抑えるために，内在性TCRの発現を遺伝子操作で抑える工夫が試みられている。この方法では，投与するT細胞のHLAを患者と一致させる必要

がなくなるため，ユニバーサルCAR-T細胞としてあらかじめ作製しておき，複数の患者の治療に用いることを想定した魅力的な治療戦略である[14]。再発・難治性ALLにおいて，ゲノム編集技術で作製した同種CAR-T細胞を用いる遺伝子治療がすでに実施され（コンパショネート使用＝人道的配慮による例外的使用）[15]，第1相臨床試験も始まっている。ビジネスの観点からも，このようなユニバーサルCAR-T細胞療法の開発は重要である。

その他，がん細胞が免疫学的監視機構からエスケープする機序として腫瘍微小環境が注目されており，そこを突破する対策も重要である。例えば，免疫チェックポイント阻害薬やTreg阻害薬などをCAR-T細胞療法と組み合わせていく治療法も関心がもたれている。ただし，PD-1抗体などを用いる場合は，全身の免疫系が過剰に活性化され，副作用として自己免疫反応が出現することが懸念される。そこで，CAR-T細胞に限定してPD-1の働きを抑えることにより，より安全に抗がん作用を高める戦略が検討されている。すなわち，ゲノム編集技術でCAR-T細胞のPD-1遺伝子をノックアウトし，PD-1/PD-L1経路を遮断することによって，CAR-T細胞療法の有効性を高めることを狙った臨床試験が計画されている。

おわりに

CD19-CAR-T細胞療法が予想を超える治療効果を示したことから，大手製薬企業やベンチャー企業が競ってこの分野に参入するようになり，実用化段階に突入している。2017年には，CD19-CAR-T細胞療法が米国において条件付き承認されるものと予想される。

既存の治療法では限界のあった難治がんに対して，CAR-T細胞療法がブレイクスルーとなることを期待したい。

参考文献

1) Park JH, Brentjens RJ : Discov Med 9, 277-288, 2010.
2) Sadelain M, Brentjens R, et al : Cancer Discov 3, 388-398, 2013.
3) Brentjens RJ, Rivière I, et al : Blood 118, 4817-4828, 2011.
4) Kalos M, Levine BL, et al : Sci Transl Med 3, 95ra73, 2011.
5) Porter DL, Levine BL, et al : N Engl J Med 365, 725-733, 2011.
6) Porter DL, Hwang WT, et al : Sci Transl Med 7, 303ra139, 2015.
7) Brentjens RJ, Santos E, et al : Clin Cancer Res 13, 5426-5435, 2007.
8) Milone MC, Fish JD, et al : Mol Ther 17, 1453-1464, 2009.
9) Jackson HJ, Rafiq S, et al : Nat Rev Clin Oncol 13, 370-383, 2016.
10) Davila ML, Riviere I, et al : Sci Transl Med 6, 224ra25, 2014.
11) Maude SL, Frey N, et al : N Engl J Med 371, 1507-1517, 2014.
12) Kochenderfer JN, Dudley ME, et al : J Clin Oncol 33, 540-549, 2015.
13) Ertl HC, Zaia J, et al : Cancer Res 71, 3175-3181, 2011.
14) Torikai H, Reik A, et al : Blood 119, 5697-5705, 2012.
15) Couzin-Frankel J : Science 350, 731, 2015.

小澤敬也

1977年	東京大学医学部医学科卒業
1979年	同医学部第3内科入局
1985年	米国NIH（Clinical Hematology Branch, NHLBI）留学（Fogarty Fellow）
1987年	東京大学医科学研究所講師
1990年	同助教授
1994年	自治医科大学血液医学研究部門分子生物学講座教授
1998年	同血液学講座主任教授 同分子病態治療研究センター遺伝子治療研究部教授（兼任）
2000年	同内科学講座血液学部門主任教授（血液学講座より改称）
2008年	同分子病態治療研究センター センター長（併任）
2011年	同免疫遺伝子細胞治療学（タカラバイオ）講座教授（兼任）
2014年	東京大学医科学研究所附属病院長 同遺伝子・細胞治療センター（CGCT：Center for Gene & Cell Therapy）センター長 同先端医療研究センター・遺伝子治療開発分野教授 自治医科大学客員教授，免疫遺伝子細胞治療学（タカラバイオ）講座（責任者）

第2章　最近のがん免疫療法開発の臨床的成果と位置づけ

2．受容体改変 T 細胞輸注療法
2）血液がんに対するがん抗原特異的 TCR 遺伝子導入 T 細胞療法

藤原　弘

　近年，効果的なエフェクター細胞の輸注と腫瘍免疫抑制性環境への介入により，がん免疫療法は臨床的実効性のある治療法となりつつある。より効果的なエフェクター細胞への希求は，がん抗原特異的受容体遺伝子導入 T 細胞を実現させ，がん抗原を認識するキメラ型受容体遺伝子導入 T 細胞（CAR-T 細胞）とがん抗原特異的 T 細胞受容体遺伝子導入 T 細胞（TCR-T 細胞）の 2 種類を臨床に登場させた。本稿では，血液がんに対する「がん抗原特異的 TCR-T 細胞療法」に焦点を絞り概説する。

はじめに

　がん抗原の認識を介してがん細胞を特異的に攻撃するリンパ球を治療に用いる「（がんに対する）細胞免疫療法（anticancer adoptive immunotherapy）」の臨床試験が現在米国を中心に活発に行われている。がんに対する細胞免疫療法の発展には TIL 療法[1] 開発が大きく貢献した。TIL 療法とはメラノーマや固形腫瘍組織に浸潤しているリンパ球（tumor infiltrating lymphocytes：TIL）を拡大培養して患者に戻す細胞療法である。血液がん領域でも，同様のコンセプトで骨髄腫患者の骨髄に浸潤したリンパ球（marrow infiltrating lymphocytes：MIL）を用いる MIL 療法の有効性が示された[2]。

　TIL 療法開発の過程で，エフェクター細胞輸注直後の抗腫瘍効果には，がん抗原特異的な CD8 陽性細胞傷害性 T リンパ球（cytotoxic T lymphocyte：CTL）の殺細胞効果とがん組織への十分な集積が重要であること，さらに持続的な抗腫瘍効果を得るには，輸注された CTL ががん細胞を認識して活発に分裂し患者体内に長く留まる必要性（persistence）が明らかにされた[3]。加えて，抗がん剤や放射線を用いる「リンパ球減少性前処置（lympho-depleting preconditioning）」の有用性も示された[4]。その作用機序は，腫瘍組織において抗腫瘍免疫を抑制している制御性 T 細胞（regulatory T cell：Treg），腫瘍随伴マクロファージ（tumor-associated macrophage：TAM）や骨髄由来抑制細胞（myeloid-derived suppressor cell：MDSC）を死滅させ，同時にリンパ球の「恒常性増殖（homeostatic expansion）」に基づくリンパ球減少に続く反跳性増幅に資するサイトカイン環境を TIL 細胞が占有できる（競合する内在性

---

key words

がん抗原，細胞免疫療法，TIL 療法，細胞傷害性 T リンパ球（CTL），がん・精巣抗原，
T 細胞受容体（TCR），遺伝子改変 T 細胞，リンパ球減少性前処置，抗原親和性，ミスペア TCR，
ネオアンチゲン，がん幹細胞，on-target/off-tumor adverse event，off-target/off-tumor adverse event

リンパ球がない）ことによると考えられている[4]。TIL療法は臨床効果を認めるものの，すべての患者に適時に十分な数のTIL細胞を準備することは技術的に困難である。

そこで，リンパ球がウイルスベクターやトランスポゾンなどの遺伝子操作に耐容能が高い特性を利用して，がん患者自身のリンパ球にがん抗原特異的受容体を遺伝子導入した遺伝子改変T細胞が考案された[5][6]。現在，抗原特異的T細胞受容体（T-cell receptor：TCR）を遺伝子導入したTCR-T細胞とキメラ型受容体（chimeric antigen receptor：CAR）を遺伝子導入したCAR-T細胞[7]の2種類がある。CARの詳細は他稿を参照いただき，本稿では「血液がんに対するTCR-T細胞療法」に焦点を絞って概説する。

Ⅰ. 血液がん特異的TCR-T細胞

1. 良質なTCR-T細胞とは

臨床効果の高い「がんに対するTCR-T細胞療法」を達成するための必要条件の第1は，適切な治療標的抗原の選択である[8]。がん精巣抗原[9]（cancer-testis antigen：CTA）のようにがん細胞に特異的にあるいは過剰に発現するが，正常細胞にはほとんど発現しないか，損傷・欠損しても医療手段によってその機能を補完できる正常組織に限られる抗原を選ぶ。精巣組織はCTAを高発現するが，HLA class Ⅰ分子を発現せずCTLの攻撃から免れる[9]。CTAが理想的な標的抗原とされる根拠である。第2に，患者体内でがん抗原（がん細胞）を認識したTCR-T細胞が活発な細胞分裂を維持するのに十分な強さの増殖刺激を得られる，がん抗原に対し高い親和性（affinity）をもつTCRを選択する[10]。

また，naïve，central memory，memory stem-like T細胞など，その機能に基づいて遺伝子導入するT細胞を選択して，TCR-T細胞のpersistenceの向上につなげようという考え方もある[11]。

2. 高親和性TCRの選択とミスペアTCRの抑制

既知のがん抗原の大部分は自己抗原である。したがって，「胸腺教育」を経た成熟Tリンパ球のTCRはがん抗原に対して抗原親和性が低い[12]。

そこで，高い抗原親和性をもつTCRを得る方法が複数考案され[13][14]，そうして得られた高親和性TCRは既に臨床試験に導入されている。

またTCR遺伝子導入の際に，治療用TCR-α・β鎖とTリンパ球側の内因性TCR-α・β鎖との間で，目的外の組み合わせ（ミスペア）TCRが一定の頻度で生じる[15]。ミスペアリングはTCR-T細胞の抗腫瘍効果を下げるだけでなく[15]，未知の抗原に対して致死的な自己免疫反応を引き起こすリスクがあることが示された[16]。siRNA技術[15]やzinc finger nuclease（ZFN）技術[17]を用いて内因性TCR-α・β鎖遺伝子を不活化してミスペアリングを防ぐ方法が開発され，臨床応用をめざしている。

Ⅱ. TCR-T細胞を用いた臨床試験

1. 臨床試験の流れ

TIL療法[1]と同様に，「がんに対するTCR-T細胞療法」も米国国立がん研究センター（NCI）のRosenberg Sらにより精力的に開発されてきた[5][6]。なかんずく成果は，HLA-A*02:01拘束性にCTAの1つであるNY-ESO-1を特異的に認識する高親和性TCR-T細胞が進行期メラノーマと滑膜細胞肉腫に対して，治療関連有害事象を伴わずに高い臨床効果を発揮したことである[18][19]。いくつかの血液がんもNY-ESO-1を発現する[20][21]。ペンシルベニア大学のJune Cらは20例のHLA-A*02:01をもつNY-ESO-1陽性の治療抵抗性多発性骨髄腫患者に，患者自身のHLA-A*02:01拘束性NY-ESO-1特異的高親和性TCR-T細胞を自己造血幹細胞移植後2日目に輸注する臨床試験を実施した[22]。その結果，14例の完全寛解を含む全奏効率（ORR）99.5%（19/20）で，無増悪生存（PFS）中央値は19.1ヵ月と持続的な抗腫瘍効果が得られた[22]。今後，HLA-A*02:01をもちNY-ESO-1陽性の治療抵抗性血液がん患者に対して，この細胞免疫療法は積極的に試みられるかも知れない。

2. WT1特異的TCR-T細胞療法

現在，治療抵抗性急性・慢性骨髄性白血病（AML，CML）と予後不良骨髄異形成症候群

（MDS）を対象に白血病抗原 Wilms tumor 1（WT1）特異的 TCR-T 細胞を用いる臨床試験が海外を含めて複数進められている。米国フレッドハッチンソン癌研究センターの Greenberg P らのグループは，HLA-A*02:01 陽性で HLA 一致同胞ドナーからの同種造血幹細胞移植後に再発または再発リスクの高い AML/MDS/CML 患者を対象に，ドナー由来の HLA-A*02:01 拘束性 WT1 特異的 TCR-T 細胞を前処置なしに投与し，interleukin-2（IL-2）で 2 週間支持する第Ⅰ/Ⅱ相臨床試験を行っている（NCT01640301）。これに先行して同グループは，HLA 一致同胞ドナー由来の WT1 特異的 CTL クローンをそれぞれ樹立して同様のレジメンで投与する臨床試験を行い，再発抑制効果を認めている[23]。本試験では，CTL クローンに替わって TCR-T 細胞の有用性が検討されている。さらに同グループは 2016 年 6 月から患者自身の naïve あるいは central memory CD8 陽性 T 細胞に WT1 特異的 TCR を遺伝子導入した TCR-T 細胞を用いる第Ⅰ/Ⅱ相臨床試験を開始することも公表した（NCT02770820）。次にロンドン大学のグループは，HLA-A*02:01 陽性の AML/MDS 患者（NCT02550535）と AML/CML 患者（NCT01621724）を対象に HLA-A*02:01 拘束性 WT1 特異的 TCR 遺伝子を導入した自己 TCR-T 細胞をリンパ球減少性前処置に続いて輸注する 2 つの第Ⅰ/Ⅱ相臨床試験を行っている。われわれのグループは HLA-A*24:02 陽性で移植適応のない難治性 AML とハイリスク MDS 患者の自己リンパ球を遺伝子改変した WT1-siTCR-T 細胞[24]を前処置なく 4 週間間隔で 2 回投与し，WT1 ペプチドワクチンを 2 週間間隔で 2 回追加投与する第Ⅰ相臨床試験を実施した。

Ⅲ．高親和性 TCR-T 細胞がもたらす有害事象

高親和性 TCR を遺伝子導入した TCR-T 細胞は，強い抗腫瘍効果を発揮する一方で，正常組織に対する重篤な有害作用（adverse event：AE）を生じる危険性も高くなった[8]。

TCR-T 細胞が引き起こす AE には，標的抗原を発現している正常組織を認識して傷害する on-target/off-tumor AE と，標的抗原を発現していない正常組織を偶然に交差認識して傷害する off-target/off-tumor AE がある[10]。われわれも WT1-siTCR-T 細胞療法[24]の開発に際して，成人生体組織で構成的に WT1 発現が高いとされる腎糸球体[25]や骨髄造血前駆細胞[24]に対する安全性を検証した。これまでの臨床試験の結果から，標的抗原に NY-ESO-1 のような CTA を選択すれば重篤な AE は回避できるだろうと期待されたが[18][19]，もう 1 つの代表的な CTA である MAGE-A3（melanoma antigen family-A3）は違った。MAGE-A3 をそれぞれ HLA-A*02:01 および HLA-A*01 拘束性に認識する高親和性 TCR-T 細胞を用いて，進行期メラノーマと治療抵抗性多発性骨髄腫を治療する臨床試験において，致死的な中枢神経傷害[26]と心筋傷害[27]が発生した。前者は HLA-A*02:01 拘束性 MAGE-A3 特異的 TCR-T 細胞が，脳組織にわずかながら発現している MAGE-A3 ファミリータンパク（A12）由来の類似エピトープを認識した on-target/off-tumor AE であり[26]，後者は HLA-A*01 拘束性 MAGE-A3 特異的 TCR-T 細胞が，心筋構成タンパクである titin 由来の全く無関係な HLA-A1 拘束性エピトープを偶発的に交差認識した off-target/off-tumor AE であった[27]。このように，高親和性 TCR-T 細胞を用いる場合には，現有の前臨床試験だけでは安全性の担保に限界がある。現状では，輸注する TCR-T 細胞の数を慎重に増加させる臨床試験デザインが必須である。

Ⅳ．新たな潮流

理想的な治療標的抗原とは，正常組織には認められず，がん細胞にだけ発現している免疫原性タンパクである。外来抗原である発がんウイルス関連タンパクと，個々のがん細胞がもつ遺伝子変異にコードされる変異タンパク（ネオアンチゲン）[28]がそれに該当する。最近，発がん（driver）変異の 1 つである isocitrate dehydrogenase 1（IDH1）R132H 変異が特異的 T 細胞を誘導する免疫原性をもつことが示された[29]。個々のがん

細胞に共通な driver 変異は「がん幹細胞」を標的に捉えうる。今後，白血病幹細胞を標的とした TCR-T 細胞療法が開発される可能性は十分にある（図❶）。

また，有害事象に際して輸注した遺伝子改変 T 細胞を除去するためのブレーキとして「自殺遺伝子」の開発も進んでいる。低分子化合物（AP1903）を投与してアポトーシスを誘導するスイッチ（iCasp9）遺伝子を導入したリンパ球を用いてドナーリンパ球輸注を行い，増悪した移植片対宿主病（graft vs host disease：GVHD）に対して，AP1903 分子の即効性が報告された[30]。現在，米国で神経芽細胞腫を対象に iCasp9 を組み込んだ抗 GD2（disialoganglioside）特異的 CAR-T 細胞を用いる臨床試験（NCT01822652）が進行中である。

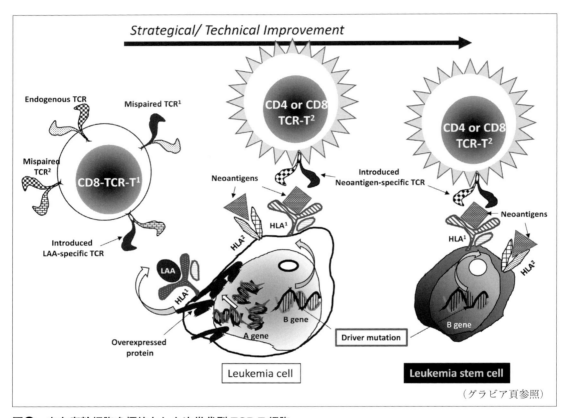

（グラビア頁参照）

図❶　白血病幹細胞を標的とした次世代型 TCR-T 細胞
- CD8 陽性 TCR 遺伝子導入 T 細胞（CD8-TCR-T[1]）（図左上）
白血病細胞（leukemia Cell，下段中央）が過剰発現（overexpresion）する遺伝子（A gene）がコードするタンパク（青い紐状構造）に由来する白血病関連抗原（leukemia associated antigen：LAA）と HLA クラス I（HLA[1]）との複合体を認識する TCR（LAA-specific TCR）を遺伝子導入した CD8 陽性 T（CD8-TCR-T[1]）細胞。現在，臨床試験で使用されている。内因性（endogenous）TCR と，2 種類のミスペア TCR（mispaired TCR[1,2]）を発現するために，この CD8-TCR-T[1] 細胞の抗白血病効果は減殺されている。
- 次世代型 TCR-T 細胞（CD4 or CD8-TCR-T[2]）（図上中央と右上）
細胞分裂活性の高い T 細胞に，内因性 TCR を抑制しつつ，白血病細胞特異的な変異遺伝子（B gene，赤：遺伝子変異部位）がコードする変異タンパク（ネオアンチゲン；neoantigen），なかでも発がん遺伝子（driver mutation）由来の HLA クラス I（HLA[1]）拘束性 CD8 エピトープ（赤◆）あるいは HLA クラス II 拘束性 CD4 エピトープ（赤▼）を認識する TCR（neoantigen-specific TCR）を遺伝子導入した次世代型 TCR-T（CD4 or CD8-TCR-T[2]）細胞。この細胞は正常組織を傷害せず，driver mutation を共有する白血病幹細胞（leukemia stem cell，下段右）も認識・抑制できることから，より高い臨床効果が期待される（詳細は本文参照）。

また，抗 programmed cell death-1（PD-1）/PD-ligand 1（PD-L1）抗体などの免疫チェックポイント阻害剤を併用する[31]，あるいは抗 C-C chemokine receptor type 4（CCR4）抗体を用いて CCR4 陽性の制御性 T リンパ球を減らして[32]，より高い臨床効果を得ようとする「複合免疫療法」が検討されはじめている。

おわりに

同種造血幹細胞移植（allo-HSCT）の貢献により血液がん患者の治療成績は大きく向上した。しかし，allo-HSCT は適時なドナー確保が必須で，GVHD，移植後再発や難治性ウイルス再活性化などの問題は依然として未解決である。そして，これらの課題のいくつかは TCR-T 細胞によって克服できる可能性がある。その期待に応えて，TCR-T 細胞療法が血液がん患者にとって意義のある治療選択肢の 1 つとなる日が来ることを期待したい。

参考文献

1）Rosenberg SA, Dudley ME : Curr Opin Immunol 21, 233-240, 2009.
2）Noonan KA, Huff CA, et al : Sci Transl Med 7, 288ra78, 2015.
3）June CH : J Clin Invest 117, 1204-1212, 2007.
4）Dudley ME, Yang JC, et al : J Clin Oncol 26, 5233-5239, 2008.
5）Morgan RA, Dudley ME, et al : Science 314, 126-129, 2006.
6）Johnson LA, Morgan RA, et al : Blood 114, 535-546, 2009.
7）Sadelain M, Brentjens R : Cancer Discov 3, 388-398, 2013.
8）Morgan RA : Blood122, 3392-3394, 2013.
9）Caballero OL, Chen YT : Cancer Sci 100, 2014-2021, 2009.
10）Ochi T, Fujiwara H, et al : Expert Opin Biol Ther 11, 699-713, 2011.
11）Klebanoff CA, Scott CD, et al : J Clin Invest 126, 318-334, 2016.
12）Klein L, Kyewski B, et al : Nat Rev Immunol 14, 377-391, 2014.
13）Li Y, Moysey R, et al : Nat Biotechnol 23, 349-354, 2005.
14）Malecek K, Zhong S, et al : J Immunol Methods 392, 1-11, 2013.
15）Okamoto S, Mineno J, et al : Cancer Res 69, 9003-9011, 2009.
16）Bendle GM, Linnemann C, et al : Nat Med 16, 565-570, 2010.

17）Tebas P, Stein D, et al : N Engl J Med 370, 901-910, 2014.
18）Robbins PF, Morgan RA, et al : J Clin Oncol 29, 917-924, 2011.
19）Robbins PF, Kassim SH, et al : Clin Cancer Res 21, 1019-1027, 2015.
20）Nishikawa H, Maeda Y, et al : Blood 119, 3097-3104, 2012.
21）Condomines M, Hose D, et al : J Immunol 178, 3307-3315, 2007.
22）Rapoport AP, Stadtmauer EA, et al : Nat Med 21, 914-921, 2015.
23）Chapuis AG, Ragnarsson GB, et al : Sci Transl Med 5, 174ra27, 2013.
24）Ochi T, Fujiwara H, et al : Blood 118, 1495-1503, 2011.
25）Asai H, Fujiwara H, et al : J Hematol Oncol 7, 3, 2014.
26）Morgan RA, Chinnasamy N, et al : J Immunother 36, 133-151, 2013.
27）Cameron BJ, Gerry AB, et al : Sci Transl Med 5, 197ra103, 2013.
28）Klebanoff CA, Rosenberg SA, et al : Nat Med 22, 26-36, 2016.
29）Schumacher T, Bunse L, et al : Nature 512,324-327, 2014.
30）Di Stasi A, Tey SK, et al : N Engl J Med 365, 1673-1683, 2011.
31）Robert L, Ribas A, et al : Semin Immunol 28, 73-80, 2016.
32）Sugiyama D, Nishikawa H, et al : Proc Natl Acad Sci USA 110, 17945-17950, 2013.

藤原 弘
1986 年　産業医科大学医学部医学科卒業
1999 年　鹿児島大学 博士（医学）取得
2001 年　国立心臓・肺・血液研究所（NHLBI）/ 国立衛生研究所（NIH）血液部門リサーチフェロー
2005 年　鹿児島大学病院血液膠原病内科助手
2007 年　愛媛大学医学部附属病院血液・免疫・感染症内科講師

第2章 最近のがん免疫療法開発の臨床的成果と位置づけ

2. 受容体改変 T 細胞輸注療法
3）固形がんに対する TCR 改変 T 細胞療法

影山愼一

TCR 改変 T 細胞輸注療法は，抗原ペプチドを認識する T 細胞受容体（T-cell receptor：TCR）遺伝子をウイルスベクターなどで T 細胞に導入して輸注する治療法である。主にメラノーマを対象にした臨床試験が実施され，30 ～ 55％の奏効率が得られている。滑膜肉腫を対象に NY-ESO-1 抗原を標的とする際の奏効率は 50 ～ 60％である。上皮系腫瘍での有効性についてはまだ明らかではない。TCR 分子のアミノ酸置換あるいはマウス由来 TCR の高親和性とした TCR を用いて正常組織への on-target 効果あるいは標的外の抗原への免疫反応による重篤有害事象の事例がある。TCR の標的とする抗原と TCR 親和性の程度によっては重度の毒性のリスクがある。

はじめに

T 細胞受容体（T-cell receptor：TCR）遺伝子導入 T 細胞（以下，TCR-T）輸注療法は，患者自己リンパ球を拡大培養しながら，ウイルスベクターなどを用いる遺伝子導入技術により腫瘍抗原特異的 TCR 遺伝子を T 細胞に導入し，再び患者に輸注する細胞療法である（図❶）。臨床的にも CAR-T 細胞療法とともに有効な治療法として期待が大きい。これまで種々の臨床試験の結果を通じて，安全性と有効性に関して一定の情報が集められつつある。

TCR-T 輸注療法の臨床試験の初めての報告は，2006 年にアメリカ国立がん研究所（National Cancer Institute：NCI）から Science 誌に掲載されたメラノーマ 17 例での治療研究である[1]。本治療法について，NCI でいち早く臨床開発が始まった背景には，同研究所の Rosenberg らが開発

してきた TIL（tumor-infiltrating lymphocytes，腫瘍浸潤リンパ球）輸注療法の臨床試験が先行し，転移性メラノーマに対して高い有効率が得られることを経験したことが影響している。この TIL 輸注療法では，細胞輸注に先立つリンパ球除去を目的とした前処置を強化することで，奏効率を 72％に高めることができ，1 年生存率が 50％以上であるとしている[2]。この方法は，細胞療法に用いる TIL を体外で培養・増殖するために新鮮腫瘍組織を採取することが前提となるため，メラノーマ以外の腫瘍への適応を拡大していくことは困難を極めることが予想される。そのため，腫瘍抗原ペプチドを認識する TCR の遺伝子をクローニング技術で同定し，その TCR α 鎖と β 鎖遺伝子をウイルスベクターなどで T 細胞に導入することで，TIL に代わる新たな養子細胞療法を開発した経緯がある。これまでの臨床試験の報告を合わせると，メラノーマ，滑膜肉腫，食道がん，大

> **key words**
>
> TCR 改変 T 細胞療法，固形がん，臨床試験

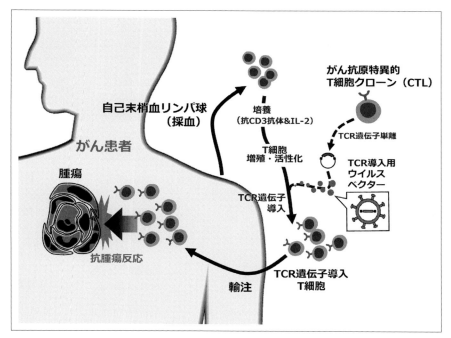

図❶ TCR 改変 T 細胞輸注療法の概要

腸がんおよび複数のがん種（乳がん，骨髄腫など）の文献報告があるが，メラノーマを対象にした臨床試験が多い（**表❶**）。本稿では，臨床試験の文献レビューを通じて，がん種ごとでの TCR-T 輸注の臨床的成果，意義および課題について解説する。

I．メラノーマ

世界初の TCR-T 輸注療法は，17 例（後に追加症例合わせて 31 例）の転移性メラノーマを対象とした臨床試験で治療された[1]。TCR はメラノーマ関連抗原である MART-1 を認識し，その遺伝子配列は HLA-A*02:01 のもつメラノーマ患者の TIL 由来のクローン化 CTL からクローニングされたものである。遺伝子導入用にレトロウイルスベクターが構築され，TCRα鎖，β鎖遺伝子が搭載されたものであった。当初，T 細胞の培養期間が 19 日間として TCR-T 輸注療法が行われたが，輸注細胞の体内での血中維持が輸注 50 日目で予想よりも低かったため，その後は培養期間を 6〜9 日間に短縮化した結果，血中維持率が数倍以上に改善された。この短期培養後の TCR-T 輸注療法例で奏効する例がみられ，この例では長期間の体内維持がみられていた。輸注した細胞数は $1×10^9$ 〜 $8.6×10^{10}$ に分布しているが，最小量（$1×10^9$ 細胞）の例で奏効があり，輸注細胞が体内で維持できるかどうかのほうが，臨床効果を得るには重要であることを示唆するものである。TCR-T 輸注前の前処置には，TIL 輸注療法の骨髄非破壊性レジメン（シクロホスファミド 60 mg/kg：2 日間，フルダラビン 25 mg/m²：5 日間）が用いられた。引き続いて，同じグループから TCR の親和性を高めた TCR-T 輸注療法の臨床試験の結果を報告している[3]。2 つの TCR を使用した試験であるが，1 つは TIL 由来で MART-1 を認識する TCR で前述と同じ細胞群からのクローン化 CTL である。これらは 600 クローン細胞から高親和性細胞が選択されたものである。高親和性（high-avidity）を，ペプチドあるいは腫瘍細胞と反応する際のインタフェロンγ産生量とテトラマーとの結合強度とを合わせて定めている。もう 1 つの TCR は，マウス由来である。

第 2 章　最近のがん免疫療法開発の臨床的成果と位置づけ　2. 受容体改変 T 細胞輸注療法

表❶　固形がんに対する TCR 改変 T 細胞輸注療法の臨床試験

標的抗原 (TCR の特徴)	輸注細胞数 (×10⁹)	がん種 (例数)	前処置法	細胞輸注関連毒性	臨床反応 (ORR)	文献
MART-1	1.0 - 86	メラノーマ (17)	Cy (60 mg/kg×2d) + Flud (25 mg/m²×5d)	なし	PR 2/17 MR 1/17	1
MART-1 (高親和性)	1.5 - 107	メラノーマ (20)	〃	皮膚, 眼症状 (grade2) 聴力障害 (grade3)	PR 6/20 (30.0%)	3
gp100 (ヒト HLA-Tg マウス由来)	1.8 - 110	メラノーマ (16)	〃		CR 1/16, PR 2/16	
p53 (ヒト HLA-Tg マウス由来)	0.5 - 27.7	乳がん (4) メラノーマ (2) その他 (4)	〃	–	PR 1/10	13
CEA (ヒト HLA-Tg マウス由来)	0.2 - 0.4	大腸がん (3)	〃	下痢 (grade3) (炎症性大腸炎)	PR 1/3 CEA 低下 3/3	14
NY-ESO-1 (高親和性)	16 - 130	メラノーマ (20) 滑膜肉腫 (18)	〃	なし	CR 5/38, PR 24/38 (57.9%)	5
MAGE-A3 (ヒト HLA-Tg マウス由来)	29 - 79	メラノーマ (7) 滑膜肉腫 (1) 食道がん (1)	〃	中枢神経症状 3 例 (壊死性白質脳症で 死亡 2 例)	腫瘍縮小 5/9	15
MAGE-A3 (高親和性)	5.3 & 2.4	メラノーマ (1) 骨髄腫 (1)	Cy (60 mg/kg×2d) Mel, 自家幹細胞移植 併用	心原性ショックで 死亡 2 例 (titin への反応による)	–	16
MART-1 (高親和性)	0.6 - 4.41	メラノーマ (14)	Cy (60 mg/kg×2d) + Flud (25 mg/m²×5d)	呼吸症状; 新鮮細胞の輸注 2 例	腫瘍縮小 9/13	18
MAGE-A4	0.2 - 5.0	食道がん (10)	なし	なし	1 年間無増悪 3/10	11

CR：complete response（完全奏効），PR：partial response（部分奏効），MR：minor or mixed response，ORR：overall response rate，Cy：cyclophosphamide，Flud：fludarabine，Mel：melphalan

HLA-A*02:01 遺伝子のトランスジェニックマウスを用いて，ヒト gp100 ペプチドで免疫し誘導されたマウスリンパ球から TCR 遺伝子をクローニングしたものである。マウス gp100 はヒト配列とはアミノ酸が 1 つ異なり，ヒト gp100 に反応するリンパ球は胸腺での中枢性トレランスによる排除が働いていないため，高親和性の TCR が誘導できるという基礎理論が根拠となったものである。高親和性 TCR の MART-1 を標的にした TCR-T 輸注療法では 20 例中 6 例（30％）が奏効したことより，TCR の改良により臨床効果の向上が得られたことになる[4]。gp100 を標的にしたマウス TCR では 16 例中 3 例（19％）の臨床効果が得られている。しかし，メラノーマ関連抗原が分布する正常器官へ有害事象が on-target 効果として出現している。これらは皮膚白斑，網膜傷害，重度の聴力障害であり，局所的なステロイド治療を要

したものもあった。

別の臨床試験として，がん精巣抗原である NY-ESO-1 を標的とした高親和性 TCR を使用した TCR-T 輸注療法が，転移性メラノーマ 20 例を対象に実施された[5]。NY-ESO-1 は精巣，胎盤以外の正常組織には発現されない点で，on-target 効果としての有害事象のリスクが低いと考えられる。この TCR は元の遺伝子配列に 2 ヵ所アミノ酸置換を行い，KD 値を 9.3 μM から 730 nM にして結合性を高めている[6]。NCI グループによる同じ前処置法を採用し，$9×10⁹ \sim 1.3×10^{11}$ の細胞輸注が行われた。20 例の転移性メラノーマに対して，完全奏効（complete response：CR）が 4 例，不完全奏効（partial response：PR）が 7 例で 55％の奏効率が得られ，これまでの TCR-T 輸注療法の中で最も有効性が高い治療となっている。また，細胞輸注に関連する有害事象は発症しな

かった。

　これらの臨床試験の結果から，標的抗原の選択が有害事象のリスクに関係する重要な課題と考えられる。

Ⅱ．滑膜肉腫

　滑膜肉腫は悪性軟部腫瘍の一種で，本邦の年間発症は60〜80人の希少がんである。NY-ESO-1抗原が滑膜肉腫組織の80％に発現し，全がん種の中でも高頻度である[7]。切除不能の滑膜肉腫例を対象にしたNY-ESO-1のTCR-T輸注療法が実施されている[5][8]。メラノーマと同じ高親和性TCRを用い，18例中11例（61％）が奏効し，うち1例がCRであった。この例は20ヵ月間CRが維持されていた[5]。奏効例は奏効しなかった例に比べて，輸注したT細胞数が多く，また抗原特異的な反応をもつ細胞が多い傾向がみられた。Adaptimmune社がNY-ESO-1に対する同じTCRの臨床試験（ClinicalTrials.gov NCT01343043）を行い，途中経過ではあるが12例のTCR-T輸注療法の報告がされた[8]。12例中6例（50％）に奏効し，うち1例はCRであった。このようにNY-ESO-1の高親和性TCRを用いると前述のメラノーマと同様に高い奏効率を示すことが判明した。滑膜肉腫治療における既存の治療法の有効性については，化学療法剤エリブリンの奏効率が5％（1例/19例），無増悪率21％（4例/19例）であり[9]，またチロシンキナーゼ阻害薬であるパゾパニブを滑膜肉腫37例に投与した第Ⅱ相臨床試験では4例（10％）の奏効率，無増悪率49％である[10]。これらより，TCR-T輸注療法は，早期臨床試験の段階ではあるが，これまでの治療法に比べて優れていることが示されている。

Ⅲ．上皮系腫瘍

　上皮系腫瘍に対するTCR-T輸注療法の臨床試験では，食道がん10例を対象にMAGE-A4抗原を標的とした臨床試験の報告が最もまとまった報告である[11]。MAGE-A4抗原はがん精巣抗原であり，MAGE-A1からA14までのMAGEファミリー遺伝子に由来する。MAGEファミリーは，互いに遺伝子配列が重複あるいは類似している特徴をもつ[12]。MAGE-A4は食道扁平上皮がんの38〜52％に発現している[11]。この臨床試験では前処置法を採用せずに細胞輸注のみのレジメンであり，輸注細胞数を3段階にコホート増加させるデザインであった。輸注細胞は2週後まで体内で輸注細胞数に依存した血中動態を呈し，その後は100日以上の長期維持があった。また食道がんの腫瘍組織に輸注細胞が浸潤していた。輸注細胞に関連した有害事象は観察しなかった。腫瘍縮小例はなかったが，10例中3例で無増悪期間が1年以上であった。このレジメンは前処置なしのTCR-T輸注療法であったが，今後は前処置剤を投与することで輸注細胞の体内増殖を促すレジメンで実施するとされている。

　別の臨床試験として，NCIからp53を標的にしたTCR-T輸注療法の実施例10例があり，その中の4例に乳がんが含まれていた。これら10例では1例の唾液腺腫瘍でPRが得られているが，乳がんで奏効した例はなかった[13]。また，NCIからCEAを標的にしたTCR-T輸注療法を3例に実施し，1例でPRを認め，3例で血清CEA値の低下がみられたが，CEA発現している正常大腸粘膜傷害による重篤な炎症性腸炎が発生し，その後の試験は中止されている[14]。

　このように，上皮系腫瘍に対するTCR-T輸注療法の実績数が少なく，まだ臨床的な有用性については検証されていない。

Ⅳ．重篤な有害事象の発生

　TCR-T輸注療法の臨床試験の安全性については，標的抗原が正常組織に発現するかどうか，TCRの抗原ペプチド・MHC複合体への親和性（avidity）の程度により，予測が可能であり，これまでの報告についても説明可能である。NCIで実施された高親和性TCRを用いたメラノーマ関連抗原gp100とCEAを標的にした臨床試験において，正常組織（皮膚，虹彩，聴神経，大腸粘膜）への傷害がon-target効果として発症している[4][14]。また，MAGE-A3を標的にしたメラノーマ7例のTCR-T輸注療法で3例に中枢神経

症状が発症，2例が死亡という重篤な毒性の報告があった[15]。これは，このTCRがMAGE-A3以外にMAGE-A12ペプチドにも同程度の反応性をもち，またMAGE-A12が脳組織の一部に発現されているためにTCR-Tが中枢神経障害をきたしたことが判明している。また，ペンシルベニア大学グループが同じMAGE-A3のTCR-T輸注療法をメラノーマ，骨髄腫各1例に実施したところ，心筋炎をきたして死亡に至った[16]。この原因は，拍動心筋細胞に発現するtitinへの反応がMAGE-A3のTCR-Tによって引き起こされたことによることが明らかになった。titinはMAGE-A3とは無関係なタンパクであるが，このTCRの反応性を詳細に調べた結果，titin由来ペプチドにも反応するTCRであったことが明らかになった[17]。

このように高親和性TCRは，目的とする抗原ペプチド以外の類似配列をもつ第3者抗原由来ペプチドに反応する可能性があるので，事前にペプチドへの反応性を十分に解析していく必要がある。

おわりに

TCR-T輸注療法はCAR-T輸注療法とともに新しい免疫細胞療法である。TCR-Tが細胞内抗原の認識機構を利用しているため，多種の抗原を標的として選択しやすく，CAR-Tより臨床応用には有利である。一方で，TCR自体の抗原ペプチドへの結合能は抗体反応性より低く，親和性を高めたTCRの開発が進められてきた。しかし，高親和性TCRを用いた臨床試験で重篤な有害事象の発生事例があり，first-in-manの臨床試験に先立って，前臨床段階での正常組織への反応性の有無についての解析を行っておくことが必要である。TCR-Tは1種類の抗原エピトープを認識するのに比べ，TILは多種の抗原を認識するため，腫瘍個別のネオ抗原を認識していることが予想される。TCR-T輸注療法とTIL療法との臨床的意義については今後の検証が必要である。

参考文献

1) Morgan RA, Dudley ME, et al : Science 314, 126-129, 2006.
2) Dudley ME, Yang JC, et al : J Clin Oncol 26, 5233-5239, 2008.
3) Johnson LA, Morgan RA, et al : Blood 114, 535-546, 2009.
4) Johnson LA, Heemskerk B, et al : J Immunol 177, 6548-6559, 2006.
5) Robbins PF, Kassim SH, et al : Clin Cancer Res 21, 1019-1027, 2015.
6) Robbins PF, Li YF, et al : J Immunol 180, 6116-6131, 2008.
7) Jungbluth AA, Antonescu CR, et al : Int J Cancer 94, 252-256, 2001.
8) Mackall C, Sandra PJ, et al : J Clin Oncol 34 suppl, abs TPS3101, 2016.
9) Schöffski P, Ray-Coquard IL, et al : Lancet Oncol 12, 1045-1052, 2011.
10) Sleijfer S, Ray-Coquard I, et al : J Clin Oncol 27, 3126-3132, 2009.
11) Kageyama S, Ikeda H, et al : Clin Cancer Res 21, 2268-2277, 2015.
12) Chomez P, De Backer O, et al : Cancer Res 61, 5544-5551, 2001.
13) Davis JL, Theoret MR, et al : Clin Cancer Res 16, 5852-5861, 2010.
14) Parkhurst MR, Yang JC, et al : Mol Ther 19, 620-626, 2011.
15) Morgan RA, Chinnasamy N, et al : J Immunother 36, 133-151, 2013.
16) Linette GP, Stadtmauer EA, et al : Blood 122, 863-871, 2013.
17) Cameron BJ, Gerry AB, et al : Sci Transl Med 5, 197ra103, 2013.
18) Chodon T, et al : Clin Cancer Res 20, 2457-2465, 2014.

影山愼一

1981年	三重大学医学部卒業
1985年	同大学院博士課程医学研究科修了
1987年	三重大学医学部第二内科助手
1996年	米国フレッド・ハッチンソンがん研究センター客員医師（～1997年）
2001年	米国メモリアル・スローンケタリングがん研究センター（文部科学省在外研究員）
2005年	三重大学大学院遺伝子・免疫細胞治療学准教授
2015年	同教授

3．がんワクチン
1）がんペプチドワクチン療法開発の成果と位置づけ

中面哲也

多数のがん抗原が同定され，主にはがん細胞に特異的に高発現し，なおかつ発現頻度の高い自己抗原を用いたがんワクチンの臨床試験が行われてきた。がんペプチドワクチン療法は，患者のQOLを保ったまま生存期間を延ばせる，あるいは再発を予防できる可能性のある治療法として期待されたが，まだ承認されたものはないのが現状である。ペプチドワクチンによって体内にペプチド特異的CTLが誘導できることは明らかとなっており，個別化ペプチドワクチン療法を含めた次世代のがんワクチン療法を開発していく意義はまだあるはずである。

はじめに

1991年にベルギーのBoonらのグループは，メラノーマ患者の細胞傷害性T細胞（cytotoxic T lymphocytes：CTL）が認識するがん抗原MAGEの遺伝子クローニングに成功し，ヒトの腫瘍抗原を分子レベルで初めて明らかにした[1]。もう25年前のこととなったが，当時，インターロイキン（interleukin：IL）-2使用によるCTLのクローン化と遺伝子の発現クローニング法という2つのよく確立された技術を組み合わせたことと，T細胞による抗原認識の分子機構の解明という学問的進展がこれを可能にならしめた。CTLは抗原を丸ごと認識するのではなく，抗原タンパク質由来の9個か10個程度のアミノ酸からなるペプチドと主要組織適合遺伝子複合体（major histocompatibility complex：MHC）クラスI分子とが結合した複合体を認識する。したがって，よく勘違いされるところであるが，抗体療法が標的

とする膜タンパクのように抗原タンパクそのものが細胞表面に存在する必要はなく，核や細胞質に存在する分子も適切にペプチドに分解されMHC分子に結合すれば，細胞表面に移動しT細胞に認識される。この画期的な発見は，それまで主に抗体を用いて検出することにより細胞表面分子に限定して考えられていた腫瘍抗原の概念を大きく変え，腫瘍抗原となりうる分子の種類と数を飛躍的に拡大させた。

腫瘍抗原を標的としたがんワクチン療法は，理論上重篤な有害事象の生じる可能性が低く，魅力的な治療法と考えられ，その腫瘍抗原同定のためにヒトや実験動物のがんを用いて多くの研究がなされてきた。実際，本稿では紹介しきれないくらい数多くの腫瘍抗原が同定され，それらを標的としたがんワクチン療法の臨床試験が多数行われてきているが，日本で本格的に取り組んできた共通自己抗原を標的としたペプチドワクチン療法はまだ承認されたものがなく，開発に苦戦してい

---

key words

細胞傷害性T細胞，CTL，MHCクラスI，がんワクチン，ペプチドワクチン，抗PD-1抗体，免疫チェックポイント阻害抗体，CAR-T細胞療法，ネオアンチゲン，glypican-3（GPC3），TCR

る。一方で，抗CTLA-4抗体，抗PD-1抗体，抗PD-L1抗体などのいわゆる免疫チェックポイント阻害抗体の登場により，その劇的かつ長期にわたって効く抗腫瘍効果は世界を驚かせ，さらにはCD19を標的としたCAR-T細胞療法はCD19陽性造血器腫瘍に対して極めて高い奏効率を示し，今やがんに対する免疫の存在，それらの治療法の有効性について疑う者はいなくなった。またそれに伴い，腫瘍特異的変異抗原（ネオアンチゲン）が注目されており，今や患者個別のネオアンチゲンを同定してのそれらを標的とした個別化ペプチドワクチン療法の臨床試験も欧米では始まっており，ネオアンチゲンを含めた腫瘍抗原を標的としたがんペプチドワクチン療法は改めて見直される時期が来ているようにも思える。本稿では，がんペプチドワクチン療法開発の成果と位置づけについて考えてみたい。

Ⅰ．がんペプチドワクチン療法の開発は苦戦している

　MAGEの同定以来，多数のがん抗原が同定され，主にはがん細胞に特異的に高発現し，なおかつ発現頻度の高い自己抗原を用いたがんワクチンの臨床試験が行われてきた。本邦でも1999年にペプチドワクチンの臨床試験が久留米大学で開始され，われわれ含めアカデミア主体での多くのペプチドワクチンの医師主導臨床試験が行われてきた。ペプチドワクチンは初めて科学的根拠をもって開発された免疫療法であったが，当初のペプチドワクチンの第Ⅰ相の臨床試験は従来の抗がん剤と同じく，もう治療法のないそもそも有効性を証明することが難しい進行がんを対象として実施されてきたこともあり，かえって失望感を与えてしまった。米国NCIのRosenbergらは，メラノーマ患者に対して，分化抗原由来のペプチド，もしくはMHCクラスⅠ分子への結合親和性を高めるように改変されたペプチドを用いたワクチン療法の臨床試験を早期に行ってきた。gp100ペプチドワクチン+IL-2投与とIL-2単独投与の比較第Ⅲ相臨床試験では，ワクチンの無増悪生存期間と奏効率への有意な上乗せ効果は認めたが，当初

にがんワクチンに期待された治癒をもたらすほどの効果は認めなかった。Rosenbergが2004年に，がんワクチンの腫瘍縮小効果を示すobjective responseは2.6％に過ぎないことを発表したが[2]，日本ではそれでも固形がんに対するがん抗原由来のペプチドを同定し，臨床試験を行うという試みが次々に行われ，様々な施設から有効例の報告も相次いで，いくつかの成果は企業治験に引き継がれている。がんペプチドワクチン療法は，患者のQOLを保ったまま生存期間を延ばせる，あるいは再発を予防できる可能性のある治療法として期待されたが，まだ承認されたものはないのが現状であり，今後の経過を見守る必要がある。そんな中，抗CTLA-4抗体や抗PD-1抗体といった免疫チェックポイント阻害抗体や，CD19-CAR遺伝子導入T細胞療法が，高い腫瘍縮小効果とともに華々しく登場したこともあって，どうだ，やっぱりペプチドワクチンなんか大して効かないじゃないかと益々がんワクチンに失望の眼差しが降り注ぎつつある。現在実施中の企業治験，あるいは今後の併用治療の成功により，ペプチドワクチンが医薬品として承認され，一発逆転してほしいと願うばかりである。

Ⅱ．共通自己抗原を標的としたがんワクチン療法の現状と課題－われわれの経験と研究結果から

　われわれはglypican-3（GPC3）ががん特異的抗原であることを見出し，特異的なCTLを誘導できるHLA-A2拘束性GPC3$_{144-152}$（FVGEFFTDV），HLA-A24拘束性GPC3$_{298-306}$（EYILSLEEL）ペプチドを同定し[3]，肝細胞がんを中心としてGPC3ペプチドワクチン療法の様々な臨床試験を実施してきた[4)-6)]。ワクチンの安全性と免疫学的有効性を確認し，臨床効果を誘導する可能性を示し，その成果は企業に導出されたが，今後の開発に暗雲が垂れ込めている。卵巣明細胞腺がんを対象とした臨床試験でも抗腫瘍効果が得られた症例を複数経験しており，進行がんでも確かに効いたといえる症例は存在する。これらの症例では，おそらくがん細胞表面にCTLが認識するに十分なペプチ

ドが提示されていたと考えている。しかし、そのような症例の頻度は低く、現時点では共通自己抗原を標的としたがんペプチドワクチン療法の腫瘍縮小効果は、抗PD-1抗体療法のようなものと比べると限定的であると言わざるを得ない。ペプチド特異的CTLを多数誘導できる優れたペプチドワクチンがあっても、そもそもがん細胞表面のHLAクラスI分子に十分なペプチドが提示されていないと、がん細胞の傷害は起こらない。せっかくGPC3ペプチドワクチンによってペプチドに反応できるCTLが増加しても、奏効が出なかった多くの患者のがん細胞には十分なペプチドが提示されていなかったか、あるいは様々な免疫抑制機構によりCTLが活性を保ったままがん細胞に到達しなかったためと考えている。われわれはペプチド腫瘍内局注療法[7]や、免疫調節因子に関与する抗PD-1抗体、あるいはCD4陽性細胞除去抗体とワクチンとの併用療法[8)9]など、ペプチドワクチン療法の効果増強法の開発にも取り組んできた。基礎研究では、それらによりペプチドワクチンの抗腫瘍効果を増強できることを証明できており、今後の臨床応用に期待したい。

それでは再発予防効果はどうか？　われわれは、肝細胞がん根治的治療後40例を対象として、GPC3ペプチドワクチン療法を補助療法として1年・2年再発率を評価する単アームの臨床第II相試験を実施した。GPC3発現陰性は予後良好因子のため、GPC3発現陽性例に限ってコントロール群と比較すると、GPC3ペプチドワクチン療法によって再発率を抑えられる可能性が示唆された[10]。ペプチドワクチンによってペプチドに反応するCTLが多数誘導された患者2例においては、ワクチン投与前の切除肝細胞がん細胞にはGPC3が高発現していたのに対して、再発後の切除肝細胞がん細胞にはGPC3が発現していなかったことが示され、この結果はGPC3ペプチドワクチンがGPC3陽性肝細胞がん細胞はある程度制御できたとしてもGPC3陰性肝細胞がん細胞を排除できない事実を突きつけているのかもしれない。つまり、1種類の共通自己抗原を標的としたペプチドワクチンでは再発を完全に抑えること

はできないことも明らかとなったわけである。一方で、小児がんを対象としたわれわれの臨床試験では、GPC3もMHCクラスIも高発現することがわかっている肝芽腫の寛解後の再発予防効果は期待できるかもしれないという手応えもあり、GPC3ペプチドワクチンの開発はまだあきらめてはいけないと意を強くしているところである。食道がんにおいては根治的治療後の再発予防効果を検証するペプチドカクテルワクチンの企業治験も実施されているが、期待どおりの結果が出るか注目されている。個別化がんワクチン療法の考え方も導入すれば、切除後も再発率の高いがん種の再発予防法につながるかもしれないし、肝細胞がん発症予備群である肝炎・肝硬変患者の肝細胞がん発症予防法こそ、がんワクチンでなんとかしたいものである。

一方、GPC3ペプチドワクチン療法臨床試験の副産物として、ワクチン投与患者の末梢血やがん組織から、多種類のGPC3ペプチド特異的CTLクローンの樹立に成功した。これらの一部は、GPC3ペプチドを提示しているがん細胞を殺傷する能力の高いものであり[11]、これらのT細胞レセプター（T cell receptor：TCR）をクローニングすることにより、TCR遺伝子導入T細胞療法の開発に応用可能である。われわれは、京都大学iPS細胞研究所の金子らとともに、iPSバンクを用いて、GPC3ペプチド特異的TCRを遺伝子導入したiPS細胞由来のT細胞を作製してがん治療に応用する共同研究を既に開始している。これらのGPC3ペプチド特異的TCRは、投与局所の発赤腫脹以外には特にペプチドワクチン療法の有害事象を認めなかった患者の体内のCTLからクローニングしたものであり、すなわちそのTCRは安全性が担保されている。TCR遺伝子導入T細胞療法は、ペプチドワクチン療法に比較して一般に抗腫瘍効果に優れており、GPC3ペプチドを提示する進行がんに対する治療法として開発に期待している。

われわれは、GPC3ペプチドワクチンに引き続き、小児固形がんを対象としたペプチドカクテルワクチン療法の臨床第I相試験を医師主導治験と

して完了し，同じくわれわれが同定した HSP105 ペプチドワクチン療法 [12] の医師主導治験をまもなく完了するところである。これらの臨床試験がペプチドワクチン療法の開発につながれば申し分ないが，仮に劇的な抗腫瘍効果を見出せなかったとしても，TCR 遺伝子導入 T 細胞療法の開発に望みをつなぐことができる。

Ⅲ．ネオアンチゲン

　Rosenberg らの腫瘍浸潤リンパ球（tumor infiltrating T lymphocytes：TIL）移入療法は，70％を超える奏効率を誇ってきた。メラノーマでは紫外線による多種類の遺伝子変異が生じている。それにより MHC クラス I に提示される変異ペプチドを認識する CTL が多数存在していることが知られており，そのことがこの治療法の有効性の根拠とも考えられている。近年著しい発展を示す次世代シーケンサーのテクノロジーがその証明を可能にした。実際彼らは，TIL 移入療法が有効だった複数の進行メラノーマ患者から次々と T 細胞が認識する変異抗原ペプチドを同定した。変異の多いがんとしては肺がんなどが知られており，今後はメラノーマ以外でも Rosenberg らの開発した治療法が究極の個別化免疫細胞療法として根づく可能性もあると考えられる。

　近年華々しく登場したのが，抗 CTLA-4 抗体や抗 PD-1 抗体といった免疫抑制分子阻害抗体である。抗腫瘍効果の高い分子標的薬が次々に開発され，がんは個別化治療に確実に突入すると思われた。その分子標的薬には劇的な効果とは裏腹に，耐性によるがんの再増殖という問題が立ちはだかっている。そのような中，がん細胞を標的としない免疫を操作する抗体を投与するだけで，メラノーマだけでなく肺がんなどの固形がんにさえも劇的に，しかも持続性の抗腫瘍効果が誘導されることがわかり，一大センセーションを巻き起こしている。これらの治療効果にもネオアンチゲンが関与していることが次々に明らかにされた。

　近年は次世代シーケンサーの登場や様々なテクノロジーの向上により，大きな転換期を迎えた。次世代シーケンサーを使ってマウスがん細胞の変異ペプチドを同定して，それらの抗原をマウスにワクチン投与することで抗腫瘍効果を導き出した論文が相次いで報告された。欧米では既に患者個別のネオアンチゲンを同定してのそれらを標的とした個別化ペプチドワクチン療法の臨床試験も始まっているが，これらの臨床効果が果たして共通自己抗原を標的としたこれまでの臨床試験の効果を上回るのか結果を見守りたい。

おわりに

　抗 CTLA-4 抗体や抗 PD-1 抗体など免疫チェックポイント阻害抗体の奏効率は，ホジキンリンパ腫を除けば，最大でも 30％（メラノーマの場合）であり，他のがんでは 10 〜 20％程度と推定されている。今後の課題は，免疫チェックポイント阻害療法で効果が認められない多くの患者に対する治療法の開発である。遺伝子変異の多いがんでは，もしかしたらネオアンチゲン由来の個別化ペプチドワクチン療法が救世主になるかもしれない。一方，遺伝子変異の少ないがんでは，免疫抑制機構を解除しても免疫応答を惹起することが困難であり，がんの排除を誘導できないことが明らかにされており，ネオアンチゲンを標的としたがん免疫療法だけではまだ不十分と考えられる。ネオアンチゲンのみが今注目を浴びているが，そこでは患者個々のがんに固有の自己抗原を標的としたがん免疫療法が活躍するかもしれない。がんペプチドワクチン療法の臨床試験は一見成功しなかったかにも見られているが，ペプチドワクチンによって体内にペプチド特異的 CTL が誘導できることは明らかとなっており，工夫すればまだまだがんペプチドワクチン療法は捨てたものではないはずである。今後もがんワクチン薬の誕生に期待して動向を見守りながら，個別化ペプチドワクチン療法を含めた次世代のがんワクチン療法を開発していく意義はまだまだあると考えている。

参考文献

1) van der Bruggen P, Traversari C, et al : Science 254, 1643-1647, 1991.
2) Rosenberg SA, Yang JC, et al : Nat Med 10, 909-915, 2004.
3) Komori H, Nakatsura T, et al : Clin Cancer Res 12, 2689-2697, 2006.
4) Sawada Y, Yoshikawa T, et al : Clin Cancer Res 18, 3686-3696, 2012.
5) Sawada Y, Yoshikawa T, et al : Hum Vaccin Immunother 9, 1228-1233, 2013.
6) Suzuki S, Shibata K, et al : Hum Vaccin Immunother 10, 338-343, 2014.
7) Nobuoka D, Yoshikawa T, et al : Cancer Immunol Immunother 62, 639-652, 2013.
8) Sawada Y, Yoshikawa T, et al : Int J Oncol 46, 28-36, 2015.
9) Fujinami N, Yoshikawa T, et al : Biochem Biophys Rep 5, 482-491, 2016.
10) Sawada Y, Yoshikawa T, et al : Oncoimmunology 5, e1129483, 2016.
11) Yoshikawa T, Nakatsugawa M, et al : Cancer Sci 102, 918-925, 2011.
12) Sawada Y, Komori H, et al : Oncol Rep 31, 1051-1058, 2014.

中面哲也

1992 年	熊本大学医学部卒業
	同医学部外科学第 2 講座入局
1997 年	国立がんセンター東病院肝胆膵外科レジデント修了
2001 年	熊本大学大学院医学研究科外科系修了，医学博士
	同大学院医学研究科免疫識別学講座助手
2005 年	国立がんセンター東病院臨床開発センターがん治療開発部機能再生室長
2012 年	国立がん研究センター東病院臨床開発センター免疫療法開発分野長
2013 年	国立がん研究センター早期・探索臨床研究センター免疫療法開発分野長
	熊本大学大学院客員教授（併任）
	東京理科大学大学院客員教授（併任）
2015 年	国立がん研究センター先端医療開発センター免疫療法開発分野長

第2章　最近のがん免疫療法開発の臨床的成果と位置づけ

3．がんワクチン
2）本邦でのがんワクチン開発と今後の動向

山田　亮・和氣加容子

　従来の医薬品開発スキームは，アカデミアからのシーズが企業へと導出され開発が企業で進められる。これに対しがんワクチンの開発は，類似薬の承認前例が世界中どこにもない未開拓領域であり規制当局の出方も不明であることから，企業への導出は遅れ，もっぱらアカデミア主導で開発が進められていった。アカデミアからベンチャーへと導出された2品目のワクチンの第Ⅲ相治験が現在実施中である。今後はチェックポイント阻害療法やMDSCなどの機能を抑制する免疫調節剤との併用による複合的免疫療法としてがんワクチン開発が進められていくものと思われる。

はじめに

　がん免疫療法の歴史は期待と裏切りの繰り返しである。化学療法は体外から毒物を投与することでがんを征圧しようというものであり，放射線療法も毒物が有害放射線にかわっただけで大差はない。これに対し，生まれながらに誰もがもっている免疫能を利用するがん免疫療法は極めて魅力的であり，社会から大きな期待がかかっている。それ故，期待ばかりが先行し，研究が追いついていないのが現状である。近年の免疫チェックポイント阻害療法の急速な発展は，免疫療法が幻の夢の治療ではなく，現実のものであることを示した。本稿では，わが国におけるがんワクチン開発の現状と今後の動向について述べる。

Ⅰ．アカデミアから始まったがんワクチン開発

　1991年のBoonら[1]によるMAGE-1の発見に

より，それまでの自然免疫受容体を介した非特異的免疫増強によるがん免疫療法の時代は終わり，がん関連抗原を標的とした特異免疫療法の時代へと移行した。がん局所浸潤細胞傷害性T細胞（CTL）株やCTLクローンを用いる遺伝子発現クローニング法[1]や，患者の血中抗体を用いるSEREX法[2]，またreverse immunologyなどの手法を用いて，がん関連抗原とCTLエピトープペプチドが同定された。われわれのグループだけでも100個以上のCTLエピトープペプチドが同定されたことから[3]，論文やデータベースに公表されていないものを含めると世界中ではおびただしい数のCTLエピトープペプチドが同定されたと推測できる。これらの研究はすべてアカデミアでなされた。

　次の臨床開発へ進めるにあたっては，いかにしておびただしい数のCTLエピトープペプチドの中から優れものを絞り込むかが大きな課題であった。がん組織における発現頻度や患者末梢血から

---

key words

がんワクチン，治験，ITK-1

の CTL 誘導効率の高いものを選択する作業は臨床検体が楽に入手できる環境でなくてはならない。従来の医薬品開発のスキームではアカデミアからのシーズは企業へと導出され，導出先企業で絞り込みがなされる。しかしながら，企業の研究所においては臨床検体の入手が難しいこと，さらには類似薬の承認前例が世界中どこにもない未開拓領域であり規制当局の出方も不明であることから企業への導出は遅れ，もっぱらがんワクチンの開発はアカデミア主導で進められていった。

がんペプチドワクチンの国内初の臨床試験（医師主導臨床研究）は 1998 年，久留米大学の倫理委員会に申請され，翌 99 年よりスタートした[4]。それから数年後には他大学においてもアカデミア主導の臨床試験が開始され，今日に至っている。

Ⅱ．国内治験の現状

アカデミア主導のがんワクチン開発は，大学発ベンチャーへと引き継がれていった。久留米大学からはグリーンペプタイド，東京大学医科学研究所からはオンコセラピー・サイエンス，三重大学からはイミュノフロンティアが設立された。このような中で大阪大学はベンチャーを介さずに大手製薬企業との共同開発に進めることができた。現在，治験として開発が進められているものを表❶に示した。

1. テーラーメイドペプチドワクチン

久留米大シーズは，ITK-1 と KRM20 が治験として国内開発中である。ITK-1 は HLA-A24 拘束性 CTL エピトープペプチド 12 種からなるペプチドワクチンである。12 種のペプチドの母体タンパクは，SART2，SART3，EGFR，p56^{lck}，MRP3，PAP，PSA，PSMA，PTH-rP の 9 種からなる[5]。いずれもがん特異的な分子ではないが，がん細胞に優先的に発現している。PSA と PSMA は前立腺がん関連抗原である。これら 12 種のペプチドに対する抗体（IgG）検査で陽性なもののうち上位最大 4 種をフロイント不完全アジュバント（Montanide ISA51VG）と個別に混合し，出来上がったエマルジョン製剤を皮下投与するものである。個々の患者の免疫メモリーに対応するワクチンを選択投与することから，テーラー

表❶ 国内の主ながんワクチン開発状況（治験として実施のもの）

がん種	開発コード	開発組織	フェーズ	状況	備考
前立腺がん	ITK-1	グリーンペプタイド/富士フィルム	第Ⅲ相	患者登録終了	テーラーメイドワクチン
膠芽腫	ITK-1	医師主導	第Ⅲ相	患者登録終了	テーラーメイドワクチン
前立腺がん	KRM20	医師主導	早期第Ⅱ相	終了	20 種カクテル
膵臓がん	OCV-105	オンコセラピー/大塚	第Ⅰ相	終了	
大腸がん	OCV-C02（OCV-103/104）	オンコセラピー/大塚	第Ⅰ/Ⅱ相	継続	
急性骨髄性白血病	OCV-501	大塚	第Ⅱ相	継続	
胃がん	OTSGC-A24	医師主導	第Ⅰ/Ⅱ相	終了	
肝細胞がん	ONO-7268MX2	小野薬品	第Ⅰ相	継続	Glypican 3
食道がん・膀胱がん	S-588410	シオノギ	第Ⅲ相（食道）・第Ⅱ相（膀胱）	継続	S-288310 と S-488410 の 5 種カクテル
頭頸部がん	S-288310	シオノギ	第Ⅰ/Ⅱ相	継続	
骨髄異形成症候群・固形腫瘍	WT4869	大日本住友	第Ⅰ/Ⅱ相（MDS），第Ⅰ相（固形がん）	継続	WT1
固形がん	WT2725	大日本住友	第Ⅰ相	継続	WT1
骨髄異形成症候群・小児悪性神経膠腫 悪性軟部腫瘍	DSP-7888	大日本住友	第Ⅰ/Ⅱ相	継続	WT1
			第Ⅱ相	準備中	
食道がん	IMF-001	イミュノフロンティア	第Ⅰ相	終了	CHP-NY-ESO-1 タンパクワクチン

105

メイドがんペプチドワクチンと呼んでいる[4]。第Ⅰ相治験は去勢抵抗性前立腺がんおよび進行膠芽腫を対象に実施された。その結果，安全性および免疫誘導効果が確認され，さらにアカデミア主導臨床研究で得られていた臨床効果が本治験においても確認された[5)6)]。通常であれば第Ⅱ相治験に進むところであるが，第Ⅰ相治験終了後もワクチン投与を継続し，生存調査を行う継続投与試験を実施した。その結果，シングルアームの試験成績ではあるが，当時の標準治療と比べ全生存期間の著明な延長効果が認められた。これらの成績に基づき，第Ⅲ相治験がデザインされた。

ITK-1の第Ⅲ相治験は去勢抵抗性前立腺がんを対象にグリーンペプタイドと富士フイルムが実施中である。ドセタキセル治療抵抗性の患者をランダムに2群に割り付け，支持療法にITK-1もしくはプラセボを上乗せするというものである（図❶）。ITK-1もしくはプラセボは1週間隔で6回投与し，その後隔週で最大30回投与する試験で，2016年4月に患者登録が終了した。全生存期間がエンドポイントの試験のため，最終結果が得られるのは2年程度先の見込みである。ITK-1の膠芽腫患者を対象とした第Ⅲ相試験は医師主導治験として実施中である。テモゾロミド無効患者を対象とした試験で，支持療法にITK-1もしくはプラセボを上乗せするというものである。こちらの試験も2016年3月に患者登録が終了している。

ITK-1はHLAタイピングに加え，抗体検査が必要で，かつ12種のワクチンの在庫を備えなければならないこと，また4種のペプチドを別個に用時エマルジョン化しなければならないなど煩雑な操作が必要である。そこで，より汎用性の高いワクチンとしてKRM20を考案した。KRM20は20種のCTLエピトープペプチドからなる非テーラーメイド型カクテルワクチンである。HLA-A2，-A3，-A11，-A24，-A26，-A31，-A33拘束性ペプチドを含んでいる。これらのペプチドは患者における抗体陽性率の高いものであり，テーラーメイドワクチンにおいても高頻度に選択されるものである。また，上記HLA型のいずれかを有する割合は日本人においては99%以上である。これらのことより，KRM20では投与開始前のHLAタイピング検査および抗体検査が不要である。また，20種ペプチドを混合したカクテル製剤であることから，患者への負担も少なくなっている。去勢抵抗性前立腺がん患者を対象に，第Ⅰ相およびプラセボ対照ランダム化早期第Ⅱ相試験が医師主導治験として実施され，安全性，免疫誘導が確認された[7)]。

2. 遺伝子発現解析に基づくペプチドワクチン

東大医科研の中村らの研究シーズはオンコセラピー社から国内製薬企業数社へ導出され，消化器がんを中心に治験が実施された。レーザーマイクロダイセクションにより切り出したがん組織と隣接する正常部位との遺伝子発現を網羅的に比較することにより，患者がん細胞に特異的

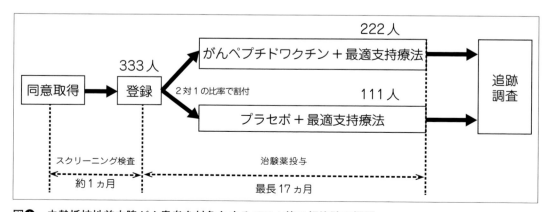

図❶　去勢抵抗性前立腺がん患者を対象とするITK-1第Ⅲ相治験の概要

に発現する標的分子を同定し，がん種ごとに数種類の CTL エピトープペプチドを用意した。それらのペプチドをフロイント不完全アジュバント（Montanide ISA51VG）と混合して投与するものである。腫瘍内では酸素や栄養を供給するための血管新生が起こることが知られている。そこで，腫瘍内新生血管に発現する血管内皮細胞増殖因子レセプター 2（VEGFR-2）を標的とする CTL エピトープペプチドを含むワクチンも開発されている。VEGFR-2 由来ペプチドのみから構成される OTS-102 の第Ⅱ/Ⅲ相治験が切除不能進行膵がんおよび再発膵がんを対象として実施されたが，中間解析による無効中止となった。膵がん，大腸がんを対象とするものが大塚製薬と共同で開発中であり，食道がんと膀胱がんはシオノギが開発中である。glypican 3 由来ペプチドを用いたワクチン開発は国立がん研究センター東病院の中面らにより勢力的になされ，現在，小野薬品が肝細胞がんを対象に開発を進めている。これらのうちで，食道がんを対象とする S-488410 は第Ⅲ相治験が進行中である。S-488410 は 5 種のペプチドからなるカクテルワクチンである。

3．WT1 を標的とするペプチドワクチン

WT1（Wilms' tumor 1）は最初に小児の腎がんの原因遺伝子として報告され，白血病や骨髄異形性症候群のマーカーとしても知られている。大阪大学の杉山らによりアカデミア主導の臨床研究が行われているが，開発早期より住友製薬（現在の大日本住友製薬）や中外製薬，大塚製薬が開発に関わっている。米国国立衛生研究所（NIH）が 2009 年に出したレポートの中で，がんワクチンの標的としては最も有望なものとして挙げられている[8]。WT1 は白血病以外にもほとんどの固形腫瘍でタンパク発現が認められている。HLA-A24 拘束性 CTL エピトープペプチドワクチン WT4869 は骨髄異形性症候群および固形がんを対象として大日本住友製薬が開発を進めている。同様のワクチン OCV-501 は高齢者の急性白血病患者を対象とした第Ⅱ相治験が日本・韓国・台湾で大塚製薬により進められており，2016 年 2 月に患者エントリーが終了した。HLA-A2 拘束

性 CTL エピトープペプチドワクチン WT2725 は固形がん対象に第Ⅰ相治験が実施されている。また，CTL エピトープに加えヘルパーエピトープを含むペプチドワクチン DSP-7888 の開発は大日本住友製薬により進められており，骨髄異形性症候群および小児悪性神経膠腫を対象とした第Ⅰ/Ⅱ相治験が実施されている。悪性軟部腫瘍を対象とする第Ⅱ相治験も日本医師会により準備が進められている。

4．タンパクワクチン

三重大の珠玖らのシーズはイミュノフロンティア社により臨床開発が進められている。ペプチドは化成品として合成することができ，タンパクなどのバイオ医薬品に比べ製造および品質管理が簡単であることから，われわれを含む国内の多くの研究者がペプチドをワクチン抗原として採用している。一方で，タンパクワクチンは複数の HLA 拘束性エピトープを有すること，および CTL エピトープとヘルパーエピトープの両方を含む可能性があることから，製剤上の困難はあるものの開発が進められている。イミュノフロンティア社は難治性食道がん患者を対象とした NY-ESO-1 タンパクワクチン IMF-001 の第Ⅰ相治験を実施した。アジュバントとしてコレステロール抱合疎水化プルラン（CHP）を用い，タンパク-CHP 複合体をワクチンとして使用している点が特徴的である。

グラクソスミスクラインは MAGE-A3 タンパクワクチンのグローバル第Ⅲ相治験を日本国内においても実施した。対象は悪性黒色腫および非小細胞肺がんで，アジュバントは QS-21，モノホスホリルリピッド A，および CpG7909 の混合物である AS15 が用いられた。いずれの試験も，エンドポイントを達成できず失敗に終わった。

Ⅲ．今後の開発戦略

これまでのがんワクチン開発では，いかに高いレベルの免疫応答をワクチン開始早期に誘導できるかに焦点が絞られ，ヘルパー T 細胞を誘導するためのヘルパーエピトープペプチドの併用，ヘルパーエピトープを含むロングペプチドの設計，

患者がワクチン治療開始前から有する免疫メモリーの活用，強力な新規アジュバントの使用などによるワクチンが開発されてきた。これらの改良により，CTL が患者末梢血中でワクチン治療開始早期より確認されるようになり，臨床効果も認められるようになりつつあるが，いまだその効果は限定的であり，多くの臨床試験が失敗に終わっている。一方で，チェックポイント阻害療法の臨床効果は目を見張るものがある。患者が治療開始前から有する抗腫瘍免疫のブレーキを外すだけで完治に近い長期生存が得られるようになった。このことは，チェックポイント阻害療法のもとではワクチン投与による抗腫瘍免疫の誘導ないし増強は不要であることを示しているのか？　答えはノーである。チェックポイント阻害療法の長期生存が得られる症例は悪性黒色腫の場合，イピリムマブ（抗 CTLA-4 抗体）もしくはニボルマブ（抗 PD-1 抗体）単剤ではそれぞれ 10％と 30 ～ 40％程度である[9]。両者併用であってもニボルマブ単剤と比べ大きな差は認められない。すなわち，60 ～ 70％の患者はこれらチェックポイント阻害療法が無効である。効果が得られない理由としては以下の場合が考えられる[10]。

① がん局所に CTL の浸潤が認められない
② CTL の浸潤は認められるが，がん細胞上にチェックポイント分子のリガンド（PDL-1 など）が発現していない
③ 制御性 T 細胞やミエロイド由来抑制性細胞（MDSC）などのチェックポイント分子以外の免疫抑制機構が存在する

また，がん細胞の遺伝子変異に基づく新規抗原，ネオアンチゲンの数がチェックポイント阻害療法の効果と相関するとの結果も報告されている[11]。がんワクチンにより抗腫瘍 CTL を増加させれば，がん局所への CTL 浸潤の増加も期待できる。またネオアンチゲンの数，すなわち内因性ワクチン抗原の数が少ない場合にも，ワクチン投与により反応する CTL を増加させることができる。これらのことより，今後はチェックポイント阻害療法や MDSC などの機能を抑制する免疫調節剤との併用による複合的免疫療法としてがんワクチン開発が進められていくものと思われる。

おわりに

治験情報の多くは，各社のネット上に公開された少ない情報をもとに，他の文献情報などを統合したものである。したがって，必ずしも正確に現状を把握していないかもしれないが，この点はご容赦いただきたい。現在，2 品目のワクチンが第 III 相治験に入っており，そのうちの 1 品目は患者エントリーを終了している。これらの治験で期待どおりのエンドポイントが得られ，純国産のがんワクチンが患者のもとに届く日を夢見る毎日である。

参考文献

1) van der Bruggen P, Traversari C, et al : Science 254, 1643-1647, 1991.
2) Chen YT, Scanlan MJ, et al : Proc Natl Acad Sci USA 94, 1914-1918, 1997.
3) Yamada A, Sasada T, et al : Cancer Sci 104, 15-21, 2013.
4) Itoh K, Yamada A : Cancer Sci 97, 970-976, 2006.
5) Noguchi M, Uemura H, et al : Prostate 71, 470-479, 2011.
6) Terasaki M, Shibui S, et al : J Clin Oncol 29, 337-344, 2011.
7) Noguchi M, Arai G, et al : Cancer Immunol Immunother 64, 493-505, 2015.
8) Cheever MA, Allison JP, et al : Clin Cancer Res 15, 5323-5337, 2009.
9) Larkin J, Chiarion-Sileni V, et al : N Engl J Med 373, 23-34, 2015.
10) Teng MW, Ngiow SF, et al : Cancer Res 75, 2139-2145, 2015.
11) Rizvi NA, Hellmann MD, et al : Science 348, 124-128, 2015.

山田　亮

1980 年	北里大学薬学部薬学科卒業
1982 年	同大学院薬学研究科修士課程修了（薬学修士）
1986 年	九州大学大学院医学研究科生体防御医学研究所免疫部門博士課程修了（医学博士）久留米大学医学部免疫学講座助手
1995 年	同講師
2000 年	同助教授
2003 年	久留米大学先端癌治療研究センターがんワクチン分子部門教授

第2章 最近のがん免疫療法開発の臨床的成果と位置づけ

3．がんワクチン
3）CTL と Th 細胞を共に活性化できる
がんペプチドワクチン療法の開発

平山真敏・西村泰治

　より強力な抗腫瘍免疫応答を誘導するためには，CTL のみならず腫瘍特異的な Th 細胞の存在が重要であることが知られている。筆者らは，cDNA マイクロアレイを用いて，がん細胞に特異的に高発現する新規腫瘍関連抗原（TAA）を同定し，さらにこれらの TAA 由来の CTL 誘導性ペプチドを用いたがん免疫療法の第 2 相臨床研究を行った。さらに，より有効ながん抗原ペプチド免疫療法の開発をめざして，筆者らは CTL とヘルパー T（Th）細胞を共に活性化できる TAA ペプチドの開発を手がけているので，最近の研究成果について紹介する。

はじめに

　がん免疫療法とは，がん患者体内でがん免疫応答を誘導・惹起してがんを排除する治療法であり，近年がんに対する新たな治療法として脚光をあびている。がん免疫療法は，当初はサイトカイン療法など非特異的に免疫系を活性化することにより抗腫瘍効果を期待するものであったが，近年は腫瘍に対する特異的な免疫応答をいかに誘導し増強するかが，がん免疫療法の焦点となっており，そのアプローチの 1 つとして，腫瘍細胞に選択的に発現する腫瘍関連抗原（tumor-associated antigen：TAA）の同定が行われてきた。がんペプチドワクチン療法は，TAA 由来のペプチドを直接がん患者に接種し，内在性の腫瘍特異的 T 細胞の誘導や活性化を促してがん細胞特異的な抗腫瘍効果の発揮を期待する治療法である。本稿においては，まず筆者らが世界に先駆けて行った

相補的 DNA（complementary DNA：cDNA）マイクロアレイ解析を用いた TAA の探索，および TAA 由来の CTL 誘導性短鎖ペプチドを用いたがんペプチドワクチン療法について概説する。次いで，近年筆者らがより有効性の高いがんペプチドワクチン免疫療法の開発をめざして取り組んでいる，CTL とヘルパー T 細胞を同時に活性化できる TAA ペプチドの開発について，最近の研究成果を中心に紹介する。

Ⅰ．TAA の同定と，TAA に対する T 細胞免疫応答の概要

　腫瘍特異的ながん免疫応答をがん免疫療法に応用するにあたっては，まず標的となる TAA を同定することが重要である。現在まで，cDNA 発現クローニング法や SEREX 法，cDNA マイクロアレイ解析などのスクリーニング法により，がん精巣抗原やがん胎児性抗原などの様々な TAA が同

---

key words

腫瘍関連抗原，がん抗原ペプチド，ヘルパー T 細胞，細胞傷害性 T 細胞，腫瘍免疫

3）CTL と Th 細胞を共に活性化できるがんペプチドワクチン療法の開発

定され，がん免疫療法に応用されてきた[1]。

これらの TAA は，がん細胞の一部がアポトーシスなどを起こすと組織液中に放出され，樹状細胞（dendritic cell：DC）のエンドソームに取り込まれる。エンドソーム内で分解された TAA は，10 数個〜20 数個のアミノ酸よりなる長鎖ペプチドとなり，HLA（human histocompatibility leukocyte antigens）クラス II 分子（HLA-II）に結合して $CD4^+$ ヘルパー T（helper T：Th）細胞の T 細胞レセプター（T cell receptor：TCR）により認識される。DC は同時に TAA を細胞質に輸送し，輸送された TAA はプロテアソームで分解された後，9〜11 個のアミノ酸よりなる短鎖ペプチドとして HLA クラス I 分子（HLA-I）に結合して，細胞傷害性 T 細胞（cytotoxic T lymphocyte：CTL）の TCR により認識される（クロスプレゼンテーション経路）。

DC は副刺激分子である CD80/86 を発現し，これがナイーヴ T 細胞の CD28 と結合することにより，T 細胞は活性化されエフェクター T 細胞へと分化する。この T 細胞は，がん細胞表面に発現する HLA-TAA ペプチド複合体を認識して，がん細胞に対して免疫応答を示す。$CD4^+$ 1 型ヘルパー T（T-helper type 1：Th1）細胞は Th1 サイトカインの供給により，CTL の誘導と活性化を促進する（図❶）。このような TAA に対する T 細胞免疫応答を誘導する目的で，外部から TAA ペプチドをがん患者に能動免疫して，抗腫瘍免疫応答を誘導・増強する治療法が，がんペプチドワクチン療法である。

筆者らは，これまでに東京大学医科学研究所ヒトゲノムセンターの中村との共同研究により，ゲノムワイド cDNA マイクロアレイ解析を用いて網羅的にがん組織と正常組織の遺伝子発現の違

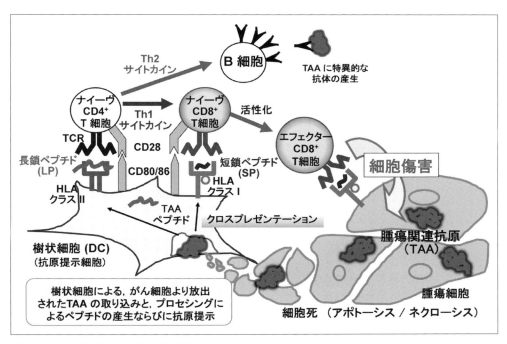

図❶　TAA に対する T 細胞免疫応答

樹状細胞（DC）は腫瘍関連抗原（TAA）を取り込み分解してできた抗原ペプチドを，HLA クラス I 分子ならびに HLA クラス II 分子に結合して細胞表面に提示する。これを，それぞれナイーヴ $CD8^+$ T 細胞および $CD4^+$ T 細胞の T 細胞レセプター（TCR）が認識するとともに，T 細胞表面の CD28 が DC 表面の CD80/86 に結合して副刺激が提供されると，ナイーヴ T 細胞は細胞傷害性 T 細胞（CTL）およびヘルパー T（Th）細胞に分化してエフェクター T 細胞になる。エフェクター T 細胞は副刺激を必要とすることなく，腫瘍細胞表面の HLA-TAA ペプチド複合体を認識して抗腫瘍免疫応答を示す。

いを解析し，新規 TAA の同定を行ってきた。すなわち，がん患者より得られた組織から Laser Capture Microdissection system を用いてがん組織と正常組織を分離し，得られた組織のがん部と非がん部の RNA をそれぞれ抽出し，約 30,000 種類の遺伝子の発現について網羅的に cDNA マイクロアレイ解析を行い，そのうち非がん部と比較し，がん部で平均して 5 倍以上発現が増加しており，さらに正常組織での発現が低い遺伝子を TAA 候補として同定した。TAA 候補の同定に cDNA マイクロアレイ解析を用いることの最大の利点は，一度に数万種類の遺伝子の発現をスクリーニングすることができる点である。これにより，発現の組織特異性が優れた TAA 遺伝子を選出することができ，場合によっては免疫系からの逃避が起こりにくい抗原遺伝子を選出することができる。さらに cDNA マイクロアレイ解析は患者ごとに遺伝子発現を解析することができるため，各遺伝子の発現頻度も知ることができるという利点もある。われわれはこの解析法を用いて，がん胎児性抗原として glypican-3（GPC3）[2]や lnsulin-like growth factor-mRNA binding protein 3（IMP-3）[3]を，がん精巣抗原として kinesin family member 20 A（KIF20A）[4]や cadherin 3（CDH3）/P-cadherin[5]，celldivision cycle 45-like（CDC45L）などの多種類の TAA を同定した（図❷）。

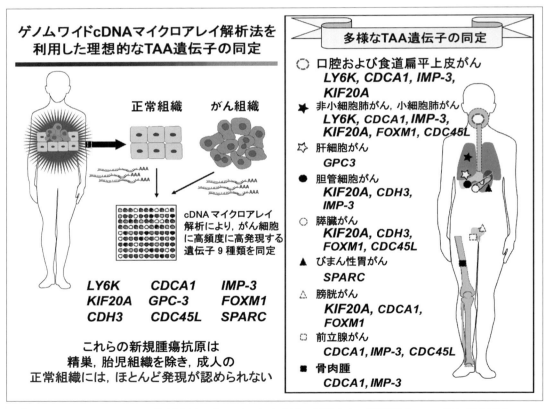

図❷ cDNA マイクロアレイ解析を用いた，がん免疫療法の標的として理想的な TAA 遺伝子の同定

ゲノムワイド cDNA マイクロアレイ解析法を用いて，がん部と非がん部組織における遺伝子発現を網羅的に解析することにより，がん組織にのみ高頻度に高発現する腫瘍抗原遺伝子を選択した。さらに，その遺伝子に関して胎生臓器を含む正常組織における発現を解析することにより，がん細胞には強く発現するが精巣や胎生臓器以外の正常臓器には発現していない遺伝子を標的 TAA 遺伝子として選択した（左）。このようにして同定された TAA 遺伝子は 1 種類のがん種のみでなく複数のがん種において高発現していることがわかっており（右），このような TAA を標的とするがん免疫療法を開発することは，複数のがん種を標的とする治療法の開発につながると期待される。

II．TAA 由来の短鎖ペプチド(TAA-SP)を用いたがんワクチン療法

CTL はがん細胞を殺す非常に重要なエフェクター細胞であるため，がんワクチン療法においては，いかに腫瘍特異的な CTL を活性化するかということに主眼が置かれることが多い。現在まで，アルゴリズム解析や HLA を発現するトランスジェニックマウス，プロテオーム解析技術などを用いて，数多くの TAA 由来の短鎖ペプチド（short peptide：SP）（TAA-SP）が同定され，実際にがんワクチン療法に応用されてきた[6]。TAA-SP をがん患者に投与すると，DC 上の HLA-I に結合して細胞表面に提示され，ペプチド特異的 CTL が活性化され，この CTL が同じ TAA-SP を発現するがん細胞を攻撃することにより，がん特異的な抗腫瘍効果が発揮されることが期待される。

TAA-SP を用いたペプチドワクチン療法の臨床研究は食道がん，頭頸部がん，肺がんなどの多様ながん種を対象に実施されており，いずれにおいても重篤な有害事象は観察されず，一部の進行がん患者では腫瘍縮小効果や延命効果が認められている[6)-8)]。

筆者らはゲノムワイド cDNA マイクロアレイ法により同定された，食道がん，口腔がんおよび肺がんに高頻度に高発現する，新規のがん精巣抗原である LY6K，CDCA1 および IMP3 について，HLA-A24 拘束性 CTL が認識する SP を 3 種類同定し，これらを混合して，他の治療法の適応がない進行性口腔扁平上皮がん患者に，がん抗原ワクチンとして投与する医師主導臨床研究を実施した[8)]。その結果，HLA-A24 陰性で免疫療法の適応外となった患者群と比較して，ワクチン投与群では全生存率が有意に延長し，1 症例で腫瘍の消滅（complete response）が観察された。さらにワクチン接種患者では，CTL が反応を示したがん抗原ペプチドの数に正比例して，全生存期間の延長が観察された。しかし，現時点では進行がん患者に対する SP ワクチンの単独療法の奏効率は低く，満足のいく有効性はまだ示されていない。

III．抗腫瘍免疫応答における Th 細胞の役割と，TAA 由来の長鎖ペプチド（TAA-LP）を用いたがんワクチン療法

より強力な抗腫瘍免疫応答を誘導するためには，CTL のみでなく TAA 特異的な Th 細胞の存在が重要であることが知られている。Th 細胞は DC を活性化したり，種々のサイトカインを産生したりすることにより，CTL の誘導や活性維持に重要な役割を果たしており，腫瘍特異的な Th 細胞は INF-γ や TNF-α を放出することでがん細胞の細胞老化（senescence）を誘導したり，CTL の腫瘍内への浸潤を助ける働きがあることも報告されている。さらには，Th 細胞自身が直接的な細胞傷害活性を示し，がん細胞を殺傷することや抗血管新生効果を示すなど，多様で重要な役割を果たしていることも報告されている。したがって，CTL のみならず，腫瘍特異的な Th 細胞も活性化できるような長鎖ペプチド（long peptide：LP）をワクチンとしてがん患者に投与することにより，より強力な抗腫瘍効果が発揮されることが期待される。

上述した TAA-SP は，共刺激分子が発現していない抗原提示細胞以外の体細胞の HLA-I に結合することにより，CTL に免疫寛容を誘導することが報告されている[9)]。また TAA-SP と不完全フロイントアジュバント（IFA）の免疫では，免疫局所に CTL が長期間集結し，腫瘍局所には移動しないとの指摘がなされている[10)]。一方，LP は HLA-I に直接結合することができず，抗原提示細胞に一度取り込まれて細胞内でプロセシングされた後に，HLA-II に提示されて Th 細胞を誘導できるのみならず，クロスプレゼンテーション経路を介して HLA-I により TAA 特異的な CTL を誘導できる。したがって，より強力な抗腫瘍効果を誘導するのみならず，上記の免疫寛容の誘導を防ぐという点でも有用であると考えられる。このような観点から，LP を用いた悪性黒色腫，肺がん，大腸がんなどに対する臨床試験は海外では既に開始されており，延命効果が報告されてい

る[9)11)]。

Ⅳ．CTLとTh細胞の両者の誘導活性を併せもつTAA-LPの同定

近年，著者らは，単一のTAAに特異的なTh1細胞とCTLを同時に誘導し，より強力な抗腫瘍免疫応答を誘導できると考えられるLPの同定を，複数の抗原を用いて試みた。Immune Epitope Database (IEDB)のウェブサイトに公開されているソフトウェアを用いてHLA-Ⅱ分子に結合するペプチドの予測を行い，この解析結果と筆者らが同定したCTLエピトープの情報を組み合わせて，日本人で頻度が高い複数のHLA-Ⅱ分子に結合し，かつがん免疫療法の臨床研究により患者体内でCTLの誘導が確認されているCTLエピトープを自然配列として含む，20～26個のアミノ酸により構成されるLPを，多様なTAAから複数同定した[12)-16)]。

これらのLPは，in vitroの実験系において腫瘍特異的なヒトTh1細胞とCTLの誘導活性を併せもち，さらにがん患者の末梢血中に，これらのLPに特異的なTh1細胞が実際に存在することが確認された[12)-15)]。この観察結果は，がん患者にペプチドワクチンとしてLPを接種することにより，腫瘍特異的なTh1細胞が誘導される可能性を示唆している。さらに，GPC由来のCTLエピ

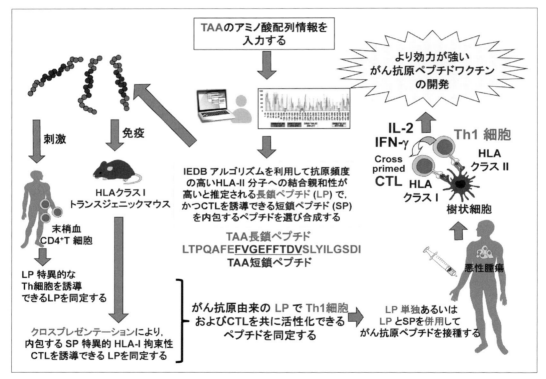

図❸　CTLエピトープを自然配列として内包するTh1細胞エピトープを用いた，TAA由来長鎖ペプチド（TAA-LP）ワクチン療法の開発

アルゴリズムを用いてTAAのアミノ酸配列の中から，日本人で頻度が高い複数のHLAクラスⅡ分子に高親和性を示すLPを予測した。これと既知のCTLエピトープを組み合わせて，Th1細胞とCTLのエピトープを含むと推定されるTAA-LPを合成した。これらのLPで健常人の末梢血T細胞を刺激して，Th1細胞とCTLを共に誘導できるLPを同定した。また，HLAクラスⅠトランスジェニックマウスにLPを免疫し，in vivoにおけるクロスプレゼンテーション経路を介したCTL誘導を確認した。このようにして同定したTAA-LPをワクチンとしてがん患者に接種することにより，TAAに特異的なTh1細胞とCTLが共に活性化され，より強力な抗腫瘍効果が誘導されると期待できる。

トープペプチドワクチンを接種した肝がん患者の末梢血中において，われわれが同定した GPC-3 由来の LP に特異的な Th 細胞免疫応答が認められた肝がん患者群では，認められなかった患者群と比較して全生存率の有意な延長を認めた[15]。さらに，上述した口腔がん患者を対象とした TAA-SP ワクチン療法の臨床研究により，3 種類の TAA 由来の CTL エピトープペプチドを免疫して CTL 応答が増強した患者群においては，ペプチド接種後に接種したペプチドが由来する，あるいはこれらとは全く関係ない TAA 由来の LP に特異的な Th1 細胞の増加を証明できた[12]。この結果は，おそらくペプチドワクチン療法で誘導された CTL により破壊されたがん細胞より遊離した TAA が，樹状細胞に取り込まれ HLA-Ⅱ分子により Th1 細胞に提示され，これを活性化した結果であると推測される。また，LP を HLA-Ⅰ トランスジェニックマウスに免疫することにより TAA 特異的な CTL が誘導されることが確認されており，同定した LP の中には CTL エピトープペプチド単独よりも CTL の誘導活性が高い LP が存在した。このような LP を多数同定し，ペプチドワクチンとしてがん患者に投与することにより，腫瘍特異的な Th1 細胞と CTL を同時にかつ効率よく誘導できる理想的ながんペプチドワクチン療法が開発されることが期待できる（図❸）。

おわりに

　TAA ペプチドワクチン療法は，臨床研究が進むにつれて，従来のがん治療法と比較して副作用が少なく，患者の QOL を維持しつつ延命効果があることがわかってきており，手術療法・化学療法および放射線療法との併用により奏効が望める第 4 の治療法として期待されている。従来のがん治療法では効果を認めなかった進行がん患者の中には，ペプチドワクチン療法を受けることにより著明な腫瘍縮小効果が観察されている症例もあり，生命予後の改善効果が期待されている。

　しかし現在でもなお，TAA-SP ワクチン療法単独での進行がんの根治は困難と考えられている。より抗腫瘍効果の強いがん免疫療法をめざして，筆者らは本稿で述べたような，患者の HLA に対応する CTL と Th1 細胞を共に活性化する理想的な TAA 由来の LP を用いた新しいがん免疫療法の開発に取り組んでいる。そして，このような新しいペプチドワクチン療法と，有効性が注目されているいわゆる免疫チェックポイント阻害療法を併用することにより，さらに有効ながん免疫療法を開発できるのではないかと期待している。

参考文献

1) Melief CJ, van Hall T, et al : J Clin Invest 125, 3401-3412, 2015.
2) Komori H, Nakatsura T, et al : Clin Cancer Res 12, 2689-2697, 2006.
3) Tomita Y, Harao M, et al : Cancer Sci 102, 71-78, 2011.
4) Imai K, Hirata S, et al : Br J Cancer 104, 300-307, 2011.
5) Imai K, Hirata S, et al : Clin Cancer Res 14, 6487-6495, 2008.
6) Pol J, Bloy N, et al : Oncoimmunology 4, e974411, 2015.
7) Kono K, Iinuma H, et al : J Transl Med 10141, 2012.
8) Yoshitake Y, Fukuma D, et al : Clin Cancer Res 21, 312-321, 2015.
9) Melief CJ, van der Burg SH : Nat Rev Cancer 8, 351-360, 2008.
10) Hailemichael Y, Dai Z, et al : Nat Med 19, 465-472, 2013.
11) van Poelgeest MI, Welters MJ, et al : J Transl Med 1188, 2013.
12) Tomita Y, Yuno A, et al : Clin Cancer Res 19, 4508-4520, 2013.
13) Tomita Y, Yuno A, et al : Int J Cancer 134, 352-366, 2014.
14) Tomita Y, Yuno A, et al : Oncoimmunology 3e28100, 2014.
15) Sayem MA, Tomita Y, et al : Oncoimmunology 5, e1062209, 2016.
16) Hirayama M, Tomita Y, et al : Oncoimmunology 5, e1123368, 2016.

参考ホームページ

・Immune Epitope Database（IEDB）
http://tools.immuneepitope.org/analyze/html/mhc_II_binding.html

平山真敏
2010 年　九州大学歯学部卒業
　　　　熊本大学医学部附属病院歯科研修医
2016 年　同大学院医学教育部博士課程修了
　　　　同医学部附属病院歯科口腔外科医局員

第2章 最近のがん免疫療法開発の臨床的成果と位置づけ

3．がんワクチン
4）タンパクおよび長鎖ペプチドによるワクチン

岡澤晶子・和田　尚

　腫瘍細胞に限局しているがん抗原はがん免疫療法における治療ターゲットとなり，その同定が進められている。現在がんワクチンは，腫瘍抗原として短鎖ペプチドのみならず，全長タンパクや，複数のエピトープペプチドをもち抗原タンパクの全長を補うように合成された複合長鎖ペプチドも用いられ，臨床試験が行われている。ここではこれらのワクチンの現状をまとめ，今後の発展性に関して議論したい。

はじめに

　腫瘍細胞は体の中で常に発生しているが，腫瘍細胞の発生過程でそのほとんどが宿主免疫により監視され排除されているという，Burnet が提唱した「がん免疫監視機構（immunosurveillance）」は 1960 年代から広く受け入れられてきた。一方，確立した腫瘍に対しても，免疫系の関与，つまり腫瘍には拒絶抗原が存在することが 1953 年 Foley によって報告された。すなわち，同じ遺伝的背景をもつ近交系マウス間において，宿主マウスの増殖した腫瘍を切除したのち同じ腫瘍片を再移植しても腫瘍は生着せず拒絶されることが示された。これが，がんワクチンの原型となっている。この系で細胞傷害性 T 細胞（cytotoxic T lymphocyte：CTL）を抑制する抗体を投与すると抗腫瘍効果が消失することなどから，免疫系が腫瘍の発生のみならず確立した腫瘍にも抑制的効果をもつことが明らかとなっている[1]。他方，腫瘍免疫の存在にもかかわらず，腫瘍が増殖し顕在化していくメカ

ニズムについて 2002 年に Dunn らが「がん免疫逃避機構」を示している[2]。

I．腫瘍抗原とがんワクチン

　腫瘍免疫の標的となる腫瘍抗原分子の探索が行われてきた。古典的には，ヒト腫瘍組織をすりつぶしマウスに投与して作製した抗体の反応するタンパクを同定し，これを腫瘍抗原と呼んでいた。Boon らは，腫瘍免疫学そのものを近代化し，ヒト腫瘍細胞の cDNA ライブラリーから腫瘍細胞特異的 CTL が認識するタンパクをコードする遺伝子を探し，悪性黒色腫（メラノーマ）より 1991 年に MAGE-1 を単離・同定した[3]。その後も，cDNA ライブラリーのスクリーニング，腫瘍抗原ペプチド抽出，候補タンパクの解析などの方法により，CTL 認識腫瘍抗原を同定する努力が続けられ，多数の抗原が見出されている。一方，腫瘍組織 cDNA ライブラリーの発現タンパクを患者血清でスクリーニングし，抗体が認識する腫瘍抗原の同定法 SEREX（serological identification

---

key words

CT 抗原，NY-ESO-1，MAGE-A3，複合長鎖ペプチドワクチン，H/K-HELP，
HPV16 複合長鎖ペプチドワクチン，NY-ESO-1 複合長鎖ペプチドワクチン

of antigens by recombinant expression cloning）法が開発され，この方法により同定される腫瘍抗原とエピトープの数は飛躍的に増えた[4]。このようにして検出された腫瘍抗原は数種類のカテゴリーに分けられるが，その中で，がん・精巣（cancer/testis：CT）抗原は，正常組織では精巣にしか発現せず，その発現特異性からがんワクチンとして期待されている。また精巣にはHLA抗原の発現がないため，これらの抗原は免疫による認識破壊を免れる。このCT抗原に属する抗原として，MAGEファミリーをはじめNY-ESO-1，SSX，SCP1などが知られている。

II．全長タンパクを用いたがんワクチン

腫瘍抗原として全長タンパク質を用いた場合，①複数の抗原特異的細胞傷害性CD8$^+$T細胞を誘導，②複数の抗原特異的ヘルパーCD4$^+$T細胞を誘導，③サブドミナントなエピトープも使用可能，④対象症例はHLA型に制限されない，などの利点がある。タンパク質抗原として，NY-ESO-1タンパク質，PSAタンパク質，MAGE-A3タンパク質などが臨床応用されている（図❶A）。

1．NY-ESO-1全長タンパクがんワクチン

著者らは2004年から2007年の間，コレステロール抱合疎水化プルラン（CHP）を使用してNY-ESO-1タンパクとの複合体（CHP-NY-ESO-1）によるがんワクチン療法第I相臨床試験を実施した[5)-8)]。進行食道がん・前立腺がん・悪性黒色腫患者13症例を対象とし，前述のような理由からHLA型は問題としなかった。ワクチン投与により，ほとんどの患者においてNY-ESO-1抗体価とNY-ESO-1特異的CD4，CD8T細胞の反応が検出されるようになるか，あるいは上昇した。

食道がん症例では病変評価可能症例6例中5例

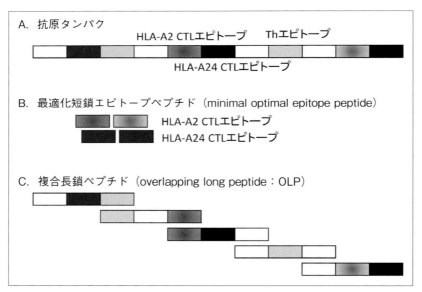

図❶　がんワクチンに用いられる抗原タンパク，短鎖エピトープペプチド，複合長鎖ペプチドの模式図

抗原タンパク内には，様々なMHCクラスIおよびクラスIIに結合し，その複合体をCD8（CTL）およびCD4T（ヘルパー；Th）細胞それぞれが認識しうるエピトープペプチドが複数存在する。MHCクラスI結合ペプチドの最小単位が短鎖エピトープペプチドであり，アミノ酸8～10個からなる。複合長鎖ペプチドは，既知および未知のこれらのエピトープペプチド配列を維持したまま，重複して抗原タンパクの全長をカバーするように作製したものである。図中ではHLA-A2，HLA-A24結合性エピトープペプチドおよびクラスII結合ヘルパーエピトープペプチドを例として記載している。

に腫瘍の一時退縮あるいは縮小などの反応を認めた。図❷に一症例の経過を示す。この症例は，頸部リンパ節転移が化学療法・放射線療法に対して抵抗性を示したため，CHP-NY-ESO-1 ワクチンを開始した。腫瘍はワクチン開始後 4 ヵ月間増殖傾向を示したが，その後縮小傾向に転じ，瘢痕となり，その効果は 1 年近く持続した。この間，食道がんに対してワクチン以外の治療は行っていない。その他，胸腔内多発転移巣は消退したが，肝転移巣には無効であった（混合反応）1 例，投与前の大きさを保った 2 例などが存在した。前立腺がん 4 例では血中 PSA 値にて評価したが，PSA 値が一定期間安定した 3 例を観察した。

食道がん 8 症例について，最終的には全例腫瘍増悪により死亡したが，増大腫瘍組織を採取できた 4 症例について，ワクチン投与前の腫瘍内の組織所見との比較検討が可能であった。その結果，2 例に CD4 および CD8 T 細胞の消失を認め，1 例に $CD68^+$ 免疫調節性マクロファージの増加を認めた。腫瘍細胞の NY-ESO-1 抗原の消失は 1 例にのみ認めたが，他の 3 例では NY-ESO-1 抗原および MHC クラス I は保持されていた。これらの結果は，CHP-NY-ESO-1 投与により，末梢血では NY-ESO-1 免疫が効果的に誘導されているにもかかわらず，腫瘍局所では様々な免疫不全あるいは回避のメカニズムが生じている可能性を示唆した。現在，CHP-NY-ESO-1 を用いたがんワクチンは企業主導臨床治験へと移行し，臨床開発が進行中である。

上記臨床試験での患者血液を用いた解析では，患者 HLA に無関係に，反応性 T 細胞の誘導がほぼすべての患者にみられ，ある程度の臨床効果もみられている。しかし，その抗腫瘍効果は限定的であった。より一層の抗腫瘍効果を期待するためには，新規アジュバントとの組み合わせを模索する必要があると考えられたため，著者らは Poly-ICLC, OK-432 とモンタナイド ISA 51 をアジュバントとして用いた NY-ESO-1 タンパクがんワクチン療法第 I 相臨床試験を行った。15 例を登録し（食道がん 7 例，胃がん 3 例，卵巣がん・肺がん各 2 例，悪性黒色腫 1 例），液性・細胞性免疫のいずれにおいても強い反応を認めた。

2. MAGE-A3 タンパクがんワクチン

MAGE-A3 抗原は，正常細胞は精巣にのみ発現するため腫瘍特異性が高く，非小細胞性肺がんの 35〜50％，膀胱がんの 30〜58％，肝がんの 24〜78％，悪性黒色腫の 65％に発現を認める。さらに悪性度とも正の関係を認める。MAGE-A3 を用いたがんワクチンは，進行悪性黒色腫での初期の臨床試験の後，2002 年より非小細胞性肺がん症例を対象に無作為二重盲検・比較対照ありの術後の再発予防を目的とした第 II 相臨床試験が欧

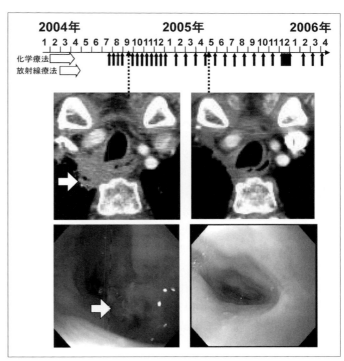

図❷ ワクチン投与一症例の臨床経過
化学療法および放射線療法抵抗性の残存頸部リンパ節転移腫瘍に対する効果を期待して，CHP-NY-ESO-1 がんワクチン（黒矢印）を開始した食道がん症例の治療経過を示す。上部食道レベルの CT 画像（上段）と食道内視鏡写真（下段）を示す。腫瘍はワクチン開始後 4 ヵ月にわたり増殖傾向を示したが（白矢印），その後，瘢痕程度にまで縮小し，その効果は 1 年近く持続した。

州グループにより行われた。MAGE-A3抗原陽性182症例に対し腫瘍を完全切除後，MAGE-A3タンパクと免疫賦活剤を3週おきに5回，その後は3ヵ月おきに8回注射した。対照にはプラセボを投与，28ヵ月にわたって治療を継続した。44ヵ月（中央値）の観察期間後，182人中69人が再発，MAGE-A3タンパク投与群では122人中37人（30.3％）が再発，プラセボ投与群では60人中25人（41.7％）が再発した。最終的には有意差はなかったものの，MAGE-A3タンパク投与群では，プラセボ群に比べ無再発生存期間および生存期間が長かった[9]。

MAGE-A3タンパクワクチン第Ⅱ相試験において術後補助療法として良好な結果を得たことから，ステージIB，Ⅱ，またはⅢaの非小細胞性肺がん症例を対象に無作為二重盲検・比較対照ありの術後補助療法として第Ⅲ相大規模試験（MAGRIT）が行われ，2272例が登録・解析されたが，プラセボ投与群と比較して無再発生存期間の有意な延長を認めず，結局，開発は中断している（MAGE-A3投与群：60.5ヵ月，プラセボ群：57.9ヵ月，p=0.74）[10]。

Ⅲ．複合（重複）長鎖ペプチドワクチン

これまで述べたようにタンパクを用いたがんワクチンには，種々の利点がある。しかし，大腸菌や酵母などによるGMPグレードの組換えタンパクの作製には膨大な費用がかかり，また技術的にも容易ではない。これに比してペプチドは化学合成が可能であり，バクテリアやウイルス成分の混入がなく，化学的に安定で，安全性に関しても問題はない。タンパクに比べれば格段に安価に作製が可能である。腫瘍抗原由来のアミノ酸配列のうちMHCクラスⅠ分子に結合し，最も効率よくCTLに認識されるコア部分のアミノ酸配列のみを同定・作製した短鎖エピトープペプチドを用いたがんワクチンは多くの試験において使用されている（図❶B）。一方で，このような短鎖エピトープペプチドと不完全フロイントアジュバントを用いたがんワクチンにおいて有効なCTLの効率的な誘導が不十分であるとの報告がなされた[11]。

近年では，複数のエピトープやヘルパーエピトープを含む20～45アミノ酸からなる長鎖ペプチドを作製し，両端の5～15アミノ酸程度を移動させながらN-末端からC-末端へと抗原タンパクの全長を補うように合成，これらペプチドのプールを用いて免疫を行う複合（重複）長鎖ペプチドワクチンが注目されている（図❶C）。複合長鎖ペプチドワクチンは，抗原タンパクワクチンの特性を保ち，優れた免疫学的な特性をもつことから，これからのワクチン開発の主流を担うものであると考えられる[12]。

1. ヘルパーT細胞のエピトープペプチド

ヘルパーT細胞（Th）は，CD40-CD40Lシグナルを介してAPCを刺激し，共刺激分子の発現を増強し，サイトカインを産生する。その結果，CTLのエフェクター機能を増強し，メモリーCTLの誘導を可能にする。このことから，ワクチンにThエピトープを加えることは重要である。個々のThエピトープペプチドとCTLエピトープペプチドを同時に投与するよりも，両者を結合（ハイブリッド）させ1本の長鎖ペプチドとして投与するほうが有用性は高いとされる（H/K-HELP：hylper/killer-hybrid epitope long peptide）。同じAPCがCTLとThエピトープペプチドの両方をMHCクラスⅠとクラスⅡ経路により効果的に提示することによると考えられる。Thエピトープは，CTLエピトープと同じ抗原由来のものを用いるほうが強い免疫応答が得られる[13]。

2. HPV16複合長鎖ペプチドワクチン

Zwavelingらは，ヒトパピローマウイルス16型（HPV16）感染による子宮頸がんに対する治療ワクチン開発を目的に，HPV16のがんタンパクであるE7に対するCTL短鎖エピトープペプチド（E7 49-57）を用いたワクチンと，CTLに加えてThのエピトープを含んだ35アミノ酸からなる長鎖ペプチドワクチン（E7 43-77）の両者の免疫原性を比較した[14]。両方のワクチンともに強いCD4およびCD8 T細胞の免疫応答を誘導した。一方，HPV16長鎖ワクチンはHPV16陽性腫瘍を拒絶することができたが，CTL短鎖エピ

トープペプチドワクチンでは腫瘍の拒絶は認められなかった。ラビットを用いたHPV持続感染モデルにおいても，16本の複合長鎖ペプチドをプールしたワクチンで同様の強い免疫応答を誘導し，HPVの根絶と疣の退縮を認めた。これらの結果をもとにHPV16複合長鎖ペプチドワクチンの臨床研究が実施された。27〜35アミノ酸からなる長鎖ペプチド13本でHPV16 E6とE7の全領域をカバーし，それらのペプチドをプールしてISA-51アジュバントとともに1週間隔で4回，進行子宮頸がん患者に投与した。臨床的な効果が得られたのは35人中1人と限定的であった。第II相臨床試験では，外陰部の前がん病変を対象としたワクチン治療が試みられ，投与後12ヵ月目において19人の患者中15人で病変の縮小を認め，そのうち9人では完全寛解であった。また，この完全寛解の状態はいずれの症例でも24ヵ月目でも持続していた[15]。

3. NY-ESO-1複合長鎖ペプチドワクチン

腫瘍免疫療法では，免疫系を賦活することにより抗腫瘍効果を期待するため，体内における投与抗原に対する特異的免疫反応を経時的に解析することが重要である。著者らが実施したCHP-NY-ESO-1タンパク複合体ワクチン臨床試験における免疫反応モニタリングでは，NY-ESO-1に対する特異免疫反応として，液性免疫をELISA法（酵素抗体法）により，また細胞性免疫をIFNγ捕捉法を用いたFACS解析で測定した。これらの方法により，ほぼ全例でNY-ESO-1特異的免疫反応の誘導あるいは増強が観察された。さらに，これらNY-ESO-1抗体およびCD4，CD8 T細胞のエピトープ解析を行ったところ，180個のアミノ酸からなるNY-ESO-1分子の領域II（NY-ESO-173-114）および領域III（NY-ESO-1115-144）が主に認識されていることが明らかになった[16]。

これらの結果より，ワクチンとしてNY-ESO-1分子の高反応性部のみを免疫に使用することで有効な反応性CD4，CD8 T細胞を誘導しうると考え，2種類の長鎖ペプチドを作製した。すなわち，①領域IIのコア部分と抗体の認識部位を含む20個のアミノ酸からなるNY-ESO-1fペプチド，お

よび②約30個のアミノ酸のペプチド4本からなり重複しながら領域II，IIIをほぼ含むように作製されたNY-ESO-1 OLPである。これら長鎖ペプチドをOK-432とISA-51をアジュバントとして混和し，2週間隔6回を1サイクルとして皮下投与する2種類のNY-ESO-1がんワクチン臨床試験を実施した。NY-ESO-1fペプチドを用いた臨床試験は，食道がん6例，肺がん3例，胃がん1例の計10例が，またNY-ESO-1OLPを用いた臨床試験は，食道がん4例，肺がん2例，悪性黒色腫1例の計7例がそれぞれの試験を完遂している。両臨床試験において良好な臨床経過を観察した症例を経験するとともに，免疫学的モニタリングにおいてもNY-ESO-1特異的な液性・細胞性免疫の誘導を確認したことは，長鎖ペプチドのがんワクチンにおける有用性を示すと考えている[17)18]。

おわりに

有効ながんワクチンの開発には，腫瘍特異性が明らかで，抗原性の強い腫瘍抗原を用いることが必要である。この点から，がん・精巣（CT）抗原は有望である。投与する抗原の形態としては，多数のCD4およびCD8 T細胞エピトープを含み，さらに抗体エピトープを含むことなどから，タンパクが効果的であると考えられる。生体では，投与された抗原タンパクは抗原・抗体複合体を形成後，効率よくAPCによって取り込まれ，生理的なクラスI経路によって抗原提示されることが明らかにされている。このようながんワクチンとしてのタンパクの有用性とペプチドの簡便性を合わせもつワクチンとして，われわれは長鎖ペプチドに注目している。がんワクチンをさらに有効なものにするためには，最近明らかになってきた腫瘍局所あるいは全身性の腫瘍免疫制御の機構に対処しながら，能動免疫を賦活する必要がある。近年開発が進んでいるCTLA-4やPD-1抗体は免疫抑制を解除する目的で併用され，予想以上の効果が報告されている。これらの成果をもとに腫瘍免疫制御系の抑制とがんワクチンを組み合わせて行う新世代ワクチンも近く実現可能となるであろう。

参考文献

1) Nakayama E, Uenaka A : J Exp Med 161, 345-355, 1985.
2) Dunn GP, Bruce AT, et al : Nat Immunol 3, 991-998, 2002.
3) van der Bruggen P, Traversari C, et al : Science 254, 1643-1647, 1991.
4) Gnjatic S, Nishikawa H, et al : Adv Cancer Res 95, 1-30, 2006.
5) Uenaka A, Wada H, et al : Cancer Immun 7, 9, 2007.
6) Wada H, Sato E, et al : Int J Cancer 123, 2362-2369, 2008.
7) Kawabata R, Wada H, et al : Int J Cancer 120, 2178-2184, 2007.
8) Tsuji K, Hamada K, et al : Cancer Immunol Immunother 57, 1429-1437, 2008.
9) Vansteenkiste J, Zielinski M, et al : J Clin Oncol 31, 2396-2403, 2013.
10) Vansteenkiste J, Cho B, et al : Lancet Oncol 17, 822-835, 2016.
11) Hailemichael Y, Dai Z, et al : Nat Med 19, 465-472, 2013.
12) Melief CJ, van der Burg SH : Nat Rev Cancer 8, 351-360, 2008.
13) Ossendorp F, Mengede E, et al : J Exp Med 187, 693-702, 1998.
14) Zwaveling S, Ferreeira SC, et al : J Immunol 169, 350-358, 2002.
15) Kenter GG1, Welters MJ, et al : N Engl J Med 361, 1838-1847, 2009.
16) Kawabata R, Wada H, et al : Int J Cancer 120, 2178-2184, 2007.
17) Kakimi K, Isobe M, et al : Int J Cancer 129, 2836-2846, 2011.
18) Wada H, Isobe M, et al : J Immunother 37, 84-92, 2014.

参考ホームページ

・大阪大学大学院医学系研究科臨床腫瘍免疫学共同研究講座
　http://www.climm.med.osaka-u.ac.jp/index.html

岡澤晶子
2005 年　大阪大学医学部医学科卒業
2014 年　同大学院医学系研究科臨床腫瘍免疫学共同研究講座特任助教
2015 年　同大学院医学系研究科博士号取得

第2章 最近のがん免疫療法開発の臨床的成果と位置づけ

4．腫瘍溶解性ウイルス
1）ウイルス療法と抗腫瘍免疫

谷　憲三朗

　腫瘍溶解性ウイルスを用いたウイルス療法は悪性腫瘍に対する次世代医療として近年注目されてきており，既にヘルペスウイルス由来のウイルス製剤が米国において承認されている。これらのウイルス療法の開発過程において，ウイルスは直接的な殺細胞効果をもたらすのみならず，宿主体内に抗腫瘍免疫を誘導し，抗腫瘍効果の発揮と維持がなされている可能性を示唆する結果が示された。例えばウイルス感染により腫瘍細胞に免疫原性細胞死がもたらされ，宿主の抗腫瘍免疫が活性化されていることが最近の研究で明らかになってきた。本稿では，これらの観点から「ウイルス療法と抗腫瘍免疫」についての研究の現状を紹介させていただく。

はじめに

　近年の悪性腫瘍に対する治療法の進歩はめざましいものがあり，これまでに進歩し標準療法になっている手術療法・化学療法ならびに放射線療法に加え，新たに免疫療法，細胞療法，遺伝子治療法などが世界において相次いで承認されてきており，がん治療実地上での選択肢がさらに拡大してきている。

　oncolytic virotherapy（腫瘍溶解ウイルス療法：以下ウイルス療法と略）はこれらの中でも悪性腫瘍に対する遺伝子治療法として近年注目されてきており，**表❶**に示すように欧米において多くのウイルス療法臨床試験が第Ⅲ相試験を含めて実施されている[1)2)]。特にアデノウイルス，単純ヘルペスウイルス（HSV），レオウイルスならびにワクシニアウイルスを用いた臨床試験が第Ⅱ相以上の研究としては主であり，これらの中で特に米国において HSV 由来の IMLYGIC® (talimogene laherparepvec) が摘出不能な第Ⅲb，Ⅲc，Ⅳ期悪性黒色腫に対する抗腫瘍および免疫誘導薬として承認されている。

　近年の研究で腫瘍溶解ウイルス（OV）は，感染細胞の直接的溶解に加え，炎症環境の形成およびウイルス増殖進展に伴う免疫刺激シグナルの増幅などの多様な作用をもっていることが知られてきている。また OV には腫瘍血管の崩壊をもたらす血管内皮への感染，さらに大変重要なことは腫瘍の消退および再燃予防を制御可能な抗腫瘍免疫反応を活性化できる。これは感染した腫瘍細胞の溶解に続いて腫瘍関連抗原（TAA）が免疫原性に放出されることに部分的には起因しており，TAA は樹状細胞（DC）によりプロセスおよび提示され，"antigen spreading" として知られている標的腫瘍由来の多種抗原レパートリーに対応するT細胞レパートリーの反応を誘導する。

> **key words**
>
> 臨床試験，IMLYGIC® (talimogene laherparepvec)，腫瘍関連抗原，
> 樹状細胞，DAMPs，自然免疫，適応免疫，免疫原性細胞死

第2章　最近のがん免疫療法開発の臨床的成果と位置づけ　4. 腫瘍溶解性ウイルス

表❶　公開されている第Ⅲ相腫瘍溶解ウイルス療法臨床試験

試験番号 / 試験状態 / 試験名 / 使用ウイルス / 標的疾患 / 支援会社
① NCT01166542/完了/ Randomized, Double-blind, Multicenter Two-Stage Adaptive Phase 3 Study of Intravenous Administration of REOLYSIN（Reovirus Type 3 Dearing）in Combination With Paclitaxel and Carboplatin Versus the Chemotherapy Alone in Patients With Metastatic or Recurrent Squamous Cell Carcinoma of the Head and Neck Who Have Progressed on or After Prior Platinum-Based Chemotherapy/ REOLYSIN（Reovirus）+ Carboplatin, Paclitaxel/ 頭頸部扁平上皮がん / Oncolytics Biotech
② NCT01368276/完了/ An Extension Protocol to Evaluate the Efficacy and Safety of Extended Use Treatment With OncoVEX^GM-CSF for Eligible Melanoma Patients Participating in Study 005/05/ Talimogene Laherparepvec + Granulocyte Macrophage Colony-Stimulating Factor（GM-CSF）（herpes virus）/ 悪性黒色腫 / BioVex Limited
③ NCT01438112/完了/ An Integrated Phase Ⅱ/Ⅲ, Open Label, Randomized and Controlled Study of the Safety and Efficacy of CG0070 Adenovirus Vector Expressing GM-CSF in Patients With Non-Muscle Invasive Bladder Cancer With Carcinoma In Situ Disease Who Have Failed BCG/ CG0070 adenovirus vector/ 膀胱がん / Cold Genesys Inc
④ NCT02562755/ 募集中/ A Phase 3 Randomized, Open-Label Study Comparing Pexa Vec（Vaccinia GM CSF / Thymidine Kinase-Deactivated Virus）Followed by Sorafenib Versus Sorafenib in Patients With Advanced Hepatocellular Carcinoma（HCC）Without Prior Systemic Therapy/ Pexastimogene Devacirepvec（Pexa Vec）+ Sorafenib/ 肝細胞がん / SillaJen Inc
⑤ NCT02288897/ 募集中/ PV-10 Intralesional Injection vs Systemic Chemotherapy or Oncolytic Viral Therapy for Treatment of Locally Advanced Cutaneous Melanoma/ PV-10（10% rose bengal disodium）+ Dacarbazine, temozolomide or talimogene laherparepvec/ 悪性黒色腫 / Provectus Biopharmaceuticals Inc
⑥ NCT00769704/ 完了/A Randomized Phase Ⅲ Clinical Trial to Evaluate the Efficacy and Safety of Treatment With OncoVEX^{GM-CSF} Compared to Subcutaneously Administered GM-CSF in Melanoma Patients With Unresectable Stage Ⅲb, Ⅲc and Ⅳ Disease / Talimogene laherparepvec（GM-CSF搭載単純ヘルペス）と GM-CSF の比較 / 第Ⅲb, Ⅲc, Ⅳ期悪性黒色腫 / BioVex Limited
⑦ UK-0136/ 募集中/ A randomised efficacy trial of herpes simplex virus HSV1716 in recurrent glioblastoma/ herpes simplex virus/ 悪性膠芽腫 / Gareth Cruickshank, Queen Elizabeth Hospital, UK

　一般に，これまで報告されているウイルス療法自体が発揮する抗腫瘍効果は標準的に使用される化学療法と比較して十分とは言い難いが，高い抗腫瘍効果を獲得するためには，①ウイルス複製と誘導された抗ウイルス免疫によるウイルスの排除，②抗腫瘍免疫と腫瘍増殖を促進する各種因子，③腫瘍微小環境に特徴的な免疫刺激と免疫抑制，の各間での微妙なバランスが重要と考えられる[3]。

　このような観点から，ウイルス療法に伴う腫瘍細胞の免疫原性細胞死という現象は極めて重要である。OV は正常細胞に比べて腫瘍内で選択的に増殖することで腫瘍溶解を誘導し，腫瘍根絶にも大きく寄与するアポトーシス，ネクロプトーシス，オートファジーなどのプログラム細胞死を誘導する。初期に提示されたウイルスや細菌構成分の病原物質関連分子パターン（PAMPs）のパターン認識理論によっては免疫原性の理解が十分にはなされなかったことから，次に免疫反応を誘導す

るダメージ関連分子パターン（damage-associated molecular patterns：DAMPs）認識理論が提案された。免疫原性細胞死の特性として放出されたDAMPs にはアデノシン三リン酸（ATP），high-mobility group protein B1（HMBG1），死進行中細胞の膜外露出分子の calreticulin（CRT），熱ショックタンパク（Hsp90，Hsp70）ならびに小胞体固着タンパクなどがある。DAMPs は炎症性や病原性条件下での壊死の際に分泌されるとされていたが，最近の研究で化学療法や放射線療法によるがん細胞アポトーシスの際にも産生されることがわかってきた。**表❷**にこれらの細胞死経路がもつ免疫原性構成分を示す[3][4]。

　OV の投与により抗腫瘍効果をより効果的かつ持続的に得るためには，腫瘍局所のみならず全身にもたらされる免疫反応を理解する必要がある[4]。本稿では OV 療法の進歩に伴い明らかにされてきている腫瘍免疫に関して現在の知見を紹介させていただく。

124

1）ウイルス療法と抗腫瘍免疫

表❷　OV 誘導性細胞死と免疫原性の機構

細胞死の種類	免疫原性
ネクローシス	DAMPs と TAAs の放出：ICD 誘導
アポトーシス	一般的に非免疫原性
ネクロプトーシス	免疫原性，DAMPs の放出
ピロプトーシス	カスペース 1 依存性サイトカイン放出：ICD 誘導
オートファジー様細胞死	DAMPs 放出：免疫原性

DAMPs：damage-associated molecular pattern，ICD：immunogenic cell death，OV：oncolytic virus，TAA：tumor-associated antigen

Ⅰ．自然免疫とウイルス療法

　ウイルスタンパクと核酸は細胞質もしくは細胞表面に存在する TLRs（Toll 様受容体）などのパターン認識受容体により対照細胞と区別され，これにより炎症性サイトカイン〔インターフェロン（IFN）-α，β，γ，腫瘍壊死因子（TNF）-α，インターロイキン（IL）-6，-12 など〕が産生され，抗ウイルス遺伝子の産生や免疫細胞が動員される[3]。

　マクロファージ，好中球，ナチュラルキラー（NK）細胞および DC により主導される自然免疫は生体内に常に存在しているが，抗原特異的ではなく，長期的な免疫記憶は誘導せず，抗原への繰り返し曝露によっても増加はしない。

　これまでにパルボウイルス OV は部分的に TLR3 および TLR9 を介して DC を活性化し[5]，レオウイルス OV は DC のエンドソームから逃れ，TLR3 以外の受容体を介して IFN-γ 産生を誘導し適応抗腫瘍免疫を誘導することが報告されている[6]。われわれは以前に Coxsackie virus B3（CVB3）の非小細胞肺がん内投与により NK 細胞の集積によると考えられる抗腫瘍効果を報告している[7]（図❶）。また TLR4 アゴニストであるリポ多糖の腫瘍内投与は自然免疫を活性化し，人工的 TAA である卵白アルブミンを発現する水疱性口内炎ウイルス（VSV）OV の局所抗腫瘍効果を，抗腫瘍 T 細胞反応を同時に誘導することで亢進する一方，全身投与した場合には宿主を感作し，サイトカインによるショック様反応をもたらしたとの報告もなされている[8]。OV が複製し

DAMPs/TAA 放出に十分な量の細胞障害性を誘導し，効果的な適応免疫によるワクチン反応を誘導するまでに，既存の自然免疫が OV を破壊したり，その散布が制限されることが問題となりうる。実際にアデノウイルス OV で治療された患者においては，慢性的な自然免疫の活性化が予後不良と関連していたとの報告がある[9]。

Ⅱ．適応免疫とウイルス療法

　適応免疫は DC が抗原を貪食し末梢リンパ組織に遊走したのち，ナイーブ T 細胞を活性化するのに必要な抗原と共刺激分子を提示する抗原提示細胞に成熟する。抗原により活性化された T 細胞は適応免疫を起こす抗原特異的エフェクター細胞クローンを生じる。自然免疫と異なり適応免疫反応は免疫記憶を創ることから，抗原への引き続きの曝露は急速で強力な反応を誘導できる[3]。

　適応免疫へのプライミングは OV の抗腫瘍活性に必須の役割を果たしていることは，グリオーマにおける Newcastle 病ウイルス OV において CD8 T 細胞の除去により完全に治療的効果がなくなり，長期生存マウスにおいてグリオーマ細胞特異的に 2 回目に接種された腫瘍細胞の生着を拒絶するといった研究結果からも示されている[10]。パルボウイルス OV である H-1PV が同系マウスモデルにおいて DC の TLR3 および TLR9 発現を増強し，TNF-α 産生とウイルス抗原に対する適応免疫を明らかに刺激したとの報告から自然免疫との相互作用も示唆された[11]。抗ウイルス免疫記憶反応は OV 治療に必須となる繰り返し投与を制限することから大変重要である。しかし

125

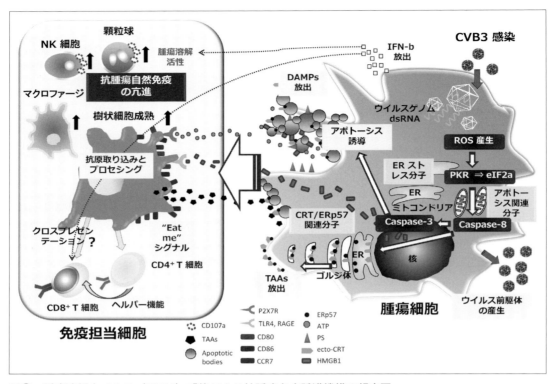

図❶ 腫瘍溶解ウイルス（CVB3）感染による抗腫瘍免疫誘導機構の想定図

OVが誘導する宿主抗原への免疫記憶がOV治療においてはさらに重要な問題である。例えば野生型マウスにおいてパルボウイルスOVで治療したGL261細胞はDC活性化とTNF-α，IL-6産生増加により再接種後の再発抑制効果を長期的に認めたが，同様な実験を免疫不全マウスで行った場合にはこの効果が認められなかった[12]。その他のいくつかのマウス研究結果からもウイルス療法による適応免疫を，抗ウイルス免疫から抗腫瘍免疫に転換することが可能であることが報告されているものの，そのバランスは複雑で未解明な点が多いことに加え，ある種のOVは免疫細胞にも感染しそれらを機能不全に陥らせる可能性もあることから，今後さらなる基礎および臨床研究が必要と考えられる[3]。さらに，腫瘍微小環境を免疫抑制状態から炎症状態に免疫学的に転換できるOVは効果的な可能性があり，例えばIL-12/アンジオスタチンを搭載したHSVウイルスではがん幹細胞介在新生血管増生および腫瘍支持腫瘍関連マクロファージの動員を制限できたことも報告されている[13]。

Ⅲ．抗腫瘍ワクチンとしてのウイルス療法

OVは種々の機序で腫瘍細胞死をもたらすが，それらのほとんどすべてが免疫刺激性である。これらは溶解腫瘍細胞からのDAMPsおよびTAAsの放出ならびにそれらの抗腫瘍免疫の活性化をもたらす免疫系へのクロスプレゼンテーションによるものと考えられている[3]（図❶）。主なDAMPsとしては炎症誘発特性を有するHMGB1，熱ショックタンパク（HSP70），ならびにストレス誘導性核酸崩壊物によっても増加する尿酸などがある。様々なウイルスを基盤に開発されたOVは抗原クロスプレゼンテーション関連の能力を有しており，それにより抗腫瘍免疫，すなわち免疫原性細胞死（ICD）として知られている細胞死プロセスを誘導できる。主なウイルスにおけるICD

関連免疫誘導の決定因子には DC 活性化，炎症性サイトカインレベルの増加，NK 細胞ならびに CD8⁺T 細胞反応などがある。ICD 作用を介して OV が誘導した免疫が腫瘍関連抗原（TAA）に対しても交差防御できること，がんワクチンとしても機能しうることを示唆する研究成果も報告されている[14]。現在のところ担がん患者における OV 療法の治療効果に ICD がどの程度貢献できるかについては不明であるが，OV による腫瘍細胞溶解程度，腫瘍の種類，腫瘍発生部位とその拡がり，ウイルス種などに依存しているものと考えられる。さらに DAMPs と TAAs が常に免疫刺激性というわけではなく，DAMPs の主体をなす HMGB1 は骨髄系サプレッサーである MDSCs の成長を促進し T 細胞の活性化抑制に貢献する。例えば腫瘍溶解アデノウイルスで治療したがん患者における抗腫瘍効果発現に関しては，処置前 HMGB1 レベルが低い場合には臨床結果が良好であったとの報告がある[15]。さらに修復機構の欠損によって引き起こされた DNA 損傷は NK もしくは T 細胞によって標的化されたストレスリガンドの発現を増強し，ICD には依存せず，OV 治療の効果に貢献している。メラノーマ腫瘍への HSVΔPK 感染により NK や細胞障害 T 細胞上の NKG2D（natural killer group 2 member D）レセプターのリガンドである MICA（MHC class I chain related gene A）発現が増強し，細胞障害活性を認めた報告がある。MICA 誘導はウイルス複製とメラノーマ細胞による抑制性サイトカインである IL-10 の JNK/c-Jun 依存性分泌抑制の結果と考えられた[16]。以上のように ICD を含む様々な細胞死経路を介した OV の臨床効果への貢献についてはさらなる検討が必要である[3]。

IV. 遺伝子搭載によるウイルス療法の抗腫瘍効果の増強

1. 搭載遺伝子について

遺伝子導入により OV 由来ウイルスの基本構造を変えてウイルス療法の治療効果を増強しようとする非臨床研究が多くなされてきている。この目的に，炎症性サイトカイン，抗血管新生分子，抗血管タンパク，単クローン抗体，アポトーシス促進分子，ならびに細胞外マトリクス分解分子などの遺伝子が用いられている。臨床データとしては TAA 特異的細胞障害性 T 細胞を動員し抗腫瘍免疫誘導効果が期待できる炎症性サイトカイン分子である GM-CSF（顆粒球マクロファージコロニー刺激因子）遺伝子が，HSV，アデノウイルスならびにワクシニアウイルス療法で用いられており，下述のような効果を認めているものの，他のサイトカイン（IL-2，IL-12，IL-15，IL-18，IFN-α/β など），ケモカイン（CCL5 など），共刺激分子（B7.1，CD40L など）などを用いた場合と比較した場合の真の優位性については明らかではない。例えばサイトカインが誘導する免疫はウイルス増幅を阻害し腫瘍溶解を阻害するが，ケモカインを用いた場合には抗ウイルス作用なくして抗腫瘍免疫効果の増強をもたらすとの考えもある[3]。

2. 腫瘍微小環境について

腫瘍はがん細胞とストローマ細胞，制御性 T 細胞（Treg）や MDSCs の浸潤からなり，免疫抑制環境を維持し，腫瘍成長を促進する。加えて腫瘍細胞自体も MDSCs の動員と活性化に関与する IL-10 のような免疫抑制サイトカインを産生し，転移促進ニッチを形成する。IL-10 は NK 細胞，γδ T 細胞，細胞障害性 T 細胞ならびに NKT 細胞に発現している NKG2D 活性化受容体のリガンドである MICA の発現を減弱させ，細胞障害活性を減弱させ，免疫監視機構からの腫瘍細胞回避を促進する。活発な腫瘍増殖によって起こされる低酸素状態では Hif-1α（hypoxia inducible factor 1 alpha）が Treg の分化を促進し，腫瘍浸潤骨髄性 DC 中での発現は PD-L1（programmed death ligand-L1）の発現を増強し，腫瘍微小環境における免疫抑制状態をさらに促進している。一方で IL-12 搭載 HSV を用いたマウス脳腫瘍モデル研究結果から，Treg 減少による生存期間の延長をみたものの，OV の急速な排除ももたらしウイルス療法自体への悪影響をもたらしたとの報告もある。この免疫抑制性腫瘍微小環境の阻害を含め，今後の OV 療法開発には多方面から検討していくことが極めて重要と考えられる[3]（表❸）。

第2章　最近のがん免疫療法開発の臨床的成果と位置づけ　4.　腫瘍溶解性ウイルス ──────

表❸　ウイルス療法の治療効果増強戦略

ウイルス骨格改変
- 感染性遺伝子の欠失
- 免疫修飾遺伝子の欠失
- 炎症性，免疫抑制阻害遺伝子，血管形成阻害もしくはアポトーシス促進遺伝子の搭載

組み合わせ療法
- 免疫活性化治療
- T細胞養子治療（T細胞受容体，キメラ抗原受容体遺伝子導入T細胞）
- 免疫チェックポイント阻害剤の阻害
- 制御性T細胞/MDSCs除去もしくは自然免疫抑制化学療法剤

多様な活性
- 全細胞死経路（ウイルス複製，プログラム細胞死，オートファジー細胞死）を介した腫瘍細胞死
- 炎症促進性反応の誘導
- 免疫抑制性腫瘍内微小環境の抑制とNK/T細胞細胞障害活性化因子の誘導
- 免疫チェックポイント制御因子の阻害

表❹　腫瘍溶解ウイルスによる免疫原性細胞死（ICD）様特性

由来ウイルス	対象腫瘍	ICD様病態
パルボウイルス	悪性黒色腫，膠芽腫	DC活性化，HSP放出
単純ヘルペスウイルス HSV-1 HSV-2	骨肉腫，乳がん 悪性黒色腫	HSP，HMGB1放出，APCならびにCD8$^+$T細胞の増加 HSP放出，炎症サイトカイン分泌，Th1/Th2バランスの変化，MICA増加
麻疹ウイルス	悪性黒色腫	炎症性サイトカイン分泌，HMGB1放出，DC活性化，CD8$^+$T細胞反応
コクサッキーウイルス	非小細胞肺がん	炎症性サイトカイン分泌，ATPならびにHMGB1放出，DC活性化，CD8$^+$T細胞反応
アデノウイルス	腺がん	ATPならびにHMGB1放出，細胞外CRT発現
Newcastle病ウイルス	悪性黒色腫	HSP放出，NK細胞増加，腫瘍細胞上MHC1発現増加，DC活性化
レオウイルス	悪性黒色腫，肺がん	DC活性化，抗腫瘍免疫
水疱性口内炎ウイルス	悪性黒色腫	抗腫瘍サイトカイン分泌

DC：樹状細胞，HSP：熱ショックタンパク，HSV：単純ヘルペスウイルス，HMGB1：high-mobility group box protein，APC：抗原提示細胞，MICA：MHC class I chain relatecd gene A，CRT：calreticulin

3.　承認されたウイルス療法について

　最近米国FDAが承認したGM-CSF遺伝子搭載ヘルペスウイルス製剤であるIMLYGIC®は，ウイルス複製と免疫回避に関与しているICP34.5とICP47遺伝子を欠失するHSV1ウイルスである。これまでの臨床試験経過を簡単に紹介させていただく。

　Phase I試験においては，腫瘍内投与された場合に安全に投与されGM-CSFならびにHSV抗原関連の腫瘍壊死を認めた[17]。Phase II試験においては，摘出不能悪性黒色腫への頻回腫瘍内投与の全生存反応率はRECIST（response evaluation criteria in solid tumors）評価にて26%で，50人中8人に完全反応を認めた。腫瘍局所ならびに全身に抗原特異的T細胞ならびにTregおよびMDSCsなどの免疫抑制因子の減少を認めた[18]。

　Phase III試験においては，摘出不能ステージⅢB，Ⅳ悪性黒色腫患者に対し本剤の腫瘍内投与群と皮下GM-CSF接種群を比較し，前者に295人，後者に141人がエントリーされた。全永続性反応率（overall durable response）は前者が16.3%，後者が2.1%であった。客観的な全反応率および完全反応率は前者が26.4%および10.8%，後者が5.7%および0.7%であった。その

後の解析から本剤接種を受けた患者の64%で50%以上の腫瘍サイズの縮小を認めたが，永続性のある反応を認めた48患者において48%がPPR（反応前増悪）を示した[19)20)]。

おわりに

ウイルス療法はがんワクチン戦略の観点からも臨床応用の可能性があり注目される。これはこれまでのウイルス療法の基礎および臨床研究結果から，OVウイルス感染・複製により溶解され腫瘍細胞から放出されたDAMPsならびにTAAsが腫瘍拒絶抗腫瘍免疫を誘導することが示唆されているからである（表❹）[3)]。さらに腫瘍内でのウイルス増殖が促進されるためには抗ウイルス免疫反応は最小限に，一方で抗腫瘍免疫誘導には抗TAA反応が特異的か

つ強力に刺激される必要がある。そして後者の増強には自然免疫と適応免疫の活性化と腫瘍微小環境による免疫抑制の解除が必要と考えられる。このためには，標的となる腫瘍微小環境内の腫瘍浸潤Tリンパ球やNK細胞，免疫抑制活性をもつTregやMDSCsのバランスに加え，標的腫瘍種，使用するウイルス種，その投与量，投与時間などの各種投与条件，さらには各患者の反応状態などの複雑な要因を詳細に検討していくことが重要であると考えられる。今後さらに詳細な基礎研究成果に基づいた臨床試験が円滑に実施されることで，ウイルス療法がさらに高い安全性と有効性をもった次世代医療として発展することを強く期待する。

参考文献

1) ClinicalTrials.gov ホームページ
https://clinicaltrials.gov/
2) Journal of Gene Medicine ホームページ
http://www.wiley.com/legacy/wileychi/genmed/clinical/
3) Aurelian L : Onco Targets Ther 9, 2627-2637, 2016.
4) Inoue H, Tani K : Cell Death Differ 21, 39-49, 2014.
5) Sieben M, Schäfer P, et al : Int J Cancer 132, 2548-2556, 2013.
6) Prestwich RJ, Errington F, et al : Clin Cancer Res 14, 7358-7366, 2008.
7) Miyamoto S, Inoue H, et al : Cancer Res 72, 2609-2621, 2012.
8) Rommelfanger DM, Compte M, et al : Mol Ther 2, 348-357, 2013.
9) Taipale K, Liikanen I, et al : Mol Ther 24, 175-183, 2016.
10) Koks CA, Garg AD, et al : Int J Cancer 136, E313-325, 2015.
11) Cerullo V, Diaconu I, et al : Mol Ther 20, 2076-2086,

2012.
12) Grekova SP, Raykov Z, et al : Cancer Gene Ther 19, 468-475, 2012.
13) Smith TT, Roth JC, et al : Oncolytic Virother 2014, 21-33, 2014.
14) Contag CH, Sikorski R, et al : Cancer Res 70, 9837-9845, 2010.
15) Liikanen I, Koski A, et al : Oncoimmunology 4, e989771, 2015.
16) Bollino D, Colunga A, et al : J Gen Virol 97, 496-508, 2016.
17) Hu JC, Coffin RS, et al : Clin Cancer Res 12, 6737-6747, 2006.
18) Senzer NN, Kaufman HL, et al : J Clin Oncol 27, 5763-5771, 2009.
19) Andtbacka RH, Kaufman HL, et al : J Clin Oncol 33, 2780-2788, 2015.
20) Andtbacka RH, Ross M, et al : Ann Surg Oncol 23, 4169-4177, 2016.

谷　憲三朗

1979 年	アメリカ海軍横須賀病院インターン
1982 年	米国シティオブホープ医学研究所リサーチフェロー（～ 1984 年）
1986 年	東京大学大学院第 3 種博士課程修了日本学術振興会特別研究員
1988 年	東京大学医科学研究所病態薬理学研究部・附属病院内科助手，講師，助教授
2000 年	東京大学医科学研究所分子療法研究分野（改組により），東京大学医科学研究所附属病院内科，助教授
2002 年	九州大学生体防御医学研究所・ゲノム病態学分野，九州大学病院先端分子・細胞治療科教授（～ 2015 年）
2010 年	九州大学生体防御医学研究所長（併任）（～ 2012 年）
2015 年	東京大学医科学研究所 ALA 先端医学社会連携研究部門および東京大学医科学研究所附属病院先端診療部・特任教授九州大学名誉教授

第 2 章 最近のがん免疫療法開発の臨床的成果と位置づけ

4．腫瘍溶解性ウイルス
2）遺伝子組換え単純ヘルペスウイルス I 型（G47Δ）を用いた悪性グリオーマのウイルス療法

伊藤博崇・藤堂具紀

　悪性グリオーマは，集学的治療の進歩にもかかわらず，いまだに根治ができない。新規治療法が望まれる中，高い治療効果と高い安全性をともに実現した第三世代がん治療用遺伝子組換え単純ヘルペスウイルス I 型（HSV-1）G47Δ を用いて，膠芽腫を対象に第 II 相の医師主導治験が現在本邦で進行中である。G47Δ はがん幹細胞をも殺し，効率の良いがんワクチンとしても作用する。最近欧米では第二世代がん治療用 HSV-1 が悪性黒色腫を適応疾患として，先進国初のウイルス療法薬として承認された。G47Δ が悪性グリオーマをはじめとするがんの新しい治療選択肢となる日も遠くない。

はじめに

　グリオーマ（神経膠腫）はグリア細胞[用解1]を発生母地とする悪性腫瘍で，原発性脳腫瘍の約28％を占める。グリオーマは脳実質内に浸潤性に発育するため，外科的治療による根治は難しい。現在の悪性グリオーマの標準治療は，可及的広範囲な外科的切除に続いて，放射線治療と化学療法を併用する。ここ数十年は様々な治療が試みられてきたが，根治に至る有効な治療はいまだになく，2005 年に新規アルキル化剤であるテモゾロミドを放射線治療と併用すると生存期間が延長することが化学療法薬としては初めてランダム化臨床試験で実証された。しかしその効果は膠芽腫において，放射線単独群の生存期間中央値 12.1 ヵ月を14.6 ヵ月に延長したに過ぎず，悪性グリオーマを

治癒させるには既存の治療法とは異なる全く新しいアプローチが必要であることは明白である[1]。がん治療用遺伝子組換え単純ヘルペスウイルス I 型（HSV-1）は，腫瘍細胞特異的に強力な殺細胞効果を示す一方で高い安全性を有し，その臨床応用に高い期待が寄せられる。ウイルス療法が既存のがん治療法と大きく異なる特徴は，ウイルスががん細胞で増えてがん細胞を破壊する過程で，がん細胞特異的な抗がん免疫が惹起され，免疫を介して全身に治療効果を及ぼす点である。本稿では，抗がん免疫を介して高い治療効果をもつ第三世代がん治療用 HSV-1 である G47Δ を中心に，悪性グリオーマに対するウイルス療法について概説する。

key words

ウイルス療法，G47Δ，単純ヘルペスウイルス I 型（HSV-1），がん，免疫，脳腫瘍，グリオーマ，医師主導治験，トランスレーショナルリサーチ

I. ウイルス療法とは

ウイルス療法は，増えるウイルスを用いた新しいがん治療法で，腫瘍細胞にウイルスを感染させ，ウイルス複製に伴うウイルスの直接的な殺細胞効果により腫瘍の治癒を図る。がん治療用ウイルスは感染した腫瘍細胞で複製し，その過程で宿主となった腫瘍細胞を破壊する。複製したウイルスは周囲の腫瘍細胞に感染して，さらに腫瘍細胞を破壊しながら複製するというサイクルを繰り返して抗腫瘍効果を発揮する。ウイルス療法の試みは古くは1950年代からなされており，当初は野生型や自然弱毒型のウイルスを投与したが，ウイルスの病原性を人為的に制御することができず実用化に至らなかった[2]。1990年代に入って遺伝子工学やウイルス学の進歩に伴い，ウイルスゲノムを「設計」して，腫瘍細胞だけでウイルスが複製できるように遺伝子組換えを行ったがん治療用ウイルスが開発されるようになった。欧米ではすでに数多くのウイルスの臨床開発が行われており，2015年10月には米国，2016年1月には欧州において，第二世代のGM-CSF発現型がん治療用HSV-1のtalimogene laherparepvec（T-VEC，製品名Imlygic）が悪性黒色腫を適応疾患として認可された[3]。

II. 第三世代がん治療用HSV-1の開発に至る道

HSV-1はエンベロープを有する二重鎖DNAウイルスであり，がん治療に有利な以下の特徴をもつ。①ウイルスの生活環とゲノム配列が解明されている。②ヒトのあらゆる種類の細胞に感染可能である。③比較的低い感染多重度（multiplicity of infection：MOI，細胞数に対する感染性ウイルス数の比）ですべての腫瘍細胞の死滅が可能である。④病原性に必要なウイルス遺伝子が解明されており，遺伝子改変が可能である。⑤ウイルス複製を抑制する抗ウイルス薬が存在する。⑥ウイルスゲノムが大きい（約152kb）ために，大きなもしくは複数の外来遺伝子を組み込むことができる。⑦ウイルス遺伝子がヒトのゲノムに組み込まれない。⑧HSV-1に感受性を示す実験動物が存在するために安全性や有効性の前臨床的評価を行える。⑨血中の抗HSV抗体がウイルスの細胞間伝搬に影響しないため，繰り返し投与が可能である。

最初に報告されたがん治療用遺伝子組換えHSV-1（dlsptk）は，ウイルスのチミジンキナーゼ（tk）遺伝子を欠失させ，分裂が盛んでtk活性が高い細胞でのみtkが補われて複製を可能としたウイルスである[4]。これは，遺伝子組換えによって腫瘍細胞特異的に複製するがん治療用ウイルスを設計して人工的に造るという概念を初めて打ち出した画期的な報告であり，以降ウイルス療法の開発が飛躍的に進歩した。dlsptkは，tkを利用する抗HSV薬が効かないために実用には向いてなかったが，続いてγ34.5遺伝子を欠失させたHSV-1が開発された。γ34.5遺伝子は，正常細胞がウイルス感染に呼応してタンパク合成を遮断してしまうのを阻止する働きをもつが，腫瘍細胞では一様にその機構が障害されているため，γ34.5遺伝子が欠失していてもウイルス複製が可能となる[5]。これら遺伝子を1つだけ操作した第一世代のがん治療用遺伝子組換えHSV-1は，病原性減弱が不十分であることや，変異が1ヵ所のみであるために相同組換えによって野生型HSV-1へ復元する可能性があることなど，臨床応用するにあたって安全面での懸念が残った。

これに対して，臨床応用を目的に，γ34.5遺伝子の欠失に加え，LacZ遺伝子挿入によるICP6遺伝子の不活化を有する第二世代HSV-1（G207）が開発された[6]。ICP6遺伝子はribonucleotide reductase（RR）の大サブユニットをコードする。病原性が格段に減弱されたこと，二重変異によって野生型HSV-1への復元の可能性がほぼゼロに等しくなったこと，tk遺伝子を温存することで抗ウイルス薬が効くようにしたことにより，ウイルス複製の腫瘍選択性および安全性ともに第一世代と比較して改善された[7]。動物実験での安全性評価の後[8]，第I相臨床試験が米国で再発悪性グリオーマの患者21例を対象に行われた。G207に起因する重篤な有害事象は認めず，脳腫瘍内投

与の安全性が確認された[9]。再発膠芽腫の患者6名を対象とした第Ib相試験では，G207の定位的腫瘍内投与の2～5日後に腫瘍摘出術が行われ，G207がさらに摘出腔壁へ投与された。G207の複数回投与の安全性は示されたものの，MRI評価では腫瘍完全消退（complete response：CR）や50％以上の腫瘍消退（partial response：PR）はみられず，再増大までの中央値は3ヵ月，ウイルス投与からの生存期間中央値は6.6ヵ月と抗腫瘍効果の面での改良の余地を残した[10]。

Ⅲ．G47Δ

G207の安全性を保ちつつ腫瘍細胞におけるウイルス複製能と殺細胞効果を改善し，また特異的抗腫瘍免疫の惹起を増強すべく，G207のゲノムからさらに*α47*遺伝子を欠失させたG47Δが開発された（図❶）[11]。*α47*遺伝子がコードするタンパク質は，宿主細胞の抗原提示関連トランスポーター（transporter associated with antigen presentation：TAP）を阻害して宿主細胞表面のMHC（major histocompatibility complex）Class Ⅰの発現を抑制することで，宿主の免疫サーベイランスから逃れる作用を有する。したがって，*α47*遺伝子欠失HSV-1では宿主細胞のMHC Class Ⅰ発現の維持により，免疫細胞に対する刺激の増強が期待される。またG47Δは*α47*遺伝子と重なる*US11*プロモーターも欠失するために，後期発現遺伝子*US11*が最早期遺伝子*α47*のプロモーターの制御下におかれて発現時期が早まり，γ34.5欠失HSV-1において減弱していたウイルス複製能を腫瘍細胞に限って復元する作用を有する。実際G47Δは，マウス脳腫瘍モデルにおいて，G207に比べ抗腫瘍効果と安全性ともに格段の改善がみられた[11]。

first-in-man臨床試験は，本邦において，再発膠芽腫患者を対象とした第Ⅰ-Ⅱa相試験として2009年11月より5年間実施された。G47Δは定位脳手術により腫瘍内に直接注入され，2週間以内に2回投与された。G47Δに起因する大きな有害事象はみられず，効果を示唆する所見が複数例で観察された。この結果を踏まえ，2015年5月より，初期放射線治療後の残存もしくは再発膠芽腫を対象に，第Ⅱ相試験が開始された（表❶）。この医師主導治験[用解2]は，ウイルス療法を標準治療に上乗せした場合に，生存期間が延長されるか否かを検討する試験デザインとなっており，

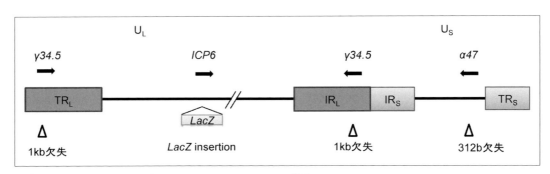

図❶　がん治療用遺伝子組換えHSV-1 G47Δのゲノム構造

HSV-1ゲノムは152 kbの二重鎖DNAからなり，2つの固有配列領域（unique sequence：U_LとU_S）とその両端に位置する繰り返し配列（terminal repeat：TR，inverted repeat：IR）を有する。
①2つあるγ34.5領域の欠失により，病原性の消失と腫瘍選択的ウイルス複製が得られる。
②*ICP6*遺伝子の不活化により，増殖が盛んでRR活性が上昇している細胞において選択的にウイルス複製が起こる。
③*α47*遺伝子の欠失により，宿主細胞のMHC Class Ⅰによる抗原提示の低下が防止される。また*α47*遺伝子と重なる*US11*プロモーターも同時に欠失することにより，γ34.5欠失ウイルスの減弱したウイルス複製能ががん細胞に限って回復する。
④独自に開発した遺伝子組換え作製システム（T-BACシステム）を用いると，G47Δの*ICP6*領域へ任意の外来遺伝子を挿入することにより，機能付加型がん治療用HSV-1が作製可能である。

2）遺伝子組換え単純ヘルペスウイルスⅠ型（G47Δ）を用いた悪性グリオーマのウイルス療法

表❶ 現在行われている膠芽腫に対する G47Δ を用いた臨床試験の概要

対象疾患	初期治療後に残存または再発した膠芽腫
試験デザイン	第Ⅱ相。医師主導治験。対照のないオープンラベル試験[※]
投与方法	定位脳手術による腫瘍内投与。最大6回までの繰り返し投与
	1回目と2回目は5～14日の間隔，3回目以降は4週間の間隔をおいて投与
被験者数	30名（予定）
主要評価項目	1年生存割合
実施施設	単施設（東京大学医科学研究所附属病院）

※膠芽腫が既存の治療法では治癒困難であること，G47Δ が定位脳手術により投与されることから，
　対照群を設定せず，被験者全員に G47Δ を投与する試験デザインとなっている。

被験者は定位脳手術により，4週間間隔で最大6回まで G47Δ の繰り返し投与を受ける。G47Δ は2016年2月に厚生労働省の先駆け審査品目に指定され，日本発の悪性グリオーマの新薬として早期承認が期待される。

Ⅳ．ウイルス療法の最新の研究成果および課題

近い将来のウイルス療法の確立と普及を見据えて，次世代のがん治療用 HSV-1 の開発・研究が進められている。

1．機能付加型がん治療用 HSV-1

がん治療用 HSV-1 のゲノムに治療遺伝子を直接組み込むと，増幅型の遺伝子発現ベクターとしても機能させることが可能である。細菌人工染色体（bacterial artificial chromosome：BAC[用解3]）と DNA 組換え酵素を用いて，G47Δ のゲノムに任意の遺伝子を簡便かつ的確に組み込むことができるシステムが開発され，様々な治療関連遺伝子を発現する機能付加型がん治療用 HSV-1 が作製されている[12]。機能付加型 HSV-1 は，感染・複製を繰り返すたびに治療遺伝子が発現されるため，非増殖型ベクターに比べ持続的かつ高い発現量を得られること，全身性の毒性を生じることなくウイルス投与腫瘍内に高い治療効果が期待できることなどの特徴をもつ。

2．腫瘍・組織特異的プロモーターの活用

腫瘍あるいは組織特異的なプロモーターでウイルス遺伝子を制御することで，腫瘍細胞に限定してウイルス複製能を増強する手法も試みられている。初期には，肝細胞がんで高発現する albumin のプロモーターや，平滑筋肉腫細胞で高発現する calponin のプロモーターで HSV-1 の α4 遺伝子を制御する HSV-1 が作製された[13)14]。しかし，α4 のような最早期発現型の必須遺伝子を外来のプロモーターで制御する場合，プロモーターの強さや発現時期がウイルス遺伝子に合致しないため，ウイルス複製能が極端に減弱してしまい，実用に適した開発が難しい。さらに，プロモーターの特異性が厳密でない，いわゆる leaky なプロモーターの場合には，ウイルス複製の腫瘍細胞特異性が失われ，結局は安全性の低下につながる。そこで，E2F 反応性細胞周期依存性プロモーター B-myb で非必須遺伝子である γ34.5 遺伝子を制御し，第二世代の安全性を担保しつつ，腫瘍細胞でのみ γ34.5 遺伝子が発現されて第一世代と同様の強い殺細胞効果を得るような方法が試みられている[15]。悪性グリオーマを標的としたものとしては，nestin や Musashi1 のエンハンサー／プロモーターを用いたものの報告がある[16)17]。

3．放射線治療や化学療法との併用

ウイルス療法は放射線治療や化学療法との併用が可能で，より高い治療効果が得られる。放射線や化学療法によってウイルス複製が増強するとする報告があり，例えば DNA に障害を受けた腫瘍細胞では *growth arrest DNA damage 34*（*GADD34*）遺伝子が誘導されるが，これが G207 や G47Δ などが欠失している γ34.5 遺伝子の機能を代償し，がん治療用 HSV-1 の抗腫瘍効果が増強するとされる[18)19]。また，低線量の放射線照射は DNA 損傷修復のため細胞内に RR 活性を上昇させるが，RR 活性が G207 複製と相関したとする報告もあ

る[20]。G207 をシスプラチンと併用すると頭頸部扁平上皮がんに対する治療効果が増強されることがマウスで示されている[21]。

4. 特異的抗腫瘍免疫の誘導

がん治療用 HSV-1 を用いたウイルス療法においては，ウイルス複製に伴って腫瘍細胞が破壊される過程で特異的抗腫瘍免疫が惹起される[22]。このことは腫瘍抗原分子の同定を必要とせずに腫瘍ワクチンとしての効果を得られる点，原発巣への治療が遠隔病巣にも治療効果を及ぼす点，獲得腫瘍免疫による長期的な腫瘍抑制効果や再発・転移防止が期待できる点など，臨床的な意義は大きい[23]。近年ではウイルスの直接的な殺細胞効果より，むしろ抗腫瘍免疫による治療効果を主に期待した研究が多く進んでいる[24)-26)]。抗 PD-1 抗体など免疫チェックポイント阻害抗体の全身投与は，ウイルス療法によって抗腫瘍免疫が惹起された状態で併用すると大きな治療効果が期待されることから，両者併用の臨床開発が最近盛んに行わ

れている[27) 28)]。

おわりに

がん治療用 HSV-1 は，薬剤（＝ウイルス）が投与後に腫瘍内で増幅されて殺細胞作用を示すこと，化学療法や放射線治療など既存の治療法と組み合わせることができること，局所投与が特異的抗腫瘍免疫を賦活して全身の治療効果が期待できること，ウイルスゲノムに治療遺伝子を組み込むことで抗腫瘍機能に多彩な修飾が可能であること，反復投与可能であることなど，実用面で優れた特徴を有している。欧米で T-VEC が承認されたことにより，がん治療法の 1 つとしてのウイルス療法の実用化が今後急速に進むと予想され，悪性グリオーマ治療においても近い将来重要な選択肢の 1 つとなると期待される。本邦初の国産のがん治療用ウイルス G47Δ の実用化に期待が高まっている。

用語解説

1. **グリア細胞**：神経系を構成する細胞のうち，神経細胞ではない細胞の総称。ヒトの脳では神経細胞の 50 倍の数のグリア細胞が存在し，神経栄養因子の合成・分泌など神経細胞周辺の恒常性を維持する働きをもつ。ミクログリア，アストロサイト，オリゴデンドロサイト，上衣細胞などの種類がある。

2. **医師主導治験**：臨床試験のうち，「医薬品，医療機器等の品質，有効性及び安全性の確保等に関する法律」に基づいて，新薬の承認あるいは既存薬の新規適用申請のために行われるものを治験と呼び，従来は製薬企業のみが申請して実施することが許されていたが，2003 年 7 月の薬事法（当時）の改正により，医師が自ら申請して治験を行うことが可能となった。治験は元来，製薬企業による開発を想定した制度であるため，医師主導治験とはいえ，多大な資金と労力を必要とす

る。医薬品の場合，一般に，第Ⅰ相（安全性の確認および用法・用量の決定），第Ⅱ相（少数の患者を対象として有効性の検討），第Ⅲ相（多数の患者を対象とした有効性の検証）を経た後，製造販売承認申請がなされ，医薬品医療機器総合機構の審査を経て，厚生労働省の承認を得る。

3. **BAC（bacterial artificial chromosome）**：F 因子（大きな DNA fragment を大腸菌内に単一コピーの形で安定して保持させることが可能）プラスミドのレプリコン（複製単位）に基づくクローニングベクターのこと。BAC クローンは大腸菌内に安定して保持可能であると同時に大腸菌ゲノムの改変系がそのまま利用可能である。HSV-1 ゲノムのように 100 ～ 200 kb の大きな DNA をまるごとクローン化できる。

参考文献

1) Stupp R, Mason WP, et al : N Engl J Med 352, 987-996, 2005.
2) 藤堂具紀 : 実験医学 20, 868-875, 2002.
3) Andtbacka RH, Kaufman HL, et al : J Clin Oncol 33, 2780-2788, 2015.
4) Martuza RL, Malick A, et al : Science 252, 854-856, 1991.
5) Farassati F, Yang AD, et al : Nat Cell Biol 3, 745-750, 2001.
6) Mineta T, Rabkin SD, et al : Nat Med 1, 938-943, 1995.
7) Todo T, Erbright MI, et al : Innovative Cancer Therapy Approaches, 45-75, Academic Press, 2001.
8) Todo T, Feigenbaum F, et al : Mol Thel 2, 588-595, 2000.
9) Markert JM, Medlock MD, et al : Gene Ther 7, 867-874, 2000.
10) Markert JM, Liechty PG, et al : Mol Ther 17, 199-207, 2009.
11) Todo T, Martuza RL, et al : Proc Natl Acad Sci USA 98, 6396-6401, 2001.

12) Fukuhara H, Ino Y, et al : Cancer Res 65, 10633-10668, 2005.
13) Miyatake S, Lyer A, et al : J Virol 71, 5124-5132, 1997.
14) Yamamura H, Hashio M, et al : Cancer Res 61, 3969-3977, 2001.
15) Chung RY, Saeki Y, et al : J Virol 73, 7556-7564, 1999.
16) Kambara H, Okano H, et al : Cancer Res 65, 2832-2839, 2005.
17) Kanai R, Tomita H, et al : Gene Ther 13, 106-116, 2006.
18) Bennett J, Adusumilli P, et al : FASEB J 18, 1001-1003, 2004.
19) Kim SH, Wong RJ, et al : Eur J Cancer 41, 313-322, 2005.

20) Stanziale SF, Petrowsky H, et al : Surgery 132, 353-359, 2002.
21) Chahlavi A, Todo T, et al : Neoplasia 1, 162-169, 1999.
22) Todo T, Rabkin SD, et al : Hum Gene Ther 10, 2741-2755, 1999.
23) 稲生 靖，藤堂具紀：脳外速報 15, 354-360, 2005.
24) Schirrmacher V, Foumier P : Front Oncol 4, 337, 2014.
25) Guo ZS, Liu Z, et al : Front Oncol 4, 74, 2014.
26) Thorne SH : Front Oncol 4, 155, 2014.
27) Kohlhappo FJ, Kaufman HL : Clin Cancer Res 22, 1048-1054, 2016.
28) Puzanov L, Milhem MM, et al : J Clin Oncol 34, 2619-2626, 2016.

参考ホームページ

・ウイルス療法の臨床研究（東京大学医科学研究所附属病院脳腫瘍外科）
http://www.ims.u-tokyo.ac.jp/glioma/research/virus.html

・進行中の医師主導治験（東京大学医科学研究所附属病院脳腫瘍外科）
http://www.ims.u-tokyo.ac.jp/glioma/research/form3/

伊藤博崇

2006 年	横浜市立大学医学部医学科卒業 NTT 東日本関東病院脳神経外科
2010 年	網走脳神経外科・リハビリテーション病院脳神経外科
2011 年	東京都立神経病院脳神経外科
2012 年	NTT 東日本関東病院脳神経外科
2013 年	東京大学医科学研究所附属病院脳腫瘍外科

第2章 最近のがん免疫療法開発の臨床的成果と位置づけ

4．腫瘍溶解性ウイルス
3）腫瘍溶解性ウイルス HF10 による再発乳がん多発結節症例，切除不能進行膵がん症例に対する臨床研究

粕谷英樹・直江吉則・一ノ瀬　亨・廣岡芳樹・後藤秀実・田中舞紀

　われわれは 20 年以上にわたり腫瘍溶解性ヘルペスウイルスの研究を続けてきており，2002 年に日本で初めて腫瘍溶解性ウイルスを使用した医師主導型の臨床研究を再発乳がん多発結節症例に対して開始し，さらに 2005 年からは切除不能進行膵がん症例に対して臨床研究を開始した。2013 年から 2015 年にかけては切除不能進行膵がん症例に対して併用療法による臨床研究も行った。

　HF10 は腫瘍細胞に対する強力な殺細胞能力から，腹部腫瘍や皮膚腫瘍などの幅広いがん腫に有効であると言われている。現在，HF10 は日本と米国で企業治験が行われており，日本初の腫瘍溶解性ウイルスとして薬事承認をめざしている。本稿では，後半に倫理委員会への対応についても考察する。

はじめに

　われわれは 20 年以上にわたり腫瘍溶解性ヘルペスウイルスの研究を続けてきており，単純ヘルペスウイルス I 型および II 型により大腸がん，膀胱がん，膵がん，卵巣がんなど，各種がん腫に対する基礎研究データを蓄積してきた[1)-9)]。2002 年に日本で初めて腫瘍溶解性ウイルス[用解1]を使用した医師主導型の臨床研究を再発乳がん多発結節症例に対して開始し[10) 11)]，さらに 2005 年からは切除不能進行膵がん症例に対して臨床研究を開始した[12) 13)]。2013 年から 2015 年にかけては切除不能進行膵がん症例に対して併用療法による臨床研究も行った。

　HF10 は単純ヘルペスウイルス I 型の弱毒化自然変異株である。ゲノムサイズは約 150 kb であり，80 種類以上の遺伝子をコードしている。遺伝子変異により UL（ヘルペスウイルス遺伝子ユニークロング）43，49.5，55，56 および LAT の機能抑制があり[14)]，正常細胞への毒性が減弱されているため，マウス LD50（半数致死量）は野生株 HSV-1 KOS と比較して腹腔内投与で 2000 倍以上である。HF10 の腫瘍選択性のメカニズムは腫瘍細胞のウイルスに対する Type I インターフェロンの反応性の低下および Ras 経路のような細胞増殖経路の過剰発現によりウイルスの侵入と増殖が腫瘍細胞では妨げられにくいことによると言われている。

　近年，腫瘍溶解性ウイルスの作用機序の 1 つとして腫瘍特異的なリンパ球の誘導など，がんワク

key words

HF10，腫瘍溶解性ウイルス，HSV，膵がん，乳がん，倫理委員会，併用療法，がんワクチン

チン[用解2]（in situ vaccination）として転移性腫瘍に対する治療効果を含む全身療法としての効果が明らかにされている[15)16)]。HF10は感染したがん細胞が周囲のがん細胞と膜融合するcell fusion type[用解3]であるが，腫瘍溶解性ウイルスにおけるcell fusionはNKTなどのリンパ球に対して腫瘍特異抗原をより認識しやすくすると言われている[17)]。HF10は腫瘍細胞に対する強力な殺細胞能力から，腹部腫瘍や皮膚腫瘍などの幅広いがん腫に有効であると言われている。現在，HF10は日本と米国で企業治験が行われており，日本初の腫瘍溶解性ウイルスとして薬事承認をめざしている。本稿では，後半に倫理委員会への対応についても考察する。

Ⅰ．再発乳がん多発結節症例に対するHF10を用いた臨床研究

2002年から日本で初めて腫瘍溶解性ウイルスを用いた臨床研究を行った[10)]。化学療法，ホルモン療法，放射線療法などの集学的治療を受けたが胸部皮膚もしくは皮下に転移結節を認める再発をきたした症例を対象とし，安全性を考慮してヘルペス抗体陽性の症例のみを対象とした。1人の症例の胸部から2ヵ所の結節を選択し，1つの結節にはコントロールとして生理食塩水を，もう一方にはHF10をdose escalation studyとしてウイルス量1×10^4 pfu/day単日投与から5×10^5 pfu/dayの3日間連続投与まで徐々に投与量を上げ，安全性と投与部位腫瘤の病理組織学的変化を評価した。すべての症例は乳房切除術をすでに受けた女性であり，年齢は48歳から76歳の合計6症例であった（**表❶**）。

HF10投与後は体液からのウイルス検出の有無をplaque forming assayにて観察し〔Shedding（−）〕，血液データとともに1週間ごとに胸部エコーにより結節の変化を経時的に観察した。投与後14日目にそれぞれの結節を外科的に切除して病理学的検討を行った。このように同一症例から生食と腫瘍溶解性ウイルスの対比が可能なサンプルを入手したことは学術的に極めて有意義であり，同様の比較検討を行った臨床研究は類をみない（**図❶**）。コントロールとの対比により病理学的にはCD4よりもCD8優位なT-cellの浸潤がHF10を注射した結節から観察された。病理学的Grade診断によるGrade 2（2/3以上のがん細胞の消失）を1例，Grade2-3（約90％のがん細胞の消失）を1例認めた。HF10を注射した結節ではがん細胞が死滅して溶解し一部線維化組織に置き変わった所見が認められた。上記所見はHF10を投与した腫瘤でのみ見られ，浸潤性乳管がん症例および粘液産生性乳がん症例において同様の所見が認められた。投与後14日目もまだ結節内にウイルス封入体を認め，14日目以降のウイルスの増殖が予想された。HSV（ヘルペスウイルス）抗体による免疫染色ではウイルスタンパクが結節内に広範囲に認められた。今回のPhase Ⅰ studyでは安全性と病理学的有効性を確認したが，生存率の改善を認めることはできなかった。今後，効果が認められる間は複数の結節に繰り返しHF10を注入するなどのプロトコールが必要であり，治療期間に関する考察が必要であると思われる。また，他の治療法との併用療法，集学的治療の研究も必要であろう。HF10はトリプルネガティブ[用解4]乳がんのような既存の標準治療に抵抗性を示す乳がんにも殺細胞効果を示し[18)]，がん細胞よるTregなどを介した免疫寛容を解除することで免疫学的な

表❶　再発乳がん

No.	Age	Efficacy	Gender	Dose（pfu）	Origin	Histopathology	Toxicity	Shedding
1	61	1b	Female	$1 \times 10^4 \times 1$d	Breast cancer	Invasive ductal carcinoma	（−）	（−）
2	62	1a	Female	$1 \times 10^5 \times 1$d	Breast cancer	Invasive ductal carcinoma	（−）	（−）
3	48	2	Female	$1 \times 10^5 \times 3$d	Breast cancer	Invasive ductal carcinoma	（−）	（−）
4	66	1b	Female	$5 \times 10^5 \times 1$d	Breast cancer	Invasive ductal carcinoma	（−）	（−）
5	72	2-3	Female	$5 \times 10^5 \times 3$d	Breast cancer	Mucinous carcinoma	（−）	（−）
6	76	N/A	Female	$5 \times 10^5 \times 3$d	Breast cancer	Scirrhous carcinoma	（−）	（−）

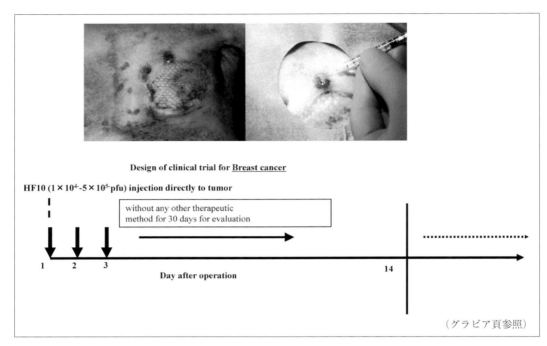

図❶ 再発乳がん多発結節症例へのHF10および生食投与

抗腫瘍効果も期待することができるであろう。以上の点から今後も再発乳がん症例，トリプルネガティブ乳がん症例に関してさらなる研究が望まれる。

Ⅱ．切除不能進行膵がんに対するHF10単独での臨床研究

　膵がんはがん死亡の第5位に挙げられ，近年増加傾向にあるがん腫であり，診断能力の向上と相まって，30年前と比較し約8倍近くまで増加している。先に述べた再発乳がん多発結節症例に対する臨床研究によって得られた知見を基に，2005年から切除不能進行膵がんを対象とした医師主導型臨床研究を行った[13]。切除不能進行膵がんとは周囲の血管や組織に浸潤があるか，もしくは転移が認められ切除を行っても生存率の改善が望めない症例である[19]。適応症例は，事前にバイオプシーにて膵がんの確定診断を受けており，切除可能と判断して開腹術を行ったが，開腹時の所見が術前の画像診断よりも進行しており，切除不能と判断された症例とした。また，安全性のために

HSV抗体陽性症例に限定した。術前に同意をとり，HF10による治療を望まれた症例を対象とした。手術室において第1日目は直接HF10を腫瘍に注射し，膵がん腫瘍部に硬膜外カテーテルを留置して閉腹した後，術後第2，第3病日は腫瘍部に結紮し留置されたカテーテルを使用してHF10を注入した（**図❷**）。HF10投与量に関しては第1症例のウイルス量を 1×10^5 pfu/day から開始し，1×10^6 pfu/day まで dose escalation していった（**表❷**）。全体量を2.0mLに希釈し1つの腫瘍に対し異なる4方向から0.5mLずつ注入した。注目すべきはHF10の投与後30日にわたり他の治療を加えることなく，HF10単独での安全性と効果を評価したことであり，他の治療法による影響を受けることなくHF10による純粋な経過を観察できた点である。6症例を終了後にHF10単独の臨床試験としてさらに2症例を追加した。後期2症例では当初の3日間の投与に加えて週1回の超音波内視鏡（EUS）下HF10投与を3回追加した。後期2症例に関しても同様に合計6回の投与終了後は30日間にわたり他の治療を加えることなく，

3）腫瘍溶解性ウイルス HF10 による再発乳がん多発結節症例，切除不能進行膵がん症例に対する臨床研究

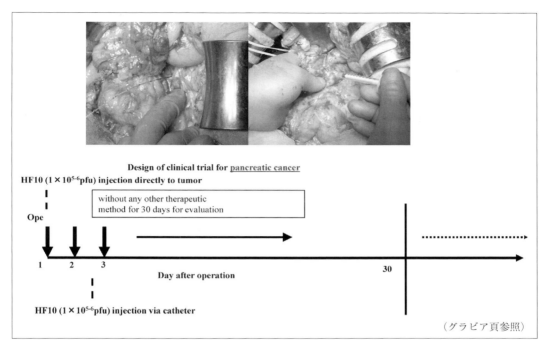

図❷ 切除不能進行膵がん症例への術中 HF10 投与とカテーテル留置

表❷ 切除不能進行膵がん症例

No.	Age	Efficacy	Gender	Dose (pfu)	Origin	Histopathology	Toxicity	Shedding
1	68	PD	Male	$1\times10^5 \times 3d$	Pancreas cancer	Invasive ductal carcinoma	(−)	(−)
2	61	SD	Male	$1\times10^5 \times 3d$	Pancreas cancer	Invasive ductal carcinoma	(−)	(−)
3	60	SD	Male	$5\times10^5 \times 3d$	Pancreas cancer	Invasive ductal carcinoma	(−)	(−)
4	52	PD	Male	$1\times10^6 \times 3d$	Pancreas cancer	Invasive ductal carcinoma	(−)	(−)
5	73	PR	Male	$1\times10^6 \times 3d$	Pancreas cancer	Invasive ductal carcinoma	(−)	(−)
6	76	SD	Male	$1\times10^6 \times 3d$	Pancreas cancer	Invasive ductal carcinoma	(−)	(−)
7	49	PD	Male	$1\times10^6 \times 6d$	Pancreas cancer	Invasive ductal carcinoma	(−)	(−)
8	64	PD	Male	$1\times10^6 \times 6d$	Pancreas cancer	Invasive ductal carcinoma	(−)	(−)

HF10 単独の安全性と効果を評価した．

この臨床研究には年齢 52 歳から 76 歳の 8 症例（すべて男性）が登録され，投与後の血液中での HSV DNA を定量 PCR 法にて調べたが，いずれの症例においても HF10 DNA は検出されなかった．また，NK 細胞の活動性を投与の前後で計測したが，通常の開腹手術による侵襲では NK 細胞の活動性が下がるのに対して，HF10 の投与によると考えられる影響により NK 細胞の活動性が上昇していることが確認された．INF-α は全身性の HF10 感染をモニターする目的により計測されたが，投与前後に変化はなく安全性が裏づけられた．IL-12 についても投与前後に変化はなかった．腫瘍サイズに関しては CT，MRI，PET により計測された．8 症例の中では CT を基に計測し CHOI 基準（modified RECIST）に準じた PR が 1 例，SD が 3 例であり，50％の病勢コントロール率が得られた．また，がん細胞の残存量を想定するためには PET が優れていることが示された（図❸）．これは腫瘍溶解性ウイルスの特性として投与後に炎症細胞の浸潤が先行し，一度膨化し，その後も内部のがん細胞がリンパ球や線維芽細胞

のような炎症反応細胞に置き換わることにより，腫瘍サイズの変化よりも腫瘍内部の変化が先行することによる。このような内部変化を捉えるのにCT, MRIよりも糖の取り込みを反映するPETが優れていたと考えられる。後期2症例に関しては，CHOI基準[20)21)]による判定では遠隔転移を認めたために総合判定はPDであったが，局所の腫瘍サイズに関してはSDであり，腫瘍マーカー，CA19-9の動向も含めHF10投与中は明らかに局所腫瘍がコントロールされていたことが示された（図❹）。病理学的な検査ではEUS下バイオプシーにて採取された検体の免疫染色からHF10投与後14日後も腫瘍内に広範囲にウイルス関連タンパクが認められた。さらに不幸にしてお亡くなりになった症例の病理解剖により得られた検体からは最長で318日後までHSVタンパクの存在が膵腫瘍組織内から認められた。こうした事実は，ウイルス関連タンパクが免疫を刺激し，がん抗原に対する免疫寛容状態を改善するという観点からは大変学術的意義のある所見であると考える。また，CD4, CD8 リンパ球の浸潤では病理解剖で得られた腫瘍内にCD8優位な浸潤が認められた。生存日数に関しては8症例の平均生存日数は203日であり，50％の患者について通常の非切除膵がん症例で開腹してバイパス術を受けた当科平均よりも長期の生存日数を得ることができた。

Ⅲ. 切除不能進行膵がんに対するHF10と既存化学療法との併用療法の研究

腫瘍溶解性ウイルスと既存の化学療法の組み合わせは進行がんに対して有効な結果を示したとの報告が散見されるようになってきた[22)-25)]。私たちは前述のような臨床研究を基にHF10単独での安全性を確認したうえで，次に腫瘍溶解性ウイルスの使用方法として，より実臨床に近いと考えられる併用療法について基礎実験と臨床研究を行った。

われわれはHF10と既存の抗がん剤（エルロチニブ，ゲムシタビン）を用いた併

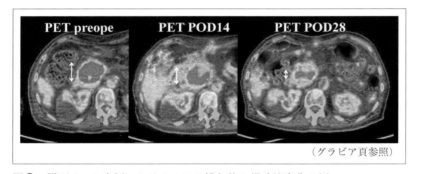

（グラビア頁参照）

図❸　膵がんPR症例におけるHF10投与後の経時的変化の例

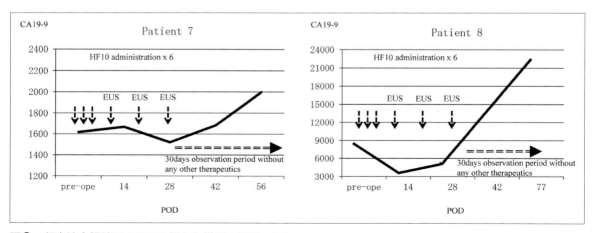

図❹　超音波内視鏡下のHF10投与と膵がん局所コントロール

用療法による臨床研究を開始する前に，ヒト膵がん細胞株（BxPC-3，PANC-1）担がんマウスを使用して基礎実験を行った[26]。HF10とゲムシタビンとの併用療法についてはマウス大腸がん細胞を使用した基礎研究がすでに発表されていた[27]。基礎研究の結果では，in vitro においてHF10，エルロチニブいずれも用量依存的にBxPC-3の増殖を抑制したが，両者の併用により，各単剤よりも有意に細胞増殖抑制効果がみられた。エルロチニブはHF10の細胞内への浸入に影響を与えなかった。皮下腫瘍モデルにおいて，HF10単独群，エルロチニブ単独群いずれもコントロール群に比して腫瘍サイズの増大が抑制されたが，併用群ではさらに腫瘍サイズの増大が抑制され，その効果は相乗的であった。各治療群で治療の影響による体重の推移に明らかな差はなく，重篤な副作用はみられなかった。

われわれは名古屋大学大学院医学系研究科，生命倫理委員会の承認を得て，ヘルペス抗体陽性であり，局所進行切除不能進行膵がんで遠隔転移のない（stage IVa）膵がん症例を対象にHF10と，エルロチニブ，ゲムシタビンとの3剤併用臨床研究を2013年より開始した。本臨床研究におけるHF10の用量はコホート1，2，3につきそれぞれ 1×10^6 pfu/day，3×10^6 pfu/day，1×10^7 pfu/dayとし，各コホート3例とした。DLT評価を行い推奨用量を決定することとした。血液中へのウイルス漏出はHF10特異的なプライマーによる定量PCRにより評価された。主要評価項目は安全性であり，副次的評価項目としては腫瘍縮小効果とした。現在，最終的な解析中であり，近日中に結果について公表できる予定である。

一方，アブラキサン（nab-paclitaxel）が進行膵がんに対して承認され，標準治療に組み入れられたことを踏まえ，現在アブラキサンとHF10の併用療法について基礎研究を行っている。今後，腫瘍溶解性ウイルスを用いた実臨床は単独使用ではなく，他の抗がん剤との併用療法として確立されていくであろう。併用療法は実臨床にそった重要な臨床研究であるが，反面，効果と副作用の発現が単剤と比べてより複雑化することが懸念され，

どの薬剤の作用による現象であるのかを把握しづらい側面をもつことに留意する必要があるだろう。

おわりに

1. 臨床研究の進め方

倫理委員会の形態は各施設により多様であり，時に異なる判断が下されることがある。遺伝子治療，再生医療，細胞療法を区別して審査を行う施設もあれば，同一に審査を行う施設もあるだろう。腫瘍溶解性ウイルスはまだ新しい分野の治療薬であり，時に混乱を生ずる場合も散見される。特に腫瘍溶解性ウイルスの特徴である自己増殖能については，施設内での感染の防御や取り扱い，漏出と感染伝播，隔離の必要性の有無などは腫瘍溶解性ウイルス特有なものであり，倫理委員会の審査の段階ではそうした特殊性についての対策を行い，審査委員に安全性について十分な説明を行う必要がある。実際の多くの腫瘍溶解性ウイルスは感染能力が著しく低く疾病を引き起こすことはない弱毒株であり，過度に神経質な対応は必要ないと考えられるが，初期の臨床研究段階では特に十分な審議を要求される部分となる。もっとも，こうした懸念は実際に臨床試験が終了し安全性が確認された後は必要とされない部分が多いのも事実である。このように腫瘍溶解性ウイルスを使用した臨床研究において感染対策は特徴的な要素であり，他の化学療法や分子生物学的製剤とは一線を画す点と言えるだろう。すべての腫瘍溶解性ウイルスと接触した機材は感染性廃棄物として破棄されるか，廃棄できない物に関してはウイルスが感染力を失う方法で消毒滅菌されなくてはならない。それは腫瘍溶解性ウイルスの種類によって異なるであろうが，煮沸滅菌やアルコール，内視鏡洗浄などに用いるディスオーパなどで感染力を失うことを事前に確認し，倫理委員会の申請書内に記載する必要があるだろう。投与後の24時間は患者の投与部位からのウイルスの漏出に備えた体制を倫理委員会から要求されることも考えられる。時には患者の尿や糞便の中に腫瘍溶解性ウイルスが漏出していないかを調べるため，血液やサンプル中のウイルスゲノムの消失を定量PCRで

確認するまでは病室からの外出を制限することを求められるかも知れない。ただ，そうしたことは初期の臨床研究として倫理委員会としての経験数が少ないために要求されることであり，症例を積み重ねる中で腫瘍溶解性ウイルスの安全性が証明されれば近い将来そのような必要はなくなるであろう。

2. 今後の展開

2015 年 10 月には同じ腫瘍溶解性ヘルペスウイルスである AMGEN 社の T-VEC（talimogene laherparepvec）が米国で FDA によって新薬として承認されたことからも，HF10 を含めた腫瘍溶解性ウイルスは新しい生物学的製剤となりうると

確信している[28]。腫瘍溶解性ウイルスは外来抗原であり，がん細胞による免疫寛容状態を解除するとともに，腫瘍を破壊して抗原提示細胞ががん抗原を提示しやすくする。その作用機序から，今後は他のがん免疫治療との併用も期待されるところである。細胞療法は血液がんに関して高い有効性が報告されているが[29]，いまだ難治固形がんに対しての有効性の報告は少ない。われわれは腫瘍溶解性ウイルスに関連した免疫学的検証とともに，こうした複数のがん免疫治療法を組み合わせた併用療法の研究を行っている。がん免疫治療は期待される分野であり，これからのさらなる研究が望まれる。

用語解説

1. **腫瘍溶解性ウイルス**：がん細胞に感染してこれを細胞死させるウイルスの総称である。感染したがん細胞は融解し，感染性をもつ新たなウイルス粒子を放出して他のがん細胞に感染する。
2. **がんワクチン**：正常細胞には全く発現せず，がん特異性な強い免疫原性（抗原が抗体の産生や細胞性免疫を誘導する性質）を励起する，がんの予防や治療を行うために用いる（ワクチン）製剤である。
3. **cell fusion type**：ウイルス感染による感染細胞の形態変化を示す用語。細胞膜の膜構造が変化することにより周囲の細胞と膜融合を起こす。
4. **トリプルネガティブ**：乳がん腫瘍の細胞に他の乳がんでみられる 3 種類のタンパク質（エストロゲンホルモン受容体，プロゲステロンホルモン受容体，HER2 増殖要因受容体）の表現がないことを示す。

参考文献

1) Kasuya H, Nishiyama Y, et al : J Surg Oncol 72, 136-141, 1999.
2) Kasuya H, Nishiyama Y, et al : Cancer Gene Ther 14, 533-542, 2007.
3) Shimoyama S, Goshima F, et al : Hepatogastroenterology 54, 1038-1042, 2007.
4) Shikano T, Kasuya H, et al : Curr Cancer Drug Targets 11, 111-122, 2011.
5) Watanabe I, Kasuya H, et al : Cancer Chemother Pharmacol 61, 875-882, 2008.
6) Kohno SI, Luo C, et al : Cancer Gene Ther 14, 918-926, 2007.
7) Nomura N, Kasuya H, et al : Cancer Chemother Pharmacol 63, 321-330, 2009.
8) Kohno S, Luo C, et al : Urology 66, 1116-1121, 2005.
9) Ishida D, Nawa A, et al : Cancer Lett 288, 17-27, 2010.
10) Kimata H, Imai T, et al : Ann Surg Oncol 13, 1078-1084, 2006.
11) Nakao A, Kimata H, et al : Ann Oncol 15, 988-989, 2004.
12) Kasuya H, Kodera Y, et al : Hepatogastroenterology 61, 599-605, 2014.
13) Nakao A, Kasuya H, et al : Cancer Gene Ther 18, 167-175, 2011.
14) Ushijima Y, Luo C, et al : Microbes Infect 9, 142-149, 2007.
15) Elsedawy NB, Russell SJ, et al : Expert Rev Vaccines 12, 1155-1172, 2013.
16) Breitbach CJ, Burke J, et al : Nature 477, 99-102, 2011.
17) Takakuwa H, Goshima F, et al : Arch Virol 148, 813-825, 2003.
18) Tan G, Kasuya H, et al : Int J Cancer 136, 718-730, 2015.
19) 日本膵臓学会編：膵癌取扱い規約 第 6 版 2013 年版，金原出版，2013.
20) Choi H, Charnsangavej C, et al : J Clin Oncol 25, 1753-1759, 2007.
21) Karakiewicz PI, Nott L, et al : Onco Targets Ther 9, 2855-2863, 2016.
22) Zhao X, Chester C, et al : Mol Cancer Ther 15, 767-773, 2016
23) Lawson KA, Mostafa AA, et al : Clin Cancer Res 22, 5839-5850, 2016.
24) El-Shemi AG, Ashshi AM, et al : J Exp Clin Cancer Res 35, 74, 2016.
25) Chen X, Han J, et al : Oncotarget 7, 27764-27777, 2016.
26) Yamamura K, Kasuya H, et al : Ann Surg Oncol 21, 691-698, 2014.
27) Esaki S, Goshima F, et al : Int J Cancer 132, 1592-1601, 2013.
28) Puzanov I, Milhem MM, et al : J Clin Oncol 34, 2619-2626, 2016.

———— 3) 腫瘍溶解性ウイルス HF10 による再発乳がん多発結節症例，切除不能進行膵がん症例に対する臨床研究

29) Guo Y, Wang Y, et al : J Immunol Res, 2016〔Open Access Journal〕.

参考ホームページ

・名古屋大学大学院医学系研究科癌免疫治療研究室
  http://www.med.nagoya-u.ac.jp/cancerimmuno/index.html

粕谷英樹

1990 年	愛知医科大学医学部卒業
2000 年	名古屋大学大学院医学系研究科博士課程修了，医学博士
2003 年	米国ハーバード大学医学部外科博士研究員
2010 年	Fellow of American College of Surgeons（FACS）
2013 年	International Center for Medical Technologies（米国）癌免疫治療学教授
2016 年	名古屋大学大学院医学系研究科癌免疫治療研究室室長，准教授

トランスレーショナルリサーチを支援する

遺伝子医学 MOOK
Gene & Medicine

21号
**最新ペプチド合成技術と
その創薬研究への応用**

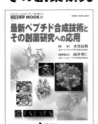

編　　集：木曽良明
　　　　　（長浜バイオ大学客員教授）
編集協力：向井秀仁
　　　　　（長浜バイオ大学准教授）
定　価：本体 5,333円＋税
型・頁：B5判、316頁

20号
**ナノバイオ技術と
最新創薬応用研究**

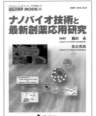

編　集：橋田　充
　　　　（京都大学大学院薬学研究科教授）
　　　　佐治英郎
　　　　（京都大学大学院薬学研究科教授）
定　価：本体 5,143円＋税
型・頁：B5判、228頁

19号
**トランスポートソーム
生体膜輸送機構の全体像に迫る
基礎, 臨床, 創薬応用研究の最新成果**

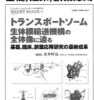

編　集：金井好克
　　　　（大阪大学大学院医学系研究科教授）
定　価：本体 5,333円＋税
型・頁：B5判、280頁

18号
**創薬研究への
分子イメージング応用**

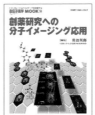

編　集：佐治英郎
　　　　（京都大学大学院薬学研究科教授）
定　価：本体 5,143円＋税
型・頁：B5判、228頁

17号
**事例に学ぶ。
実践、臨床応用研究の進め方**

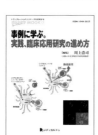

編　集：川上浩司
　　　　（京都大学大学院医学研究科教授）
定　価：本体 5,143円＋税
型・頁：B5判、212頁

16号
**メタボロミクス：その解析技術
と臨床・創薬応用研究の最前線**

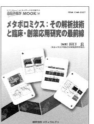

編　集：田口　良
　　　　（東京大学大学院医学系研究科特任教授）
定　価：本体 5,238円＋税
型・頁：B5判、252頁

お求めは医学書販売店、大学生協もしくは弊社購読係まで

発行／直接のご注文は

株式会社 メディカルドゥ

〒550-0004
大阪市西区靱本町 1-6-6　大阪華東ビル 5F
TEL.06-6441-2231　FAX.06-6441-3227
E-mail　home@medicaldo.co.jp
URL　http://www.medicaldo.co.jp

第3章

がん免疫療法臨床試験からの
レッスン

第3章 がん免疫療法臨床試験からのレッスン

1. 免疫抑制分子とリンパ球の腫瘍浸潤

村岡大輔

　近年，がん患者の腫瘍局所における CD8 陽性 T 細胞の認識抗原およびそれらの浸潤率と治療効果の相関関係などから，腫瘍浸潤リンパ球に注目が集まっている。しかし一方で，それらリンパ球の免疫の活性化状態が不十分であり，結果として生体内における腫瘍増殖が制御不能となることも報告されている。このような腫瘍増悪の要因の1つとして，腫瘍浸潤 T 細胞の活性抑制および腫瘍局所への T 細胞の制御がある。本稿では，これらの腫瘍局所における免疫抑制機構と T 細胞浸潤に関わる分子機構などについて紹介する。

はじめに

　1990 年頃に本格化した腫瘍抗原の単離・同定を契機として，以来，免疫による腫瘍の認識と攻撃，すなわち抗腫瘍免疫の理解が著しく進展した[1)-3)]。細胞性免疫と液性免疫からなる多様な抗腫瘍免疫反応において，がん細胞を生体内で直接殺傷しうる細胞群は CD8 陽性 T 細胞，NK 細胞，NKT 細胞などであることが明らかとなってきた。なかでも CD8 陽性 T 細胞は，がん細胞特異的に変異および過剰発現するタンパク質やがん精巣抗原に由来するエピトープなどを T 細胞表面に発現する抗原認識受容体（T cell receptor：TCR）を介して認識し活性化することで，がん細胞を殺傷する。このような T 細胞による腫瘍細胞の殺傷には，腫瘍特異的 T 細胞が誘導および活性化され，腫瘍へと遊走および浸潤し正常に機能しなければならない。しかし腫瘍は，このような T 細胞の細胞傷害性活性の抑制や腫瘍局所への浸潤阻害を導くことが知られている。

Ⅰ. 腫瘍抗原特異的 CD8 陽性 T 細胞と腫瘍浸潤

　腫瘍抗原の単離・同定技術の確立に伴い，がん細胞分化に関連するがん遺伝子やがん抑制遺伝子に由来するがん共通抗原の同定，およびそれらの免疫療法への応用が試みられてきた。しかしながら，がん共通抗原の多くは正常組織に発現しており，これらの抗原に対する特異的 CD8 陽性 T 細胞は免疫寛容へと陥りやすく，かつ抗原親和性も低くなるため，がん共通抗原を標的とした各種免疫療法の臨床効果は限定的となることがあった[4)]。

　一方，このような共通抗原と異なり正常細胞に発現しておらず免疫原性が高い抗原として，正常遺伝子の点変異により生じる新生抗原がある。これら新生抗原はがん細胞がエクソン領域に保持する数百から数千の変異に由来しており，それらの変異による主要組織適合遺伝子複合体（major histocompatibility complex：MHC）との結合能や TCR との親和性の上昇によって，共通抗原よりも高い免疫原性を有している。このような新生抗

---

key words

CD8 陽性 T 細胞，腫瘍抗原，新生抗原，腫瘍浸潤リンパ球，腫瘍微小環境，免疫抑制

原は，次世代シークエンサーなどの遺伝子解析技術や変異を有する抗原ペプチドと個々の MHC の結合を予測する最新のエピトープ予測データベースを用いて，個々の患者（もしくはマウス腫瘍）由来のゲノムの解析をすることで抽出される[5]。実際，このような技術を用いた解析は，がん患者の腫瘍浸潤リンパ球中に変異抗原を特異的に認識するリンパ球が存在することを明らかにしている[6]。

　一方，ヒト臨床検体の腫瘍微小環境解析から，多くのがん患者の腫瘍局所に T 細胞が浸潤していることが明らかになっている。早期の大腸がんでは腫瘍や腫瘍周辺ストローマ細胞領域に観察される活性化 CD8 陽性 T 細胞は，予後良好の兆候の 1 つであると考えられている[7] [8]。事実，ステージ 1 もしくは 2 の大腸がん患者において，腫瘍浸潤 T 細胞が豊富な患者では 5 年以内の再発率は低く，ステージ 3 の大腸がん患者でも腫瘍浸潤 T 細胞が豊富な患者で無病期間が長いことが報告されている[9]。その他，乳がんや腎細胞がん，メラノーマ，卵巣がん，消化管間質腫瘍などにおいても，腫瘍浸潤 T 細胞の存在と腫瘍増悪が相関しているとの報告がある[10] -[14]。これらの所見は，がん患者生体内において自然発症的に誘導される腫瘍抗原特異的 CD8 陽性 T 細胞が腫瘍局所へと浸潤し機能することで，がんが退縮へと導かれる可能性を示している。

　このように，免疫システムが新生抗原を含む腫瘍由来抗原を認識し活性化することで特異的免疫反応を介したがんの駆逐がなされると考えられるが，多くの場合，がんは様々な機構により免疫からの攻撃を回避し生体内で増悪を続ける。

II. 腫瘍浸潤 T 細胞と免疫抑制分子

　転移性メラノーマをはじめとする多くの腫瘍では，腫瘍に浸潤した抗原特異的 CD8 陽性 T 細胞の細胞増殖能およびサイトカイン産生能が著しく低下していることが明らかになっている。この免疫抑制作用を担う因子としては，PD-1 や CTLA-4 などの免疫抑制共シグナル分子[15] [16]や腫瘍および腫瘍周辺細胞により産生される

transforming growth factor beta（TGF-β）やインターロイキン（interleukin：IL）-10，プロスタグランジン，indoleamine 2，3-dioxgense/tryptophan 2，3-dioxgense（IDO/TDO）などの免疫抑制性サイトカインなど[17] -[19]，そして制御性 T 細胞（regulatory T cell：Treg），骨髄由来抑制細胞（myeloid-derived suppressor cell：MDSC）などに代表される免疫を負に制御する免疫抑制性免疫細胞がある[19] [20]。

　これらの免疫抑制分子は，抗原特異的免疫反応により誘導される。例えば，腫瘍やミエロイド系細胞に発現する PD-L1 や IDO は CD8 陽性 T 細胞が腫瘍抗原などを認識し活性化した際に産生する IFN-γ の刺激により誘導され，Treg は CD8 陽性 T 細胞依存的に産生される CCL22 の高発現により腫瘍微小環境へと集積することが明らかになっている[21]。しかし，このような機能不全は可逆的であり，in vitro サイトカイン刺激や各種免疫抑制シグナルの阻害により CTL 機能が回復することが明らかになっている。Rosenberg らはヒト腫瘍内に浸潤するリンパ球様細胞を，IL-2 を含有する培地で in vitro 増殖させ，患者へ再移植することで高い治療効果が得られることを示している[22]。

　一方，腫瘍浸潤リンパ球などに発現する PD-1 や活性化樹状細胞や腫瘍などに発現する PD-L1（B7-H1 または CD274）または PD-L2（B7-DC または CD273）の結合は，ITIM（immunoreceptor tyrosine-based inhibitory motif），ITSM（immuno-receptor tyrosine-based switch motif）のリン酸化を介してチロシン脱リン酸化酵素 SHP2 によるホスファチジルイノシトール 3 リン酸キナーゼ（PI3K）の脱リン酸化と活性低下を招き，T 細胞の活性化および増殖・生存を減弱させることがわかっている[23]。PD-1 や PD-L1 のブロッキング抗体は，このような T 細胞の増殖および生存抑制を阻害することで抗腫瘍効果を導くとされている[24] -[26]。

　また，CTLA-4（cytotoxic T lymphocyte antigen 4，別名 CD152）は，活性化した CD8 陽性 T 細胞や CD4 陽性 T 細胞および制御性 T 細胞に発現し，CD80/CD86 分子と結合する。CTLA-4 のシ

第 3 章　がん免疫療法臨床試験からのレッスン

グナルは，抗原特異的 T 細胞に対する免疫寛容の誘導や IL-2 産生の遮断などを招き，強力な免疫抑制因子として機能する。制御性 T 細胞に発現する CTLA-4 は抗原提示細胞上の CD80/CD86 分子と結合することで，その抗原提示細胞の活性を抑制する作用があると考えられている[27]。抗 CTLA-4 抗体の投与は，これらの CTLA-4 シグナルを阻害することで樹状細胞の活性化を促し免疫応答を増強するとともに，腫瘍局所の Treg を抗体依存性細胞介在性細胞傷害 (antibody-dependent cell-mediated cytotoxicity：ADCC) により除去する作用も有するとの報告がある[26] [28] [29]。

　その他，トリプトファン代謝の主要経路であるキヌレニン経路の律速酵素である IDO は，その酵素活性によりトリプトファンを分解・枯渇させることで抗原特異的 T 細胞や NK 細胞などの活性低下を招くと考えられている[30] [32]。また，IDO により分解を受けたトリプトファンがキヌレニン経路で代謝され生じる種々の中間代謝産物が，T 細胞や NK 細胞の活性低下の原因物質ではないかとする報告もある。キヌレニンや 3-ヒドロキシアントラニル酸などのキヌレニン経路の中間代謝産物の投与は，CD8 陽性 T 細胞や CD4 陽性 T 細胞，NK 細胞に増殖抑制やアポトーシス誘導を引き起こす[33]。3-ヒドロキシアントラニル酸については，PDK1 を阻害することで TCR シグナルと共刺激シグナルの脱共役を招き，T 細胞にアポトーシスを誘導するという報告もある[34]。このように IDO は，その酵素活性に基づき免疫抑制に働くことが明らかとなっており，当活性を阻害し腫瘍による免疫抑制性機構を解除することで抗腫瘍免疫による腫瘍への攻撃を回復し治療効果に結び付けられると考えられ，現在多くの IDO 阻害剤の臨床試験が行われ，次世代の免疫抑制解除薬の標的としての検証が進められている。

Ⅲ．T リンパ球の腫瘍への浸潤阻害

　免疫チェックポイント阻害剤や IDO 阻害剤は，腫瘍浸潤 T 細胞などが腫瘍拒絶を導くのに十分なエフェクター活性を保持していることが前提と

なり動作する薬剤であり，一部の腫瘍浸潤リンパ球が乏しい個体では十分な効果が発揮されない。このような T 細胞の腫瘍への浸潤制御に関わる細胞群に，腫瘍微小環境に局在するストローマ細胞がある。ストローマ細胞は，線維芽細胞やマクロファージ様細胞そして血管上皮細胞などからなり，腫瘍増殖を支持するだけでなく，腫瘍局所への免疫細胞の浸潤を妨げる機能も有している。Fearon らは，線維芽細胞に fibroblast activating protein (FAP) が発現していることに注目し，FAP 産生細胞が除去可能な遺伝子操作マウスを用いることで FAP 陽性ストローマ細胞が腫瘍微小環境への免疫細胞の浸潤を妨げることを見出した[35]。また FAP に対するワクチンや低分子阻害剤も効果的であり，抗腫瘍免疫応答を改善し腫瘍退縮を導くことが明らかになっている[36]。特に，FAP に対する低分子阻害剤は様々なサイトカイン上昇を導くことがマウス in vivo 実験で明らかになっており，数種の FAP 低分子阻害剤については治験が始まりつつある。

　腫瘍微小環境に発現するコラーゲンも T 細胞の浸潤を阻害しており，コラーゲンを消化することで T 細胞の腫瘍局所への浸潤が促進される[37]。また，このような腫瘍浸潤 T 細胞の少ない腫瘍モデルでは，血管新生因子の発現が高いことが明らかになっている[38] [39]。Coukos らは，卵巣がんモデルを用いて腫瘍浸潤 T 細胞が観察される腫瘍と観察されない腫瘍より，血管上皮細胞を回収し網羅的遺伝子発現解析を行うことで，T 細胞の腫瘍浸潤に関する発現遺伝子フェノタイプを明らかにした。この結果より，エンドセリン B receptor などの T 細胞集積に関わる分子が同定された[40]。この他，T 細胞の腫瘍への浸潤には ICAM や VCAM，そしてセレクチンなどが関わっており，同時に CXCR3 のリガンドである CCL2 や CCL3，CCL4，CCL5，CXCL9 そして CXCL10 などのケモカインも重要であると報告されている[38]。これらのケモカインは腫瘍より産生されるが，同時にストローマ細胞からも産生され，T 細胞浸潤に関与していると考えられる。

Ⅳ．Ｔリンパ球の腫瘍浸潤を司る因子

腫瘍へのＴ細胞浸潤を規定する機構については いまだ不明な点が多いが，およそ下記の3つの可能性が考えられている。

1つ目は腫瘍細胞自体の遺伝子変異やシグナル異常により生じるがん遺伝子シグナル経路の違いである。メラノーマは多く場合，がん遺伝子に変異が入っておりB-rafやN-Rasそして成長因子受容体などに関係するRasシグナル経路などが活性化している[41)-43)]。また，これ以外にも，STAT3，phosphoatidylinositol-3-OH kinase（PI3K），Notch，β-Catenin シグナルも可変的に活性化していることがわかっている[44)-49)]。前臨床試験において，腫瘍でのSTAT3シグナルの活性化はケモカインやサイトカインの産生を阻害し免疫抑制関連因子の発現を促進することが明らかになっている。一方，腫瘍におけるβ-catenin シグナルの活性化は，腫瘍微小環境でのCCR4の発現を抑制し，腫瘍局所への樹状細胞の遊走を阻害する。その結果，腫瘍従属リンパ節におけるＴ細胞への抗原提示反応が低下し，最終的には抗原特異的CD8陽性細胞の活性化および腫瘍への浸潤が低下することが明らかになっている[50)]。

2つ目の可能性は，免疫陽性関連遺伝子における遺伝子多型の違いである。ヒトの自己免疫疾患などからわかるように，免疫刺激によるNK細胞やＴ細胞の活性化は，個人間で閾値が異なる。例えばCCR5の遺伝子多型は高用量IL-2投与

療法の感受性と相関があることがわかっており，IRF5の遺伝子多型がメラノーマにおける腫瘍浸潤リンパ球を用いた養子免疫療法の治療効果と相関しているとの報告もある[51)]。

3つ目の可能性は生活環境の違いである。近年，腸内環境の違いが免疫誘導に影響することが明らかになっている。マウスにおける研究では，腸内細菌叢の違いにより腸炎だけでなく，結核も影響を受けることがわかっている。また，腸内細菌叢は樹上細胞の活性化にも影響を及ぼすことがわかっており，結果として腫瘍抗原特異的Ｔ細胞誘導が著しく減少すること，そしてそれに伴って抗免疫チェックポイント抗体による治療効果が規定されることが報告されている[52) 53)]。以上の結果は，腫瘍および患者のゲノム情報や腸内環境と腫瘍浸潤リンパ球などの比較解析が，新たな標的分子の固定およびリンパ球非浸潤腫瘍に対する治療アプローチの開発に貢献する可能性を示している。

おわりに

以上のように，腫瘍は種々の分子メカニズムを駆使してリンパ球の腫瘍への浸潤を阻止するとともに免疫による攻撃を抑制する様子が明らかになりつつある。今後は，前述した以外の新規因子の発見やコンセプトの臨床的妥当性の検証を経た実用化に向けた多くの研究がなされるであろう。まだ課題は多いが，新しいがんの治療法の一分野として発展・成長していくことが期待される。

参考文献

1) van der Bruggen P, et al : Science 254, 1643-1647, 1991.
2) Topalian SL, et al : J Immunother 12, 203-206, 1992.
3) Monach PA, Meredith SC, et al : Immunity 2, 45-59, 1995.
4) Bos R, Marquardt KL, et al : Oncoimmunology 1, 1239-1247, 2012.
5) Nielsen M, et al : PloS One 2, e796, 2007.
6) Robbins PF, et al : Nat Med 19, 747-752, 2013.
7) Pages F, et al : N Engl J Med 353, 2654-2666, 2005.
8) Galon J, et al : Science 313, 1960-1964, 2006.
9) Mlecnik B, et al : J Clin Oncol 29, 610-618, 2011.
10) Azimi F, et al : J Clin Oncol 30, 2678-2683, 2012.
11) Kreike B, et al : Breast Cancer Res 9, R65, 2007.
12) Mahmoud SM, et al : J Clin Oncol 29, 1949-1955, 2011.

13) Zhang L, et al : N Engl J Med 348, 203-213, 2003.
14) Rusakiewicz S, et al : Cancer Res 73, 3499-3510, 2013.
15) Leach DR, Krummel MF, et al : Science 271, 1734-1736, 1996.
16) Attia P, et al : J Clin Oncol 23, 6043-6053, 2005.
17) Quatromoni JG, Eruslanov E : Am J Transl Res 4, 376-389, 2012.
18) Gajewski TF : Clin Cancer Res 13, 5256-5261, 2007.
19) Curiel TJ, et al : Nat Med 10, 942-949, 2004.
20) Rodriguez PC, et al : J Immunol 171, 1232-1239, 2003.
21) Spranger S, et al : Sci Transl Med 5, 200ra116, 2013.
22) Rosenberg SA, Dudley ME : Curr Opin Immunol 21, 233-240, 2009.
23) Parry RV, et al : Mol Cell Biol 25, 9543-9553, 2005.

24）Wolchok JD, et al : N Engl J Med 369, 122-133, 2013.
25）Topalian SL, et al : J Clin Oncol 32, 1020-1030, 2014.
26）Mellman I, Coukos G, et al : Nature 480, 480-489, 2011.
27）Wing K, et al : Science 322, 271-275, 2008.
28）Callahan MK, Wolchok JD : J Leukoc Biol 94, 41-53, 2013.
29）Simpson TR, et al : J Exp Med 210, 1695-1710, 2013.
30）Terness P, et al : J Exp Med 196, 447-457, 2002.
31）Munn DH, et al : J Exp Med 189, 1363-1372, 1999.
32）Della Chiesa M, et al : Blood 108, 4118-4125, 2006.
33）Fallarino F, et al : Adv Exp Med Biol 527, 183-190, 2003.
34）Hayashi T, et al : Proc Natl Acad Sci USA 104, 18619-18624, 2007.
35）Kraman M, et al : Science 330, 827-830, 2010.
36）Wen Y, et al : Cancer Sci 101, 2325-2332, 2010.
37）Salmon H, et al : J Clin Invest 122, 899-910, 2012.

38）Harlin H, et al : Cancer Res 69, 3077-3085, 2009.
39）Mukai S, Kagamu H, et al : Cell Immunol 192, 122-132, 1999.
40）Buckanovich RJ, et al : Nat Med 14, 28-36, 2008.
41）Brose MS, et al : Cancer Res 62, 6997-7000, 2002.
42）Davies H, et al : Nature 417, 949-954, 2002.
43）Flaherty KT, et al : N Engl J Med 363, 809-819, 2010.
44）Messina JL, et al : Cancer Control 15, 196-201, 2008.
45）Niu G, et al : Oncogene 21, 7001-7010, 2002.
46）Zhou XP, et al : Am J Pathol 157, 1123-1128, 2000.
47）Massi D, et al : Mod Pathol 19, 246-254, 2006.
48）Larue L, Delmas V : Front Biosci 11, 733-742, 2006.
49）Delmas V, et al : Genes Dev 21, 2923-2935, 2007.
50）Spranger S, Bao R, et al : Nature 523, 231-235, 2015.
51）Uccellini L, et al : J Transl Med 10, 170, 2012.
52）Sivan A, et al : Science 350, 1084-1089, 2015.
53）Vetizou M, et al : Science 350, 1079-1084, 2015.

村岡大輔

2003 年　北里大学理学部生物科学科卒業
2005 年　神戸大学大学院医学系研究科修士課程修了
2006 年　（株）イミュノフロンティア研究員
2014 年　三重大学大学院医学系研究科助教
2016 年　静岡県立大学大学院薬学研究院創薬探索センター助教（〜現在）
　　　　　三重大学大学院医学系研究科博士課程修了，博士（医学）

第3章 がん免疫療法臨床試験からのレッスン

２．宿主免疫でのネオアンチゲンの役割

松下博和・唐崎隆弘・垣見和宏

近年の免疫チェックポイント阻害剤治療において，一部の患者で強い抗腫瘍効果が観察された。そして，そのような患者にはもともと，腫瘍内へのＴ細胞の浸潤など内在性の免疫応答が存在していたことが明らかになっている。また，免疫チェックポイント阻害剤により活性化された免疫応答の標的として，体細胞変異由来のネオアンチゲンが注目を浴びている。ネオアンチゲンは，正常組織に発現しない非自己の抗原であるため，免疫寛容を誘導せず，強い抗腫瘍効果を引き起こしうる。がん免疫療法における有望な標的抗原になると考えられる。

はじめに

がん細胞は，そのがん化の過程でたくさんの体細胞変異を蓄積していく。このようながん特異的変異に由来するタンパクは，体内にもともと存在しない非自己のタンパクであり，免疫系に認識されるものはネオアンチゲンと呼ばれる（**図❶**）。Ｔ細胞は胸腺における分化の過程で非自己の抗原に対する免疫寛容を獲得しないため，ネオアンチゲンはＴ細胞の標的となりうる。したがって，がんの発生初期段階では，免疫原性の高いネオアンチゲンを発現したがん細胞は，宿主免疫系により排除されている可能性がある。すなわち，がんの免疫監視である。

しかし，がん細胞が免疫系の攻撃から逃れるような形質を獲得したり，また免疫系を抑制したりするような環境を作り出した時，最終的にはわれわれが臨床的に目にするがんに発展する。しかし，そのような免疫系をすり抜けて大きくなったがんも，がんに対する免疫応答の抑制を解除することで，再び免疫系にコントロールされることが

わかった。そして，そこにはネオアンチゲンに対する免疫応答が関わっている可能性が示された。

本稿では，宿主免疫におけるネオアンチゲンの役割について，マウスおよびヒトで得られた最近の知見を中心に，またわれわれが解析した腎がんのデータについても言及しながら概説する。さらに，今後のネオアンチゲンを標的としたがん免疫療法の可能性についても述べる。

Ⅰ．マウス腫瘍モデルにおけるネオアンチゲン

1．宿主免疫応答とネオアンチゲン

がんの免疫監視の根底にある重要な考えは，がん細胞がもとの正常細胞と区別されうる腫瘍抗原（非自己抗原）を発現することで，それが宿主免疫系（リンパ球）に認識され，排除されるということである。腫瘍の拒絶に関わる抗原が初めて見出されたのは，マウスにおける化学発がん剤誘発腫瘍の移植実験においてであるが，この系で拒絶に関与していたのは固有抗原（individually distinct transplantation antigen）であった[1]。これ

---

key words

体細胞変異，ネオアンチゲン，免疫監視，宿主免疫，非自己抗原，免疫チェックポイント阻害剤，次世代シーケンサー，全エクソームシーケンス，全RNAシーケンス，個別化医療

第3章 がん免疫療法臨床試験からのレッスン

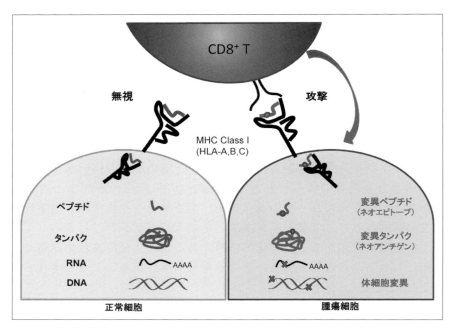

図❶　ネオアンチゲン
腫瘍細胞特異的な変異由来のネオアンチゲンのうち，MHCと結合能の高い変異ペプチドがMHC-変異ペプチド複合体を形成し，腫瘍細胞表面で抗原提示される．変異ペプチドに特異的な活性化T細胞が腫瘍細胞を認識し，細胞傷害活性を引き起こす．正常細胞はネオアンチゲンを発現しないため活性化T細胞からの攻撃を受けない．

らは変異由来のネオアンチゲンであった可能性が高い．実際に，いくつかの腫瘍の退縮に関与するネオアンチゲンが精力的に同定された[2)-4)]．

マウスの腫瘍モデルのほとんどが，野生型マウスに移植すると増殖するprogressorタイプの腫瘍である．ところが，移植すると宿主免疫系により拒絶されるregressorタイプの腫瘍が存在する．例えば，免疫不全マウスであるRAG2（recombination activating gene 2）ノックアウトマウスに発がん剤で誘発した腫瘍の約40％はこのregressorタイプとなる[5)]．このようなregressorタイプの腫瘍を用いることで，腫瘍がナチュラルに拒絶される際の宿主免疫応答を解析することが可能である．regressorの1つd42m1から腫瘍拒絶に関与するネオアンチゲン（変異スペクトリンβ2）が同定された[6)]．しかし，免疫プレッシャーによりこのネオアンチゲンを失った腫瘍は，免疫原性が低下し，宿主免疫系だけではコントロールされなくなる（図❷）．

2．免疫チェックポイント阻害剤とネオアンチゲン

上述のネオアンチゲンを失った腫瘍は，拒絶されずに増殖するものの，変異Lama4と変異Alg8という2つのネオアンチゲンを発現し，それを認識するリンパ球を腫瘍内に誘導していた．そして，免疫チェックポイント阻害剤（抗CTLA-4抗体や抗PD-1抗体）を投与することで，この腫瘍は再び免疫系にコントロールされることがわかったが（図❷），その際，変異Lama4と変異Alg8を認識するリンパ球が，質的にも量的にも増強していることが示された[7)]．さらに，これらのネオアンチゲンを用いたワクチンを行い，ネオアンチゲン特異的な免疫応答を高めたところ，免疫チェックポイント阻害剤を使用した時と同様，腫瘍の増殖がコントロールされることがわかった．

これらのことから，ナチュラルな宿主免疫応答，すなわち，がんの免疫監視の標的になるような強いネオアンチゲンから，免疫チェックポイント分

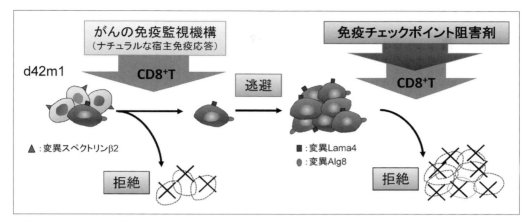

図❷ マウス腫瘍モデルにおけるネオアンチゲン

regressorの1つであるマウス腫瘍d42m1のモデルを示す．d42m1に発現するネオアンチゲンには，がんの発生初期に標的となり，その腫瘍細胞を排除するに十分な免疫応答を誘導できる強い抗原（変異スペクトリンβ2）から，免疫チェックポイント阻害剤によって初めて拒絶に十分な免疫応答を誘導できる2番目，3番目の抗原（変異Lama4，変異Alg8）まで存在する．

子阻害剤で抑制が解除されて初めて免疫応答の標的となる2番目，3番目の弱いネオアンチゲンも存在することを示している．

Ⅱ．ヒトのがんにおけるネオアンチゲン

ヒトにおける抗CTLA-4抗体，抗PD-1/PD-L1抗体の治療で明らかになったことは，免疫抑制機序の解除による内在性の免疫応答の再活性化で腫瘍が確かに退縮することである．上述のように，マウスモデルでは腫瘍の退縮にネオアンチゲンが関与していたが，ヒトにおいても同じであろうか．

1．ヒトのがんにおける体細胞変異

最近の次世代シーケンサーの発達により，ヒトのがんにおける遺伝子変異の解析が進み，そのデータを集積したCOSMIC（Catalogue of Somatic Mutations in Cancer）やTCGA（The Cancer Genome Atlas）などのデータベースが充実してきた．紫外線やタバコがその発がんに関係するメラノーマや非小細胞性肺がんでは，マウスの発がん剤誘発腫瘍と類似して変異の数が多い．またミスマッチ修復遺伝子に異常があり，変異の非常に多い腫瘍はhypermutatorと呼ばれ，大腸がんや子宮体がんなどにみられる．一方で，白血病などのがんでは，変異の数が少ないことが示された[8]．

2．体細胞変異，ネオアンチゲンと免疫チェックポイント阻害剤の感受性

メラノーマや非小細胞性肺がんのように変異の数が他のがん種に比べて多い腫瘍で，免疫チェックポイント阻害剤の奏効率が高いことが報告された[9)-11)]．また，抗PD-1抗体の奏効率が低いとされた大腸がんも，ミスマッチ修復遺伝子に異常のある患者とない患者に分けて検討した結果，ミスマッチ修復遺伝子に異常があり変異の多い患者で抗PD-1抗体の感受性が高いことが示された[12]．さらに，短期間に極めて多くの変異が出現し，小児期に様々な脳腫瘍，リンパ腫，消化管がんを引き起こすとされる両アレルミスマッチ修復不全の患者が，抗PD-1抗体治療に感受性を示すことが報告された[13]．

これらの結果は，マウスモデルと同様，ヒトにおいても免疫チェックポイント阻害剤により活性化された免疫応答の標的が，がん特異的変異由来のネオアンチゲンである可能性を示している．

3．腎がんにおけるネオアンチゲンと抗腫瘍効果／予後との関連

腎がんはメラノーマや非小細胞性肺がんと同様，免疫チェックポイント阻害剤に感受性を示すが，変異の数はメラノーマや非小細胞性肺がんに

比べて少ない[8]。われわれは，腎がんに対する宿主免疫応答の標的としてネオアンチゲンが関与しているかどうかを当院の97症例で検討した。このコホートは97症例中75例がステージⅠ，Ⅱ期の早期症例であり，そのため治療に関しては手術のみが大部分を占める。また，免疫チェックポイント阻害剤などの免疫療法は受けていない。

97症例の全エクソームシーケンスと全RNAシーケンスのデータを用いて，患者のミスセンス変異の数，さらにHLAに結合する親和性の高い候補ネオエピトープ（$IC_{50}<500$）の数をMHCクラスⅠ結合予測アルゴリズムで決定した（図❸）[14]。ミスセンス変異の数と予後との間に相関はなかった。また，HLA拘束性のネオエピトープの数と予後との間にも相関はなかった。しかし，候補ネオエピトープの数を中央値でhigh，lowに分け，さらに全RNAシーケンスのデータからHLAの発現を中央値でhigh，lowに分け，全生存期間を検討したところ，ネオエピトープの数が多くHLAの発現が高い集団は，ネオエピトープの数が少なくHLAの発現が低い集団に比べて全生存期間が延長する傾向があった（図❹A）。また，ネオエピトープの数が多くHLAの発現が高い集団では，腫瘍内のCD8A，パーフォリン，グランザイムの発現が高く，腫瘍内に強い抗腫瘍免疫応答が誘導されていた（図❹B）。これらの遺伝子発現と予後とに相関はなかったが（図❹C），CTLA-4，PD-1，LAG-3などの免疫チェックポイント分子の発現と相関しており（図❹D），同時に腫瘍局所で免疫抑制を引き起こしていることが考えられた。

これらのデータは，腎がんにおいてミスセンス変異由来のネオアンチゲンに対する宿主免疫応答が予後に関与している可能性を示しており，また一部の腎がん患者が免疫チェックポイント阻害剤に感受性を示すという事実を裏づけている。しかしながら，腎がんでは免疫応答の標的として内在性レトロウイルスの関与も指摘されており[15) 16)]，腎がんにおける宿主免疫応答および免疫チェックポイント阻害剤の感受性については，ネオアンチゲンのみならず，内在性レトロウイルスも含めてさらに検討が必要である。

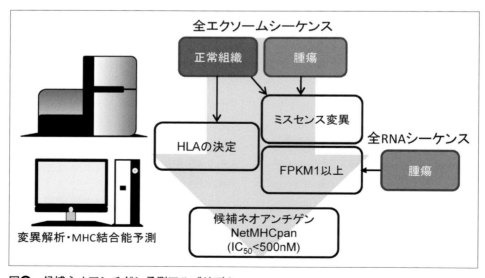

図❸ 候補ネオアンチゲン予測アルゴリズム
腫瘍と正常組織の全エクソームシーケンスのデータからミスセンス変異を同定する。また腫瘍の全RNAシーケンスのデータより，メッセンジャーRNAの発現がみられる変異遺伝子〔FPKM（fragments per kilobase of exon per million fragments mapped）が1以上〕を選ぶ。正常組織の全エクソームシーケンスのデータからHLAを決定し，MHCクラスⅠ予測アルゴリズムであるNetMHCpanでそれぞれのHLAに拘束性の高親和性候補ネオエピトープを予測する。

2. 宿主免疫でのネオアンチゲンの役割

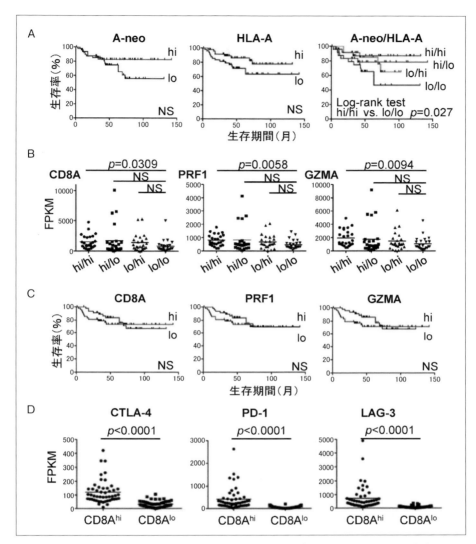

図❹ 腎がん97症例におけるネオアンチゲン，免疫シグネチャー，予後との関連

A. ネオアンチゲンより生じるHLA-A拘束性のネオエピトープ（A-neo）の数を中央値でhigh, low（左）に，HLA-Aの発現（FPKM値）を中央値でhigh, low（中央）に，A-neoの数とHLA-Aの発現の組み合わせA-neo/HLA-Aをhi/hi, hi/lo, lo/hi, lo/loの4群（右）に分けた場合のカプランマイヤー生存曲線を示す。
B. Aで分けた4群におけるCD8A, PRF1（パーフォリン），GZMA（グランザイム）のFPKM値を示す。
C. CD8A, PRF1, GZMAの発現をhigh, lowに分けた場合のカプランマイヤー生存曲線を示す。
D. CD8AのFPKM値をhigh, lowで分けた2群で免疫チェックポイント分子（CTLA-4, PD-1, LAG-3）の遺伝子発現（FPKM値）を比較した。
NS：統計学的有意差なし

III．ネオアンチゲンを標的としたがん免疫治療

現在，免疫チェックポイント阻害剤のみでは2割程度の限られた患者にしか効果を示さない。しかし，積極的にネオアンチゲンを標的にした治療を行うことで，効果のなかった患者の中の何割かは治療効果の改善が期待されると思われる。実際，

第3章　がん免疫療法臨床試験からのレッスン

欧米ではネオアンチゲンを標的としたワクチン治療やネオアンチゲンを認識するT細胞の移入治療が既に試みられ，免疫チェックポイント阻害剤との併用治療も実施されている[17]。

　ネオアンチゲンが共通抗原性を有する場合，off-the-shelf型の治療が可能になり，なおかつ，それがドライバー変異由来であれば，がん細胞の抗原喪失による免疫逃避が起こりにくくなるので最も有望な抗原となるかもしれない。そのような変異として *BRAF*，*KRAS*，*IDH1* 変異などが報告されている[18)-20)]。しかし，がんの遺伝子変異のデータを集積したCOSMICなどのデータベースを活用して，非小細胞性肺がんで高頻度に認められる共通の変異から，個々の患者のHLAとマッチするネオアンチゲンを予測した結果，共通の標的となるものはわずかに過ぎなかった[21]。した

がって，ネオアンチゲンを標的とした治療は患者個々に発現した固有の抗原が対象になり，それを標的とした治療は完全な個別化医療になると考えられる[22]。

おわりに

　マウス腫瘍モデルにおいて，ナチュラルな宿主の免疫応答および免疫チェックポイント阻害剤で増強された免疫応答の標的は，ネオアンチゲンであった。またヒトにおいても，免疫チェックポイント阻害剤治療で，再活性化された免疫応答の標的となっているのはネオアンチゲンである可能性が高くなってきた。これらの事実から，免疫チェックポイント阻害剤に加え，積極的にネオアンチゲンを標的にした治療を併用することが，臨床効果をさらに引き上げるうえで重要である。

参考文献

1) Srivastava PK : Cancer Immunol Res 3, 969-977, 2015.
2) Uenaka A, Ono T, et al : J Exp Med 180, 1599-1607, 1994.
3) Ikeda H, Ohta N, et al : Proc Natl Acad Sci USA 94, 6375-6379, 1997.
4) Dubey P, Hendrickson RC, et al : J Exp Med 185, 695-705, 1997.
5) Shankaran V, Ikeda H, et al : Nature 410, 1107-1111, 2001.
6) Matsushita H, Vesely MD, et al : Nature 482, 400-404, 2012.
7) Gubin MM, Zhang X, et al : Nature 515, 577-581, 2014.
8) Alexandrov LB, Nik-Zainal S, et al : Nature 500, 415-421, 2013.
9) Snyder A, Makarov V, et al : N Engl J Med 371, 2189-2199, 2014.
10) Rizvi NA, Hellmann MD, et al : Science 348, 124-128, 2015.
11) van Allen EM, Miao D, et al : Science 350, 207-211, 2015.

12) Le DT, Uram JN, et al : N Engl J Med 372, 2509-2520, 2015.
13) Bouffet E, Larouche V, et al : J Clin Oncol 34, 2206-2211, 2016.
14) Matsushita H, Sato Y, et al : Cancer Immunol Res 4, 463-471, 2016.
15) Rooney MS, Shukla SA, et al : Cell 160, 48-61, 2015.
16) Cherkasova E, Scrivani C, et al : Cancer Res 76, 2177-2185, 2016.
17) Katsnelson A : Nat Med 22, 122-124, 2016.
18) Somasundaram R, Swoboda R, et al : Cancer Res 66, 3287-3293, 2006.
19) Tran E, Ahmadzadeh M, et al : Science 350, 1387-1390, 2015.
20) Schumacher T, Bunse L, et al : Nature 512, 324-327, 2014.
21) Karasaki T, Nagayama K, et al : J Thorac Oncol 11, 324-333, 2016.
22) Kakimi K, Karasaki T, et al : Breast Cancer 24, 16-24, 2017.

松下博和

1997 年	岡山大学医学部医学科卒業
	同医学部附属病院脳神経外科研修医
	香川県立中央病院脳神経外科研修医
1999 年	姫路赤十字病院脳神経外科レジデント
2000 年	岡山大学医学部脳神経外科研究生
2005 年	ワシントン大学医学部（セントルイス）病理＆免疫学ポスドク
2010 年	東京大学医学部附属病院免疫細胞治療学講座特任助教
2014 年	同特任講師

第3章 がん免疫療法臨床試験からのレッスン

3. 腫瘍免疫における遺伝子変異集積の意義

水野晋一

　がん免疫療法において免疫チェックポイント阻害薬は腫瘍種を越えた高い効果を示しており，わが国では 2014 年以降，メラノーマおよび非小細胞性肺がんで治療薬として承認されている。さらに各種の腫瘍において免疫チェックポイント阻害薬の臨床試験が進行中であるが，奏効率およびコストの問題から免疫チェックポイント療法の効果予測バイオマーカーが求められている。候補の 1 つとして腫瘍における遺伝子変異の集積が注目されており，遺伝子変異に由来する新規抗原（ネオアンチゲン）は T 細胞のターゲットとして期待されている。本稿では腫瘍における遺伝子変異集積の免疫療法における意義について解説する。

はじめに

　がん免疫療法において，免疫チェックポイント阻害薬は腫瘍種を越えた効果の高さから注目されている。わが国では，2014 年にメラノーマで抗 PD-1 抗体ニボルマブが承認され，2015 年には抗 CTLA-4 抗体であるイピリムマブがメラノーマに，同年にニボルマブが非小細胞性肺がんにおいて承認されている。他の腫瘍種においても抗 PD-1 抗体や抗 PD-L1 抗体の効果が報告されており，多くの免疫チェックポイント阻害薬の臨床試験が進行中である。

　一方，免疫チェックポイント阻害薬の奏効率は一定の割合にとどまっており，コストの問題と相まって効果予測のバイオマーカーが求められている。本稿では，腫瘍における遺伝子変異の集積と免疫チェックポイント阻害薬効果の関連を最近の臨床知見を中心に解説する。

I. 遺伝子変異の集積と免疫チェックポイント阻害薬の効果 （表❶）

　免疫チェックポイント阻害薬の効果に遺伝子変異集積（mutation load）が関連している可能性が報告されている。集積する遺伝子変異のうちのアミノ酸変異を伴う遺伝子変異（non-synonymous mutation：nsSNV）に由来する新規ペプチドは T 細胞標的となりうることからネオアンチゲンと呼ばれており，腫瘍免疫のターゲットとして注目されている。免疫チェックポイント阻害薬の抗腫瘍効果にはネオアンチゲンに対する T 細胞の賦活化が想定されており，遺伝子変異の集積およびそれに伴うネオアンチゲンは，免疫チェックポイント阻害薬の効果予測バイオマーカーの候補となっている。

　Snyder ら[1]は，メラノーマの抗 CTLA-4 抗体の効果と遺伝子変異集積の関連を報告している。探索コホート（25 例）および検証コホート（39 例）のいずれにおいても，長期臨床効果が得ら

---

key words

がん免疫療法，免疫チェックポイント阻害薬，PD-1，CTLA-4，遺伝子変異，ネオアンチゲン，バイオマーカー，メラノーマ，非小細胞性肺がん，大腸がん，ミスマッチ修復異常

表❶　遺伝子変異と免疫チェックポイント阻害薬の効果

報告者	疾患 / 治療薬	コホート	臨床的効果（＊）における遺伝子変異（数・特徴）		
Snyder et al [1]	・メラノーマ （n=64, WES） ・抗 CTLA-4 抗体 （ipilimumab/ tremelimumab）	探索コホート（n=25）	LB（n=11）*1 NB（n=14）	nsSNV	median：435.5 p=0.01 99
		検証コホート（n=39）	LB（n=25） NB（n=14）	nsSNV	median：485 p=0.009 156
		探索コホート（n=25）			
		検証コホート（n=39）			
		*1 LB（long term benefit）：CR, PR SD >= 6months NB（minimal or no benefit）：PD, PR SD < 6 months			
van Allen et al [2]	・メラノーマ （n=110, WES/ n=42, RNAseq） ・抗 CTLA-4 抗体 （ipilimumab）	（n=110, WES）	benefit（n=27）*2 no benefit（n=73）	nsSNV	p=0.0076
		（n=110, WES）	benefit（n=27） no benefit（n=73）	Neoantigen	p=0.027
		（n=40, RNAseq + WES）	benefit（n=13） no benefit（n=22）	Exrepressed neoantigen	p＞0.05
		*2 clinical benefit：CR PR, SD >= 1 year survival（n=27） no clinical benefit：PD, SD < 1 year survival（n=73） long term survival with no clinical benefit：PFS < 6 months,			
Hugo et al [3]	・メラノーマ （n=38, WES/ n=28, RNAseq） ・抗 PD-1 抗体 （pembrolizumab/ nivolmab）	（n=38, WES）	responding（n=21）*3 non-responding（n=17）	nsSNV	median：495 p=0.30 281
		（n=38, WES）	responding（n=21） non-responding（n=17）	Neoantigen （HLA class Ⅰ）	median：231 p=0.41 156
		（n=38, WES）	responding（n=21） non-responding（n=17）	Neoantigen （HLA class Ⅱ）	median：130 p=0.36 95
		*3 responding：CR PR SD non-responding：PD			
Rizvi et al [4]	・非小細胞性肺がん （n=34, WES） ・抗 PD-1 抗体 （pembrolizumab）	探索コホート（n=16）	DCB（n=7）*4 NDB（n=9）	nsSNV	median：302 p=0.02 148
		検証コホート（n=18）	DCB（n=7） NDB（n=8）	nsSNV	median：244 p=0.04 125
		全コホート（n=34）	DCB（n=14） NDB（n=17）	nsSNV	median：299 p=0.0008 127
		全コホート	DCB NDB	Neoantigen	median：203 p=0.001 83
		全コホート	DCB NDB	Transversion- ratio	high（TH） p=0.01 low（TL）
		*4 DCB（durable clinical benfit）：PR SD > 6 months NDB（no durable benefit）：not DCB			
Le et al [8]	・大腸がん （n=41, WES） ・抗 PD-1 抗体 （pembrolizumab）	全コホート（n=15）	MSI（n=9）*5 MSS（n=6）	Somatic- mutation	mean：1728 p=0.007 73
		全コホート	MSI MSS	Neoantigen	mean：578 21
		コホート	irORR *6	irPFS *7	
		大腸がん（MSI n=10）	40%	78%	
		大腸がん（MSS n=18）	0%	11%	
		非大腸がん（MSI n=7）	71%	67%	
		*5 MSI：microsatellite instability　*6 irORR：immune-related MSS：microsatellite stable　*7 irPFS：immune-related			

nsSNV：non-synonymous single nucleotide variant（non-synonymous mutation），WES：whole exome sequence，n.a.：not available

遺伝子変異（数・特徴）による2群比較		奏効率（ORR%）	無増悪生存期間（PFS month）	全生存期間（OS month）
nsSNV	high > 100（n=17） low < 100（n=8）	n.a.	n.a.	p=0.04
nsSNV	high > 100（n=30） low < 100（n=9）	n.a.	n.a.	p=0.1
Neo-epitope signature（n=10） no signature（n=15）		n.a.	n.a.	p < 0.001
Neo-epitope signature（n=16） no signature（n=23）		n.a.	n.a.	p=0.002
		n.a.		
		n.a.		
		n.a.		
but survival > 2 years（n=10）				
nsSNV	上位 1/3 下位 1/3	n.a.	n.a.	p=0.005
		n.a.		
		n.a.		
nsSNV	high > 209（n=8） low < 209（n=8）	63%（5） p=0.03 0%（0）	14.5 p=0.01 3.7 HR 0.19（CI 0.05 - 0.7）	n.a.
nsSNV	high > 200（n=9） low < 200（n=9）	56%（5） p=0.33 22%（2）	未到達 p=0.006 3.4 HR 0.19（CI 0.05 - 0.59）	n.a.
nsSNV	high（n=9） low（n=9）	79%（11） 18%（3）	未到達 p=0.0004 3.4 HR 0.19（CI 0.08 - 0.47）	n.a.
Neoantigen	high（n=17） low（n=17）		14.5 p=0.002 3.5 HR 0.23（CI 0.09 - 0.58）	n.a.
Transversion-ratio	high（TH） low（TL）	56% p=0.03 17%	未到達 p=0.0001 3.5 HR 0.15（CI 0.06 - 0.39）	n.a.
Somatic-mutation	high low	p=0.214	p=0.021	p=0.077
Neoantigen	high low	p=0.170	p=0.018	p=0.077

コホート	奏効率（ORR%）	無増悪生存期間（PFS month）	全生存期間（OS month）
大腸がん（MSI n=11） 大腸がん（MSS n=21）	n.a.	未到達 p < 0.001 2.2 HR 0.1 （CI 0.03 - 0.37）	未到達 p=0.05 5.0 HR 0.22（CI 0.05 - 1.00）
非大腸がん（MSI n=9）		5.4	未到達

ORR
PFS rate at 20 weeks

第3章　がん免疫療法臨床試験からのレッスン

れた群では有意に非同義変異数（nsSNV）が多く（p=0.01，p=0.009），探索コホートではnsSNVが高い群（>100）で全生存期間（OS）も有意であった（p=0.04）。しかし検証コホートではOSとの関連は認められていない。彼らは，nsSNVに由来するHLA結合性のペプチド配列（ネオアンチゲン）を推定し，さらに4アミノ酸からなるコンセンサス配列（tetrapeptide sequence）から抗CTLA-4抗体効果群に特徴的な配列を"neoepitope signature"として抽出している。neoepitope signatureは，探索コホートおよび検証コホートにおいて有意に良好なOSを示し（p<0.001，p=0.002），nsSNVやネオアンチゲンの数よりネオアンチゲン配列の特徴が重要である可能性が示されている。このneoepitope signatureは，次のvan AllenやHugoらの解析ではその効果は観察されていないが，臨床効果群のtetrapeptide配列に微生物抗原とのホモロジーが認められるなど魅力的な仮説であり，今後の検証が待たれる。

van Allenら[2]は同じく抗CTLA-4抗体療法を行ったメラノーマ110症例でエキソームおよびRNAseq解析を行い，nsSNV・ネオアンチゲンともに臨床効果群で高いことを報告している（p=0.0076，p=0.027）。しかしRNAseqデータ40例の少ないサンプルサイズでのネオアンチゲン数では，傾向はみられるが遺伝子発現レベルでフィルターをかけても有意差は認められていない。また，腫瘍が治療早期に進行するものの2年以上生存する症例群が10%に認められており，免疫チェックポイント阻害薬における治療反応性と長期予後との関連にはさらなる検討を要する。

Hugoら[3]は，抗PD-1抗体療法（ペムブロリズマブ，ニボルマブ）を行ったメラノーマ38例を報告している。nsSNV数およびネオアンチゲン数（HLA classⅠあるいはclassⅡ結合性）は，responding群で高い傾向はみられるものの有意差はみられず，遺伝子発現でフィルターをかけても有意差は認められなかった。一方，興味深いことにnsSNV数はOSと有意な相関が認められている（p=0.005）。また，responding群は有意にOSと相関しており，nsSNV数が低いresponding群はnsSNV数が高いnon-responding群より有意に良好なOSを示し（p=0.02），遺伝子変異集積（nsSNV数）以外の何らかの要因が免疫学的に治療反応性およびOSに影響を与えている可能性が示唆されている。

Rizviら[4]は非小細胞性肺がん（NSCLC）での抗PD-1抗体（ペムブロリズマブ）の解析結果を報告している。探索コホート（16例）および検証コホート（18例）において臨床効果が得られた群では有意にnsSNVが多く（p=0.02，p=0.04），ネオアンチゲン数も全コホートで有意に多い（p=0.001）。nsSNV数の中央値で2群に分けると，探索コホートでは奏効率（ORR）63% vs 0%，無増悪生存期間（PFS）は14.5ヵ月 vs 3.7ヵ月と高nsSNV群で有意に良好であった（p=0.03，p=0.01）。一方，検証コホートではORRに有意差は認められないものの，PFSで未到達 vs 3.4ヵ月とやはり高nsSNV群で有意に良好であった。また，全コホートにおいてネオアンチゲン数が高い群でPFSは良好であった（14.5ヵ月 vs 3.5ヵ月，p=0.002）。これらの結果はnsSNV集積あるいはネオアンチゲン数がNSCLCにおいて予測マーカーになりうる可能性を示している。興味深いことに，分子喫煙サイン（molecular signature of smoking）とされるC-to-A塩基置換のtransversion比率で2群に分けて解析すると，全コホートを対象としてORRは56% vs 17%，PFSは未到達 vs 3.5ヵ月と，transversion高率群（TH）で有意に良好であった（p=0.03，p=0.0001）。喫煙歴の自己申告では臨床効果に有意差は認められておらず，nsSNV集積数のみならずその特徴（塩基置換パターン）が予測マーカーとして期待できる可能性がある。

一方，McGranahanら[5]は前述のRizvi，Snyderおよびvan Allenらのコホートデータの解析を行い，ネオアンチゲンの腫瘍内不均一性（intratumor heterogeneity：ITH）が免疫チェックポイント阻害薬の効果に与える影響を報告している。Rizviコホートの解析では，治療不応群で高いITHが認められており，ネオアンチゲン数とITH閾値で2群に分けて解析するとITH閾値が低いほど

良好な PFS が認められている。Snyder コホートの OS 解析でも同様な傾向が認められている。一方，van Allen コホートでは ITH 閾値によって OS に有意差は認められないが，やはり ITH 症例が不応群に集中している。これらの結果は，ネオアンチゲン数の高いケースであっても腫瘍内不均一性のある症例では治療効果が十分に期待できない可能性を示している。さらに，NSCLC における高 ITH 例（subclone 率 78％）の TIL スクリーニングで得られた遺伝子変異〔CHTF18（L769V）および MYADM（R30W）〕がどちらも clonal neoantigen であったこと，Snyder および Rizvi らにより同定された T 細胞反応性のネオアンチゲン〔FAM3C（K193E），CSMD1（G3446E）および HERC1（P3278S）〕も同様に clonal neoantigen（100％）であったことは，ネオアンチゲン評価において clonality の情報も重要である可能性を示唆する。また，メラノーマで抗 CTLA-4 抗体治療前にアルキル化剤を使用した 2 症例では ITH が極端に高く，抗 CTLA-4 抗体の効果はみられていない。少数例のため評価は難しいが，アルキル化剤などの前治療が ITH を誘導し免疫チェックポイント阻害薬などの効果に影響を与える可能性が推測される。

これらの報告は，遺伝子変異集積やネオアンチゲンが免疫チェックポイント阻害薬の予測マーカーとして一定の意義を有していることを示しているだろう。また，確立された指標ではないが，Snyder らの neoepitope signature，Rizvi らの transversion 比率や McGranahan らの腫瘍内不均一性（ITH）など，遺伝子変異やネオアンチゲンの数量的な評価に加え，その特徴を含むような予測マーカーの開発が期待される。

II．遺伝子変異の種類

1．ミスマッチ修復異常

遺伝子変異はその機能異常を伴う可能性が高く，遺伝子変異による機能異常と免疫チェックポイント阻害薬の効果の関連について，特にミスマッチ修復異常のある腫瘍における奏効率が注目されている。

当初，大腸がんに対する抗 PD-1 抗体療法の効果は認められていなかったが（19 例中 0 例[6]，14 例中 1 例[7]），Brahmer らの報告[7] の奏効例では CR が得られており，その効果がミスマッチ修復異常による高い遺伝子変異集積による可能性が推測された。

Le らは，ミスマッチ修復欠損を含む進行性転移性がん 41 症例にペムブロリズマブ投与の第 II 相試験を行った[8]。ミスマッチ修復異常はマイクロサテライト不安定性（microsatellite instability：MSI）により評価され，ミスマッチ修復欠損大腸がん 11 例，ミスマッチ修復欠損を伴わない大腸がん 21 例，さらにミスマッチ修復欠損のある非大腸がん 9 例が対象とされている〔以下，ミスマッチ修復欠損群を MSI，ミスマッチ修復欠損のないものを MSS（microsatellite stable）と表記する〕。非大腸がん症例としては，乳頭部あるいは胆管がん，子宮内膜がん，小腸がん，胃がん症例が含まれている。

その結果，MSI 大腸がんでは irORR（immune-related ORR）および irPFS は 40％（10 例中 4 例）および 78％（9 例中 7 例），さらに MSI 非大腸がんでは 71％（7 例中 5 例），67％（6 例中 4 例）という高い効果が認められた。一方，MSS 大腸がんでは irORR は 0％（18 例中 0 例）と無効であり，irPFS も 11％（18 例中 2 例）にとどまった。Survival をみると，MSI 大腸がんでは PFS，OS ともに中央値に達しなかったが，MSS 大腸がんでは 2.2 ヵ月，5 ヵ月と，MSI 大腸がんで良好な成績であった（PFS：HR 0.10 p＜0.001，OS：HR 0.22 p=0.05）。15 症例で遺伝子解析が行われており，MSI 腫瘍で有意に遺伝子変異数が多く（平均 1728 vs 73，p=0.007），遺伝子変異数あるいはネオアンチゲン数が多い症例群で PFS に有意差がみられた。興味深いことに，リンチ症候群による MSI 腫瘍では奏効率が 27％（11 例中 3 例）であったのに対し，リンチ症候群に関連しない MSI 腫瘍では 100％（6 例中 6 例）に効果が得られている。

MSI 腫瘍と免疫との関連は，腫瘍浸潤リンパ球（TIL）を中心に既に多くの報告があり，MSI

による遺伝子変異数の増加に伴うネオアンチゲンが腫瘍免疫を惹起していると考えられる。また、MSIの腫瘍環境ではPD-1、PD-L1、CTLA-4、LAG-3、IDOなど免疫チェックポイント分子が発現しており、腫瘍の免疫逃避機構が誘導されていることが明らかになってきている[9]。MSI腫瘍は大腸がんに限らず多くの腫瘍種で認められ、MSI腫瘍に対する免疫チェックポイント阻害薬は今後さらに期待される治療選択肢となるであろう。一方、ミスマッチ修復異常は、同時に腫瘍の不均一性（heterogeneity）にもつながりうることから、前述のMcGranahanらの報告のように、免疫チェックポイント阻害薬に対して不均一性による不応性を獲得する可能性もある。また、リンチ症候群の腫瘍と散発性MSI腫瘍との免疫チェックポイント阻害薬に対する効果の差は、ミスマッチ修復異常の責任遺伝子の種類や機能の差が遺伝子変異集積の特徴に影響している可能性を示しており、今後の解析が待たれる。

同様に、前述のRizviらの非小細胞性肺がんの報告では、遺伝子変異集積が高く免疫チェックポイント阻害薬に効果を示した症例で、*POLD1*、*BRCA2*、*POLE*、*PRKDC*、*MSH2*、*RAD51*など遺伝子修復の関連遺伝子に変異が認められている。さらにHugoらの報告では、抗PD-1抗体の奏効例において*BRCA2*遺伝子変異例が有意に多く、相同組換えや二本鎖切断修復活性の欠損による特殊な遺伝子変異サインが効果に関連している可能性が示唆されている。また、子宮がんの*POLE*（polymerase epsilon）遺伝子変異群は、MSI群（hypermutated群）よりも遺伝子変異集積が高くなるultramutated腫瘍群であることから[10]、免疫チェックポイント阻害薬の効果が期待されており、著効例も報告されている[11]。

2. 特定の遺伝子との関連

ミスマッチ修復異常以外においても特定の遺伝子と免疫チェックポイント阻害薬の関連が報告されてきている。Riazらは、メラノーマの抗CTLA-4抗体治療症例（Snyderおよびvan Allenコホートの計174例）の再解析から*SERPINB3*、*SERPINB4*の遺伝子変異がOSと強く相関する

ことを見出している（Snyderコホート64例、p=0.01、van Allenコホート110例、p=0.005）[12]。免疫チェックポイント阻害薬に対するこれら遺伝子変異の機能は不明であるが、がん遺伝子として知られていることや、OVA（chicken ovalbumin）にホモロジーが高いこと、遺伝子変異によるmisfoldingやself-polymerizationが免疫活性を誘導する可能性などが推測されている。また、PengらはPTEN lossによるT細胞免疫応答への抵抗性を報告している[13]。39例の転移性メラノーマへの抗PD-1抗体療法において、免疫組織染色でPTEN陽性の腫瘍はPTEN欠失腫瘍に対して有意に奏効しており（p=0.029）、腫瘍浸潤CD8陽性T細胞数もPTEN陽性腫瘍で有意に高かった（p<0.001）。さらに、Sprangerらはメラノーマ症例（266例）の発現解析からβ-cateninシグナルによるCCL4を介した腫瘍免疫抑制を報告しており[14]、β-cateninシグナル活性化の一部（37%）は*CTNNB1*遺伝子の活性化変異あるいは*APC*、*AXIN1*、*TCF1*機能欠失変異が関与している。他にも、*NRAS*、*NF1*、*LRP1B*遺伝子変異など免疫チェックポイント阻害薬の効果に関連するとされる遺伝子が報告されているが[15,16]、機能解析とともにバイオマーカーとしての評価が待たれる。

一方、遺伝子変異が共通のネオアンチゲンとなりうるような頻度の高い変異候補の報告は少ない。例えば、グリオーマにおける*IDH1*（R132H）変異は頻度が70%と高く、ヒトにおいてCD4陽性T細胞の免疫反応を誘導する[17]。また、Tranらは消化器系腫瘍のTIL解析においてC*08:02拘束性に認識される*KRAS*（G12D）変異を同定しており、同変異が多くのがん種で認められることから、汎用性のあるT細胞標的となる可能性を示している[18]。

また、これまでみてきた臨床試験では同時に遺伝子発現解析も行われており、効果との関連が解析されている。Snyderコホートでは浸潤細胞のCD8:Foxp3比率が、van Allenらは*GZMA*および*PRF1*によるcytotoxic activityが臨床効果群で有意に高いことが示されている（p=0.028、p=0.039）。Hugoらは遺伝子発現解析から、抗

PD-1 抗体に抵抗性を表すサインとして IPRES (innate anti-PD1 resistance signature) を抽出している。IPRES には，上皮間葉転換，細胞接着，細胞外マトリクス，血管新生，創傷治癒などに関連する遺伝子が含まれ，他のがん種でもサブグループを同定しうる可能性を示している。興味深いことに IPRES は抗 CTLA-4 抗体の予測マーカーには適さず，両薬剤の作用機序のさらなる解析が求められる。前述の β-catenin シグナルも遺伝子発現解析から評価することが可能であり，今後は遺伝子の変異情報と発現情報とを組み合わせたバイオマーカーが開発されていくであろう。

おわりに

免疫チェックポイント阻害薬の効果を的確に予測するバイオマーカーはまだ明らかにされていない。遺伝子変異の集積は 1 つの候補として注目されているが，各臨床試験は同時にその限界も示している。また，Merkel 腫瘍では抗 PD-1 抗体が奏効するが[19]，Merkel-cell polyomavirus（MCPyV）陰性腫瘍で遺伝子変異集積は高いものの MCPyV 陽性腫瘍では低いことが報告されており（median 1121 vs 12.5）[20]，効果は同等でもその機序は異なると考えられ，バイオマーカーの探索には各腫瘍における免疫チェックポイント阻害薬の作用機序の解明が必要である。一方，エキソーム解析で評価されている遺伝子変異解析を，クリニカルシークエンスによる選択された遺伝子解析結果で代替する試みも行われている[16)21]。優れたバイオマーカーが開発され適切な患者および治療法の選択が可能となり，経済的妥当性を伴った高い臨床効果が得られるようになることが期待される。

参考文献

1) Snyder A, Makarov V, et al : N Engl J Med 371, 2189-2199, 2014.
2) van Allen EM, Miao D, et al : Science 350, 207-211, 2015.
3) Hugo W, Zaretsky JM, et al : Cell 165, 35-44, 2016.
4) Rizvi NA, Hellmann MD, et al : Science 348, 124-128, 2015.
5) McGranahan N, Furness AJ, et al : Science 351, 1463-1469, 2016.
6) Topalian SL, Hodi FS, et al : N Engl J Med 366, 2443-2454, 2012.
7) Brahmer JR, Drake CG, et al : J Clin Oncol 28, 3167-3175, 2010.
8) Le DT, Uram JN, et al : N Engl J Med 372, 2509-2520, 2015.
9) Llosa NJ, Cruise M, et al : Cancer Discov 5, 43-51, 2015.
10) Howitt BE, Shukla SA, et al : JAMA Oncol 1, 1319-1323, 2015.
11) Santin AD, Bellone S, et al : Clin Cancer Res 22, 5682-5687, 2016.
12) Riaz N, Havel JJ, et al : Nat Genet 48, 1327-1329, 2016.
13) Peng W, Chen JQ, et al : Cancer Discov 6, 202-216, 2016.
14) Spranger S, Bao R, et al : Nature 523, 231-235, 2015.
15) Johnson DB, Lovly CM, et al : Cancer Immunol Res 3, 288-295, 2015.
16) Johnson DB, Frampton GM, et al : Cancer Immunol Res, 2016. [Epub ahead of print]
17) Schumacher T, Bunse L, et al : Nature 512, 324-327, 2014.
18) Tran E, Ahmadzadeh M, et al : Science 350, 1387-1390, 2015.
19) Nghiem PT, Bhatia S, et al : N Engl J Med 374, 2542-2552, 2016.
20) Goh G, Walradt T, et al : Oncotarget 7, 3403-3415, 2016.
21) Rosenberg JE, Hoffman-Censits J, et al : Lancet 387, 1909-1920, 2016.

水野晋一
1989 年　九州大学医学部卒業
　　　　　同第一内科入局
1999 年　日本学術振興会特別研究員
2001 年　米国ダナファーバー癌研究所リサーチフェロー
2009 年　久留米大学医学部血液内科助教
2012 年　同血液・腫瘍内科講師
　　　　　九州大学先端医療イノベーションセンター准教授

第3章 がん免疫療法臨床試験からのレッスン

4．バイオマーカーとしての PD-L1

朝尾哲彦・吉村　清

抗 PD-1/PD-L1 抗体の効果を予測する適切なバイオマーカーが探索されており，現在のところ最も研究が進んでいるのが PD-L1 である。バイオマーカーとしての PD-L1 の役割の研究は，腫瘍における PD-L1 発現で始まり，一部の PD-1 抗体では腫瘍の PD-L1 発現を確認することが必須となっている。しかしながら，PD-L1 と腫瘍浸潤リンパ球との関わりや免疫細胞における PD-L1 発現なども重要であることが明らかになりつつある。腫瘍における体細胞遺伝子変異数など新たなバイオマーカー候補が出てくる中で，これまでの知見を合わせたより適切なバイオマーカーを確立することが期待される。

はじめに

2012 年に抗 PD-1（programmed cell death-1：CD279）抗体であるニボルマブ（オプジーボ®）の第 1 相臨床試験の結果が報告されて以来，がんの治療は抗 PD-1 抗体 / 抗 PD-L1 抗体により劇的に変化しつつある[1]-[10]。しかしながら，未解決の課題がいくつか残っており，その 1 つとして治療効果を予測する決定的なバイオマーカーが同定されていないことが挙げられる[11]。PD-1 のリガンドである PD-L1（programmed cell death ligand-1；B7-H1，CD274）はバイオマーカーの 1 つであり，非小細胞肺がんに対する抗 PD-1 抗体ペムブロリズマブ（キイトルーダ®）が承認された際には，腫瘍における PD-L1 発現が陽性であることが使用の条件となった。本稿では，バイオマーカーとしての PD-L1 について，現在の知見および課題を概説する。

I．PD-L1 について

PD-L1 は 1999 年に初めて報告され，のち

に PD-1 のリガンドであることが明らかとなった[12][13]。PD-L1 は免疫グロブリンスーパーファミリーである B7 ファミリーに属し，単球や樹状細胞，活性化したリンパ球，心臓や肺などの正常組織でも発現が認められるものの，正常組織と比較して腫瘍組織で発現が増加している（表❶）[14]-[16]。PD-L1 は PD-1 と結合して，リンパ球上の PD-1 経路を活性化し，T 細胞からのサイトカイン産生を抑制したり，アポトーシスを誘導したりすることで T 細胞の活性化を抑制する[13][14]。また PD-L1 は，T 細胞の活性化に必要な補助刺激分子である CD28 のリガンドである CD80 と競合的に結合することで，T 細胞の活性化に抑制的に働くことも知られている[17]。抗 PD-L1 抗体を投与することで悪性黒色腫細胞株の増殖が抑制されることが示されて以来，悪性腫瘍に対する治療としての抗 PD-1/ 抗 PD-L1 抗体の開発が進められ，臨床応用に至った[18]-[20]。各種のがんで腫瘍の PD-L1 発現と予後との関連が検討されているが[21]，多くの報告では PD-L1 陽性症例が陰性例と比べて予後が不良であるとしている一方で，

key words

PD-1，PD-L1，免疫チェックポイント，バイオマーカー

4. バイオマーカーとしての PD-L1

表❶　各がん種の PD-L1 発現率

がんの種類	n	腫瘍 PD-L1 陽性率	PD-L1 染色抗体クローン	文献
非扁平上皮非小細胞肺がん	455	54%（≧1%） 40%（≧5%） 36%（≧10%）	28-8	2
扁平上皮非小細胞肺がん	225	53%（≧1%） 36%（≧5%） 31%（≧10%）	28-8	3
非小細胞肺がん	2222	66%（≧1%） 28%（≧50%）	22C3	5
小細胞肺がん	148	17%（≧1%） 5%（≧5%）	28-8	39
乳がん（TNBC）	111	58.6%	22C3	44
胃がん	162	40%	22C3	45
頭頸部がん	104	78%	22C3	46
腎細胞がん	756	24%（≧1%）	28-8	7
尿路上皮がん	310	20%（TC1-3）	SP142	9
卵巣がん	20	80%（2+-3+）	27-A2	47
悪性黒色腫（BRAF 変異なし）	418	35.4%（≧5%）	28-8	6
悪性黒色腫	834	80.5%（≧1%）	22C3	8
ホジキンリンパ腫	10	100%	405.9A11	25

PD-L1 陽性症例で予後が良好であったとする報告もあり，一定の結論には達していない。これは後述する PD-L1 発現の評価の問題や，PD-L1 の発現が複数の因子により修飾を受けること，腫瘍免疫の発動や逃避に腫瘍の PD-L1 発現以外の因子が関わっていることなどが影響していると考えられる。

　腫瘍が PD-L1 を発現して免疫から逃避するメカニズムには，①もともとの腫瘍自体に PD-L1 が発現している場合（innate immune resistance）と，②腫瘍浸潤リンパ球（tumor infiltrating lymphocytes：TILs）により腫瘍細胞における PD-L1 発現が誘導される場合（adoptive immune resistance）の2種類があると考えられている[14) 22) -24)]。*PDL1* および *PDL2* 遺伝子の増幅がみられるホジキンリンパ腫や，*PTEN* 変異を認める神経膠腫，*PD-L1* 遺伝子の3'末端非翻訳領域における変異を有するがんなどでは内因性に PD-L1 の発現が増加していると報告されている[25)-27)]。一方，TIL により腫瘍細胞の PD-L1 発現が誘導される現象については2012年に悪性黒色腫で報告がなされた[22)]。その中で PD-L1 陽

性腫瘍の領域に一致して TIL が認められ，TIL が IFN-γ を産生することで腫瘍細胞の PD-L1 の発現が増加していることが明らかにされた。悪性黒色腫においては，PD-L1 が発現している腫瘍に TIL が関連していない innate immune resistance の症例は全体の1%で，TIL が関連している adoptive immune resistance の症例は全体の44%に認められた[22)]。また非小細胞肺がんにおいては，腫瘍 PD-L1 の発現に TIL が関連していない症例を12%に認めた[24) 28)]。このような腫瘍に TIL が浸潤している症例では予後が良好な傾向があるという報告が複数なされている[22) 28)]。また，ペムブロリズマブの第1相試験の臨床検体を用いた検討では，ペムブロリズマブへの治療反応性が良好であった症例は，治療開始前の検体において，腫瘍内部および腫瘍辺縁（invasive front / invasive margin）で CD8 陽性 T 細胞の密度が高く，PD-L1 陽性細胞や PD-1 陽性細胞が多かったと報告がされた[29) 30)]。さらに最近では，腫瘍浸潤免疫細胞（多くは TIL）における PD-L1 発現にも着目がなされている[9) 31) 32)]。抗 PD-L1 抗体アテゾリズマブ（Tecentriq®）の第1相臨床試験においては，腫瘍に PD-L1 が発現するのと同じく腫瘍浸潤免疫細胞でも PD-L1 が発現しており，効果予測因子となる可能性が示唆された[31)]。

　以上みてきたように，バイオマーカーとしての PD-L1 の役割の研究は，腫瘍における PD-L1 発現に始まったものの，研究の進展により TIL との関わりや免疫細胞における PD-L1 発現なども重要であることが明らかになりつつある。

Ⅱ．免疫染色における PD-L1 評価

　PD-L1 発現の評価のため行われる免疫組織化学

（immunohistochemistry：IHC）に用いる PD-L1 抗体のクローンには複数の種類がある（**表❷**）。

PD-L1（B7-H1）を報告した Chen / Pardoll らのグループはクローン 5H1 を用いていたが，現在では抗体薬ごとに PD-L1 発現確認に用いる IHC 用抗体のクローンが異なっている。ニボルマブにおける 28-8（Dako），ペムブロリズマブの 22C3（Dako），アテゾリズマブの SP142（Ventana）が代表的であり，これらの IHC 用抗体は，FDA よりそれぞれの薬剤のコンパニオン診断薬[用解1]もしくは補助診断薬として承認を受けている。特にペムブロリズマブについては，非小細胞肺がんの治療で投与するためには，コンパニオン診断薬である PD-L1 IHC 22C3 による検査で腫瘍細胞が PD-L1 陽性の場合に限って使用が可能である。これらの抗体の染色を確認した研究では，28-8 と 22C3，SP263 の染色性はおおむね一致したものの，他の抗体と比較して SP142 の一致率が低かったと報告されている[33) 34)]。また，ニボルマブやペムブロリズマブにおいては，腫瘍における PD-L1 陽性細胞率を測定しているが，アテゾリズマブは腫瘍細胞に加えて腫瘍浸潤免疫細胞の PD-L1 陽性細胞も測定している。PD-L1 を陽性とする際のカットオフ値も各薬剤で異なる。さらに，PD-L1 の発現は原発部位および遠隔転移で異なっているという報告もある。悪性黒色腫においては，原発部位と遠隔転移部位の PD-L1 発現が異なっていた症例は 52％に認められ，腎細胞がんでは 20.8％が異なっていた[35) 36)]。

以上，免疫染色における PD-L1 発現の評価については，① IHC 用抗 PD-L1 抗体のクローンによって染色性が異なること，② PD-L1 陽性と判断するにあたってカットオフ値が異なること，③染色により腫瘍細胞を評価しているもの，免疫細胞を評価しているものがあること，④サンプリングした部位により結果が変わってくること（tumor heterogeneity），⑤ PD-L1 の発現は経時的にも変化すること，などの問題があり評価にあたって注意が必要である。

Ⅲ．臨床試験における腫瘍細胞の PD-L1 発現

1．ニボルマブの臨床試験における腫瘍の PD-L1 発現

ニボルマブの第 1 相臨床試験では，抗 PD-L1 抗体（クローン：5H1）による免疫染色で腫瘍が PD-L1 陽性と判定された 25 名のうち 9 名（36％）で奏効が認められた一方，PD-L1 陰性の 17 名では奏効例は 1 例も認めなかった[1)]。このことから，腫瘍の PD-L1 発現が抗 PD-1 抗体による治療の効果予測因子となることが期待された。

しかしながら引き続いた大規模臨床試験では，必ずしも一貫した結果が得られているわけではない。非扁平上皮非小細胞肺がんの 2 次治療におけるニボルマブの第 3 相臨床試験（CheckMate 057 試験）においては，腫瘍の PD-L1 発現（クローン：28-8）がカットオフ値（1, 5, 10％）以上であった症例では，ニボルマブ投与により生存期間に延

表❷ 各抗体薬によって異なる免疫組織化学（IHC）に用いる抗 PD-L1 抗体

PD-L1 IHC クローン	FDA 承認	抗体薬
28-8（Dako）	補助診断薬	ニボルマブ （オプジーボ®：BMS/小野薬品）
22C3（Dako）	コンパニオン診断薬 （非小細胞肺がんのみ）	ペムブロリズマブ （キイトルーダ®：MSD）
73-10（Dako）	–	アベルマブ（EMD Serono）
SP142（Ventana）	補助診断薬	アテゾリズマブ （Tecentriq®：ロシュ/Genentech）
SP263（Ventana）	–	durvalumab （アストラゼネカ/MedImmune）
5H1（Yale 大学）	–	–
E1L3N （Cell Signaling Technology）	–	–

4. バイオマーカーとしての PD-L1

長が認められたものの，PD-L1 発現がカットオフ値以下であった症例ではニボルマブによる生存期間の延長効果を認めなかった（図❶上段）[2]。すなわち，非扁平上皮がんでは腫瘍の PD-L1 発現がニボルマブの効果予測因子になった。これらの結果をもとに，2017 年 2 月に厚生労働省が発表した非小細胞肺がんにおけるニボルマブ最適使用推進ガイドラインにおいては，非扁平上皮非小細胞肺がんにおいては PD-L1 発現率が 1% 未満の場合には，ドセタキセル等ニボルマブ以外の治療を行うよう勧告している。

しかしながら，扁平上皮非小細胞肺がんの

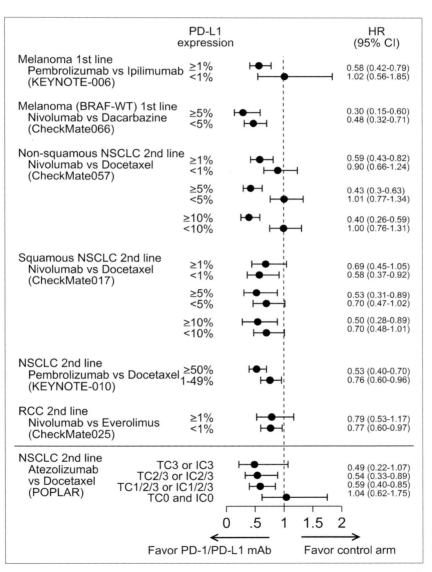

図❶　第 3 相もしくはランダム化第 2 相臨床試験における腫瘍の PD-L1 発現の生存期間への影響（上段），腫瘍と腫瘍浸潤免疫細胞における PD-L1 発現の生存期間への影響（下段）

HR：ハザード比（hazard ratio），NSCLC：非小細胞肺がん（non-small cell lung cancer），RCC：腎細胞がん（renal cell carcinoma），TC：tumor cells，IC：immune cells

第3章　がん免疫療法臨床試験からのレッスン

2次治療におけるニボルマブの第3相臨床試験（CheckMate 017試験）においては，腫瘍のPD-L1発現の有無にかかわらずニボルマブの効果を認めたため，腫瘍がニボルマブの効果予測因子とならなかった[3]。悪性黒色腫の1次治療におけるニボルマブの効果を検討した第3相臨床試験（CheckMate 066試験）や，既治療腎細胞がんに対する第3相臨床試験（CheckMate 025試験）でも，腫瘍のPD-L1発現はニボルマブの効果予測因子とならなかった[6][7]。

2. ペムブロリズマブの臨床試験における腫瘍のPD-L1発現

一方ペムブロリズマブは，非小細胞肺がんの2次治療において，腫瘍PD-L1（クローン：22C3）が陽性の症例（カットオフ値1％以上）に限定して臨床試験が行われた（KEYNOTE-010試験）[5]。サブグループ解析では腫瘍のPD-L1発現が1～49％と50％以上のどちらも生存期間を延長したが，PD-L1の発現が50％以上であった症例ではより効果が認められた。さらに，腫瘍におけるPD-L1発現が強陽性（≧50％）の非小細胞肺がんに対する初回治療としてペムブロリズマブとプラチナ化学療法を比較した第3相試験（KEYNOTE-024試験）においても，ペムブロリズマブが無増悪生存期間（progression-free survival：PFS），全生存期間（overall survival：OS）の両方において優越性を示した[37][38]。本邦においても，非小細胞肺がんの1次治療・2次治療においてペムブロリズマブが承認されたが，その対象はPD-L1陽性例（1次治療においては強陽性例）に限定されることとなり，診断用抗PD-L1抗体（PD-L1 IHC 22C3 pharmDx）がコンパニオン診断薬として同時に承認がなされた。ただし悪性黒色腫に対しては，腫瘍のPD-L1発現にかかわらずペムブロリズマブの投与が可能となっている。

3. 併用療法におけるPD-L1発現

抗PD-1抗体／抗PD-L1抗体を他の薬剤と併用して使用した場合には，腫瘍におけるPD-L1発現のバイオマーカーとしての意義にさらなる議論が必要である。悪性黒色腫の1次治療に対して

ニボルマブ単剤，ニボルマブ・イピリムマブ併用，およびイピリムマブ単剤を比較した第3相臨床試験では，PD-L1発現の有無にかかわらずニボルマブおよびニボルマブ・イピリムマブ併用療法の臨床効果を認めた[4]。ただしPD-L1陽性群（5％以上）では，ニボルマブとニボルマブ・イピリムマブのPFS中央値がほとんど同等であり，ニボルマブ単剤による治療でも十分な可能性を示した。小細胞肺がんに対するニボルマブ・イピリムマブの併用療法を検討した第1-2相試験（CheckMate 032試験）においても，PD-L1発現の有無にかかわらず臨床効果を認めた[39]。

以上，腫瘍細胞におけるPD-L1発現においては，

①効果予測因子になったという結果とならなかったという結果が混在している

②非小細胞肺がん（ニボルマブでは非扁平上皮非小細胞肺がんのみ）においては，原則PD-L1陽性を確認して投与する必要がある。一方で，悪性黒色腫や腎細胞がんにおいては現在のところ確認の必要はない

③併用療法における腫瘍のPD-L1染色の意義は不明確である

ということが言える。

Ⅳ. 臨床試験における免疫細胞のPD-L1発現

腫瘍浸潤免疫細胞におけるPD-L1に注目して開発が行われている抗PD-L1抗体もある。アテゾリズマブの第1相臨床試験においては，腫瘍にPD-L1が発現するのと同じく腫瘍浸潤免疫細胞（リンパ球およびマクロファージ，樹状細胞）でもPD-L1が発現しており，効果予測因子となる可能性が示唆された（**表❸**）[31]。非小細胞肺がんの2次治療における抗PD-L1抗体アテゾリズマブのランダム化第2相試験（POPLAR試験）では，腫瘍細胞および腫瘍浸潤免疫細胞におけるPD-L1発現（クローン：SP142）をそれぞれ4段階ずつに分類した[32]。腫瘍細胞および免疫細胞のどちらかでPD-L1が強発現している症例では

168

アテゾリズマブが有効であったものの，そうでない症例ではアテゾリズマブの効果は乏しかった（図❶下段）。プラチナ製剤既治療尿路上皮がんにおけるアテゾリズマブの第2相試験（IMvigor210試験）では，腫瘍浸潤免疫細胞におけるPD-L1発現のみに着目して解析が行われ，免疫細胞におけるPD-L1発現が5%以上の症例ではそれ未満と比較して有意に生存期間を延長した（図❷）[9]。免疫細胞におけるPD-L1発現を検討した臨床試験は現在のところアテゾリズマブのみで行われており，他の薬剤での検討が待たれる。

V．効果予測因子としてのPD-L2発現

PD-L2（B7-DC）は，PD-L1と並ぶPD-1のリガンドの1つで，主にマクロファージと樹状細胞に発現している[40,41]。PD-L2の受容体としてPD-1以外の存在も示唆されており，その詳細な機能はまだ解明されていない。様々ながん種の臨床検体を用いてPD-L2の免疫組織化学染色を実施した結果では，PD-L1（クローン：22C3）が発現していない組織でPD-L2が発現しており，PD-L2の発現がみられた組織ではPD-L1が発現していなかった[42]。この結果はPD-L1陰性でも抗PD-1抗体が奏効する症例の中にPD-L2陽性の症例が含まれている可能性を示唆している。その一方で，腫瘍におけるPD-L2発現はPD-L1発現と相関していたという報告もある[43]。また，アテゾリズマブの第1相臨床試験における検討では，PD-L2の発現が抗PD-L1抗体の臨床効果

表❸ 腫瘍細胞と免疫細胞におけるPD-L1の発現（クローン：SP142）
（文献31より）

	n	免疫細胞の PD-L1陽性率（%）	腫瘍細胞の PD-L1陽性率（%）
非小細胞肺がん	184	26	24
腎細胞がん	88	25	10
悪性黒色腫	58	36	5
頭頸部扁平上皮がん	101	28	19
胃がん	141	18	5
大腸がん	77	35	1
膵がん	83	12	4

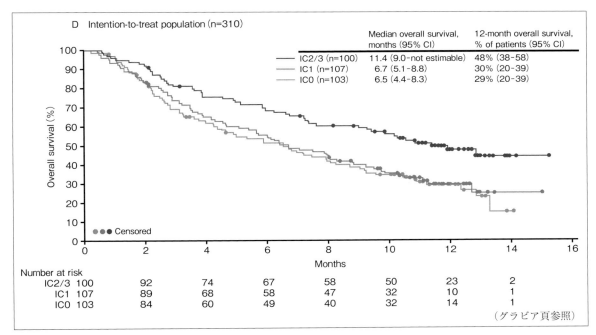

図❷ 既治療尿路上皮がんにおけるアテゾリズマブ第2相試験（文献9より）
IC：腫瘍浸潤免疫細胞におけるPD-L1発現。IC 0：＜1%，IC1：1%以上5%未満，IC2/3：5%以上

第3章　がん免疫療法臨床試験からのレッスン

に影響はなかったと報告されている[31]。抗 PD-1
抗体／抗体 PD-L1 抗体の効果予測因子としての
PD-L2 の位置づけは依然として議論が必要である。

おわりに

　本稿では，抗 PD-1 抗体／抗 PD-L1 抗体療法に
おけるバイオマーカーとしての PD-L1 の意義に
ついて概説した。近年の研究により，バイオマー
カーとしての PD-L1 は腫瘍での発現のみならず
免疫細胞での発現も重要であることが明らかに

なってきた。また，腫瘍における体細胞遺伝子変
異数（tumor mutation burden）が新たなバイオマー
カーの可能性となる中で PD-L1 の位置づけも変
化しつつある。免疫チェックポイント阻害剤は薬
剤が高価であること，多くのがん種で有効な症例
は 20 〜 30％程度と考えられること，特有の免疫
関連有害事象があることからも，適切な患者集団
を選択して投与することが求められている。今後
は，これまでの知見を合わせてより適切なバイオ
マーカーを確立することが期待される。

用語解説

1.　**コンパニオン診断薬**：特定の医薬品の有効性や安全性
を一層高めるために，その使用対象患者に該当するか
どうかなどをあらかじめ検査する目的で使用される診

断薬のこと。薬剤使用のためには検査が陽性となるこ
とが必須である。

参考文献

1）Topalian SL, Hodi FS, et al : N Engl J Med 366, 2443-2454, 2012.
2）Borghaei H, Paz-Ares L, et al : N Engl J Med 373, 1627-1639, 2015.
3）Brahmer J, Reckamp KL, et al : N Engl J Med 373, 123-135, 2015.
4）Larkin J, Chiarion-Sileni V, et al : N Engl J Med 373, 23-34, 2015.
5）Herbst RS, Baas P, et al : Lancet 387, 1540-1550, 2016.
6）Robert C, Long GV, et al : N Engl J Med 372, 320-330, 2015.
7）Motzer RJ, Escudier B, et al : N Engl J Med 373, 1803-1813, 2015.
8）Robert C, Schachter J, et al : N Engl J Med 372, 2521-2532, 2015.
9）Rosenberg JE, Hoffman-Censits J, et al : Lancet 387, 1909-1920, 2016.
10）Topalian SL, Drake CG, et al : Cancer Cell 27, 450-461, 2015.
11）Topalian SL, Taube JM, et al : Nat Rev Cancer 16, 275-287, 2016.
12）Dong H, Zhu G, et al : Nat Med 5, 1365-1369, 1999.
13）Freeman GJ, Long AJ, et al : J Exp Med 192, 1027-1034, 2000.
14）Dong H, Strome SE, et al : Nat Med 8, 793-800, 2002.
15）Brown JA, Dorfman DM, et al : J Immunol 170, 1257-1266, 2003.
16）Selenko-Gebauer N, Majdic O, et al : J Immunol 170, 3637-3644, 2003.
17）Butte MJ, Keir ME, et al : Immunity 27, 111-122, 2007.
18）Iwai Y, Ishida M, et al : Proc Natl Acad Sci USA 99, 12293-12297, 2002.
19）Hirano F, Kaneko K, et al : Cancer Res 65, 1089-1096, 2005.

20）Blank C, Gajewski TF, et al : Cancer Immunol Immunother 54, 307-314, 2005.
21）Wu P, Wu D, et al : PLoS One 10, e0131403, 2015.
22）Taube JM, Anders RA, et al : Sci Transl Med 4, 127ra137, 2012.
23）Pardoll DM : Nat Rev Cancer 12, 252-264, 2012.
24）Chen L, Han X : J Clin Invest 125, 3384-3391, 2015.
25）Ansell SM, Lesokhin AM, et al : N Engl J Med 372, 311-319, 2015.
26）Parsa AT, Waldron JS, et al : Nat Med 13, 84-88, 2007.
27）Kataoka K, Shiraishi Y, et al : Nature 534, 402-406, 2016.
28）Velcheti V, Schalper KA, et al : Lab Invest 94, 107-116, 2014.
29）Tumeh PC, Harview CL, et al : Nature 515, 568-571, 2014.
30）Schalper KA, Brown J, et al : J Natl Cancer Inst 107, dju435, 2015.
31）Herbst RS, Soria JC, et al : Nature 515, 563-567, 2014.
32）Fehrenbacher L, Spira A, et al : Lancet 387, 1837-1846, 2016.
33）Hirsch FR, McElhinny A, et al : J Thorac Oncol 12, 208-222, 2017.
34）Rimm DL, Han G, et al : JAMA Oncol, 2017.
35）Callea M, Albiges L, et al : Cancer Immunol Res 3, 1158-1164, 2015.
36）Madore J, Vilain RE, et al : Pigment Cell Melanoma Res 28, 245-253, 2015.
37）Reck M, Rodriguez-Abreu D, et al : N Engl J Med 375, 1823-1833, 2016.
38）http://www.mercknewsroom.com/news-release/oncology-newsroom/mercks-keytruda%C2%A0pembrolizumab-demonstrates-superior-progression-free-
39）Antonia SJ, Lopez-Martin JA, et al : Lancet Oncol 17,

40) Latchman Y, Wood CR, et al : Nat Immunol 2, 261-268, 2001.
41) Shin T, Yoshimura K, et al : J Exp Med 201, 1531-1541, 2005.
42) Yearley J, Gibson C, et al : Ann Oncol 26 (suppl 6), abstr 18LBA, 2015.
43) Taube JM, Klein A, et al : Clin Cancer Res 20, 5064-5074, 2014.
44) Nanda R, Chow LQM, et al : J Clin Oncol 34, 2460-2467, 2016.
45) Muro K, Chung HC, et al : Lancet Oncol 17, 717-726, 2016.
46) Seiwert TY, Burtness B, et al : Lancet Oncol 17, 956-965, 2016.
47) Hamanishi J, Mandai M, et al : J Clin Oncol 33, 4015-4022, 2015.

朝尾哲彦

2008 年	群馬大学医学部医学科卒業
	国立国際医療研究センター研修医
2012 年	順天堂大学医学部付属順天堂医院呼吸器内科専攻生
2014 年	国立がん研究センター中央病院呼吸器内科がん専門修練医
2016 年	同特任研究員

第3章　がん免疫療法臨床試験からのレッスン

5．バイオマーカーとしての免疫抑制細胞

北野滋久

　近年，免疫チェックポイント阻害剤の臨床開発が各種がんで成功を収めているが，本剤によって臨床効果を認める患者は一部に限られ薬剤費も高額であることから，投与すべき患者を事前に選択するバイオマーカーの開発が重要な課題となっている。近年，腫瘍局所および末梢血における免疫抑制細胞の数量が，治療効果・予後と関連するバイオマーカーとして報告され，注目を浴びつつある。本稿では，バイオマーカーとしての免疫抑制細胞 MDSC（myeloid derived suppressor cells）と TAM（tumor associated macrophage）について概説する。

はじめに

　近年，免疫チェックポイント阻害剤の臨床開発が進行期の悪性黒色腫，非小細胞肺がんをはじめとする各種がんで成功を収めているが，本剤によって臨床効果を認める患者は一部に限られ薬剤費も高額であることから，投与すべき患者を事前に選択するバイオマーカーの開発が重要な課題となっている。これまでの研究で，免疫チェックポイント阻害剤の効果や予後と関連するバイオマーカーとして，①腫瘍細胞（および腫瘍浸潤免疫細胞）における PD-L1 分子の発現，②腫瘍局所への細胞障害性 T 細胞の浸潤，③腫瘍における体細胞変異が多いことが複数の腫瘍，コホートで報告されている。さらに近年，腫瘍局所および末梢血における免疫抑制細胞の数量が，治療効果・予後と関連するバイオマーカーとして報告され，注目を浴びつつある。本稿では，バイオマーカーとしての免疫抑制細胞のうち，MDSC（myeloid derived suppressor cells）と TAM（tumor associated macrophage）について概説する。

I．免疫チェックポイント阻害剤の現況

　近年，免疫チェックポイント阻害剤の開発が成功を収め，2016 年 12 月の時点で進行期の悪性黒色腫，非小細胞肺がん，腎細胞がん，ホジキンリンパ腫が国内承認を得ている状況である。その他，各種がんにおいて臨床第Ⅲ相試験が施行されており，近い将来，がん免疫療法が標準治療として多くのがん種において実地臨床の現場で用いられるようになる可能性が高い。しかしながら，ときに重篤な免疫関連有害事象（immune related AE：irAE）を伴う場合があり，さらに一部の腫瘍を除けば長期生存を認める患者の割合は限られている。2015 年に抗 CTLA-4 抗体（イピリムマブ）を投与された進行悪性黒色腫患者における早期臨床試験から後期臨床試験の pooled analysis が報告され，3 年生存率が 21％を示した後の生存曲線はほぼフラットとなり，10 年以上もの長期生存を認める例が 20％弱存在することが報告された[1]。さらに，2016 年の米国癌学会において，既治療の進行悪性黒色腫患者に対する抗 PD-1 抗体（ニ

---

key words

バイオマーカー，免疫抑制細胞，制御性 T 細胞，骨髄由来抑制細胞，腫瘍関連マクロファージ，がん免疫療法，免疫チェックポイント阻害剤

ボルマブ）の第Ⅰ相試験（CA209-003 trial）の5年間のフォローアップデータが発表され，5年生存率が34％を示し，生存曲線は48ヵ月以降ほとんど低下しないことが示された。免疫チェックポイント阻害剤によって，一部に長期間にわたって治療効果が持続する患者群が存在することが明らかになってきた。他のがん種でも免疫チェックポイント阻害剤を投与された患者において，同様に一定の割合で長期生存例が出てくるか否かについては今後の報告が待たれる。このような状況下において，現在，治療前の段階で臨床効果（どの患者に投与すべきか），有害事象（どの患者に投与すべきでないか）を予測するバイオマーカーの探索は臨床的および医療経済的にも極めて重要な課題となっている。

1. バイオマーカー研究における現況について

抗腫瘍免疫応答は「がん」と「宿主免疫系」の相互の複雑な関係によって成り立っているので，バイオマーカー候補として，これらの応答に関わる様々な因子（細胞〜タンパク〜遺伝子レベル）が候補となりえると考えられる。これまで報告されてきた，「がん側」および「宿主側」のバイオマーカーを図❶にまとめた。このように，バイオマーカーは多岐にわたるが，本稿では，免疫抑制細胞のうちMDSCとTAMを中心に概説する。

Ⅱ. 免疫抑制細胞について

1. MDSC

骨髄由来抑制細胞は，腫瘍や炎症などの環境下において，腫瘍や炎症局所，末梢リンパ組織，末梢血中で増加してくる骨髄系の細胞群である。健常人では骨髄球系の細胞は，多核球，顆粒球，単球，マクロファージ，樹状細胞に分化しているが，がん患者においては，これらの骨髄系細胞の分化に異常を認め，免疫抑制機能として未熟な骨髄系細胞が増殖してくると考えられている[2]。MDSCは分化段階の異なる骨髄系細胞のヘテロな細胞群であり，ヒトでは単球系MDSC（M-MDSC）と顆粒球系（多形核細胞系）MDSC（Gr-MDSCもしくはPMN-MDSC）の2つに大別される。MDSCは，不均一かつ可塑性のある骨髄系の免疫抑制細胞であると考えられてお

```
（腫瘍組織）                        （末梢血）
・免疫組織染色                       リンパ球数
    腫瘍上のPD-L1の発現              エフェクターメモリーT細胞
    免疫担当細胞上のPD-L1の発現       制御性T細胞
    腫瘍上のPD-L2の発現              MDSC
    T細胞上のPD-1の発現              VEGF濃度
    CD8陽性T細胞浸潤                 循環PD-L1
    CD4（Th1）T細胞浸潤              サイトカイン
    制御性T細胞                      （IL-6, IL-8, IL-10, TGF-βなど）
    MDSC
    TAM（M2）

・遺伝子関連（発現・変異・増幅）
    体細胞変異数（Cancer neoantigen）
    Micro satellite instability（MSI）
    WNT/βカテニンシグナルの増殖
    IFN-γおよびその経路
    PD-L1の発現
```

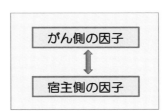

MDSC : myeloid derived suppressor cell
TAM : tumor associated macrophage

図❶　免疫関連バイオマーカーの例
抗腫瘍免疫応答は「がん」と「宿主免疫系」の相互の複雑な関係によって成り立つので，バイオマーカーは単一因子ではなく，これらの各因子を組み合わせたスコア化に向かうのではないかと考えられる。

り，がん種によっていくつかのサブセットが報告されているが，現時点までに，ヒトでは一般的に M-MDSC は Lineage-CD14$^+$CD11b$^+$CD33$^+$（IL-4Rα^+）HLA-DR$^{low/-}$ であり，Gr-MDSC は Lineage-CD15$^+$CD33$^+$CD66b$^+$ の表現型をもつものが報告されている[2) 3)]。

MDSC の免疫抑制作用は，活性化酸素種（reactive oxygen species：ROS）と活性化窒素種（reactive nitrogen species：RNS）を介する。M-MDSC はアルギナーゼと iNOS の活性化により一酸化窒素を産生してエフェクター細胞を抑制し，Gr-MDSC は ROS により T 細胞免疫応答を低下させることが報告されている[4)]。

2. 腫瘍関連マクロファージ

マクロファージは体内の様々な組織に存在する細胞で，個体発生や整体の恒常性維持，組織修復，病原体の感染に対する免疫応答などの多面的な機能をもつ細胞群である。従来，マクロファージは白血球中の単球から分化するものと考えられてきたが，近年，胎生期の組織に常在するマクロファージがその場で増殖することが複数の組織で示されてきている[5)]。それぞれの環境下で特異的に分化したマクロファージは異なるサイトカイン，酵素，細胞表面マーカーを発現しており，現時点では M1 マクロファージ，M2 マクロファージに大別される。M1 マクロファージは炎症性マクロファージとも呼ばれ，感染やがんに対する宿主防御に重要な役割を果たしている。一方，M2 マクロファージは抗炎症反応，寄生虫感染，組織リモデリング，線維化，腫瘍の成長に関連があると考えられている。とりわけ，がんの間質に浸潤しているものを腫瘍関連マクロファージ（TAM）と呼び，がんの増殖や進展に影響を及ぼすと考えられている[6)]。前記のごとく，TAM には抗腫瘍効果を発揮するものと，腫瘍の増殖に促進的に働くものと相反する作用をもつものがあり，TAM の性質は腫瘍の種類によって異なり，がん細胞との相互作用により TAM は多様に分化する。多くの腫瘍微小環境では M2 マクロファージが有意に浸潤していると考えられており，産生される各種液性因子（サイトカイン，ケモカイン，プロテアー

ゼなど）により，免疫抑制，血管新生，腫瘍の増殖・転移を促進する。

Ⅲ. 腫瘍微小環境における免疫抑制細胞の分化および誘導メカニズム

近年，腫瘍内の低酸素領域には MDSC，腫瘍関連マクロファージ（TAM），および制御性 T 細胞などの免疫抑制細胞が浸潤することが明らかにされてきている（図❷）[7)]。本項では MDSC と TAM について，その仕組みについて概説する。

低酸素状況下において MDSC から TAM への分化は STAT3 によって制御されており，MDSC における STAT3 の抑制はシアル酸を介した CD45 ホスファターゼ活性の増強によるものと報告されている。低酸素状態下では，PD-L1 近位プロモーターにおける HRE に結合する HIF-1α を介して，選択的に MDSC 上の PD-L1 の発現を亢進する。低酸素状態下で PD-L1 をブロックすることによって，MDSC からの IL-6 および IL-10 の分泌を減弱させることによって T 細胞活性化が増強する[8)]。また，腫瘍関連マクロファージ（TAM）は，腫瘍の生存・増殖・浸潤および転移に関与し，腫瘍免疫抑制の環境の形成・維持に重要な働きをもつ。低酸素環境は HIF-1 を介して VEGF，IL-8，SDFα および顆粒球コロニー刺激因子の産生を誘発し，これらはすべて未成熟な骨髄細胞の腫瘍微小環境への浸潤に寄与し，MDSC および TAM に分化誘導しうる。これらの免疫抑制細胞は，neuropilin-1 への結合を介して腫瘍の低酸素領域への浸潤を媒介する semaphorin3A を発現する。しかし，その後 HIF-1α は semaphorin3A の発現を低下させることにより，これらの細胞を低酸素状態の腫瘍局所環境に集めてしまう[9)]。このことは，炎症性の TAM（M1）が正常酸素濃度領域に見出される一方で，抑制性の TAM（M2）が腫瘍の低酸素領域に局在することに一致する[10)]。IL-4，IL-6，TGF-β，プロスタグランジン E2，VEGF および活性酸素種を含むこの環境で強化された多くの因子が，これらの細胞の抑制性 M2 型マクロファージまたは MDSC への分化を促進すると考えられている。HIF-2α

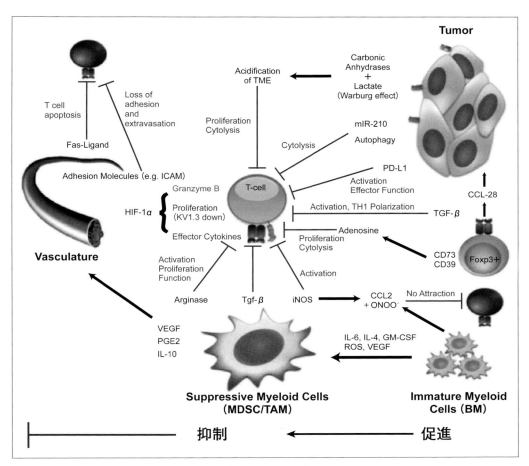

図❷　腫瘍微小環境微小環境における免疫抑制のメカニズム（文献7より改変）

の発現がアルギナーゼの発現と関連する可能性が示唆される一方で，HIF-1αの発現はTAMへの分化および一酸化窒素合成酵素の発現と関連することが報告されている[11]。

HIF-1αは，ミエロイド系細胞における抑制性の表現型の獲得に重要な役割を果たす。例えば，HIF-1αを欠くミエロイド系細胞は，抑制性のマーカーを失い，代わりに樹状細胞の特徴を獲得する[12]。また，HIF-1αを欠失しているマクロファージは，T細胞応答を抑制する能力と腫瘍の進行を促進する能力の両方を失う[13]。

Ⅳ．バイオマーカーとしてのMDSC，TAM

進行メラノーマ患者において，予後予測バイオマーカーとして治療前の末梢血での単球系MDSC（monocytic myeloid-derived suppressor cells：m-MDSCs）の頻度や数が挙げられる。レトロスペクティブな解析において，イピリムマブ投与された進行メラノーマ患者において，治療前の末梢血中のm-MDSC（Lineage-CD14$^+$HLA-DR$^{low/-}$）の数が多いと予後が不良との報告がなされた[14,15]。さらに同様の対照群において，non-responderではm-MDSC，好中球，単球の上昇を認め，responderでは好酸球の上昇を認めること

第3章　がん免疫療法臨床試験からのレッスン

が報告された[16]。

　今後の展望として，他のがん種でも同様の傾向を認めるか，さらには前向き試験での検証が待たれる。また，これまでは末梢血を中心に行われてきたが，「がん局所」での解析結果が待たれる。

　免疫チェックポント阻害剤が投与されたコホートではないが，切除可能食道がんにおいて，手術時の腫瘍組織内に浸潤している CD8[+]細胞 / CD204[+]細胞の比と予後が相関することが示されており，腫瘍局所環境におけるエフェクター細胞と免疫抑制細胞のバランスが抗腫瘍免疫応答に重要であることが示唆された[17]。同様に，切除可能子宮頸がん（組織型は腺がん）のコホートにおいて，CD204[+]細胞の浸潤と予後が相関する傾向が報告されている[18]。

　最近，PI3Kγ（γ isoform of phosphoinositide 3-kinase）を高発現した免疫抑制細胞が免疫チェックポイント阻害剤の耐性に関わり，PI3Kγ阻害剤を用いることによって腫瘍局所環境を変化させ，細胞障害性 T 細胞を介した抗腫瘍免疫応答が高まることが報告されている[19]。複雑な免疫系に関わる細胞群や分子群の遺伝学的背景について，その意義や有用性についての検証が積極的に進められている。

おわりに

　免疫チェックポイント阻害剤のバイオマーカーを同定して適正使用を行うことは，臨床上のみならず医療経済的にも重要課題となっている。今後，次世代シークエンサー，mass cytometer，multicolor flowcytometer，protein array，エクソソーム測定，免疫組織染色における多重染色技術などの最新の解析技術により，免疫抑制細胞の細胞レベルだけでなく，それらの細胞に含まれるタンパクレベル，遺伝子レベルにおいて，今後新たなバイオマーカーが同定され，個別化医療へつながっていくことを期待したい。

参考文献

1) Schadendorf D, Hodi FS, et al : J Clin Oncol 33, 1889-1894, 2015.
2) Gabrilovich DI, Ostrand-Rosenberg S, et al : Nat Rev Immunol 12, 253-268, 2012.
3) Stromnes IM, Greenberg PD, et al : Clin Cancer Res 20, 5157-5170, 2014.
4) Lu T, Gabrilovich DI : Clin Cancer Res 18, 4877-4882, 2012.
5) Ma A, Malynn BA : Nat Rev Immunol 12, 774-785, 2012.
6) Wynn TA, Chawla A, et al : Nature 496, 445-455, 2013.
7) Chouaib S, et al : Oncogene 36, 439-445, 2017.
8) Noman MZ, Desantis G, et al : J Exp Med 211, 781-790, 2014.
9) Casazza A, Laoui D, et al : Cancer Cell 24, 695-709, 2013.
10) Movahedi K, Laoui D, et al : Cancer Res 70, 5728-5739, 2010.
11) Murray PJ, Allen JE, et al : Immunity 41, 14-20, 2014.
12) Corzo CA, Condamine T, et al : J Exp Med 207, 2439-2453, 2010.
13) Doedens AL, Stockmann C, et al : Cancer Res 70, 7465-7475, 2010.
14) Meyer C, Cagnon L, et al : Cancer Immunol Immunother 63, 247-257, 2014.
15) Kitano S, Postow MA, et al : Cancer Immunol Res 2, 812-821, 2014.
16) Gebhardt C, Sevko A, et al : Clin Cancer Res 21, 5453-5459, 2015.
17) Hatogai K, Kitano S, et al : Oncotarget 7, 47252-47264, 2016.
18) Kawachi A, et al : ASCO Abst# 5527, 2016.
19) De Henau O, Rausch M, et al : Nature 539, 443-447, 2016.

北野滋久

1998 年　三重大学医学部卒業
　　　　　同医学部内科学第二講座研修医
　　　　　厚生連鈴鹿中央総合病院研修医
2000 年　同内科医員
　　　　　松阪市民病院内科医員
2005 年　三重大学大学院医学系研究科博士課程修了
　　　　　同大学院医学系研究科遺伝子・免疫細胞治療学助手
2008 年　同大学院医学系研究科血液・腫瘍内科助教
2009 年　Memorial Sloan-Kettering Cancer Center, Ludwig Center for Cancer Immunotherapy, Visiting Investigator
2013 年　国立がん研究センター中央病院先端医療科

第4章

次世代がん免疫療法への
チャレンジ

第4章 次世代がん免疫療法へのチャレンジ

1. 多機能性がん免疫賦活作用を有する
人工アジュバントベクター細胞

藤井眞一郎・清水佳奈子

異物に対して働く生体防御機構には，自然免疫による初期生体防御と獲得免疫による抗原特異的な排除機構が存在する。この両者をうまく連結させているのが，樹状細胞である。これまで，NK細胞などの自然リンパ球を活性化させただけでは容易に抗原特異的なT細胞誘導を行うことは難しいことはよく知られている。他方，がん細胞は自己由来細胞でありながら，しばしばHLA（ヒト白血球抗原）を欠損している場合があり，このことが宿主の免疫からうまく逃れ，再発の一因になっていると考えられている。ゆえに免疫でがんを制御するためには，自然免疫と獲得免疫の両者の免疫を働かせることが重要であり，すなわち樹状細胞のコントロールが課題であった。われわれは，この免疫カスケードを賦活するにあたり，生体内に存在する樹状細胞機能に着目し，「人工アジュバントベクター細胞（artificial adjuvant vector cells：aAVC）」を考案し，橋渡し研究を進めている。

はじめに

　近年，免疫細胞のエンジニアリングなどの技術的な進歩に加え，免疫チェックポイント阻害剤の臨床効果が実証され，がんに対する免疫療法が注目されている。元来，生体防御免疫系にはパターン認識レセプターにより病原体特有の成分を認識し，また主要組織適合性複合体（MHC：major histocompatibility complex）分子の有無により自己非自己を認識することによって初期防御を担う「自然免疫」と，特定の異物を強力に認識し排除する抗体や細胞性免疫応答による「獲得免疫」がある。自然免疫には，マクロファージ，樹状細胞，ナチュラルキラー細胞（NK細胞），NKT細胞などが関わり，獲得免疫にはB細胞やT細胞といったリンパ球が関与している。自然免疫と獲得免疫

の両方を連結させる司令塔となる細胞は樹状細胞である。われわれはこれまで，NKT細胞をトリガーとする自然免疫と獲得免疫について各々の活性化機構の研究を行ってきた。この両者を誘導するシステムとして「人工アジュバントベクター細胞[用解1]〔artificial adjuvant vector cells：aAVC（エーベック）〕」を考案し，臨床応用に向け開発を進めているので紹介する。

I. 樹状細胞の細胞学的特性と免疫療法

　樹状細胞（dendritic cell：DC）は骨髄幹細胞由来の白血球で，脾臓やリンパ節などのリンパ組織，体表面，特に皮膚や気道，腸管や肺，肝臓，腎臓などの非リンパ組織に分布し，いわゆる「見張り番」として存在する。抗原を捕捉・プロセシングしMHC上にペプチドとしてナイーブT細胞に

---

key words

自然免疫，獲得免疫，NKT細胞，NK細胞，樹状細胞，C型レクチン，末梢性トレランス

抗原提示するのが最も重要な働きである。

1. *In vivo* DC 標的療法のコンセプト

近年,世界的に注目されている DC 免疫療法は,DC を *ex vivo* で誘導せずに生体内 DC に腫瘍抗原を効率よく取り込ませ,成熟させることで免疫を誘導する DC の標的療法(*in vivo* DC 標的療法)である。T 細胞の活性化を効率よく誘導するために,DC への抗原輸送(デリバリー)と DC 成熟化刺激(アジュバント)の組み合わせに関する研究が種々進められてきた[1]。例えば,抗原とアジュバントを共投与する場合と,抗原とアジュバントを結合させ投与する場合とで抗原特異的 T 細胞誘導を比較すると,多くの場合,後者が有効である。また,どの DC サブセットを標的として抗原をデリバリーするかによっても,免疫応答(CD4 T 細胞・CD8 T 細胞・抗体誘導)を左右する。さらに,アジュバントについては生体内 DC の成熟化を評価する必要がある。生体内 DC の成熟化のクライテリアとしては,① DC の表面マーカーの成熟化:MHC クラス I と II の強発現,共刺激分子や接着分子の強発現,②アロリンパ球混合反応(MLR)刺激能の増強,③炎症性サイトカイン(IL12)や T 細胞を引き寄せるケモカインの産生,④抗原特異的な T 細胞免疫応答誘導が挙げられる[2]。

II. DC 特異的細胞表面抗体を利用した *in vivo* DC 標的療法(生体内 DC への抗原輸送)

Steinman らの先駆的な研究で DC に特異的なエンドサイトーシス受容体(特に C 型レクチン[用解2]受容体)に対する抗体に抗原を結合することで DC に効率よく抗原をデリバリーすることが可能となった。例えば,抗原結合させた抗 DEC205 抗体を投与すると体内 DEC205+DC に取り込まれる[3]。アジュバントがない場合では,抗原に対する末梢性トレランス[用解3]が誘導されるため,1 型糖尿病などの自己免疫疾患の治療に応用できる。一方,抗原結合抗体と TLR3 や TLR7-8 リガンド,CD40 アゴニストなどのアジュバントを共投与すると DC を成熟させ,免疫応答を成立

させることができる。このようにして誘導される免疫応答は,マラリアや HIV などの感染やがんなどの様々な疾患に対して防御的に働く可能性が示されてきた[4]。

III. aAVC による *in vivo* DC の標的療法の開発

自然免疫リンパ球である NKT 細胞は,CD1d 拘束性で T 細胞受容体(TCR)の α 鎖に可変性のないインバリアント鎖を有し,主に肝臓,脾臓,肺,骨髄などの臓器に存在する。NKT 細胞は,リガンドを認識し活性化すると大量の IFN-γ を産生し,NK 細胞を活性化することによって抗腫瘍効果を示す[5]。本橋らは自己末梢血に GM-CSF と IL-2 で誘導された細胞に α-GalCer をパルスした自己細胞を用いて進行肺がん症例においてその有効性を示している[6]。このように抗原提示細胞を用いて NKT 細胞を活性化させることで NK 細胞を賦活化できる。

活性化 NKT 細胞は,ある条件下では細胞表面に CD40L を一時的に発現することによって,DC を効率よく成熟化させる。しかしながら,単純に無秩序に NKT 細胞を活性化するだけでは抗原特異的な T 細胞は誘導されない。なぜなら DC は,未熟な段階では貪食能を有するが,いったん成熟化するとその機能を失うため,成熟化前の抗原の DC へのデリバリーが必須条件になる。一方,DC の一部のサブセットは,死細胞を好んで貪食し,その際に至適炎症シグナルを伴うと抗原に対して交差提示し,キラー T 細胞を誘導できることはよく知られている。この 2 つのエビデンスに着目したのが,aAVC の開発研究のスタートである。以上のことをまとめると,*in vivo* DC 標的療法として DC に抗原を取り込ませプロセシングさせるには,抗原のデリバリーと成熟化のタイミングが重要となるわけである。われわれは 1 つの方策として,1 つの細胞に標的抗原と NKT リガンドを含有するベクター細胞を考案した。最初にベクター細胞として使用したのは腫瘍細胞で,NKT リガンドを提示できるよう CD1d を発現させ,リガンドをパルスした細胞ワクチンを作製し

第4章　次世代がん免疫療法へのチャレンジ

た[7)8)]。さらに臨床応用を想定して、アロの細胞にCD1dおよび標的抗原由来のDNAやRNAを導入した細胞ワクチンを開発した。これらの細胞ワクチンはCD1d/α-GalCer複合体を細胞表面に発現し、標的抗原（腫瘍抗原）は細胞内に発現する。このような細胞を総称してアジュバントベクター細胞、後者のみを人工アジュバントベクター細胞とした[9)-11)]。

1. aAVCによるDC標的療法による自然免疫から獲得免疫機構

aAVCは、aAVC上のリガンドにより活性化したNKT細胞が、IFN-γを産生することによりNK細胞を活性化させ、両者が相乗的にがんの肺転移抑制効果を示す（図❶）。反対に活性化したNKT細胞はaAVCを殺傷し細胞死を起こさせることが、獲得免疫へのトリガーとなる。生体内のDCがaAVCを捕捉することで腫瘍抗原をリンパ組織でT細胞に抗原提示する。つまり

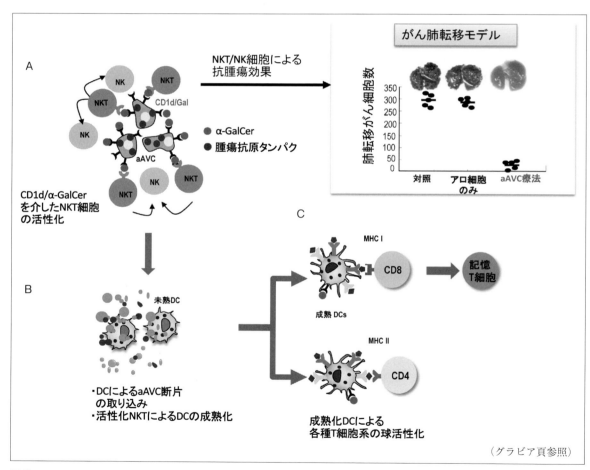

図❶　aAVCによるT細胞誘導メカニズム
A. NKTリガンド（α-GalCer）をパルスし腫瘍抗原を発現している人工アジュバントベクター細胞（aAVC）はα-GalCerをNKT細胞に提示することで、NKT細胞を活性化し、さらにNK細胞も活性化する。
B. その後、活性化したNKT細胞やNK細胞によりaAVCは殺傷される。殺傷されたaAVCをDCが貪食する。
C. 貪食したDCは活性化NKT細胞により成熟化刺激（IFN-γ、TNF-α＋CD40L）を受け、aAVC由来の腫瘍抗原をMHCクラスⅠ、Ⅱに発現し、CD8$^+$ T細胞、CD4$^+$ T細胞へ提示する。最終的にはCD4 T、CD8 T細胞が活性化される。

aAVCは抗原を生体内DCへ運ぶベクターとして機能し，DCを成熟化するアジュバントとして作用する（図❶）。実際，aAVCのマウスモデルとしてCD1dを強発現させたアロ線維芽細胞（NIH3T3細胞株）を用いて，NKTリガンドであるα-GalCerをパルスし，さらにモデル抗原としてOVA抗原由来mRNAを導入させた人工アジュバントベクター細胞（aAVC-OVA）を作製すると，aAVC-OVAはMHCミスマッチのためレシピエント（B6）のT細胞を in vitro では直接活性化できない。それにもかかわらず，aAVC-OVAを投与するとB6マウスの各臓器で抗原特異的なT細胞を検出できるようになる[9]。逆に，DCを生体から除去すると，抗原特異的なT細胞は誘導されない。つまり，このストラテジーは死細胞を積極的に取り込むDCの特性を利用したターゲティング療法といえる。

2. aAVCによるがんの微小環境改善機構

マウス悪性黒色腫細胞（OVA抗原を発現するがん細胞）を接種したマウスで，腫瘍が十分大きくなった時期にaAVC-OVAを静脈内投与で治療すると，腫瘍内が壊死を起こし，縮小する（図❷A）[11]。このような腫瘍組織では，腫瘍血管周囲に多数のDCと抗腫瘍T細胞の集簇を認める（図❷B，C）。T細胞などリンパ球が血管から組織へ遊走するためには，一般的に①高内皮細静脈（high endothelial venules : HEV）上におけるローリング，②ケモカインによるインテグリン活性化，③インテグリンを介した強固な接着という一連の過程を経るといわれている。リンパ球上のL-セレクチンとHEV上のL-セレクチンリガンドの相互作用でローリングが起こり，リンパ球に発現するケモカインレセプターがHEV上のヘパラン硫酸プロテオグリカンと結合したケモ

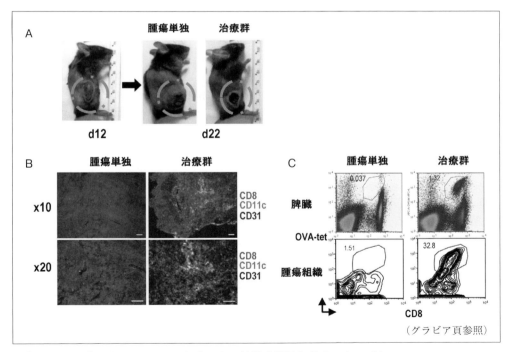

図❷ 人工アジュバントベクター細胞による抗腫瘍効果とそのメカニズム
A. OVA抗原を発現した悪性黒色腫B16細胞株（MO4）を接種し，腫瘍が大きくなった状態でOVA抗原発現人工アジュバントベクター細胞（aAVC-OVA）で治療すると，腫瘍が壊死を起こす。
B. 腫瘍組織を免疫染色で調べたところ，腫瘍血管（青）の周囲にCD11c陽性DC（緑），CD8 T細胞（赤）が集積し，クラスターを形成していることが確認された。
C. 治療群ではOVA抗原特異的CD8 T細胞が腫瘍内により集簇していた。

カインと結合するとインテグリンの活性化が誘導される。しかしながら通常，腫瘍血管は正常な血管とは異なり，このようなインテグリンのリガンドであるICAM-1やVCAM-1が発現していない。ところが，aAVC治療群のマウスでは腫瘍血管にこのようなインテグリンリガンドが強発現し，その周囲に存在するDCがCXCL10を発現することで活性化リンパ球を集めることができることが判明した[11]。また，aAVCにより誘導された抗原特異的T細胞はCXCL10のレセプターであるCXCR3を発現しており，その結果キラーT細胞は腫瘍局所に遊走できるわけである。

3. aAVCによる長期記憶キラーT細胞誘導

がんの再発や転移を抑えるためには，一過性の免疫応答だけでは難しく，記憶免疫によってがんの免疫監視機構を確立する必要がある。長期記憶キラーT細胞を誘導できるかどうかは，ワクチンの免疫効果として重要な点である。aAVC-OVAを1回投与し，マウスを1年後に解析したところ，リンパ組織（リンパ節，脾臓・骨髄）だけではなく，非リンパ組織（肺・肝臓）にもメモリーキラーT細胞が維持されており，再度aAVC-OVAを再投与すると，このメモリーT細胞は増幅し，強いT細胞性免疫応答を誘導できる（図❸）[11]。

aAVCを投与した後，脾臓のDCを経時的に調べると，T細胞を活性化する共刺激分子（CD80, CD86）に加え，メモリーT細胞を誘導するのに重要な分子（CD70, 41BBL, IL15Ra）も強発現する。このようなDCの成熟化がメモリーT細胞の誘導に深く関与しているものと考えられる。実

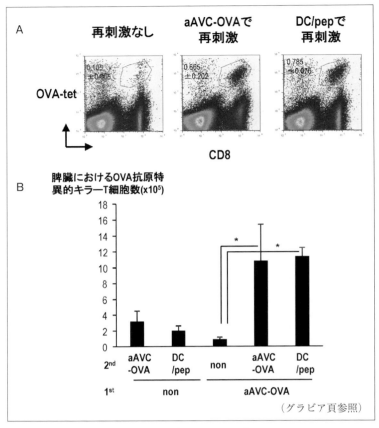

図❸　メモリーT細胞の誘導とブースティング効果

OVA抗原発現人工アジュバントベクター細胞（aAVC-OVA）を免疫し，6ヵ月後の脾臓における抗OVA特異的CD8 T細胞を調べると，メモリーT細胞が維持されていた。6ヵ月後にaAVC-OVAで再度免疫すると，1回目の反応に比べ明らかな増幅効果が誘導された。またOVAペプチドをパルスしたDC（DC/pep）で再免疫した場合でも同様に増幅効果を得ることができた。

際の腫瘍抗原（WT1）を発現したaAVC-WT1を作製し，WT1抗原発現骨髄腫株（J558-WT1）の担がんマウスをaAVC-WT1で治療すると，未治療群は1ヵ月以内に死亡するのに対し，治療群は約75％が生存する[11]。さらに，3ヵ月以上生存したマウスに無関係な腫瘍であるWEHI3Bを接種すると全例死亡するのに対し，同じJ558-WT1を接種した場合は全例腫瘍を拒絶する。これは前述したように実際の腫瘍に対してもメモリーT細胞が機能することを示唆する。

おわりに

aAVC療法は，自然免疫・獲得免疫・記憶免疫

と複数の免疫機構を動かすことによって，包括的にがんの免疫監視機構を確立するのが狙いである。他家細胞を利用する aAVC は品質の安定化を図ることができ，医薬製剤化が期待できるプラットフォームとなりうる。現在，最初の aAVC 製剤は非臨床試験を終了し，理研創薬・医療技術基盤プログラム（DMP），また文部科学省の橋渡し研究加速ネットワークプログラムのもとで東京大学拠点と連携し，臨床治験に向けた準備を進めている。

用語解説

1. **人工アジュバントベクター細胞**：自然免疫，獲得免疫，記憶免疫を誘導しうるアロ細胞上にがん抗原と NKT 細胞抗原を提示させた新しい細胞ワクチンである。
2. **C 型レクチン**：カルシウム依存性に糖鎖を認識するタンパク質で，マクロファージ，樹状細胞上には様々な C 型レクチンが存在するが，その発現パターンは細胞によって異なるため樹状細胞の分類にも使用される。
3. **末梢性トレランス**：自己反応性 T 細胞が胸腺で除去されることを中枢性トレランスと呼ばれるのに対して，末梢組織において誘導される免疫不応性である。T 細胞の活性化に必要な第一シグナル（抗原刺激）と第二シグナル（共刺激分子）のうち，第一シグナルしか伝わらない場合，抗原に対し不応性となる。また末梢性トレランスは制御性 T 細胞によっても誘導される。

参考文献

1) Kastenmuller W, Katenmuller K, et al : Nat Rev Immunol 14, 705-711, 2014.
2) Fujii S, Shimizu K, et al : Immunol Rev 220, 183-198, 2007.
3) Probst HC, Lagnel J, et al : Immunity 18, 713-720, 2003.
4) Flynn BJ, Kastenmüller K, et al : Proc Natl Acad Sci USA 108, 7131-7136, 2011.
5) Fujii S, Shimizu K, et al : Immunol Rev 220, 183-198, 2007.
6) Ishikawa A, Motohashi S, et al : Clin Cancer Res 11, 1910-1917, 2005.
7) Shimizu K, Goto A, et al : J Immunol 178, 2853-2861, 2007.
8) Shimizu K, Kurosawa Y, et al : J Exp Med 204, 2641-2653, 2007.
9) Fujii S, Goto A, et al : Blood 113, 4262-4272, 2009.
10) Shimizu K, Mizuno T, et al : Cancer Res 73, 62-73, 2013.
11) Shimizu K, Yamasaki S, et al : Cancer Res 76, 3756-3766, 2016.

藤井眞一郎

1990 年	熊本大学医学部卒業 同血液内科医
1997 年	同大学院修了
1999 年	米国ピッツバーグ大学生物療法科留学
2000 年	米国ロックフェラー大学細胞生理学免疫学研究室留学
2004 年	理化学研究所免疫アレルギーセンターユニットリーダー
2013 年	同統合生命医科学研究センター免疫細胞治療研究チーム チームリーダー

がん免疫における自然免疫の役割を解明する基礎研究を行いつつ，国立病院機構との共同研究による肺がんに対する NKT 細胞療法，さらに本稿で取り上げた aAVC によるヒトへの橋渡し研究を進めている。

第4章 次世代がん免疫療法へのチャレンジ

2．アジュバントがつなぐ自然免疫と獲得免疫

神沼智裕・黒田悦史・石井　健

　過去約 20 年の自然免疫学の急速な発展により，様々なタイプの自然免疫シグナル伝達経路が発見され，それに続く獲得免疫応答の詳細も解明されつつある。現在，自然免疫を直接・間接的に活性化する多種多様なアジュバントが開発されており，がん免疫療法の分野にも応用されている。なかでも強い抗腫瘍効果を誘導するアジュバントとして核酸（DNA，RNA，環状ジヌクレオチド）が注目を浴びており，リポソーム化やナノ粒子化といった改良型の核酸アジュバントが次世代のワクチンアジュバントとして感染症，がん免疫やアレルギー分野で期待されている。本稿では，現在使用あるいは研究開発されているアジュバントについて紹介するとともに，アジュバントがどのような受容体とシグナル経路，細胞を介して自然免疫と獲得免疫をつなぐのか概説する。

はじめに

　アジュバントとは，ラテン語の「助ける」という意味をもつ「adjuvare」という言葉に由来する。免疫学の分野においては，抗原とともに投与することで，抗原に対する免疫原性を増強・加速・延長する免疫増強製剤の呼称である。ナイーブなマウスに抗原のみを投与しても十分なワクチン効果は得られないことが多いが，抗原をアジュバントと混合して投与することで，強力な獲得免疫応答を誘導することが可能となる。

　一般的に生体内に病原体などの非自己物質が侵入すると，まずマクロファージや樹状細胞を主体とする自然免疫応答が起こる。活性化したマクロファージや樹状細胞により処理された抗原情報は，リンパ節において T 細胞や B 細胞を主体とする獲得免疫を担う細胞に伝えられる。最終的に自然免疫および獲得免疫の両方の働きにより，侵

入してきた非自己物質が排除される[1]。このように獲得免疫応答には自然免疫の活性化が必須であることが明らかにされている[2]。

　自然免疫応答を担うマクロファージや樹状細胞などの細胞には病原体に特異的な分子パターン（pathogen-associated molecular patterns：PAMPs）を認識する受容体（pattern recognition receptor：PRR）が存在する。代表的な核酸認識 PRR として Toll 様 受 容 体（Toll-like receptor：TLR），RIG-I 様 受 容 体（RIG-I-like receptors：RLRs），C 型レクチン受容体（C-type lectin receptors：CLRs），NOD 様 受 容 体（NOD-like receptors：NLRs），AIM2 様 受 容 体（Aim2-like receptors：ALRs）が知られている。病原体由来の脂質，核酸，タンパク，糖鎖などがこれらの受容体により認識されることで，PRR 特有のシグナル伝達経路が活性化され，細胞の貪食能・抗原提示能の増強やケモカイン，サイトカイン産生などを介して多様

> **key words**
>
> 自然免疫，獲得免疫，PRR，PAMPs，DAMPs，アジュバント，
> CpG，STING，Type-1 免疫応答，Type-2 免疫応答

な自然免疫応答を惹起する[3]。

最近，上記に加え，新たなPRRとして細胞内DNAセンサーであるcyclic GMP-AMP合成酵素（cGAS）の存在が明らかにされた。DNAウイルスや宿主細胞由来のDNAによりcGASが活性化されると，環状ジヌクレオチドであるcyclic AMP-GMP（cGAMP）が生成される。このcGAMPは小胞体上に存在する膜結合分子であるSTING[用解1]を活性化し炎症性サイトカインやⅠ型インターフェロン（IFN）の産生を促す[4]。PAMPsにより活性化した自然免疫細胞，特に樹状細胞は二次リンパ組織[用解2]に移行し，抗原提示を介してT細胞やB細胞を活性化し，分化増殖を誘導することで獲得免疫応答を引き起こす。

以上のように，免疫担当細胞はあらゆる異物から宿主の身を守るために多種類のPRRを有しており，PRRを介して活性化された自然免疫応答さらにそれに続く獲得免疫応答により異物の排除を行う。このPRRを介した自然免疫と獲得免疫の直接的または間接的な活性化を応用したのがアジュバントである。

Ⅰ．自然免疫応答

近年，様々なPRRが同定されたことで，外来異物や病原体を認識する仕組みが明らかとなってきた（表❶）。

1. Toll様受容体を介した自然免疫応答（図❶）

TLRのうちTLR1，TLR2，TLR4，TLR5，そしてTLR6は自然免疫細胞などの細胞表面に局在する。TLR1とTLR2は細菌に特異的なリポタンパク質，TLR4はグラム陰性菌の菌体成分であるリポ多糖（LPS）を認識する。TLR4を介したシグナル伝達経路にはMyD88依存的な経路とTRIF依存的な経路が存在し，それら2つの経路は異なる免疫応答（サイトカイン産生）を誘導する[5]。MyD88依存的な経路では，MyD88を介してIL-1 receptor-associated kinase（IRAK），TNFR-associated factor

6（TRAF6）を活性化する。続いて，NF-κBやMAP kinaseを活性化し，AP-1が活性化される。続いてAP-1が核内に移行し，炎症に関連する遺伝子プロモーターに結合することで，それらの遺伝子転写を開始する。一方TRIFを介する経路は，TRAF3の活性化に続いて，TANK-binding kinase 1（TBK1）とIKKiを活性化する。活性化したTBK1はinterferon regulatory factor 3（IRF3）を活性化し，IRF3は転写因子としてⅠ型IFN産生を誘導する[6)7]。

細胞内のエンドソームに局在するTLRとして，TLR3，TLR7，TLR8，そしてTLR9が存在する。TLR3は二本鎖RNAをリガンドとして認識し，TLR7はHIVやインフルエンザウイルスが有する一本鎖RNAを認識する。TLR9は主に細菌やウイルス由来のCpG DNAモチーフを認識することが知られている。TLR7やTLR9はplasmacytoid DC（pDC）やconventional DC（cDC），マクロファージにおいて発現が認められる。このようなTLRの発現パターンの違いにより異なる免疫応答が誘導されると考えられているが，さらに細胞の種類によっても産生するサイトカインが異なる。cDCやマクロファージにおけ

表❶　自然免疫受容体と病原体由来のアジュバント

自然免疫受容体（PRRs）		病原体由来のアジュバント
TLRs	TLR1/2	リポタンパク質（大腸菌由来）
	TLR2/6	リポタンパク質（マイコプラズマ由来）
	TLR3	二本鎖RNA
	TLR4	LPS
	TLR5	フラジェリン
	TLR7/TLR8	一本鎖RNA
	TLR9	非メチル化CpG DNA
RLRs	RIG-I	5'末端三リン酸化RNA，短い二本鎖RNA（1 kb以下）
	MDA5	長い二本鎖RNA（2 kb以上）
CLRs	Dectin-1	β-グルカン
	Dectin-2	マンノース付加リポアラビノマンナン
	Mincle	TDM，TDB
NLRs	Nod1/Nod2	細菌由来のペプチドグリカン
	NOD2	MDP（Muramyl dipeptides）
	NLRP3	アルミニウム塩，DAMPs
cGAS-STING経路		c-di GMP，c-di AMP
		cGAMP
		キトサン

185

第4章 次世代がん免疫療法へのチャレンジ

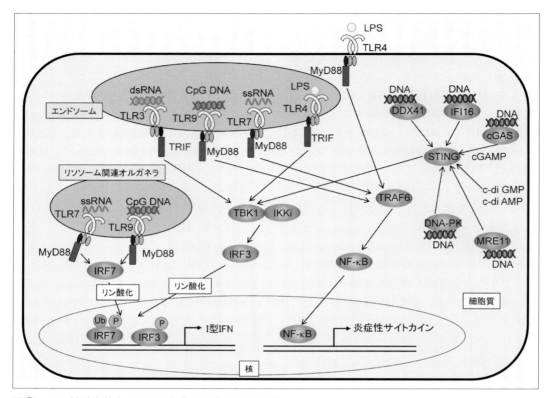

図❶ Toll様受容体とSTINGを介した自然免疫応答

るTLR7やTLR9シグナル経路はNF-κB依存的な炎症性サイトカイン産生に関与するが，TLR7やTLR9リガンドで活性化されたpDCは主にI型IFNを産生する[8]。この場合，MyD88とTRAF3，TRAF6，IRAK1，IKKα，IRF7の複合体が関与しており，IRF7はIRAK1やIKKαにより活性化され，転写因子として機能し，I型IFN産生を誘導する。TLR9は細胞内CpG DNAとの結合により初期エンドソームに移行し，MyD88-TRAF6- NF-κB経路を介してIL-12p40の産生を誘導する。また，リソソーム関連オルガネラに移行するTLR9はTRAF3-IRF7を介したI型IFN産生を誘導する[9]。

ここで，TLRのリガンドであるアジュバントを下記に示す。

(1) TLR1/TLR2リガンド

TLR1，TLR2，TLR6はそれぞれTLR1/2やTLR2/6といったヘテロダイマーを形成し，TLR1/2は大腸菌由来（グラム陰性菌）のリポタンパクを，TLR2/6はマイコプラズマ由来であるリポタンパクをリガンドとして認識する[5]。TLR1/2のリガンドである細菌由来の合成リポタンパク質は制御性T細胞の抑制やCTL活性化を介して，がんワクチンアジュバントとして有効であることが報告され[10]，また別の合成リガンドであるPam3CSK4はマウスにおいて抗体産生を増強することが確認されている[11]。

(2) TLR3リガンド

TLR3の合成リガンドとして二本鎖RNAであるpoly I:C（polyinosinic polycytidylie acid）が知られている。このリガンドはI型IFNの誘導を介して，Type-1の免疫応答やCTL活性を増強するが[12]，同時にRLRファミリーのRIG-IやMDA5の活性化を介した副反応を引き起こすことが報告された[13]。最近，松本・瀬谷らのグループはRIG-IやMDA5に反応しないpoly I:Cを開

発した。このアジュバントはNK細胞やCTL活性を介した抗腫瘍効果をもつことを報告している[14]。一方，poly ICLC（polyinosinix polycytidylic acid polylysine carboxymethylcellulose）はpoly I:Cと比較して毒性が低く，核酸分解酵素に対して安定性が高い。このアジュバントをマウスに投与することで抗原特異的なCTLの誘導とNK細胞の活性化を促進し，強い抗腫瘍効果を示すことが報告されている[15]。

（3）TLR4リガンド

TLR4リガンドのMPL（monophosphoryl lipid A）は，LPSのリン酸部分とリンの脂肪酸を改変したもので，LPSで認められる毒性部分が抑えられ，ワクチンアジュバントとして臨床応用されている[16]。また，GLA（glucopyranosyl lipid A）が合成TLR4リガンドとして報告され，樹状細胞を活性化することでType-1の免疫応答を誘導することが示されている[17]。

（4）TLR7リガンド

TLR7の合成リガンドとして低分子化合物であるイミダゾキノリン，R848やイミキモドが知られている[18)19]。イミキモドは尖圭コンジローマの治療薬として使用されているが，イミキモドを含有したTMX-101（Vesimune®）が膀胱がんの治療アジュバントとして臨床試験が行われている[20]。

（5）TLR9リガンド

TLR9リガンドであるCpG DNAに関しては後述する。

2. TLR以外の自然免疫応答（図❷）

（1）RLRs

RLRファミリーはDExD/H box RNAヘリカーゼであるRIG-I（retinoic acid-inducible gene-I），MDA5（melanoma differentiation associated factor 5），LGP2（laboratory of genetics and physiology 2）の3つからなる[21]。RIG-IとMDA5は構造的に似ており，N末端側にはCARDドメインが

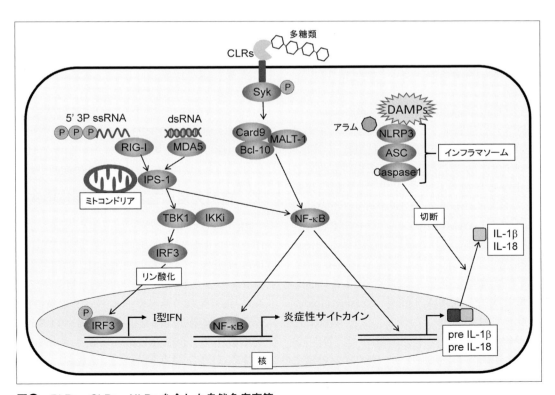

図❷　RLRs，CLRs，NLRsを介した自然免疫応答

存在し，中央には DExD/H box RNA ヘリカーゼドメイン，そして C 末端側に RNA と結合する CTD（C-terminal domain）をもつ。CARD ドメインはミトコンドリア外膜上に局在する IPS-1（interferon β promoter stimulator-1）と結合し，シグナルを伝えるのに重要な役割をもつ。LGP2 は RIG-I や MDA5 による認識を補助していると考えられており，構造的には N 末端側の CARD ドメインが欠如しているのみで，RIG-I や MDA5 と類似している[22]。

RIG-I は C 型肝炎ウイルス，日本脳炎ウイルス，センダイウイルスやインフルエンザウイルスを認識し，MDA5 はピコルナウイルスの認識をする。特に RIG-I はウイルス RNA の 5' 末端の三リン酸化を認識している。ウイルス RNA を認識した RIG-I や MDA5 は CARD ドメインを介して IPS-1 にシグナルが伝わり，そのシグナルは TBK1，IRF3/IRF7 を活性化し，IFN の産生誘導を行う[23]。

RIG-I のリガンドとして KIN1148 が IRF3 の活性化を促すという報告があり，インフルエンザスプリットワクチンに KIN1148 をアジュバントとして使用することで，抗体誘導を中心とした Type-2 の免疫応答を誘導することが示された[24]。

（2）CLRs

CLRs は Ca^{2+} 依存的なレクチンのグループとして発見された膜貫通タンパク質である。その多くは骨髄系細胞に発現していて，抗原提示やサイトカイン産生を誘導することによる獲得免疫応答の活性化などに関与している[25] [27]。CLRs は糖認識ドメイン（carbohydrate recognition domain：CRD）をもち，PAMPs 由来の表面や分泌物に存在する糖や糖修飾を受けた抗原を認識するのに重要である[28]。

CLRs の下流のシグナル伝達は主にチロシンのリン酸化を介して Syk（spleen tyrosine kinase）が活性化する。活性化した Syk により CARD9，Bcl-10，MALT-1 の複合体が形成され，NF-κB の活性化を経由して，炎症性サイトカインの産生誘導が行われる[29] [30]。

CLRs の 1 つである Mincle のリガンドとして

結核菌細胞壁の構成成分である TDM（trehalose-6, 6'-dimycolate）や TDB（trehalose-6, 6'-dibehenate）が報告されており，強いアジュバント作用を有することが報告されている[27] [31]。最近では，TDB は CAF01 というワクチンアジュバントに含まれており，臨床試験も行われている[32]。

（3）NLRs

NLR は NBD（nucleotide-binding domain）と LRR（leucine rich repeat）を構造的にもち，様々な免疫応答に関与する細胞内タンパク複合体である[33]。NLR は TLR のような PAMPs の認識以外に DAMPs[用解3]（damage-associated molecular patterns）の認識も行う。NLR には NOD1 や NOD2 を介した経路と NLRP3 や NLRC4 を介した経路が存在する[34]。NOD1 や NOD2 を介した経路は細菌感染においてシグナル伝達が生じ，NF-κB や IRF3/IRF7 を活性化することでサイトカインや IFN の産生誘導を行う。NLRP3 や NLRC4 を介した経路は，細菌由来の毒素や RNA，宿主由来の核酸代謝産物である尿酸や ATP，環境物質であるシリカやアスベスト，ワクチンアジュバントとしても知られるアルミニウム塩などを認識し，インフラマソームと呼ばれる複合体が形成される[35]。代表的なインフラマソームとして NLRP3 インフラマソームが挙げられる。NLRP3 インフラマソームは ASC，カスパーゼ 1 および NLRP3 から構成され，カスパーゼ 1 の活性化により，不活性型前駆体の IL-1β や IL-18 が活性型の IL-1β や IL-18 に変換される[36]。

Ⅱ．自然免疫応答から獲得免疫応答

PRR のリガンド認識により産生される TNF-α，IL-1，IL-6 などの炎症性サイトカインや Ⅰ 型 IFN は炎症や発熱などを惹起し，好中球，マクロファージ，単核球などの遊走や集積を促すとともに，獲得免疫の誘導やヘルパー T 細胞（Th 細胞）分化にも重要な役割を担っている。TLR や RLR からのシグナル伝達によって産生される IL-6 や IL-12，TNF-α は共同的に作用することで，Th1 免疫応答を誘導する。Th1 応答により IFN-γ 産生を介してマクロファージが活性化され，細胞

内寄生菌やウイルスの排除に貢献する[37]。一方，Dectin-1 や Mincle などの CLR のリガンドは，ITAM モチーフおよび FcRγ 鎖を介して Syk を活性化し，CARD9/MAPK シグナル経路により Th17 細胞を誘導することが知られている[38][39]。Nod1 はグラム陰性菌の細胞壁に存在する DAP（diaminopimelic acid）を認識する。Nod1 特異的な合成リガンドである FK156 をマウスに免疫すると，Type-2 の免疫が誘導されることが報告されている[40]。Type-2 の免疫応答は，IL-4，IL-5，IL-13 などのサイトカイン産生を特徴とし，主に抗体産生による液性免疫応答を誘導すると同時に IgE 高値や好酸球浸潤を伴うアレルギー反応にも関与している。一方，Nod2 は細菌の細胞壁に存在する MDP（muramyl dipeptide）を認識し，CARD9 を介して MAPK シグナル経路によって Th17 細胞を誘導することが知られている[41]。

このように PRR リガンド（アジュバント）を使い分けることにより，Th1，Th2 および Th17 のような異なる免疫応答を誘導することができる。すなわち適切なアジュバントの選択により，理論的には様々な疾患や感染症に対応できると考えられる[42]。

Ⅲ．アジュバントによる免疫応答

自然免疫応答のメカニズムが詳細に解明されている一方で，多くのアジュバントが開発され，アジュバントによる獲得免疫応答の増強および方向づけはアジュバントの種類によって異なる（表❷）。

（1）アルミニウム塩（アラム）

アルミニウム塩は総称で，臨床的には水酸化アルミニウム，塩化アルミニウムおよびリン酸化アルミニウムがアジュバントとして使用されてい

表❷　アジュバントと免疫応答

アジュバント	メカニズム	免疫応答のタイプ	引用文献
CpG	TLR9 依存性	Th1 型免疫応答，CTL 誘導，抗体産生	67
アルミニウム塩（アラム）	Syk 依存性，STING-TBK1-IRF3 依存性（DNA を介したメカニズム）	Th2 型免疫応答，抗体産生	43-47
lipid A	TLR4 依存性	Th1 型免疫応答，強い細胞性免疫の誘導	17
MF59	ATP，MyD88	Th1 型，Th2 型，抗原特異的な CTL の誘導	51, 52
QS-21，ISCOM	IL-18 を介したメカニズム（細胞死の関与）	Th1 型免疫応答と CD8 T 細胞の活性化，Th2 型の免疫応答	63-66
Trehalose-6, 6-dibehenate（TDB），CAF-01	Mincle	Th1 型免疫応答と Th17 型免疫応答，細胞性免疫の誘導	31, 32
cGAMP，c-di GMP，DMXAA	STING 依存性	Th2 型免疫応答と CD8 T 細胞の関与	54-62
AS02（MPL，QS-21，エマルジョン）	TLR4 依存性	抗原特異的な CD4 T 細胞と CD8 T 細胞の誘導	72, 73
AS15（MPL，QS-21，CpG，リポソーム）	詳細なメカニズムは不明	NK 細胞の活性化と抗原特異的な CD4 T 細胞	74
エンドシン	DAMPs 由来の RNA の関与	細胞性免疫の誘導と液性免疫の誘導	69
Advax	詳細なメカニズムは不明	Th1 型免疫応答と Th2 型免疫応答，抗体産生の誘導	75
イミキモド	TLR7 依存性	Th1 型免疫応答，CD8 T 細胞の活性化	20
IFA	細胞死（アポトーシス）の関与	抗原特異的な CD8 T 細胞の誘導	76
β-シクロデキストリン	DAMPs 由来の DNA の関与	抗体産生の誘導，Th2 型免疫応答，Tfh 細胞の関与	70, 71
poly I:C，poly ICLC	TLR3 依存性	NK 細胞の活性化，CTL の活性化	15
CpG ナノリング	TLR9 依存性？	Th1 型免疫応答を誘導，CTL の誘導	77
CpG-SPG	TLR9 依存性	Th1 型免疫応答を誘導，CTL の誘導	53, 68
GLA-SE	TLR4 依存性	Th1 型免疫応答，CTL の誘導	78

る。水酸化アルミニウムはナノサイズの微粒子の結晶が会合した $2 \sim 20 \mu m$ のゲル状となるが，リン酸化アルミニウムは定形をとらない。

　アルミニウム塩は抗原と強力に吸着することで，抗原性の維持や抗原提示細胞に取り込まれやすくする「デポ効果」が重要であると考えられてきた。しかしながら近年，「デポ効果」以外のアルミニウム塩による自然免疫活性化機構が報告されている[43]。アルミニウム塩のアジュバント効果は主に Type-2 の免疫応答を示し，抗原特異的な抗体を強力に誘導するが，これは TLR 非依存的な自然免疫応答により誘導される[44]。in vitro の研究において，アルミニウム塩は NLRP3 インフラマソームを介した効果がみられたが，in vivo でのアジュバント活性における NLRP3 インフラマソームの関与に関しては，再現性が確認されず，いまだ議論の余地がある[45][46]。また，アルミニウム塩の作用機序として宿主の DNA の関与が報告されている[47]。DNA の由来としては，アルミニウム塩を貪食したマクロファージをはじめとする貪食細胞の細胞死によって遊離されると考えられている。われわれは好中球から放出される網目状の DNA と種々のタンパク質との複合体である NETs（neutrophil extracellular traps）が，アルミニウム塩をマウスに投与することで好中球から生じることを認めている。これが細胞外 DNA として免疫細胞を刺激する DAMPs として作用すると考えられ，アジュバント効果の 1 つであると示唆されている。

　アルミニウム塩は細胞性免疫を誘導する Th1 誘導型アジュバントというよりは主に抗体を誘導する Th2 誘導型アジュバントであるため，細胞傷害性 T 細胞の誘導が重要である抗腫瘍効果にはあまり適していないと考えられる[47]。

（2）oil-in-water エマルジョン：MF59

　サメの肝油由来であるスクワレンをベースとした oil-in-water アジュバントの代表的なものとして MF59（グラクソ・スミスクライン・コンシューマー・ヘルスケア社）が挙げられる。MF59 は oil-in-water エマルジョンの安定化のために Tween 80 とトリオレン酸ソルビタンを含有し，エマル

ジョンの大きさは約 200 nm である。体内に侵入した抗原は抗原提示細胞や樹状細胞に取り込まれてリンパ節へ運ばれるが[48][49]，約 200 nm 以下の粒子径のアジュバントや抗原は直接リンパ節へ流れるため，MF59 のような微粒子は速やかにリンパ節へ運ばれると考えられる。また，MF59 の作用機序の 1 つとして，投与部位で生じた細胞死により ATP が放出し，それが DAMPs として作用することで抗原特異的な免疫応答が誘導されることが報告されている[50]。MF59 は，Type-1 と Type-2 の免疫応答を併せもった表現型を示すことが報告されており，特に抗原特異的な抗体産生を強く誘導する[51]。また，MF59 は CpG と組み合わせることで，より強力な CTL を誘導することによって，メラノーマ特異的な抗腫瘍効果を誘導するという報告がある[52]。

（3）CpG DNA

　細菌やウイルスの DNA には特有の非メチル化 CpG モチーフが存在する。近年の自然免疫学の進歩から，CpG モチーフをもった DNA は TLR9 のリガンドとして広く知られるようになった。免疫活性をもつ一本鎖 CpG オリゴ核酸（ODN）が開発され，その配列や構造，免疫活性が異なる種類が少なくとも 3 種類あり，3 つのタイプに分けることができる[53]。

①D/A 型：CpG は主に pDC を活性化させる
②K/B 型：CpG は主に B 細胞を活性化させる
③C 型：CpG は D/A 型と K/B 型の両方の性質をもっているが，活性化はやや弱い

　性質はおのおの異なるが，いずれの CpG も TLR9 のリガンドである。CpG ODN が TLR9 に認識されると，Ⅰ型 IFN や炎症性サイトカインが産生され，B 細胞の増殖や DC の成熟化などが起こり，強力な Type-1 の獲得免疫応答が惹起される。このような CpG ODN の性質からアジュバントとして使用することで，抗原特異的な Type-1 の獲得免疫応答を強力に誘導することができる。さらに，CpG ODN 単独での使用も可能で，特に K 型の CpG は実際にワクチンアジュバントや抗アレルギー薬，抗腫瘍薬といった様々な臨床治験が行われ，その有効性が証明されてい

る[53]。

最近われわれは K 型 CpG ODN を β-グルカンの一種であるシゾフィラン（SPG）で包み込むことにより，ナノ粒子化した CpG である CpG-SPG を作製することに成功した。シゾフィランはスエヒロタケから産生される細胞外多糖であり，自然免疫の活性化によって抗がん作用などをもつことから古くから研究されてきた。CpG-SPG はヒト PBMC において I 型 IFN や II 型 IFN を強力に誘導し，そのアジュバント効果は K 型 CpG ODN 単独よりも有意に高いことが示されている[54]。マウスを用いた検討においては Type-1 の免疫応答を強力に誘導することが認められ，さらにサルを用いた実証試験において CpG-SPG の霊長類におけるインフルエンザワクチンのアジュバントとしての有効性が証明された[54]。また，マウスモデルによる CpG-SPG 単独投与によっても抗腫瘍効果が証明され，ヒトにおけるがん免疫療法としての応用が期待される[55]。

（4）STING リガンド

前述したように，STING は自然免疫における細胞内 DNA 認識とシグナル伝達に重要なタンパク質であり，DNA をベースとしたワクチンのアジュバント効果は STING が関与すると考えられている[56]。STING のリガンドである cyclic diguanylate monophosphate（c-di GMP）や cGAMP にはアジュバント効果が認められ，抗原特異的な抗体や CTL を誘導することが報告されている[57][58]。さらに，c-di GMP をポリエチレングリコールにて修飾した脂質微粒子中に封入することで，c-di GMP 単独投与よりも強力な CTL を誘導し，抗腫瘍効果を示す報告がある[59]。またわれわれは，cGAMP と K 型の CpG ODN を組み合わせることで強力に Type-1 の免疫応答を誘導することを見出しており，EG-7 胸腺腫や B16 メラノーマを用いた担がんマウスモデルにおいて，有意な抗腫瘍効果をもたらすことを認めている[60]。最近，甲殻類に含まれるキチンをアルカリ処理することで得られるキトサン（chitosan）のアジュバント効果が示された[61]。この報告ではキトサンは樹状細胞に取り込まれ，ミトコンドリアの傷

害およびミトコンドリア DNA の放出が起こり，この放出された DNA が cGAS-STING 経路を介してアジュバント効果が誘導されることが認められた。

合成低分子 STING アゴニストとして DMXAA（5,6-dimethylxanthenone-4-acetic acid）が知られており，マウスモデルにおいてアジュバント活性や抗腫瘍効果が認められることが報告されているが，ヒトの臨床試験では抗腫瘍効果を認めることができなかった。これはヒトとマウスの STING の一部のアミノ酸配列が異なるため，DMXAA はマウス SITNG を活性化できるが，ヒト STING を活性化できないためである[62][63]。一方，GM-CSF を分泌するように遺伝子操作した腫瘍細胞と STING リガンドである c-di GMP を同時に投与する STINGVAX は樹状細胞を強力に活性化し，抗腫瘍効果をもたらすことが示されており，現在このアジュバントは臨床試験に進んでいる[64]。

（5）サポニンベースのアジュバントとその他のアジュバント

サポニンベースのアジュバントとして QS-21 と ISCOM（immunostimulating complex）がある。QS-21 は低毒性であり，抗原特異的な抗体産生や CTL，Type-1 の免疫応答を誘導する。ISCOM はサポニンに加えてコレステロールとリン脂質の複合体で，約 40 nm の微小ミセルを形成する。抗原をこの微小ミセルに取り込むことでアジュバント効果を生む。QS-21 および ISCOM はインフラマソームを活性化し，IL-1β，IL-18 を誘導するが，同時に細胞死も誘導されていることから[65][66]，アジュバント活性に DNA や RNA などの DAMPs の関与も考えられる。さらに，どちらのアジュバントともがんアジュバントとして臨床試験が行われている[67][68]。

われわれは最近，スウェーデンの企業が開発した脂質由来の粘膜ワクチンアジュバントであるエンドシンが局所の細胞傷害を介して DNA や RNA の放出を誘導し，特に宿主細胞由来の RNA がアジュバント活性に重要であること[69]，さらに医薬品などの添加剤として広く用いられて

いるハイドロキシプロピル-β-シクロデキストリン（HP-β-CD）が投与局所から宿主のDNA遊離を引き起こすことでアジュバント活性を生み出すことを報告した[70) 71)]。これらの成果も含め，今後，新規に同定され，もしくは作用機序の不明であったワクチンアジュバントが開発されることで，アジュバント効果だけでなく，安全面を念頭においた開発に期待される。

おわりに

近年の自然免疫学研究の急速な発展により，外来抗原の認識システムだけでなく，自己の核酸や細胞外ストレスなども認識するシステムが存在す

ることが明らかになってきた。さらにPRRを介した自然免疫の活性化から獲得免疫応答への橋渡しのメカニズムが明らかになるにつれ，対象疾患に応じたアジュバント開発が可能となってきている。一方で，アジュバントによる免疫制御は諸刃の剣であり，効果のみならず安全性に注意を向けるべきである。アジュバント開発研究はいまだ謎に包まれた部分も多くあり，さらなる自然免疫学およびアジュバント学の研究の発展が必要とされている。これらの研究分野の発展により今まで以上に効果的かつ安全性が高いアジュバントが開発されることに期待したい。

用語解説

1. **STING**：二本鎖DNAの刺激によりcGASから合成されたcGAMPをSTINGは認識する。また，細菌の細胞内で生成される環状ヌクレオチド（c-di AMPやc-di GMP）を直接認識する。それらを認識することで，TBK1-IRF3シグナル伝達を介したⅠ型IFNの産生が促進される。
2. **二次リンパ組織**：成熟したリンパ球が免疫応答を行う組織のこと。二次リンパ組織として脾臓やリンパ節の

ほか，気道や消化管に付属したリンパ組織の総称である粘膜関連リンパ組織（MALT：mucosa-associated lymphoid tissue）が知られている。
3. **DAMPs**：死細胞や傷害を受けた細胞，ストレスを受けた細胞から放出される自己のDNAやATP，尿酸結晶，多くのタンパク質などの総称。DAMPsが起因となって炎症性サイトカインの産生を促す。

参考文献

1) Pulendran B, Ahmed R : Cell 124, 849-863, 2006.
2) Akira S : Philos Trans R Soc Lond B Biol Sci 366, 2748-2755, 2011.
3) Takeuchi O, Akira S : Cell 140, 805-820, 2010.
4) Barber GN : Nat Rev Immunol 15, 760-770, 2015.
5) Kawai T, Akira S : Nat Immunol 11, 373-384, 2010.
6) McWhirter SM, et al : Proc Nat Acad Sci USA 101, 233-238, 2004.
7) Sharma S, et al : Science 300, 1148-1151, 2003.
8) Akira S, et al : Cell 124, 783-801, 2006.
9) Sasai M, et al : Science 329, 1530-1534, 2010.
10) Zhang Y, et al : J Immunol 186, 1963-1969, 2011.
11) Caproni E, et al : J Immunol 188, 3088-3098, 2012.
12) Salem ML, et al : Vaccine 24, 5119-5132, 2006.
13) Yoneyama M, et al : Adv Drug Deliv Rev 60, 841-846, 2008.
14) Matsumoto M, et al : Nat Commun 6, 6280, 2015.
15) Zhu X, et al : J Transl Med 5, 10, 2007.
16) Cluff CW : Adv Exp Med Biol 667, 111-123, 2010.
17) Coler RN, et al : PloS One 6, e16333, 2011.
18) Jurk M, et al : Nat Immunol 3, 499, 2002.
19) Hemmi H, et al : Nat Immunol 3, 196-200, 2002.
20) Junt T, Barchet W : Nat Rev Immunol 15, 529-544, 2015.
21) Loo YM, Gale M Jr : Immunity 34, 680-692, 2011.
22) Yoneyama M, et al : J Immunol 175, 2851-2858, 2005.
23) Kawai T, et al : Nat Immunol 6, 981-988, 2005.
24) Probst P, et al : J Immunol 196, 76.2, 2016.
25) van Vliet SJ, et al : Eur J Immunol 37, 2075-2081, 2007.
26) Hardison SE, Brown GD : Nat Immunol 13, 817-822, 2012.
27) Miyake Y, et al : Immunity 38, 1050-1062, 2013.
28) Osorio F, Reis e Sousa C : Immunity 34, 651-664, 2011.
29) Kerrigan AM, Brown GD : Immunol Rev 234, 335-352, 2010.
30) Robinson MJ, et al : Nat Immunol 7, 1258-1265, 2006.
31) Werninghaus K, et al : J Exp Med 206, 89-97, 2009.
32) van Dissel JT, et al : Vaccine 32, 7098-7107, 2014.
33) Elinav E, et al : Immunity 34, 665-679, 2011.
34) Fritz JH, et al : Nat Immunol 7, 1250-1257, 2006.
35) Schroder K, Tschopp J : Cell 140, 821-832, 2010.
36) Martinon F, et al : Mol Cell 10, 417-426, 2002.
37) Mosser DM, Edwards JP : Nat Rev Immunol 8, 958-969, 2008.
38) LeibundGut-Landmann S, et al : Nat Immunol 8, 630-638, 2007.
39) Schoenen H, et al : J Immunol 184, 2756-2760, 2010.
40) Fritz JH, et al : Immunity 26, 445-459, 2007.
41) van Beelen AJ, et al : Immunity 27, 660-669, 2007.
42) Zhu J, Paul WE : Immunol Rev 238, 247-262, 2010.
43) Hutchison S, et al : FASEB J 26, 1272-1279, 2012.
44) Gavin AL, et al : Science 314, 1936-1938, 2006.

45) Kool M, et al : Immunity 34, 527-540, 2011.
46) McKee AS, et al : J Immunol 183, 4403-4414, 2009.
47) Marichal T, et al : Nat Med 17, 996-1002, 2011.
48) Cyster JG : Nat Immunol 11, 989-996, 2010.
49) Bachmann MF, Jennings GT : Nat Rev Immunol 10, 787-796, 2010.
50) Vono M, et al : Proc Nat Acad Sci USA 110, 21095-21100, 2013.
51) Podda A, Del Giudice G : Expert Rev Vaccines 2, 197-203, 2003.
52) Yang M, et al : Int Immunopharmacol 13, 408-416, 2012.
53) Shirota H, Klinman DM : Expert Rev Vaccines 13, 299-312, 2014.
54) Kobiyama K, et al : Proc Nat Acad Sci USA 111, 3086-3091, 2014.
55) Kitahata Y, et al : Oncotarget 7, 48860-48869, 2016.
56) Li XD, et al : Science 341, 1390-1394, 2013.
57) Chandra D, et al : Cancer Immunol Res 2, 901-910, 2014.
58) Ebensen T, et al : Clin Vaccine Immunol 14, 952-958, 2007.
59) Hanson MC, et al : J Clin Invest 125, 2532-2546, 2015.
60) Temizoz B, et al : Eur J Immunol 45, 1159-1169, 2015.
61) Carroll EC, et al : Immunity 44, 597-608, 2016.
62) Gao P, et al : Cell 154, 748-762, 2013.
63) Gao P, et al : Cell Rep 8, 1668-1676, 2014.
64) Fu J, et al : Sci Transl Med 7, 283ra252, 2015.
65) Marty-Roix R, et al : J Biol Chem 291, 1123-1136, 2016.
66) Wilson NS, et al : J Immunol 192, 3259-3268, 2014.
67) Chen Q, et al : Proc Natl Acad Sci USA 101, 9363-9368, 2004.
68) Davis ID, et al : Proc Natl Acad Sci USA 101, 10697-10702, 2004.
69) Hayashi M, et al : Sci Rep 6, 29165, 2016.
70) Onishi M, et al : J Immunol 194, 2673-2682, 2015.
71) Kusakabe T, et al : Vaccine 34, 3191-3198, 2016.
72) Reed SG, et al : Nat Med 19, 1597-1608, 2013.
73) Atanackovic D, et al : J Immunol 172, 3289-3296, 2004.
74) Gerard C, et al : PloS One 9, e94883, 2014.
75) Honda-Okubo Y, et al : Vaccine 30, 5373-5381, 2012.
76) Hailemichael Y, et al : Nat Med 19, 465-472, 2013.
77) Gungor B, et al : Sci Transl Med 6, 235ra261, 2014.
78) Cauwelaert ND, et al : PLoS One 11, e0146372, 2016.

神沼智裕

2010 年	麻布大学環境保健学部衛生技術学科卒業
2012 年	横浜市立大学大学院医学研究科医科学専攻修了
2014 年	大阪大学大学院医学系研究科医学専攻入学
2016 年	国立研究開発法人医薬基盤・健康・栄養研究所アジュバント開発プロジェクト特任研究員

第4章　次世代がん免疫療法へのチャレンジ

3．新規 TLR3 アジュバントの開発

瀬谷　司・松本美佐子

　がんワクチンは概ね治療ワクチンであり，旧来の感染症予防ワクチンとは開発戦略が異なる。既にあるがん抗原に対し免疫応答不全の状況を打破する必要がある。別言すれば抗原提示細胞に外来抗原を交叉提示してリンパ球を活性化させる環境整備が要る。ヒト抗原提示樹状細胞はTLR2/3アジュバントに強く応答するが，Alumなど既成のアジュバントには応答しない。樹状細胞を活性化するTLR2/3のアジュバント（プライムアジュバント）は多くの試行にもかかわらず未認可である。棄却に至る有害事象は多くがサイトカイン毒性から派生する。本稿ではサイトカイン毒性のないTLR3アジュバントの開発とそれを通じて判明したがん免疫の有望性について述べる。

はじめに

　一般に免疫増強作用をもつ成分をアジュバントと総称する。アジュバントは抗原とともにワクチンの根幹をなす。それは包括的に「物質」であるが，広義には免疫賦活性の細胞も含む。アジュバントの起源は1920年代のアルミニウム塩（Alum）や鉱油の免疫活性化作用の発見にさかのぼる。生物的な観察だけでなく，これらを精製抗原に加えると抗体産生を増強することが後に示された。Alumや鉱油がいかなる機序で免疫を増強するか長い間謎であった。抗原の組織滞留を長くする，貪食を促進するほか，インフラマソームを活性化する，PGE2の産生を促す，など科学的な根拠が示されるのは最近のことである[1)2)]。これらはメタルやオイルに対するストレス応答であり，組織の炎症誘起性を示す。

　一方，微生物を生ワクチンあるいは全粒子として使うと微生物に備わるパターン分子がアジュバ

ントになる。この場合はメタルやオイルと本質的に違い，樹状細胞が活性化し微生物の抗原提示が進む[3)]。自然免疫研究からパターン分子の多くはパターン認識レセプター（PRR）のアゴニストと判明した。樹状細胞のPRRがパターン分子で活性化された結果，細胞性免疫（T細胞，NK細胞）の免疫増強が起きる。パターン分子は樹状細胞の活性化を介して免疫増強を惹起するため，プライムアジュバントと呼んで旧来の起炎性アジュバントと区別する（図❶）。PRRはToll-like receptor（TLR），RLR，NLR，CLRなどに分類され，さらに各個が複数のサブタイプを含む。シグナル経路は個々に異なり，多彩な免疫応答をカバーする[4)]。なかでも抗原提示樹状細胞のTLRが最も典型的な免疫増強を起動する（図❷）。

　以上，樹状細胞のパターン認識を介した免疫増強はAlumやオイルの組織応答に続く免疫増強とは本質的に異なる。Alum，オイルはメディエーターを介して抗体産生を助長するが，TLRのよ

---

key words

免疫アジュバント，CD141⁺樹状細胞，Toll-like receptor（TLR），TICAM-1，polyI:C，I型インターフェロン（IFN），パターン分子，パターン認識レセプター（PRR），副反応

3. 新規TLR3アジュバントの開発

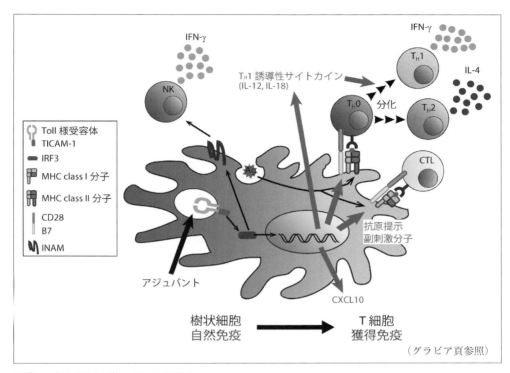

図❶ プライムアジュバントの概念
アジュバントによる樹状細胞活性化はPRRに強く依存する。TLRの場合、NK、CD4 T、CD8 T細胞の増殖と活性化を惹起する。TLR3の場合はB細胞のIgAクラススイッチも促進し、IL-12、IFN-α/βなど教導的メディエーターも誘導する。これらTLR3の機能は樹状細胞のTICAM-1シグナルに多く依存する。Alumなどの起炎性アジュバントは細胞性免疫の起動能がないか弱い。アジュバントが樹状細胞以外の細胞に働くと副反応となる。

うに交叉提示[用解1]を上げない。IL-12やI型インターフェロン（IFN）も上げない。他方、樹状細胞の抗体産生能は2次的だが、外来抗原を交叉提示する活性は極めて強い。がんワクチンは細胞性免疫の誘導を目的とするため、プライムアジュバントの交叉提示が必須である。しかし、がんワクチンのアジュバントに抗原提示樹状細胞を標的とするプライムアジュバントは認可されていない。理由はサイトカイン毒性の副反応が強くて臨床試験をパスできないためである。本稿は副作用を減じた新規プライムアジュバントの開発に関するものである。

I．新規アジュバントに求められる規格

1．抗原提示樹状細胞 – T細胞誘導性と抗体産生アジュバント

現在流通しているアジュバントは多くがAlumかoil-in-water基盤であり、抗体産生には有効だが細胞性免疫をサポートできていない。これは樹状細胞のTLR（または他のPRR）を標的としていないためである。T細胞は樹状細胞によって質（quality）と量（quantitiy）を確保する。量とは抗原特異的T細胞が増殖することである。T細胞の質とは疲弊しにくく、長く生存し、病巣への浸潤性と可動性が高く、細胞傷害能が高いことをいう。これらは抗原提示樹状細胞との接着（免疫シナプス）を介して起こり、アジュバントがなければ起こらない（anergy）。マウス移植がんの系

第4章　次世代がん免疫療法へのチャレンジ

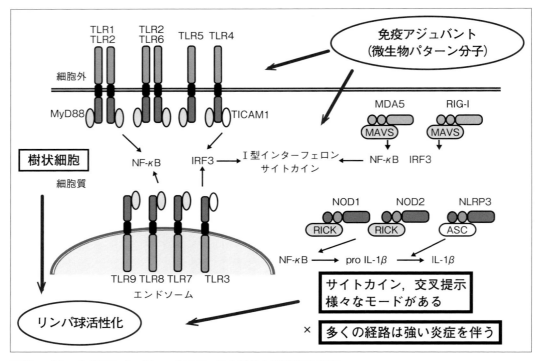

図❷　パターン認識レセプター（PRR）の多様性と樹状細胞応答
PRRは細胞膜，エンドソーム，細胞質に分布し，微生物の成分を検知する。樹状細胞もTLR，NLR，RLRをもつ。樹状細胞に潜伏感染する微生物の例外を除けばTLRが交叉提示を促進して樹状細胞活性化の主役である。核酸認識のTLRはエンドソームに局在し，I型IFN誘導能をもつ。

でこれらは定量可能であり，CD8 T細胞（CTL）の誘導にはhelper CD4 T細胞とサイトカイン（IL-12とI型IFN）が必要とされる。樹状細胞にこれらを一元的に誘導するのがプライムアジュバントである[5]。サイトカインの単独療法でこれらの総合効果は賄えない。これらマウスのデータはヒトの臨床試験の結果をよく説明する。マウスではCD8α^+ DC，ヒトではCD141$^+$ DCがプライムアジュバントに応答する。TLRアジュバントは抗体産生，NK細胞活性化も同時に上げるが，細胞内の増殖病原体（ウイルス，寄生細菌）排除はCTLに強く依存する。がん抗原のワクチンではCTL誘導が必須であり，プライムアジュバントが重要とされる所以である。

2. 広いワクチン対応性

がん抗原は多岐にわたり，がん抗原を樹状細胞に取り込ませる方法も重要である。抗原はCD8エピトープだけでなく，CD4エピトープも含むようにデザインされる[6]。タンパク質のように樹状細胞内でプロテアーゼの分解を受けて提示されると自然である。抗原を選ばずに免疫増強を行うアジュバントが必要になる。抗体誘導を行う際にはIgEクラススイッチを起動しないものが望ましい。機能的な抗体，high affinityの抗体を誘導できるものがよい。抗原とアジュバントを融合した分子も設計されている。

3. 高齢者に使えること

がんは高齢者に多く発症する。簡便・安価・低侵襲である必要がある。高齢者は慢性炎症の素地があり，自然免疫（特にマクロファージ）のエピジェネティックな変化が基盤にあるとされる[7]。アジュバントはこの炎症傾向に拍車をかけて生活習慣病の発症率を上げる。DAMPには悪い炎症を亢進するものがある。これに対し，「よい」炎

症といわれるものがあり，これは組織修復から核のリプログラム，再生を促す。アジュバントの応答からよい炎症を促す成分を抽出する試みが行われ，TLR3，TLR7など核酸認識TLRはマクロファージを炎症増幅から修復に向かわせることが報告されている[8]。このマクロファージの変換は抗がん微小環境の形成のためにも有益である[9]。

4. 治療用に使えること

旧来のアジュバントは感染症の予防ワクチンで使われてきた。予防ワクチンは一般に未遭遇の抗原刺激で免疫を立ち上げる。したがってナイーブT細胞を感作する必要がある。これに対し，がん患者は診断可能な時期には既にがん抗原に晒された状況にあり，がんは宿主免疫をエスケープして成立している。がん細胞のエスケープの遺伝子変異の中にPD-L1の高発現変異があることが判明している[10]。抗原特異的T細胞は抑制されてできない場合も，既にいるが腫瘍内に入らない，または機能しない場合もある。治療用のアジュバントは単独または抗原との併用で効果が見込めない場合，PD-L1抗体などとの併用も考える必要がある。

II．TLRアジュバント

1. MyD88活性化アジュバント

TLR3を除くすべてのTLRはMyD88をアダプターにとり，これを活性化して炎症を増幅する。MyD88の下流にはNF-κBがあり，これが主要な炎症起動因子として働く[4]。MyD88はIL-6，TNF-αなどの起炎性サイトカイン産生を上げる。また，インフラマソームの活性化と相俟ってカスパーゼ，IL-1を上げて内毒素症候群に波及する。これらのTLRは全身性に分布するのでサイトカイン血症に至る。一方，がん細胞は増殖シグナルにMyD88を使う[11]。MyD88経路は一方で樹状細胞の成熟化を強く誘起するため，免疫増強も行う[12]。リンパ球様樹状細胞（pDC）はTLR7/9を発現し，これらはMyD88を経由してI型IFNも誘導する。したがって，サイトカイン血症を避けた形のMyD88アゴニストが開発できれば優れた創薬候補になりうる。現在いくつかのTLRに

ついてその試みはあるが，成功していない。

LPS（リポ多糖）のlipid Aの変異体，mono-phosphoryl lipid A（MPLA）は25年かけて確立されたMyD88活性化の弱い（TICAM-1を選択活性化する）TLR4アジュバントであり[13]，MPLAは唯一のプライムアジュバントとして感染症ワクチンに認可されている。

2. TICAM-1活性化アジュバント

TLR4はMyD88，TICAM-1両方をアダプターにとる[4]。TLR経路の中でTICAM-1がI型IFNとIL-12を併せて発現誘導する[5]。MPLAはその点でも優れているが，MyD88の炎症効果を払拭できない。他方，TLR3はヒトCD141[+]DCに高発現し，TICAM-1のみをアダプターとしてI型IFNを産生誘導させる[14]。TLRシグナルはTLR3以外すべてがMyD88をアダプターとしてNF-κBを活性化するため，TLR3アゴニストを毒性なく改変するのは抗がんアジュバントとしてよい創薬戦略になる。

TLR3のアゴニストとしてpolyI:Cが知られている。polyI:CはMDA5からMAVSも活性化するため（図❸），常に副反応の危険を伴った[15]。低毒化の試みは古くからあり，polyI:CLC（methylcelluloseとpoly-L lysineを加えてRNase活性化を抑えたもの）やpoly(I:C12U)（1/12の割合でCにUを加えたもの）などが創案されてきた。Poly(A:U)が低毒だとも言われた。これらは低毒性になっているという報告だが，生産物の均質性や比較データは乏しくMDA5の活性化レベルなど公表されていない。

当研究室は長くMDA5の活性化を抑えたRNA素材のTLR3用の合成アジュバントをデザインしてきた[16]。サイトカイン血症を起こさないプライムアジュバントのデザインはdefective interference RNA[16]，in vitro合成の結果[17]から2013年に報告され[18]，実際に核酸の完全化学合成に成功したのは2015年である[15]。この核酸合成物（ARNAX）の性質を図❹にまとめた。基本的に2重鎖RNAをガイドDNA（樹状細胞のTLR3エンドソームに搬送する）で5'endをキャップし，RIG-I/MDA5を活性化しない仕様になっ

第4章 次世代がん免疫療法へのチャレンジ

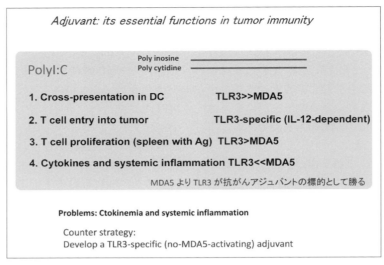

図❸ PolyI:C の TLR3, MDA5 活性化作用の比較（文献18より）

PolyI:C（ウイルス dsRNA ミミック）は TLR3 と MDA5 のリガンドである。MDA5 は RIG-I とともに全身細胞に分布し，ウイルス感染から宿主を守る。これらは MAVS 経路を活性化し，IFN/サイトカイン血症につながる。TLR3 は樹状細胞の免疫活性化の担当レセプターであり，他細胞の分布は限られる。したがって，TLR3 のサイトカイン誘導は樹状細胞の周囲で細胞性免疫にしか及ばない。

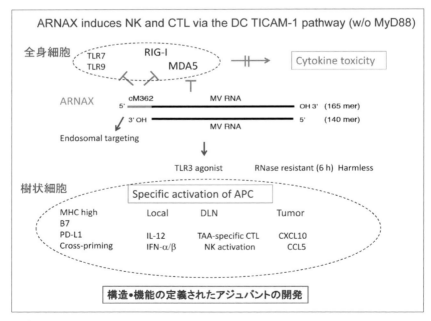

図❹ TLR3 の特異的アゴニスト ARNAX の構造と機能

ARNAX は麻疹ウイルスワクチン株の AU-rich 配列と 5'-GpC キャップから構成される。5'-GpC はエンドソーム送達を助ける。RNA 部分はヒトにない配列なので RNAi を起こさない。どちらも安定だが，分解後の毒性はない。がん患者への瞬発的投与でも毒性を示さないと期待される。

ている。配列に特異性はないがヒト RNA 配列を含まない（したがって RNAi を起こさない）ように設計されている。RNase 抵抗性の 2 重鎖構造をとるため組織で 6 時間は安定に機能する。分解されればすべて核酸のため長期の安全性に問題はない。ARNAX は 1 回投与でマウス CD8a^+ DC，ヒト CD141$^+$ DC を十分に活性化して細胞性免疫を起動する。

（1）マウス移植がんモデルの成績

ARNAX はいくつかの抗原モデルでがん退縮

が証明された。公表されたマウス移植がんの治療成績は polyI:C と遜色ないが，IL-12 以外の炎症性サイトカインと I 型 IFN を全身性に誘導しなかった[15]。樹状細胞は免疫成立に必要量のサイトカインを産生するらしく，腫瘍微小環境も改善する[19]。以上から TLR アゴニストは樹状細胞特異的であるか，少なくとも全身性のサイトカイン血症を避けるため，デリバリーの問題を考慮する必要がある。

用語解説

1. **交叉提示**：樹状細胞で外来抗原は一般に Class II 提示され，CD4 T リンパ球を活性化する。これに対し，Class I 提示により CD8 T リンパ球が活性化する経路がある。この外来抗原を Class I 提示する仕組みを交叉提示と呼び，アジュバントはこのステップを促進する。IRF3 と IFNAR のシグナルが関与するが，交叉提示の分子機構は未解明である。

参考文献

1) Fox CB, Baldwin SL, et al : Vaccine 29, 9563-9572, 2011.
2) Mbow ML, De Gregorio E, et al : Nat Med 17, 416-417, 2011.
3) Desmet CJ, Ishii KJ : Nat Rev Immunol 12, 479-491, 2012.
4) Kawai T, Akira S : Int Immunol 21, 317-337, 2009.
5) Azuma M, Takeda K : Oncoimmunology 5, e1188244, 2016.
6) Melief CJ : Immunity 29, 372-383, 2008.
7) Mantovani A, Biswas SK, et al : J Pathol 229, 176-185, 2013.
8) Chen CJ, Kono H, et al : Nat Med 13, 851-856, 2007.
9) Shime H, Matsumoto M : Proc Natl Acad Sci USA 109, 2066-2071, 2012.
10) Kataoka K, Shiraishi Y, et al : Nature 534, 402-406, 2016.
11) Kim S, Takahashi H, et al : Nature 457, 102-106, 2009.
12) Akazawa T, Matsuda H, et al : Cancer Res 64, 757-764, 2004.
13) Mata-Haro V, Cekic C, et al : Science 316, 1628-1632, 2007.
14) Oshiumi H, Matsumoto M, et al : Nat Immunol 4, 161-167, 2003.
15) Matsumoto M, Tatematsu M, et al : Nat Commun 6, 6280, 2015.
16) Shingai M, Ebihara T, et al : J Immunol 179, 6123-6133, 2007.
17) Tatematsu M, Nishikawa F, et al : Nat Commun 4, 1833, 2013.
18) Seya T, Azuma M, et al : Expert Opin Ther Targets 17, 533-544, 2013.
19) Takada M, Kataoka K, et al : Cell Rep, 2017, in press.

瀬谷　司
1976 年　北海道大学医学部卒業
1984 年　薬学博士（北海道大学）
　　　　　ワシントン大学セントルイス留学
1987 年　医学博士（北海道大学）
　　　　　大阪府立成人病センター研究所
2001 年　同研究所所長
2004 年　北海道大学医学研究科免疫学分野教授
2016 年　同医学研究院ワクチン免疫学分野特任教授

ワクチン領域で chemical biology の自然免疫創薬をめざす。

第4章　次世代がん免疫療法へのチャレンジ

4．CCR4 抗体によるがん免疫療法

石田高司

　モガムリズマブは，日本発の抗体医薬品である。ケモカインレセプター CCR4 を標的とするヒト化モノクローナル抗体であり，CCR4 陽性の成人 T 細胞白血病リンパ腫，末梢性 T 細胞リンパ腫，皮膚 T 細胞リンパ腫に承認されている。CCR4 は制御性 T 細胞（Treg）に発現していることから，本抗体によって Treg を除去し，抗腫瘍免疫増強を狙って様々な固形がんへの臨床開発が始まっている。本稿では，モガムリズマブの Treg 除去作用にフォーカスし，現状，そして今後の見通しを解説する。

I．CCR4 抗体（モガムリズマブ）

　モガムリズマブは，世界に先駆け日本で薬品製造販売承認を取得した抗体医薬品である。本剤はケモカインレセプター CCR4 を標的とし，抗体依存性細胞傷害（ADCC）活性により抗腫瘍効果を示すヒト化モノクローナル抗体である。また，ADCC 活性を高める技術である POTELLIGENT®（抗体 Fc 部位糖鎖のフコース除去）[1] を用いた世界初の抗体医薬品である。本剤開発研究は，大多数の成人 T 細胞白血病リンパ腫（adult T-cell leukemia/lymphoma：ATL）で CCR4 が発現していることが明らかになったことに端を発する[2]。さらに，CCR4 は他の T 細胞リンパ腫（peripheral T-cell lymphoma- not otherwise specified：PTCL-NOS）においても予後不良群に発現していることが明らかになった[3]。次に，CCR4 抗体は in vitro およびマウス in vivo で強い抗腫瘍効果を示した[4]-[6]。これら膨大な前臨床研究を基盤とし 2007 年から，CCR4 陽性末梢性 T 細胞リンパ腫患者を対象としたフコース除去ヒト化抗 CCR4 抗体（KW-0761，モガムリズマブ）

の第 I 相臨床試験が欧米諸国に先駆け日本で開始された。本試験の結果，モガムリズマブの忍容性が確認されるとともに，第 II 相臨床試験の推奨用量は 1.0 mg/kg に決定した[7]。第 II 相試験は 2009 年に開始され，主評価項目の奏効率は 50.0%，副次評価項目である median progression free survival（PFS），overall survival（OS）はそれぞれ 5.2 ヵ月，13.7 ヵ月であった[8]。これら第 I，II 相試験の結果，2011 年 4 月に製造販売承認申請がなされ，その後の審査を経て，「再発または難治性の CCR4 陽性の ATL」を適応症として，2012 年 3 月に承認され，5 月から発売開始された。

　続いて，ATL を除く再発 CCR4 陽性末梢性 T 細胞リンパ腫および皮膚 T 細胞リンパ腫を対象としたモガムリズマブの有効性・安全性を評価する第 II 相臨床試験が日本で実施され，主要評価項目の奏効率は 35% で，かつ忍容性ありと判断された[9]。この結果，2014 年 3 月，モガムリズマブは再発または難治性の CCR4 陽性の末梢性 T 細胞リンパ腫（PTCL）および皮膚 T 細胞性リンパ腫（CTCL）の適応追加承認を取得した。

　化学療法未治療の ATL に対しては，モガムリ

---

key words

CCR4，モガムリズマブ，Treg，ATL，FOXP3

ズマブと化学療法との併用療法の有効性・安全性を評価する第II相試験が実施され，主要評価項目の完全奏功率は，化学療法単独群で33％，化学療法にモガムリズマブを加えた群で52％であった [10]。この結果，2014年12月，モガムリズマブは化学療法未治療のCCR4陽性のATLを適応症とする一部変更承認を取得した。

II．モガムリズマブ：造血器腫瘍領域における世界での開発状況

日本を追随する形で，モガムリズマブの臨床試験が世界中で実施されている。2012年から，米国，英国，仏国，ベルギーの基幹施設で，既治療歴のあるATLに対する第II相試験が実施された（NCT01626664）。71名の再発・治療抵抗性ATL患者がモガムリズマブ群と担当医治療選択群（investigator choice）に2：1で割り付けられた（47：24名）。確認された奏効割合（confirmed overall response rate; maintained response after 1 month）は，モガムリズマブ群で10.6％であったが，担当医治療選択群では0％であったと報告されており（ASCO 2016; Abstract #7501），本試験の結果をもって，欧米諸国において，再発・治療抵抗性ATLに対するモガムリズマブの製造販売承認申請がなされるものと推察される。またCTCLに対しては，欧米諸国でモガムリズマブとHDAC阻害剤（vorinostat）を比較する大規模第III相試験（NCT01728805）が実施されている。

抗腫瘍薬領域でドラッグラグという言葉を聞くようになって久しい。日本のがん診療，がん研究に携わるものの多くが，ドラッグラグを解消し，日本発がんの新薬を世界に発したいと考えているが，その実現は困難を極めている。そのような背景の中，本剤はfirst in cancer patientが日本で実施された唯一無二のがん抗体医薬品であり，前述のごとく，その後の臨床開発も日本が世界をリードしている。日本の医療従事者および医学研究者は，モガムリズマブについて，従来の抗腫瘍薬剤と異なり日本から正確なエビデンスを世界に発する責務を有する。

III．Treg制御薬としてのモガムリズマブ

制御性T細胞（regulatory T cells：Treg）は，ヒトを含め哺乳動物の正常個体中に存在し，免疫応答に対する「負」の制御を司る。がんにおいて，腫瘍組織に浸潤するTregの存在は，腫瘍細胞が抗腫瘍免疫応答から逃避するのに重要な役割を果たしていると考えられており，Tregの制御はがん免疫療法が克服すべき大きな課題の1つとみなされている [11]（図❶）。複数のグループが，マウスin vivoでのTreg除去が抗腫瘍免疫を賦活化することを報告している。宿主内で腫瘍のいわば兵隊として，腫瘍を宿主の免疫機構から防御しているTregを除去すれば，がんに対する有効な治療になりうると考えるのは理に適う。

ヒトにおけるCCR4とTregの関連を解説する。Tregでは，マスター転写因子であるFOXP3が発現しており，その発生分化と免疫抑制機能をコントロールしている。しかしながら，すべてのFOXP3発現CD4陽性細胞がTregとしての機能を有するのではない。MiyaraらはFOXP3とCD45RAの発現強度により，FOXP3陽性細胞分画を，①ナイーブTreg，②エフェクターTreg，そして③非Treg分画に分類可能であることを示した [12]。ヒト末梢血中のTregにおいて，CCR4はエフェクターTregに強く発現する一方で，ナイーブTregには発現しない [13] [14]（図❷）。筆者らはこの発現プロファイルに着眼し，広く難治性固形がんを対象としてモガムリズマブの医師主導治験（NCT01929486）を開始した。結果，本剤は固形がん患者に対し忍容性があり，ほぼ全例で血液中エフェクターTregを選択的に除去し，登録例の中には腫瘍特異的免疫応答が増強するケースが存在した [15]。われわれが医師主導で実施した，この固形がんに対するモガムリズマブの治験は企業を刺激する結果となり，2016年8月現在，本剤の固形がんに対する企業治験が，様々な免疫療法薬剤との併用も含め，世界中で展開されている。

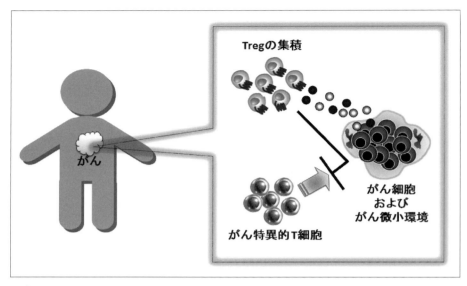

図❶ がん局所でのTregの働き（文献11より改変）

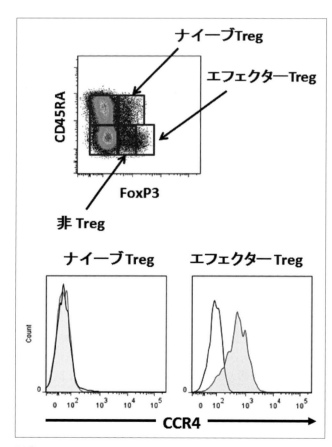

図❷ TregにおけるCCR4の発現（文献14より改変）

Ⅳ. モガムリズマブによる免疫関連有害事象

ヒトにおいてTreg除去がもたらしうる病態は，*FOXP3*遺伝子異常による致死的自己免疫疾患IPEX症候群から想像に難くないが，果たして，モガムリズマブによるCCR4陽性Treg除去も免疫関連有害事象を引き起こす。再発再燃ATLに対するモガムリズマブの第Ⅱ相試験[8]では高頻度に皮膚障害を認め，一部は重症化した。さらに本剤発売後も，死亡例を含む複数件の重篤な皮膚障害が報告されている。モガムリズマブ治療後のスティーブンス・ジョンソン症候群/中毒性表皮壊死症では，末梢血中のCD4+CD25hjghFOXP3+エフェクターTregの著しい減少とその遷延が報告されている[16]。すなわちモガムリズマブ治療後の皮膚障害には，CCR4陽性Treg除去による皮膚での異常免疫亢進が関与していると考えられる。また，本剤との関連が強く示唆される劇症B型肝炎も報告されている[17]。さらに，同種造血細胞移植療法はATLに対し治癒をもたらしうる治療として確固

たる地位を築いているが[18)19)]，この同種移植前に本剤を使用した際，GVHD（graft versus host disease）をはじめとする移植関連毒性が増強することが報告された[20)]。この事象にもモガムリズマブによる Treg 除去が大きく関与していると推定されており，本剤による Treg 除去がもたらす病態の解明は，喫緊の課題である。

Ⅴ．モガムリズマブ：リバーストランスレーショナルリサーチの重要性

人類は Treg を選択的に除去する薬剤を有した経験がない。人類初の「Treg 除去薬，モガムリズマブ」の使用にあたり，日本の医療従事者および医学研究者は最善・最良な使用方法を確立する責務がある。この観点から，筆者らは多施設共同臨床研究「成人 T 細胞白血病リンパ腫に対するモガムリズマブ治療中の免疫モニタリング」（UMIN000008696）を実施中である。本試験の中間解析で，グレード 2 以上の皮膚関連有害事象を認めたケースで有意に生存期間が延長することが明らかになった。このことは，本剤の ATL に対する抗腫瘍効果において，CCR4 陽性 ATL 細胞に対する直接傷害に加え，Treg 除去が重要な役割を果たすことを示唆する。

一方 Maeda らは，Treg は Melan-A など，いわゆる内在抗原に対する免疫応答を制御するものの，ウイルス抗原など，いわゆる外来抗原に対する免疫応答は制御しないことを報告した[21)]。この報告に，「免疫チェックポイント阻害剤投与の抗腫瘍効果に主に関与するのは，（おそらく外来抗原としての性質を有しているであろう）ネオアンチゲン[用解1]に対する免疫応答である」[22)]という最近主流の論説をあわせると，われわれが試みている Treg 制御は[15)]，免疫関連の有害事象のリスクを高めるだけで，抗腫瘍免疫増強には十分寄与しないとの理解もできないではない。しかしながら，果たして「Treg が制御するのは Melan-A など，いわゆる内在抗原に対する免疫応答のみである」か否かについて，さらなる検討が必要である。

ATL に対する同種造血細胞移植前にモガムリズマブを使用した際，GVHD をはじめとする移植関連毒性が増強することは前述のごとくである[20)]。この現象を理解するにはドナー由来 T 細胞にとって，GVHD の標的となるレシピエント体細胞の抗原性について理解の必要がある。すなわち，「外来抗原としての性質を有するのか」または「内在抗原としての性質を有するのか」についてである。この議論に関連し，HTLV-1 がコードする *HBZ* 遺伝子転写産物の抗原性について紹介する。*HBZ* は ATL 発症に必須のウイルス由来遺伝子であるが，宿主細胞に提示される *HBZ* 遺伝子由来ペプチド -HLA 複合体は，宿主 T 細胞に異物として認識されない[23)]。ウイルス抗原でありながら異物として認識されない事実には奇異な印象をもつが，HTLV-1 の感染の主たる経路が免疫システムの成熟過程にある乳児期の母乳であることが関係している可能性がある。重要なのは，HTLV-1 に感染している無症候性キャリアをドナーとした同種造血移植療法において，移植後ドナー由来の T 細胞はこの HBZ を異物として認識しうることである[23)]。すなわち，移植前ドナー体内では異物として認識しなかった抗原を，移植後レシピエント体内では同一抗原でありながら異物として認識するのである。この現象の詳細なメカニズムは現時点では不明である。しかしながら，この事実はドナー由来の T 細胞にとって，レシピエントの体細胞は外来抗原としての性質を有することを強く示唆する。これらを併せて考えると，ATL に対する同種造血細胞移植前に Treg 除去作用を有するモガムリズマブを使用した際，GVHD をはじめとする移植関連毒性が増強する事実は，Treg が外来抗原に対する免疫応答を制御することを示唆している。

このあたりの議論は，科学および腫瘍免疫学の進歩が，モガムリズマブ，そしてその他チェックポイント阻害剤として，臨床現場にトランスレーションされたことにより，近年はじめて俎上に載ってきた。それらの結論は，科学・医学・医療の進歩を，もう少し待たねばならない。いずれにしても，モガムリズマブは ATL および T 細胞リンパ腫の診療体系のみならず，Treg 除去に

第4章　次世代がん免疫療法へのチャレンジ

より様々ながんの診療体系を大きく改善せしめる可能性を有する。モガムリズマブが日本で適切に育薬され，日本のみならず世界中の ATL 患者，CCR4 陽性 T 細胞リンパ腫患者，そして多くの

固形がん患者に福音をもたらす日が到来するのを期待しつつ，筆者自身も更なる精進を誓い，筆をおく。

用語解説

1. **ネオアンチゲン（neoantigen）**：腫瘍細胞特異的な遺伝子変異の結果，アミノ酸が置き換わり，変異タンパク由来のペプチド断片が HLA 上に提示された結果，遺伝子変異腫瘍細胞は非自己と認識され，宿主 T 細胞免疫応答の標的となる。すなわち腫瘍細胞の遺伝子変異の結果，新規に生じた抗原をネオアンチゲンという。もともとの宿主体内には存在しなかった抗原であるため，抗原性が高いと考えられている。

参考文献

1) Shinkawa T, Nakamura K, et al : J Biol Chem 278, 3466-3473, 2003.
2) Ishida T, Utsunomiya A, et al : Clin Cancer Res 9, 3625-3634, 2003.
3) Ishida T, Inagaki H, et al : Clin Cancer Res 10, 5494-5500, 2004.
4) Ishida T, Iida S, et al : Clin Cancer Res 10, 7529-7539, 2004.
5) Ito A, Ishida T, et al : J Immunol 183, 4782-4791, 2009.
6) Ishii T, Ishida T, et al : Clin Cancer Res 16, 1520-1531, 2010.
7) Yamamoto K, Utsunomiya A, et al : J Clin Oncol 28, 1591-1598, 2010.
8) Ishida T, Joh T, et al : J Clin Oncol 30, 837-842, 2012.
9) Ogura M, Ishida T, et al : J Clin Oncol 32, 1157-1163, 2014.
10) Ishida T, Jo T, et al : Br J Haematol 169, 672-682, 2015.
11) Ishida T, Ueda R : Cancer Sci 102, 44-50, 2011.
12) Miyara M, Yoshioka Y, et al : Immunity 30, 899-911, 2009.
13) Sugiyama D, Nishikawa H, et al : Proc Natl Acad Sci USA 110, 17945-17950, 2013.
14) Suzuki S, Ishida T, et al : Jpn J Clin Oncol 46, 191-203, 2016.
15) Kurose K, Ohue Y, et al : Clin Cancer Res 21, 4327-4336, 2015.
16) Ishida T, Ito A, et al : Cancer Sci 104, 647-650, 2013.
17) Ifuku H, Kusumoto S, et al : Hepatol Res 101, 398-404, 2015.
18) Ishida T, Hishizawa M, et al : Blood 120, 1734-1741, 2012.
19) Ishida T, Hishizawa M, et al : Biol Blood Marrow Transplant 19, 1731-1739, 2013.
20) Fuji S, Inoue Y, et al : J Clin Oncol 34, 3426-3433, 2016.
21) Maeda Y, Nishikawa H, et al : Science 346, 1536-1540, 2014.
22) Rizvi NA, Hellmann MD, et al : Science 348, 124-128, 2015.
23) Narita T, Ishida T, et al : J Immunol 192, 940-947, 2014.

石田高司

1996 年	名古屋市立大学医学部医学科卒業
	名古屋市立大学病院研修医
1998 年	名古屋第一赤十字病院血液内科研修生
1999 年	静岡済生会総合病院血液内科
2005 年	名古屋市立大学大学院医学研究科臨床分子内科（現 血液・腫瘍内科）学修了
2006 年	同助手
2007 年	同講師
2012 年	名古屋市立大学大学院医学研究科輸血部准教授

CCR4 抗体については，①*in vitro*，②マウス*in vivo*前臨床研究での使用に加え，医師として臨床現場におけるリンパ腫/白血病患者への治療投与のいずれにおいても，おそらく世界で一番経験豊富であろうことを，ささやかに自負しています。

第4章　次世代がん免疫療法へのチャレンジ

5．ヒト型抗 CD4 抗体 IT1208 のがん治療薬として の臨床開発

松島綱治・上羽悟史

　免疫チェックポイント（immune-checkpoint）分子に対する抗体治療薬の誕生により，がんにおける免疫の重要性が再評価され，がんに対する免疫療法ががん治療において中心的存在になろうとしている。そうした中で，著者らの研究に基づくアカデミア発新規免疫療法，ヒト型抗 CD4 抗体 IT1208 のがん治療薬としての臨床開発の背景，進捗状況について記載する。

はじめに

　CTLA-4 と PD-1/PD-L1 に代表される免疫チェックポイント（immune-checkpoint）分子に対する阻害抗体治療[1)-4)]ならびに CD19 に対するキメラ型抗原受容体（chimeric antigen receptor）CAR-T 細胞治療[5)]は，がん治療を大きく変革し，がん免疫治療が悪性黒色腫や肺などにおいて標準がん治療になろうとしている[6)]。Science 誌は Breakthrough of the Year 2013 に「Cancer Immunotherapy（がん免疫治療）」を選んだ。がんの免疫編集（immuno-editing）という現象が再評価され，宿主の免疫環境の違いによって増殖するがん細胞の免疫原性が異なり，がんの発症・がんの増殖を免疫細胞が制御し，細胞傷害性 T リンパ球（CTL）の認識抗原としてがん細胞が有する遺伝子変異による新規抗原（neoantigen）が議論されるようになっている[7) 8)]。

　従来の化学療法剤のみならず近年の分子標的治療薬も薬剤耐性という問題からは逃れることはできず，延命効果はあろうとも，がんの治癒をもたらさない。しかしながら，免疫チェックポイント抗体治療は，有効性の割合はまだ限られているが，1～2 年延命を示した患者の多くは長期にわたって生存する（durable effect）という機能的治癒を示す。それゆえ，現在免疫チェックポイント抗体と分子標的治療薬との併用，免疫チェックポイント抗体と様々な免疫療法との併用治験が進行している。本稿においては，私たちが取り組んでいる抗 PD-1/PD-L1 抗体との併用で劇的ながん免疫治療改善が期待される脱フコシル化ヒト型抗 CD4 抗体 IT1208 の開発経緯，臨床治験に向けた準備状況について紹介する。

I．CD4[+] 細胞除去によるがんの退縮

　教科書的には CD4[+] T 細胞は，抗体のクラススイッチのみならず CTL の誘導，質の高いメモリーの誘導・維持に必須で，CD4[+] T 細胞が減少すると免疫不全に陥ると短絡的に言われている。しかし，CTL 機能誘導・維持のすべての局面に CD4 ヘルプが必要ではなく，意外にも CTL がすでに抗原感作を受け，CTL が誘導されているのにもかかわらず免疫抑制状態で CTL に対する大きなブレーキがかかっている担がんマウスに抗 CD4

---

key words

免疫チェックポイント抗体，がん免疫治療，ヒト型抗 CD4 抗体，医師主導臨床治験

欠失抗体を投与すると強力な抗腫瘍効果を示すことが数多く報告されている[9)-11)]。われわれは，当初このような報告に対しては懐疑的であったが，B16F10 メラノーマ（C57BL/6），Colon26 大腸がん（BALB/c），および Lewis 肺がん（C57BL/6）の皮下腫瘍モデルにおいて，腫瘍移植数日後に CD4[+] 細胞除去抗体を投与すると有意に腫瘍増殖を抑制し，いずれの免疫チェックポイント抗体よりも強力であることを確認できた[12)]。しかも，驚くべきことに免疫原性が低い難治がん株として有名な B16F10 腫瘍移植後に抗 CD4 抗体と免疫チェックポイント抗体を腹腔内投与すると，抗 CD4 抗体と様々な免疫チェックポイント抗体，とりわけ抗 PD-1/PD-L1 抗体の併用は著明な抗腫瘍効果を示し，長期延命をもたらすことが判明した。さらに，免疫原性の強い Colon26 腫瘍の増殖は抗 CD4 抗体，抗 PD-1/PD-L1 抗体は単剤としては十分な抑制はみられなかったが，抗 CD4 抗体と併用した場合，その抗腫瘍効果は劇的であり，半分から 2/3 のマウスにおいて腫瘍の完全退縮がみられた（図❶）[12)]。さらに，腎細胞がん株 Renca の場合は，抗 CD4 抗体単剤で，十分に大きくなった腫瘍も完全退縮が起こることを見出している。また，同所性自然転移モデルとして有名な乳がん細胞株 4T1 の乳腺組織から肺への転移を有意に抑制することも見出している（未発表）。

II．免疫学的基盤

1．CD4[+] 細胞の一時的な欠失により引き起こされる抗原特異的 CTL 増殖

抗 CD4 抗体を担がんマウスに投与すると，CD4[+] T 細胞を末梢血のみならず，リンパ節，がん部位から 1〜2 週間ほぼ完全に除去できる。また，免疫抑制に関わるとされる CD4[+] IDO[+] 形質細胞様樹状細胞（pDCs），CD4[+] NKT 細胞も除かれる。一方，抗原特異的 CD8[+] T リンパ球の所属リンパ節での著明な増殖と CD8[+] CTL のがん部位への浸潤増加が起こる。さらに，抗 CD4 抗体単剤による抗腫瘍効果，抗 CD4 抗体と抗 PD-1/PD-L1 抗体との相乗効果も，抗 CD4 抗体と同時に CD8 欠失抗体投与により完全にキャンセルされた。また，抗 CD4 抗体と抗 PD-1/PD-L1 抗体との併用により完全退縮がみられたマウスに同一の腫瘍を移植するとすべて拒絶され，抗 CD8 抗体投与により完全にキャンセルされた。また他のがん種移植の場合はすべてが生着した。これらの実験結果は，抗 CD4 抗体による抗腫瘍効果は CTL 介在性で，腫瘍排除宿主

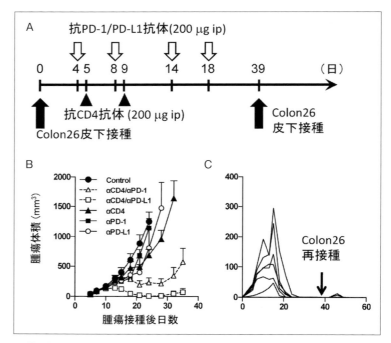

図❶ 抗 CD4 抗体と抗 PD-1/PD-L1 抗体の併用による腫瘍退縮
（文献 12 より）

A．Colon26 大腸がん細胞皮下接種モデルにおいて，抗 CD4 抗体単剤または抗 PD-1/PD-L1 抗体を図に示すプロトコールで投与し，抗腫瘍効果を解析した。
B．腫瘍体積の推移。抗 CD4 抗体と抗 PD-1/PD-L1 抗体の併用は強力な腫瘍増殖抑制効果を示した。
C．抗 CD4 抗体と抗 PD-L1 抗体の併用群中で腫瘍を拒絶した個体の個別腫瘍体積。初回腫瘍接種から 39 日目に 10 倍量の腫瘍を再接種したところ，全個体これを拒絶した。

において長期的・抗原特異的 CTL メモリーが維持されていることが判明した。CD4⁺ 細胞の一時的な欠失により引き起こされる抗原特異的 CTL 増殖は CD4⁺ T 細胞でいわれている抗原非特異的 homeostatic proliferation とは全く違う現象であり，基礎免疫学的にも非常に興味深い新規な発見である（図❷）[12]。

2. 抗 CD4 抗体投与に伴う腫瘍および腫瘍所属リンパ節における樹状細胞活性化

黒色細胞腫または肺がん細胞皮下担がんマウスに抗 CD4 抗体を投与し，経時的に腫瘍および腫瘍所属リンパ節における樹状細胞の免疫表現型を解析した。抗 CD4 抗体群では，抗体投与 4 日目に共刺激分子の発現上昇を認め，共刺激分子の発現は抗体投与 9 日目には未処置群と同等の発現レベルに低下した。これらの結果は，皮下担がんモデルにおける投与時期依存的な抗 CD4 抗体の治療効果には，樹状細胞の活性化動態が関与することを示唆する。

3. 抗 CD4 抗体投与と Treg 欠失との差異

B16F10 皮下担がんマウスにおいて，抗 CD4 抗体，Foxp3-DTR/DT による制御性 T 細胞の選択的除去をした際の腫瘍特異的 CD8⁺ T 細胞応答を解析した。制御性 T 細胞除去群では，抗 CD4 抗体投与群と同等の腫瘍特異的 CD8⁺ T 細胞応答の増強を認めた。一方，全身のリンパ節において polyclonal な CD4/CD8⁺ T 細胞の増殖がみられ，CD4⁺ T 欠失とは違う免疫応答も観察された。なお，抗腫瘍効果において両群には差異はみられなかった。

Ⅲ．臨床治験に向けて

大学の研究シーズは，自然発生的に臨床応用されるわけではない。私は，ヒト型抗 CD4 抗体を有する企業を世界中探し回り，幸運（皮肉）にも最も近い協和発酵キリンが抗 CCR4 抗体（モガムリズマブ）のバックアップ抗体として作製，GMP 生産一歩手前で止めて保有していることが判明した。この抗体のライセンスのために IDAC Theranostics を創設し，現在，AMED の支援も受けながらヒト型抗 CD4 抗体（IT1208）の GMP 生産，GLP 基準での安全性試験を完了し，PMDA との対面相談を準備しているところである。今年中に国立がん研究センターでの難治性・再発性固形がん患者を対象とした first in human 医師主導第Ⅰ相臨床治験が開始する予定である。医師主導第Ⅰ相臨床治験において安全性，POC などが得られた後に，IT1208 の単剤として治療効果，また抗 PD-1/PD-L1 抗体との併用第Ⅱa 相臨床治験を企業治験に移行して実施予定である。ヒト型抗 CD4 抗体の安全性に関して，GLP 基準での開発抗体を用いたサルでの前臨床試験では，1～2ヵ月間 CD4⁺ T 細胞を完全に除去しても特別な有害事象は認められていない。CD4⁺ T 細胞が一過性に除去されても CTL 機能が低下するわけでもなく，かえって増加し，自然免疫細胞はほぼ intact である。全く新規なウイルス感染などが起こらない限り，すべての免疫細胞を傷害

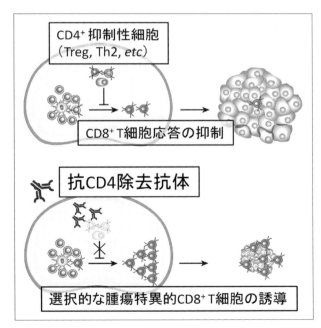

図❷　抗 CD4 抗体療法の免疫学的機序

抗 CD4 除去抗体は，免疫抑制活性をもつ Treg，Th2，pDC などの CD4⁺ 細胞を除去することで，腫瘍所属リンパ節における腫瘍特異的 CD8⁺ T 細胞の増殖を促進し，抗腫瘍効果をもたらす。この際，非特異的な CD8⁺ T 細胞応答は誘導しない。

第 4 章　次世代がん免疫療法へのチャレンジ

する従来の抗がん剤治療，放射線治療，免疫抑制剤治療などよりもリスクが低いのではと推定している。さらに，免疫チェックポイント抗体にみられる強烈な自己免疫様の炎症，自己抗体産生による臓器傷害は，基本的に $CD4^+$ T 細胞介在性であり，これらの副作用も同時に除くことができることを期待している。

参考文献

1) Hodi FS, O'Day SJ, et al : N Engl J Med 363, 711-723, 2010.
2) Topalian SL, Hodi FS, et al : N Engl J Med 366, 2443-2454, 2012.
3) Wolchok JD, Kluger H, et al : N Engl J Med 369, 122-133, 2013.
4) Brahmer JR, Tykodi SS, et al : N Engl J Med 366, 2455-2465, 2012.
5) Maude SL, Frey N, et al : N Engl J Med 371, 1507-1517, 2014.
6) Topalian SL, Weiner GJ, et al : J Clin Oncol 29, 4828-4836, 2011.
7) Matsushita H, Vesely MD, et al : Nature 482, 400-406, 2012.
8) Overwijk WW, Wang E, et al : J Immunother Cancer, doi : 10.1186/2051-1426-1-11, 2013.
9) Yu P, Lee Y, et al : J Exp Med 201, 779-791, 2005.
10) Den Boer AT, van Mierlo GJD, et al : Cancer Res 65, 6984-6989, 2005.
11) Burchard M, Mignot G, et al : Nat Med 19, 57-64, 2013.
12) Ueha S, Yokochi S, et al : Cancer Immunol Res 3, 631-640, 2015.

松島綱治
1978 年　金沢大学医学部卒業
1982 年　同大学院医学研究科修了
　　　　　米国 NIH 客員研究員
1990 年　金沢大学がん研究所薬理部教授（〜 1997 年）
1996 年　東京大学大学院医学系研究科分子予防医学教授

炎症免疫疾患の発症機序・病態のサイトカイン・ケモカインを中心とした解析に基づく創薬開発研究。

第4章　次世代がん免疫療法へのチャレンジ

6．iPS細胞技術を用いたがん抗原特異的T細胞療法の開発

前田卓也・増田喬子・河本　宏

　がん抗原特異的T細胞療法は，がんに対する免疫療法として注目されている。しかし，がん抗原特異的T細胞の大量増幅は困難であり，それが臨床応用への障壁であった。筆者らはiPS細胞技術を応用することで，この問題の解決をめざしている。すなわち，がん抗原特異的T細胞から樹立したiPS細胞をT細胞に再分化させることで，同一TCRを発現するT細胞を多量に得ることができる。この方法により再生したWT1抗原特異的T細胞は元のT細胞に匹敵する抗原特異的キラー活性を示し，白血病細胞を殺傷した。今後，臨床応用に向け，HLAハプロタイプホモドナー由来のiPS細胞から様々ながん抗原特異的T細胞を再生しバンク化することを構想している。

はじめに

　がんに対する免疫療法は，手術，化学療法，放射線療法に次ぐ治療法として期待されてきた。従来，がん抗原ペプチドを用いたワクチン療法や，患者由来の免疫細胞を体外で増幅・活性化して投与する養子免疫療法[用解1]を中心に研究がなされてきた。ところが抗腫瘍効果が不十分であったり，免疫細胞の体外での活性化・増幅などの操作に特殊な設備・技術を要するため限られた施設でしか施行できないといった問題点が克服できず，標準治療として広く用いられることはなかった。しかし近年，免疫療法が一部の悪性腫瘍において標準治療として位置づけられるようになりつつある。その大きな進歩の1つが免疫チェックポイント阻害療法の開発であり，悪性黒色腫をはじめとする種々のがんに対し，抗PD-1抗体療法や

抗CTLA-4抗体療法の有効性が報告されてきている[1)-3)]。この知見は，T細胞の抑制機構を解除し活性化させることで患者体内のがん抗原特異的T細胞による抗腫瘍効果が得られることを示している。また近年，がん抗原特異的T細胞を用いた養子免疫療法でも一定の成績が得られるようになっている。本稿ではT細胞を用いた養子免疫療法の背景について概説するとともに，筆者らが開発しているiPS細胞技術を用いたがん特異的T細胞療法について紹介する。

I．T細胞養子免疫療法と遺伝子導入T細胞療法

　従来のT細胞養子免疫療法（adoptive T cell therapy）はがん患者からがん抗原特異的T細胞を採取し体外で増幅・活性化して患者に投与するものであった。T細胞のソースとして腫瘍浸潤リ

---

key words

T-iPS細胞，T細胞養子免疫療法，TCR導入T細胞療法，WT1抗原，TCR-iPS細胞，iPS細胞，off-the-shelf T細胞製剤，HLAハプロタイプホモiPS細胞，CD8$\alpha\beta$型T細胞

ンパ球（tumor infiltrating lymphocyte：TIL）を用いる方法がよく研究されてきた。Rosenberg らのグループは，患者に化学療法や放射線療法による前処置と自家末梢血幹細胞移植を施したうえで，体外で増幅・活性化した TIL を輸注するという方法を用い，転移性悪性黒色腫で 40% 近い 5 年生存率を得るという非常に高い治療効果を報告している[4]。しかし一般的には，がん抗原特異的 T 細胞の体外での増幅が容易ではなく，十分量を確保することが困難であること，体外で増幅した T 細胞は疲弊状態[用解2]に陥りやすいことなどから，限られた施設で限られた患者にしか適用ができず，養子免疫療法を標準治療にまで押し上げるのは困難であった。

T 細胞受容体（TCR）遺伝子導入 T 細胞療法は，これらの問題点を解決するために開発されたものである。これは，がん抗原特異的 T 細胞クローンから TCR 遺伝子（α 鎖および β 鎖）をクローニングし，レトロウイルスベクターなどを用いて患者末梢血 T 細胞に遺伝子導入し，患者に輸注するという治療である[5][6]。また TCR の親和性を高めるため，TCR 遺伝子に人為的に変異を施した TCR 遺伝子を導入する方法も臨床応用されており，特に NY-ESO1 に対する高親和性 TCR 遺伝子導入 T 細胞療法が悪性黒色腫，滑膜肉腫などに対して有効であったことが報告されている[7]。現在 WT1 抗原など他のがん抗原に対する TCR 遺伝子導入 T 細胞療法の治験が，本邦および他国で進行している。

ただし想定される問題点として以下の 4 点が挙げられる。1 つにはレトロウイルスベクターを用いた遺伝子導入に伴うゲノム損傷の可能性があることで，これにより輸注した T 細胞ががん化する危険性が生じる。この懸念に対する解決法として，現在トランスポゾンを用いた遺伝子導入法が注目されている[8]。2 つ目の問題点は，遺伝子導入する患者由来の T 細胞が抗がん剤などによる前治療の影響を受けており，輸注後の体内での寿命が短い可能性があることである。3 つ目の問題点として，内因性の TCR とのミスペアリング[用解3]の可能性が残るため，予想外の抗原特異

性を示して組織傷害を引き起こすリスクがある。これに対する解決法として，ウイルスベクターに内因性の TCR 発現を抑制する siRNA を組み込んだもの[9][10]などが報告されているが，完全にミスペアリングを抑制するのは困難であろう。4 つ目の問題点は，導入する TCR 自体が安全とは限らないことである。例えば正常な細胞が標的となるがん抗原（腫瘍関連抗原）を発現している場合，攻撃対象となってしまう。具体的には CEA 特異的 TCR 導入療法による大腸炎[11]，MART-1 特異的 TCR 導入療法による白斑症・ぶどう膜炎[6]などが報告されている。また TCR のもつ交叉反応性により，標的以外の抗原が攻撃対象となることもある。前述したように，特に人為的に反応性を改変した TCR は，高い効果も期待できる反面，副作用の可能性も高くなる。例えば，MAGE-A3 に対する高親和性 TCR 導入療法では，神経細胞に発現する MAGE-A12 や心筋に発現する titin に交叉反応を示し，致死的な副作用が報告されている[12][13]。したがって，抗原および TCR の選別は慎重に行う必要がある。

Ⅱ．iPS 細胞技術を用いたがん抗原特異的 T 細胞の増幅

1．iPS 細胞技術を用いて抗原特異的 T 細胞を増幅するという戦略

筆者らは，がん抗原特異的 T 細胞を疲弊のない状態で増幅する新たな方法を開発しようと考えた。それが細胞初期化技術を用いるというアイデアである。初期化というのは，分化した体細胞を，未分化な多能性幹細胞の分化状態にまで誘導することで，多能性幹細胞としては ES（embryonic stem）細胞や iPS（induced pluripotent stem）細胞などが知られている。すなわち，がん抗原特異的 T 細胞から ES 細胞あるいは iPS 細胞を樹立し，もう一度 T 細胞へ分化させるという方法である。がん抗原特異的 T 細胞では TCR 遺伝子の再構成が完了しており，これから樹立した ES/iPS 細胞は再構成済の TCR 遺伝子を受け継ぐことになる。ES/iPS 細胞はほぼ無限に増やすことができるので，この ES/iPS 細胞をもう一度 T 細胞へ分化

させることで，同じがん抗原特異的TCRを発現するCTLを疲弊していない状態で無限に得られることになる．2004年，筆者らのグループは理研の谷口らと共同で，核移植[用解4]技術を用いて，マウスNKT細胞[用解5]の核を卵子に移植してES細胞を樹立した[14]．このNKT-ES細胞からT細胞へ分化させることで，NKT細胞を再生することに成功した．しかし核移植には高度な技術を要するため，一般化は困難と思われた．

2006年，京都大学の山中らが体細胞に4つの転写因子を発現させることによりiPS細胞を作製できることを報告した．筆者らはこのiPS細胞技術を用いて，がん抗原特異的T細胞を再生させるという戦略をとることにした（図❶A）．つまり，がん抗原特異的T細胞からiPS細胞を樹立し（T-iPS細胞），もう一度T細胞へ分化させる

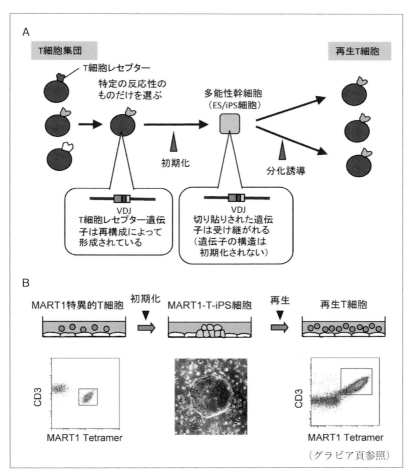

図❶　T-iPS細胞を用いてがん抗原特異的CTLを増幅する戦略

A. 戦略のコンセプトの概説．T細胞のTCR遺伝子は再構成されているので，がん抗原特異的T細胞からiPS細胞を作製すると，そのiPS細胞は同じTCR遺伝子を受け継ぐ（T-iPS細胞）．このため，このT-iPS細胞から再生したT細胞は元のT細胞と同じTCRを発現する．T-iPS細胞はほぼ無限に増やすことができるので，がん抗原特異的T細胞を必要なだけ得ることができる．

B. MART1抗原特異的T細胞の再生．MART1抗原特異的T細胞からT-iPS細胞を樹立し，これをT細胞へ再分化させた．再生T細胞はMART1抗原特異的TCRを発現することをテトラマー染色にて確認した．

という方法である。

2. MART1 抗原特異的 T 細胞の再生

このアイデアに基づき，悪性黒色腫抗原である MART1 抗原特異的 T 細胞の再生に成功した[15]。悪性黒色腫患者の TIL 由来の MART1 抗原特異的 T 細胞株を用い iPS 細胞（MART1-T-iPS 細胞）を樹立し，MART1-T-iPS 細胞をフィーダー細胞（OP9，OP9-DLL1）上で T 細胞へと分化させた。こうして得られた未分化な CD4/CD8 ダブルポジティブ細胞に抗 CD3 抗体を用いて TCR シグナルを加えることにより CD8 陽性 T 細胞が得られた。この再生 CD8 T 細胞が元の CD8 T 細胞と同一の TCR を発現しており（図❶B），また抗原存在下で活性化され IFNγ を産生することを確認した。

他グループからも同様の手法を用いた HIV の Nef 抗原特異的 T 細胞[16]の再生が報告されている。この報告では再生した T 細胞ではテロメア長が回復しており，T-iPS 細胞を経ることで T 細胞の若返りが可能となることが示唆された。その他にも，iPS 細胞を用いた MAIT 細胞[17]や，CAR-T 細胞[18]の再生が報告された。

3. CD8αβ型の T 細胞の再生

T 細胞の再生に成功したという報告が相次いだ一方で，これまでの報告では再生した T 細胞は元の T 細胞とかなり違うという点も指摘されている。最も大きな相違点として挙げられるのは，T-iPS 細胞から再生した T 細胞は，CD8α 鎖を発現するものの CD8β 鎖は発現しておらず，CD8αα 型の T 細胞であるという点である。CD8αα は γδT 細胞の一部や腸管上皮間に存在する αβT 細胞（intra-epitherial lymphocyte：IEL）などに発現している。CD8αα は CD8αβ と異なり MHC class I 分子に結合しないので，TCR シグナルが効率よく伝わらない。Sadelain らは，実際にこれらの細胞の遺伝子発現パターンは γδT 細胞のそれに近いものであると報告している[18]。筆者らの再生 CD8αα T 細胞でも，抗原特異的，すなわち TCR 依存的な細胞傷害活性は元の T 細胞と比べてかなり低い一方で，ナチュラルキラー（NK）様活性（NK 活性化受容体依存的）が非常に高いことを確認している[19]。

そこで筆者らは T 細胞の分化誘導方法に改良を加え，CD8αβ ヘテロダイマーを発現する CD8 T 細胞の再生に成功した[19]。この方法で再生した T 細胞では，元の T 細胞に匹敵する TCR 特異的細胞傷害活性が得られた。また従来の方法で再生した T 細胞と比べて NK 様活性も弱く，機能的に通常のキラー T 細胞に類似した細胞に分化しているものと考えられる。

4. WT1 抗原特異的 T 細胞の再生

また筆者らは，上記 T 細胞再生技術を，急性骨髄性白血病（AML）や他の固形がんで高発現する胎児がん抗原である WT1 抗原に適用することを試みた。これまでに HLA-A*24:02 陽性健常人由来 WT1 抗原特異的 T 細胞から T-iPS 細胞（WT1-T-iPS 細胞）を樹立し，新規開発した分化誘導方法を用いて CD8αβ 型 T 細胞を再生した。再生した T 細胞の細胞傷害活性を検定したところ，HLA A*24:02 拘束性に WT1 発現白血病細胞株および患者由来白血病細胞を殺傷することが確認された。また免疫不全マウスを用いたヒト白血病播種モデルでも，再生 T 細胞治療群において生存期間の延長効果を認めている[19]。

5. 他家由来の T-iPS バンク構想

従来の T 細胞養子免疫療法では，自家もしくは造血幹細胞移植ドナー由来の T 細胞を輸注するという方法が一般的であり，他家の T 細胞輸注はほとんど行われていなかった。これは他家の T 細胞の中に一定の割合でアロ抗原反応性 T 細胞が含まれることによる。しかし筆者らの再生 T 細胞は単一クローンであり，もしそれがレシピエントの HLA にアロ反応を示さないということを確認できれば，他家輸注することが可能である。HLA ハプロタイプホモ接合体ドナーより T-iPS 細胞を経て再生 T 細胞を作ることで，同じ HLA ハプロタイプをホモで有するレシピエントのみならず，ヘテロ接合体のレシピエントへの輸注も可能であろう。現在，HLA ハプロタイプホモ接合体ドナー由来の様々ながん抗原特異的 T-iPS 細胞をバンク化しておき，T 細胞まで分化させてから凍結保存しておくことで，即納可能な（off-the-shelf）T 細胞製剤を作ることを構想している。

6. TCR-iPS 細胞

上記の方法で幅広い患者に投与できるT細胞製剤のバンク化をめざすものの，問題点は残されている．がん抗原の多くは自己抗原であるため，それらに対する高親和性のT細胞の多くは胸腺で排除されているか，末梢でアナジー[用解6]状態になっており，健常人の末梢血をソースとしてがん抗原に対する高親和性のT-iPS細胞を樹立することは一般的に非常に難しい．この問題を解決するために，がん抗原に対して高親和性を示すTCR遺伝子を遺伝子導入する方法を考えている（TCR-iPS細胞）（図❷A）．すでに筆者らはHLAハプロタイプホモドナーの単球より樹立したiPS細胞にWT1特異的TCR遺伝子を導入し，そのiPS細胞からT細胞を再生することに成功している．TCR-iPS細胞から再生したT細胞は，T-iPS細胞から再生したT細胞とほぼ同等のTCR依存的細胞傷害活性を有することが確認された（論文準備中）．今後この方法を用いることで，がん抗原に特異的で親和性の高いT細胞のバンク化が可能であると考えている（図❷B）．

7. 臨床応用計画

実際の臨床応用として，高齢者AML患者の再発例を対象としてWT1特異的再生T細胞療法を行うことを計画している．再生T細胞のソースとするiPS細胞として，自家もしくは他家，T-iPS細胞もしくはTCR-iPS細胞のいずれが最適であるかは，規制科学的な評価も含めて，今後の検討が必要な課題である（図❸）．

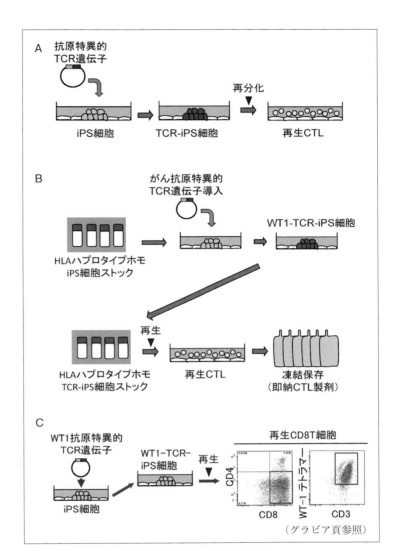

図❷ TCR-iPS 細胞を用いる戦略

A. 本戦略の概説．非T細胞由来のiPS細胞に，がん抗原特異的TCR遺伝子（α鎖およびβ鎖）を遺伝子導入する．このTCR-iPS細胞をT細胞に分化させれば，がん抗原特異的T細胞が得られる．

B. TCR-iPS細胞を用いたバンク化の構想．様々なHLAハプロタイプホモのiPS細胞に様々ながん抗原特異的TCR遺伝子を導入し，TCR-iPS細胞を樹立する．ここから再生したT細胞を凍結保存しておく．これをバンクとして整備すれば，HLAが合致するがんの患者に使えるT細胞製剤を，off-the-shelfの（即納可能な）製剤としてストックしておくことができる．

C. WT1抗原特異的なTCR遺伝子をHLAハプロタイプホモ接合型の非T細胞由来iPS細胞に導入し，WT1-TCR-iPS細胞を作製した．この細胞から再生したCD8陽性CTLは，ほとんどすべてがWT1抗原特異的TCRを発現していた．

第4章 次世代がん免疫療法へのチャレンジ

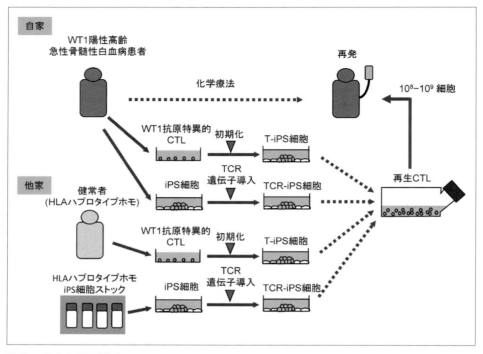

図❸ 臨床応用の計画
WT1陽性の急性骨髄性白血病の高齢患者で通常の化学療法で再発した場合，現時点で有効な治療手段はない．われわれはこのような患者を対象にして，4〜5年後の実現を目処にWT1特異的再生T細胞療法の臨床試験を計画している．再生T細胞のソースとしては，自家もしくは他家，またT-iPS細胞もしくはTCR-iPS細胞の選択があり，現在どの方法が最も適切かを検討している．

おわりに

筆者らはT-iPS細胞を用いることで，①がん抗原特異的T細胞を無限に増やせること，②HLAハプロタイプホモドナーからT-iPS細胞を樹立することで他家への再生T細胞の輸注を可能にすること，③TCR-iPS細胞を用いることで高親和性の再生T細胞を比較的簡単に作り出せることを示してきた．これらの技術を組み合わせて，off-the-shelfのがん抗原特異的T細胞製剤バンクの構築・臨床応用をめざしている．

用語解説

1. **養子免疫療法**：体外で抗腫瘍効果の高い免疫細胞（T細胞，NK細胞，γδT細胞など）を増幅・活性化し，患者体内に戻す治療法．
2. **T細胞の疲弊**：慢性ウイルス感染やがんの患者の体内では，特異的T細胞が長期に多量の抗原にさらされることにより，反応性を失ってしまった状態．PD-1やCTLA-4などの抑制性受容体が高発現し，T細胞の活性化が抑制されていることが主因と考えられている．
3. **TCRミスペアリング**：TCRはα鎖β鎖のヘテロ二量体を形成しているが，TCR遺伝子を末梢血T細胞へ遺伝子導入した場合，内因性のTCR α/β鎖と遺伝子導入したTCR α/β鎖が発現するため，TCRの組み合わせとして4種類のα/βヘテロ二量体が発現する．その中で内因性α/導入β，導入α/内因性βの組み合わせをミスペアリングと呼ぶ．これらは正常な胸腺のネガティブセレクションを経ておらず，自己反応性をもつ可能性があることと，TCR下流分子を取り合うことにより，遺伝子導入したTCR α/βの反応性を低下させる原因となる．
4. **核移植**：分化した細胞を未分化な細胞へ初期化する技術の1つ．核を除去した未受精卵の細胞質へ，他の分化細胞の核を移植することによって多能性胚細胞へと初期化できる．この状態から胚盤胞まで発育させてから，その内部細胞塊を培養することにより，ES細胞を作製することができる．また，個体へと発生させることにより，クローン動物が作製できる．

5. **NKT 細胞**：$\alpha\beta$ TCR と NK 細胞が発現する表面抗原を同時に発現する自然免疫型のリンパ球。通常の T 細胞とは異なり，MHC 分子ではなく CD1d 分子上に提示される糖脂質抗原を認識し，多量のサイトカインを分泌する。
6. **アナジー**：T 細胞の不応答状態の 1 つ。ナイーブ T 細胞が適切な補助シグナルなしに TCR シグナルが入った場合には，活性化されないというだけでなく，その後も反応性を失う。自己反応性の T 細胞は末梢で自己抗原と遭遇して TCR 刺激を受けるが，定常状態では補助シグナルが入らないため，アナジーとなり，抗原不応答となる。

参考文献

1) Hodi FS, O'Day SJ, et al : N Engl J Med 363, 711-723, 2010.
2) Topalian SL, Hodi FS, et al : N Engl J Med 366, 2443-2454, 2012.
3) Wolchok JD, Kluger H, et al : N Engl J Med 369, 122-133, 2013.
4) Rosenberg SA, Yang JC, et al : Clin Cancer Res 17, 4550-4557, 2011.
5) Morgan RA, Dudley ME, et al : Science 314, 126-129, 2006.
6) Johnson LA, Morgan RA, et al : Blood 114, 535-546, 2009.
7) Robbins PF, Morgan RA, et al : J Clin Oncol 29, 917-924, 2011.
8) Peng PD, Cohen CJ, et al : Gene Ther 16, 1042-1049, 2009.
9) Okamoto S, Mineno J, et al : Cancer Res 69, 9003-9011, 2009.
10) Ochi T, Fujiwara H, et al : Blood 118, 1495-1503, 2011.
11) Parkhurst MR, Yang JC, et al : Mol Ther 19, 620-626, 2011.
12) Morgan RA, Chinnasamy N, et al : J Immunother 36, 133-151, 2013.
13) Linette GP, Stadtmauer EA, et al : Blood 122, 863-871, 2013.
14) Watarai H, Rybouchkin A, et al : Blood 115, 230-237, 2010.
15) Vizcardo R, Masuda K, et al : Cell Stem Cell 12, 31-36, 2013.
16) Nishimura T, Kaneko S, et al : Cell Stem Cell 12, 114-126, 2013.
17) Wakao H, Yoshikiyo K, et al : Cell Stem Cell 12, 546-558, 2013.
18) Themeli M, Kloss CC, et al : Nat Biotechnol 31, 928-933, 2013.
19) Maeda T, Nagano S, et al : Cancer Res 76, 6839-6850, 2016.

前田卓也
2006 年　京都大学医学部卒業
2012 年　同大学院医学研究科血液・腫瘍内科学入学
　　　　　京都大学ウイルス・再生医科学研究所再生免疫学分野
2016 年　同特定研究員

第4章 次世代がん免疫療法へのチャレンジ

7．iPS 細胞由来ミエロイド細胞の大量生産と
がん治療への応用

千住　覚

　様々な固形がんの組織中には，マクロファージの浸潤が高頻度で認められる。腫瘍局所のマクロファージががんの局所浸潤や転移を助長することを示す多くの研究報告がある一方，マクロファージが抗腫瘍効果を発揮するとの報告もある。がんに対するマクロファージの作用の両面性は，担がん個体の全身性あるいは腫瘍局所の環境において作用するサイトカインなどの影響により，マクロファージの機能が影響されることによるものと解釈できる。マクロファージの抗腫瘍活性に着目した臨床試験が海外において実施されているが，これまでに報告されている臨床試験において明らかな治療効果は認められていない。その理由としては，投与されたマクロファージの数が治療効果を発揮するには不十分であり，また，がん患者の単球由来のマクロファージが本来の抗腫瘍効果を失っていたためであると考えられる。筆者らは，iPS 細胞から樹状細胞やマクロファージを大量生産する手法を開発しており，この手法をがん治療に応用する研究開発を行っている。

はじめに

　多能性幹細胞の *in vitro* 分化誘導系において，ミエロイド系血液細胞は比較的作製が容易である。筆者らは，これを利用して，多能性幹細胞から樹状細胞を作製してがん治療などに応用する研究を行ってきた。これまでに，ヒトの iPS 細胞からミエロイド細胞を大量生産する手法を開発しており，この手法を用いれば，樹状細胞とマクロファージの工業的な大量生産が可能であると考えている。また，遺伝子導入によりインターフェロンを産生させたマクロファージを大量に生産し，がん治療を目的とする再生医療等製品として実用化することをめざしている。本稿では，筆者らの

これまでの研究の概要を紹介したい。

Ⅰ．がんに対する樹状細胞療法

　腫瘍抗原とは，担がん患者にとっては自己抗原であり免疫寛容が成立している。がんに対する免疫療法は，このような抗原に対して免疫応答を誘導するという本来困難な現象を発生させようとする治療法である。樹状細胞は，T 細胞への腫瘍抗原の提示と抗原特異的 T 細胞の活性化という獲得免疫応答の起点となるキープロセスを担う細胞である。この樹状細胞の働きを利用して，本来困難な抗腫瘍免疫の誘導を試みようとするのが，がんに対する樹状細胞を用いるワクチン療法である。特に，腫瘍免疫において重要なエ

---

key words

腫瘍免疫，ミエロイド細胞，樹状細胞，マクロファージ，iPS 細胞，インターフェロン β，再生医療等製品，大量生産

フェクターである細胞傷害性T細胞（cytotoxic T lymphocyte）を活性化する目的で，樹状細胞ワクチン療法は有効であると考えられる。マウスを用いた抗腫瘍免疫誘導の実験において，腫瘍抗原ペプチドをそのままワクチンとして投与するよりも，体外で腫瘍抗原を負荷，あるいは遺伝子導入により腫瘍抗原を発現させた樹状細胞を投与する方法のほうが有効であることが示されている。これまで，同定済みの腫瘍抗原ペプチドを負荷した樹状細胞を投与する，あるいは腫瘍局所に樹状細胞を注射するなどの抗腫瘍免疫療法が実施されてきた。

樹状細胞療法に用いられる樹状細胞は，通常，患者自身の末梢血中の単球から分化させることにより作製されている。体外に取り出した単球はほとんど増殖しないため，治療を行うのに必要な量の樹状細胞を調製するためには，大量の患者由来単球が必要である。実際には成分採血法（アフェレーシス）を用いて末梢血白血球を採取し，白血球中に含まれる単球を分離し培養して樹状細胞に分化させるという方法が実施されることが多い。末梢血中の単球の数やその樹状細胞への分化能力には，細胞ドナーにより大きな個体差がある。細胞ドナーは，がん患者であるため，十分な数の樹状細胞が調製できない，あるいは培養後の生存率が悪く樹状細胞が作製できないという場合もある。さらに，細胞採取に際してのアフェレーシス操作と分化誘導のための培養操作を個別に実施する必要があり，一般に費用がかなり高額であることも問題である。以上の理由により，治療効果を検討するための大規模な臨床試験が困難であり，統計学的に有効であることを示す報告は限られている[1]。

Ⅱ．がんに対するマクロファージ療法

マクロファージの浸潤は様々な固形がんの組織中に認められ，腫瘍組織中のマクロファージはTAM（tumor associated macrophages）と称される。マクロファージによる抗腫瘍効果に関する報告もある一方，近年TAMによるがんの局所浸潤や転移の促進を示す報告が多い[2)-4)]。マクロファージは元来，がん細胞に対する攻撃能力を有しており，生体内で高頻度に出現している腫瘍細胞を発生初期の段階で死滅させるという役割を担っているものとも考えられる。一方で，がんが臨床的に検知される大きさにまで進展している場合は，体内サイトカイン環境の変化により，マクロファージが抗腫瘍効果を失い，逆にマクロファージによる組織リモデリング活性や血管新生誘導活性などが腫瘍の浸潤や転移を促進するものとも考えられる。

海外においては，マクロファージによる抗腫瘍活性を期待したマクロファージ輸注療法も試みられている[5)-8)]。例えば，患者自身の末梢血白血球をアフェレーシスを用いて分離し，その中の単球をインターフェロンγなどで刺激したものを投与するという臨床試験が実施されている。しかしながら，これまで明らかな治療効果が示されたマクロファージ療法はない。投与されたマクロファージの数が不十分であり，また，がん患者単球由来のマクロファージは担がん状態という体内環境にさらされていたために，がん細胞に対する攻撃能力を失っていたことも考えられる。患者自身の末梢血を細胞ソースとするマクロファージ療法では，量的に不十分であり，また，その抗腫瘍活性にも限界があると考えられる。

Ⅲ．多能性幹細胞からの樹状細胞とマクロファージの作製

悪性腫瘍に対する樹状細胞療法ならびにマクロファージ療法の現状から，これらをより有効な治療法として確立し普及させるには，十分な量と質の治療用細胞を実用的なコストで安定的に供給できることが必要と考えられる。筆者らは，樹状細胞療法における細胞ソースの問題を解決するべく，活発な増殖性を有し，かつ様々な細胞へ分化させることが可能なES細胞あるいはiPS細胞から樹状細胞を作製する研究を行ってきた[9)10)]。そして，ES細胞由来の樹状細胞（ES-DC）あるいはiPS細胞由来の樹状細胞（iPS-DC）による免疫療法が有効であることを，マウスの腫瘍モデルを用いて実証している[11)-14)]。

筆者らは，ヒトのES細胞あるいはiPS細胞か

らマクロファージおよび樹状細胞を作製する分化誘導法も開発した[15)16)]。しかしながら，この分化誘導法では30〜40日間の培養を必要とし，かつ分化誘導の結果として最終的に得られる細胞数が，用いたES細胞あるいはiPS細胞の数と比較して最大でも20倍程度でしかない。このように分化誘導の効率（最終収率）が低い1つの理由としては，マウスの場合とは異なりヒトの多能性幹細胞の場合，培養するほとんどの細胞が血球系以外へ分化してしまうことがある。いずれにせよ，この方法を用いて製造する樹状細胞やマクロファージの数を増やすためには，大規模なスケールの分化誘導培養を行うことが必要となる。10^9程度の治療用細胞を製造することを想定して試算してみたところ，末梢血単球を用いるよりもさらに多額の費用が必要となることが予想された。製造コストを実用化できるレベルへ抑えるためには，細胞産生効率を大幅に改善する必要があると考えられた。

1. iPS-MLと樹状細胞の大量生産

ヒトのiPS細胞からの分化誘導により樹状細胞やマクロファージを作製する効率を改善するために，分化誘導培養の方法を見直すなど試行錯誤を行った。最終的に，ヒトiPS細胞に由来するミエロイド系血液細胞（CD11b陽性細胞）に，レンチウイルスベクターを用いてcMYC+BMI1などを導入することにより，増殖性を有するミエロイド系細胞（iPS-ML）を作製できることを見出し，iPS-ML（iPS cell-derived myeloid cell line）と名づけた[17)]（図❶）。

iPS-MLは，M-CSF依存性に倍加時間1〜2日程度で長期間（4ヵ月以上）わたって増殖するので，一度作製すれば，大量のミエロイド細胞を得ることができる。重要な点として，iPS-MLは樹状細胞へ分化する能力を保持したまま増殖するという性質を有している。増殖中のiPS-MLにIL-4を添加すると，数日で樹状細胞様の形態を有する細胞へ分化する。筆者らは，この細胞をiPS-ML-DCと名づけている。iPS-ML-DCは，今日，臨床的に使用されている単球由来の樹状細胞以上に強力なT細胞刺激活性とCTL誘導能を有しており，細胞ワクチンとして有用であると考えられる。

iPS-MLは浮遊状態で増殖するので，大規模な培養装置を用いた大量培養を実施することも容易に可能である。そこで，iPS-MLを大量に製造して凍結保存しておき，必要に応じてこれを解凍しIL-4を添加して2〜3日培養してiPS-ML-DCへ分化させることにより，樹状細胞を大量に生産するシステムを構築することが可能であると想定される。このシステムを実用化することができれば，細胞ワクチンとして使用可能，かつ品質の安定した樹状細胞を低コストで供給することが可能となると考えられる。

Ⅳ．インターフェロン-βの抗腫瘍作用

インターフェロン（IFN）-βは，抗ウイルス作用に加えて，様々な腫瘍細胞に対する細胞死誘導効果および増殖抑制効果を有している。また，NK細胞やマクロファージなどの免疫細胞を活性化し抗腫瘍効果を発揮させる作用，およびT細胞による認識の標的となる腫瘍細胞上のMHCの発現を増強する作用を有している。さらに腫瘍血管の新生を抑制する作用も知られている。

1980年代よりIFN-βが医薬品として使用可能となり，抗悪性腫瘍薬としての検討も行われて

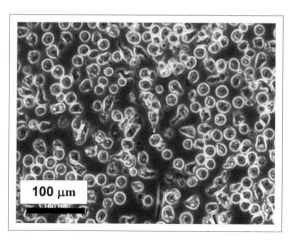

図❶　iPS-MLの形態（文献18より改変）
培養プレートの中で増殖しているiPS-MLの位相差撮影画像を示す。

きた。しかしながら今日，抗悪性腫瘍薬としてのIFN-βの有効性が認められているのは，免疫療法が効きやすいとされる悪性黒色腫と腎細胞がん，および一部の脳腫瘍などに過ぎない。すなわち，IFN-βには様々な腫瘍細胞に対して直接的な増殖抑制効果があり，また宿主の抗腫瘍免疫を賦活化する効果もあるにもかかわらず，臨床的有用性のあるがんは限定されている。その1つの理由として，IFNを静脈内などへ投与した場合の血中での速やかな不活性化と組織移行効率の低さ，および大量投与した場合に発生する全身性の炎症作用などが考えられる。腫瘍組織に対して選択的に，抗腫瘍効果を発揮できる十分な量と持続時間をもって作用させることができるようになれば，他のがんにも臨床的効果を示せる可能性がある。

1. iPS-MLの腫瘍局所への浸潤

前述したように，マクロファージは腫瘍局所へ浸潤する性質を有している。マクロファージの腫瘍組織への遊走には，各種のケモカインや補体が関与している。iPS-MLは体内に存在する通常のマクロファージと同様に，これらの細胞遊走因子に対するレセプターを発現している。iPS-MLが腫瘍局所へ浸潤する性質を有しているとするならば，遺伝子導入によりiPS-MLに大量のIFN-βを発現させ，がん患者へ投与すると，iPS-MLが腫瘍局所においてIFN-βを発現し，抗腫瘍効果が得られるのではないかと考え検討した[18]。

ゼノグラフトモデルを用いて，担がんマウスに蛍光標識したiPS-MLを投与し，がん組織への浸潤を検討した。図❷に示す実験では，GFPを発現させたヒト胃がん細胞（NUGC-4）をscidマウスの腹腔へ投与し2週間経過した後，蛍光色素PKH-26を用いて染色したiPS-MLを投与した。その翌日，マウスを解剖し腹腔内を露出させた状態で蛍光撮影（NightOwl, Berthold Technologies）を行った。形成されているNUGC-4腫瘍はGFP検出条件（Ex/Em：475/520 nm），投与したiPS-MLはPKH-26検出条件（Ex/Em：550/600 nm）にて撮影，検出した。主に大網部に腫瘍が形成されており，投与翌日に投与したiPS-MLの大部分が腫瘍局所へ集積していることがわかる（図❷A, B）。さらに，腫瘍組織を摘出，固定し，凍結切片を作製して，蛍光顕微鏡による観察を行った。iPS-MLが，腫瘍塊の周辺部あるいは腫瘍内部へ浸潤していることがわかる（図❷C）。

2. IFN-βを発現するiPS-MLによるがん治療のゼノグラフトモデル実験

IFN-βを発現するiPS-MLによる抗腫瘍活性の検討を行った。ルシフェラーゼを発現させたヒトのがん細胞株をscidマウスの腹腔内に投与することにより，ルシフェリン発光の検出によるバイオイメージングにより腹膜播種の進展を経時的に評価する実験系を樹立した。この実験系を用いてiPS-MLの in vivo における抗腫瘍効果の検討を行った。

図❸に示す実験では，ルシフェラーゼを発現

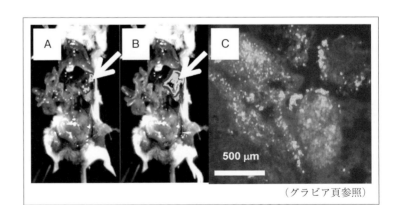

（グラビア頁参照）

図❷ iPS-MLの腫瘍組織への集積と浸潤（文献18より改変）

GFPを発現するヒトの胃がん細胞（NUGC4）を腹腔内に生着させたscidマウスに，蛍光色素（PKH-26）を用いて染色したiPS-MLを注射した。約20時間後にマウスを解剖し，蛍光撮影を行って腫瘍組織へのiPS-MLの浸潤を調べた。
A．NUGC4細胞の局在を示す蛍光（Ex/Em：475/520 nm）を検出した画像
B．iPS-MLの局在を示す蛍光（Ex/Em：550/600 nm）を検出した画像
C．腫瘍組織の凍結切片を蛍光撮影した画像

させたがん細胞株 MIAPaCa-2 をscid マウスの腹腔内に移植し, 腫瘍の生着を確認した後, IFN-β を発現する iPS-ML を用いて治療を行った. 腫瘍細胞を scid マウスの腹腔内に移植して 2 日後にバイオイメージングアッセイを行い, 腹腔内への腫瘍細胞の生着を確認した. この時点でマウスを治療群と対照群（無治療群）に分け, 治療群に対してのみ IFN-β を発現する iPS-ML による治療を行い, その後の腫瘍の進展を調べた. 無治療対照群の場合, 腫瘍の進展を示すルシフェラーゼ発光の総量が観察期間中に徐々に増大している. 一方, iPS-ML による治療を行った場合は, 腫瘍が縮小傾向を示している. マウス個体によっては iPS-ML 治療により腫瘍がほぼ完全に退縮することが観察された. ちなみに, IFN-β を発現しない iPS-ML を投与した場合は, 腫瘍の増大が促進された. 以上の実験はゼノグラフトモデルを用いたものであるが, マウスの ES 細胞由来の増殖性ミエロイド細胞（ES-ML）を用いた同種モデルによる検討でも, 同様の治療効果を観察している[19]．

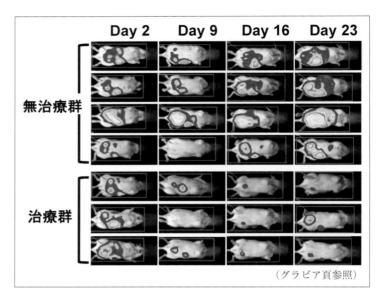

図❸　IFN-β を発現する iPS-ML を用いた治療実験　（文献 18 より改変）
ルシフェラーゼを発現させたがん細胞株 MIAPaCa-2 を scid マウスの腹腔内に移植し, 2 日後にバイオイメージングアッセイを行い, 腹腔内への腫瘍細胞の生着を確認した. この時点でマウスを無治療群と治療群に分け, 治療群に対してのみ IFN-β を発現する iPS-ML による治療を行い, 経過を追ってその後の腫瘍の進展を調べた.

おわりに

以上の結果に基づき, 現在, インターフェロンを発現させた iPS-ML の, がん治療を目的とする再生医療等製品としての開発を進めている.

参考文献

1) Kantoff PW, Higano CS, et al : N Engl J Med 363, 411-422, 2010.
2) Mantovani A, Schioppa T, et al : Cancer Metastasis Rev 25, 315-322, 2006.
3) Sica A, Bronte V, et al : J Clin Invest 117, 1155-1166, 2007.
4) Sica A, Mantovani A : J Clin Invest 122, 787-795, 2012.
5) Lopez M, Fechtenbaum J, et al : J Immunother 11, 209-217, 1992.
6) Andreesen R, Scheibenbogen C, et al : Cancer Res 50, 7450-7456, 1990.
7) Baron-Bodo V, Doceur P, et al : Immunobiology 210, 267-277, 2005.
8) Monnet I, Breau JL, et al : Chest 121, 1921-1927, 2002.
9) Senju S, Hirata S, et al : Blood 101, 3501-3508, 2003.
10) Senju S, Haruta M, et al : Stem Cells 27, 1021-1031, 2009.
11) Matsuyoshi H, Senju S, et al : J Immunol 172, 776-786, 2004.
12) Motomura Y, Senju S, et al : Cancer Res 66, 2414-2422, 2006.
13) Fukushima S, Hirata S, et al : J Immunother 32, 219-231, 2009.
14) Matsunaga Y, Fukuma D, et al : J Immunol 181, 6635-6643, 2008.
15) Senju S, Suemori H, et al : Stem Cells 25, 2720-2729, 2007.
16) Senju S, Haruta M, et al : Gene Ther 18, 874-883, 2011.
17) Haruta M, Tomita Y, et al : Gene Ther 20, 504-513, 2013.
18) Koba C, Haruta M, et al : PLos One 8, e67567, 2013.
19) Haga E, Endo Y, et al : J Immunol 193, 2024-2033, 2014.

千住　覚

1987 年　九州大学医学部卒業
1993 年　同大学院医学研究科博士課程修了（生体防御医学研究所）
　　　　　ワシントン大学ハワードヒューズ医学研究所 PD 研究員
1995 年　熊本大学大学院生命科学研究部

第4章　次世代がん免疫療法へのチャレンジ

8．細胞内がん抗原を標的とした CAR-T 細胞

宮原慶裕

　抗体成分を融合タンパクとして発現する phage display library を用いたスクリーニング技術の進歩により，MHC と細胞内抗原由来ペプチドとの複合体（pMHC）を認識する抗体を取得することが容易となりつつある。このような抗体を利用することで細胞表面分子のみでなく細胞内がん抗原をも標的としうる CAR-T 細胞療法開発が可能となると考えられ，固形がんを対象とした細胞治療開発への期待が高まっている。しかしながら，抗体の pMHC への親和性・特異性および CRS などの治療関連副作用の軽減の点でまだ課題は多く，臨床応用へ向けての慎重な開発が望まれている。

はじめに

　近年，CAR（chimeric antigen receptor，キメラ抗原受容体）を遺伝子導入することで新たな抗原特異性を付与した T 細胞を患者に輸注する CAR 導入 T（CAR-T）細胞療法が進展をみせている。CD19 抗原を標的とした血液系疾患を対象とする CAR-T 細胞療法の臨床での有効性が報告されており，今後は固形腫瘍を標的とした CAR 療法の開発に期待が集まっている。その中でも，MHC（主要組織適合遺伝子複合体）と細胞内がん抗原由来ペプチドとの複合体（pMHC）を標的抗原とする CAR-T 細胞療法が注目されており，その治療の可能性，問題点および展望について本稿にて概説する。

I．CD19 CAR-T 細胞療法の進展

　抗チェックポイント抗体による実臨床での治療効果の確認により，がん治療における抗腫瘍 T 細胞免疫応答の重要性が広く認知されるように

なっている[1]。このような近年のがん治療における歴史的な変革の中で，TCR（T cell receptor，T 細胞受容体）あるいは CAR を遺伝子導入することで新たな抗原特異性を付与した T 細胞を患者に輸注するという，受動的に T 細胞免疫応答を利用する治療法も進展をみせている。本稿で主に扱う CAR-T 細胞療法は，抗体あるいは抗体成分がもつ抗原特異性を付与した T 細胞を用いて腫瘍障害を狙う治療法である。現状では，B 細胞系細胞の細胞表面に発現される分子である CD19 抗原を標的とした CAR-T 細胞療法（CD19 CAR）開発が先行している。当初，CD19 CAR 療法は米国ペンシルバニア大学 Carl June らと Novartis 社とで共同開発（CTL019）が開始され，臨床試験での高い有効性を基に 2014 年 7 月 FDA（米国食品医薬品局）から難治性再発性 B 細胞系急性リンパ性白血病を対象として breakthrough therapy の認定[用解1]を受けている[2]。同年 12 月には Juno Therapeutics 社の JCAR015 が同様に難治性再発性 B 細胞系急性リンパ性白血病を対象

---

key words

off target/off tumor toxicity，TCR 疑似型抗体，pMHC，on target/off tumor toxicity，phage display library，cytokine release syndrome

として、さらに翌年12月にはKite Pharma社のKITE-C19が難治性進行性リンパ腫を対象として、この制度の認定を受けている。

このように、米国では近い将来にCD19 CAR-T細胞療法の治療薬としての認可が期待されており、CLL（慢性骨髄性白血病）、B-ALL（急性リンパ性白血病）、NHL（非ホジキンリンパ腫）などの血液系疾患に対する臨床試験が盛んに行われている。本邦においてもタカラバイオ社によるB-ALLを対象とした臨床試験が本年度中に開始される予定である。

II．CAR-T細胞療法の課題

CAR-T細胞療法の特性として、治療標的抗原は細胞表面上に発現される分子に限定される（図❶）。その上で腫瘍細胞特異的に発現される抗原である必要があるが、このような分子の探索は行われてはいるものの変異型上皮成長因子受容体（EGFRv3）の例を除いて明確な同定の報告はない[3]。CD19 CAR療法においても標的抗原であるCD19分子は腫瘍細胞だけではなく、正常B細胞のほぼすべての分化段階に細胞表面上に発現が認められる分子である。したがって、CD19 CAR療法では遺伝子改変T細胞の輸注後にon target/off tumor toxicityによるB細胞aplasiaが高率に認められることが報告されている[2]。CD19は血液系細胞に発現が限定されているため、引き続き行われる造血幹細胞移植あるいは免疫グロブリン補充により対応は可能との考え方もできる。しかしながら一方で、正常細胞を含む多数の細胞の障害に伴うマクロファージ・リンパ球の異常な活性化に起因するCRS（cytokine release syndrome）および神経毒性が高頻度に起こることが報告されている[2]。ステロイドあるいは抗IL-6R抗体（トシリズマブ）投与によりCRSのコントロールは十分に可能であることが報告されてはいるものの、本年に入りJuno Therapeutic社が主導している成人B-ALLを対象としたJCAR015臨床第2相試験（ROCKET）において、前処置にフルダラビンを追加使用したコホートにCRSに関連すると考えられる脳浮腫による3名の死亡例が確認され、試験がFDAにより一時中断される事案が

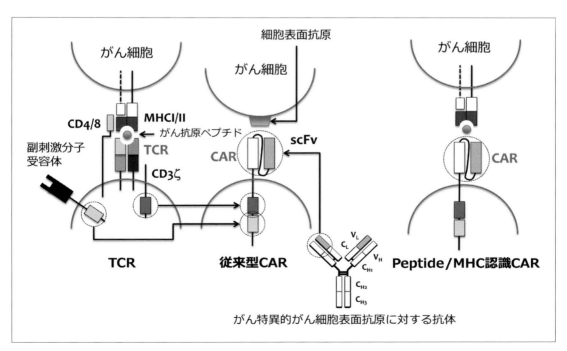

図❶ TCRおよび従来型CARとpeptide/MHC認識CARの構造

発生している。

このように，CD19 CAR療法はこれまで治療の手段がなかった患者に福音をもたらす可能性をもつ治療法である一方で，輸注CAR-T細胞と標的細胞が直接的にコンタクト可能な血液疾患という特性，患者状態および前処置などとの複合的な要因からCRSを含む致死的な副作用が出現しうる治療法であり，その臨床試験では万全な医療体制が必須であるとともに，より正確な副作用発生の予測・対策が必要とされる状況にある。

Ⅲ．細胞内がん抗原を標的としたCAR-T細胞療法

上述のように，従来のCAR療法では治療標的抗原の選択の際，「真に腫瘍特異的である細胞表面抗原の選択が困難」という課題がある。この課題を克服するため，近年になりTCRと同様にpMHCを認識する抗体（TCR疑似型抗体）を利用したCAR療法開発に注目が集まっている[4]。大きな理由として，pMHCを特異的に認識する抗体を取得し利用できれば細胞内の腫瘍抗原をも標的とすることができ，従来のCAR療法の課題を克服することが可能になることが挙げられる。同時に，正常細胞ではなく腫瘍細胞を選択的に障害できるため，CD19 CAR療法と比較しCRSなどの副作用の頻度・重症度を軽減できることも期待できる（図❶）。また，腫瘍特異的な細胞内抗原は細胞表面抗原に比較し数的にも多いと考えられ，したがって幅広いがん種にも対応可能になるとも考えられる。このような利点を背景に，pMHC認識抗体を利用したCAR-T細胞療法開発に注目が集まっている。

Ⅳ．TCR疑似抗体取得技術の進歩

細胞内がん抗原を標的としたCAR療法開発が可能となりつつある背景として，近年の技術的な進歩が大きく貢献している。従来，pMHCを特異的に認識する抗体を取得することは非常に困難であった。一般的に，in vitroで作製した特定のpMHCを用いたハイブリドーマのスクリーニング，あるいはそのpMHCを複数回動物に免疫

後に脾臓B細胞から作製したハイブリドーマをスクリーニングする手法が行われてきた。取得できればその抗体のpMHCに対する親和性は高いものの，取得の効率が極めて悪いことが問題であった。しかし近年の技術的な進歩により，抗体成分であるFabあるいはscFvをファージ上に融合タンパクとして発現させ，時には$1×10^{10}$を超える多様な種類のFabあるいはscFvを網羅するphage display libraryを作製しスクリーニングすることが可能となった[5]。さらにはin vivoでのaffinity maturationを模し，取得したFab/scFvに変異を導入したsecond-generation phage display libraryを作製しスクリーニングを行うことで，より高い親和性をもった抗体成分を取得する手法も開発されている[6]。

既にCAR治療使用目的以外（bispecific抗体，immunotoxinなど）を含め，pMHCを特異的に認識する抗体がこのphage display libraryを用いたスクリーニング法により取得されている。当初，腫瘍抗原であるMAGE-A1由来ペプチドとHLA-A1との複合体を認識するscFvが取得され[7]，続いてgp100[8]，MART-1[9]，NY-ESO-1[10]，WT-1[11]それぞれの由来ペプチドとHLA-A2との複合体を特異的に認識するTCR疑似型抗体が取得されている。それぞれの抗体のpMHC認識の特異性，腫瘍細胞の障害性，免疫不全マウスモデルを用いた腫瘍抑制効果などの有望な結果が報告されており，臨床応用への期待が高まっている。

Ⅴ．pMHC認識CAR療法における課題

特定のpMHCを標的として細胞療法を開発する場合，TCR-T細胞療法ではそのpMHCを認識するT細胞クローンの取得が必要とされるが，CAR-T細胞療法の場合には，そのpMHCを認識する抗体の取得が上記のように比較的容易になってきている。したがって，今後はCAR-T細胞療法の開発が優位になっていく可能性も考えられる。しかしながら，上述した既に取得され期待がもたれている抗体も含め，実際に患者へ投与する臨床試験開始に向けての課題は多い。最も慎重

8. 細胞内がん抗原を標的とした CAR-T 細胞

になるべき点として，使用する抗体（あるいは抗体成分）の pMHC に対する親和性および特異性の問題が挙げられる。この点に関して，先行している TCR 導入 T 細胞輸注療法（TCR-T 細胞療法）から学ぶべきことが多い。現在，TCR-T 細胞療法では CDR（相補性決定領域）に遺伝子変異を加えることによって pMHC に対する親和性を高めた TCR を用いる治療の開発が主として行われるようになっている。このように親和性を高めた結果，逆に特異性が低下する，すなわち配列の異なるペプチドをも認識する「交差反応」が起こる現象が報告されている[12]。実際に，高親和性 TCR を用いた TCR-T 細胞療法において off target/off tumor toxicity による死亡例が報告されている[13]。このような副作用を回避することは現実的に非常に困難ではあるが，少なくとも現在では，① in vitro でのペプチド配列を順次 alanine に置換したペプチドを作製し，それらペプチドに対する TCR の反応を検討することで，どのアミノ酸部位がその TCR の認識に必須であるかを調べ，その上で，②必須部位を共有するすべてのヒトアミノ酸由来ペプチド群に対する反応性を in vitro において検討する必要があると考えられている。さらには，X-Scan といわれる，MHC への結合に必要な部位以外を全種類のアミノ酸に置換し，取得した TCR が交差反応を起こす可能性のあるペプチド配列を網羅的に検討する手法も一部では行われている。

　pMHC 認識 CAR-T 細胞についても同様の検討が必須と考えられる。事実，上述の HLA-A1/MAGE-A1 ペプチド複合体を認識する scFv-G8 への変異導入によって得られた高親和性 scFv-Hyb3 は，CD28 細胞内ドメインをもつ CAR として T 細胞に導入された場合に，ペプチド非依存的に HLA-A1 陽性細胞に細胞障害性を示すようになったことが報告されている[14]。また，HLA-A2/NY-ESO-1$_{p157-165}$ 認識高親和性 scFv-T1[10] および HLA-A2/WT-1$_{p126-134}$ 認識 scFv 由来抗体 ESK1[11] についても，pMHC を認識する際に必須となるペプチド配列部位が少ないことも報告されており，近似配列への交差反応の可能性を考慮した場

合，実際の臨床への導入には慎重になるべきとも考えられる。

VI. CAR-T 細胞療法開発の展望

　実際の臨床応用に向けては，高い親和性と高い特異性を併せもった pMHC 認識抗体を取得する必要がある。そのためには，ペプチド認識部位のできるだけ広い Fab/scFv を取得し，結晶構造解析を行ったうえで，その部位の認識に必要な抗体側の部位を特定し，それら以外の部位に変異を導入することでより高い親和性および特異性を保持した Fab/scFv の取得をめざす必要があるかもしれない[10]。また，標的抗原選択時の工夫としても，血液系腫瘍・固形腫瘍にかかわらず腫瘍幹細胞に限定して発現が認められる抗原が，CRS などの toxicity が少ないことが期待できる理想的な標的抗原として挙げられるかもしれない。さらに，toxicity 発生後の対応として，これまでにも低分子薬による輸注した細胞のアポトーシスを誘導する工夫，抗体医薬投与による輸注細胞除去を含め様々な工夫が検討されてきたが，さらなる検討が必要とも考えられる。

　このように pMHC 認識 CAR-T 細胞療法の臨床応用にはまだ課題が山積しているのが現状である。最も重要なことは，in vitro での検討を行っても実際のヒトへの輸注における安全性が担保されることはなく，特に FIH（first in human）試験においては少量の細胞数輸注から行い，実際のヒトでの安全性を確認する以外方法がないのが現状である。

おわりに

　昨年の ASCO において，Adaptimmune 社が行っている NY-ESO-1 由来ペプチドと HLA-A2 との複合体を認識する高親和性 TCR を用いた TCR-T 細胞療法臨床試験において，これまでの TCR-T 細胞療法では報告されていなかった CRS が発生したことが報告されている。53 例中 7 例（滑膜肉腫 5 例，卵巣がん 2 例）の発生であり，CD19 CAR での発生頻度および重症度と比較し軽度であったことが併せて報告されてはいるが，交差反

第4章　次世代がん免疫療法へのチャレンジ

応がなく腫瘍特異性が担保されていたとしても
CRS などの toxicity が避けられない場合があるこ
とが明確になった。当然ながら，今後の pMHC
認識高親和性 CAR 療法臨床試験においても，腫
瘍細胞量，前処置などの複合的な要因で惹起され
る CRS などの toxicity に十分な対策が必要になっ
ている。

　従来，免疫療法は「体に優しい」治療法と考え
られていたが，現実には「致死的な治療関連障害
も起こりうる」治療法となっている。この事実を
念頭に置いた慎重な開発が期待される。

用語解説

1. **Breakthrough Therapy 認定制度**：既存薬と比べて高
い治療効果が期待される薬剤開発を迅速に行えるよう
にする制度であり，がんのような致死性疾患でかつ有
望な新薬が希求される（unmet medical needs の高い）
疾患治療のための有望な薬剤が認定される。すなわち，

より早期に実臨床の場に有望な新薬を届けることを目
的とした制度であり，新規の治療法の中でも有望な治
療法はこの制度に認定され，後に薬剤として承認され
る傾向が強い。現在，米国のみでなく欧州および日本
でも同様な制度が整えられている。

参考文献

1) Topalian SL, Hodi FS, et al : N Engl J Med 366, 2443-2454, 2012.
2) Maude SL, Frey N, et al : N Engl J Med 371, 1507-1517, 2014.
3) Wikstrand CJ, Hale LP, et al : Cancer Res 55, 3140-3148, 1995.
4) Dahan R, Reiter Y : Expert Rev Mol Med 14, e6, 2012.
5) Andersen PS, Stryhn A, et al : Proc Natl Acad Sci USA 93, 1820-1824, 1996.
6) Chames P, Willemsen RA, et al : J Immunol 169, 1110-1118, 2002.
7) Chames P, Hufton SE, et al : Proc Natl Acad Sci USA 97, 7969-7974, 2000.

8) Denkberg G, Cohen CJ, et al : Proc Natl Acad Sci USA 99, 9421-9426, 2002.
9) Klechevsky E, Gallegos M, et al : Cancer Res 68, 6360-6367, 2008.
10) Stewart-Jones G, Wadle A, et al : Proc Natl Acad Sci USA 106, 5784-5788, 2009.
11) Dao T, Yan S, et al : Sci Transl Med 5, 176ra33, 2013.
12) Stone JD, Harris DT, et al : Curr Opin Immunol 33, 16-22, 2015.
13) Linette GP, Stadtmauer EA, et al : Blood 122, 863-871, 2013.
14) Willemsen RA, Ronteltap C, et al : J Immunol 174, 7853-7858, 2005.

宮原慶裕
1993 年　三重大学医学部医学科卒業
2005 年　博士（医学）取得（三重大学）
　　　　　米国ベイラー医科大学・トレド医科大学リ
　　　　　サーチアソシエイト
2010 年　三重大学大学院医学系研究科がんワクチン
　　　　　講座講師
2016 年　同遺伝子・免疫細胞治療学講座准教授

第4章　次世代がん免疫療法へのチャレンジ

9．代謝制御によるT細胞機能調節

榮川伸吾・鵜殿平一郎

　これまでがん免疫療法の開発において，いかにしてがん患者生体内にがん抗原特異的T細胞を作り出すかを目標とし，様々な研究が進められてきた。同時に免疫モニタリング法も開発され，モニタリングにより，がんワクチンをはじめとした免疫療法は患者生体内にがん抗原特異的T細胞を誘導しうることが証明されている。しかしながら，十分な治療効果につなげるには課題を残すところとなっている。その要因としては，がん抗原特異的なT細胞の機能は免疫疲弊（immune exhaustion）により減弱されることが考えられる。T細胞疲弊の原因は持続的ながん抗原刺激，サイトカインによる刺激，免疫抑制的な腫瘍内環境など様々であるが，特に腫瘍組織内は低酸素や低栄養であることも明らかになっており，このような環境下ではT細胞は本来の機能を発揮することができない。近年，代謝とT細胞応答・分化には密接な関係があり，抗腫瘍免疫応答においても機能的なエフェクターT細胞の誘導・維持には解糖系が重要であることが報告されている。以上の知見は，生体内でがん抗原特異的なT細胞を誘導したとしても，がん抗原特異的T細胞が解糖系を利用できなければ腫瘍内で長期的に機能できないことを示唆している。本稿では，T細胞分化・応答と代謝経路の関係，免疫疲弊と代謝の関係，腫瘍内T細胞の解糖系の重要性を紹介し，がん免疫療法におけるT細胞代謝制御の重要性，T細胞代謝制御による腫瘍内T細胞の質的向上について言及したい。

はじめに

　がん免疫療法の中でもCD8 T細胞を主たるエフェクター細胞とした免疫療法は，がん患者生体内にがん抗原特異的なCD8 T細胞を誘導・活性化もしくは移入し，がん細胞を攻撃させる治療である。その方法は，がん抗原タンパクまたはその一部である抗原ペプチドを投与するがんワクチン[1]や，既知のがん抗原特異的なT細胞受容体をT細胞に遺伝子導入した遺伝子改変T細胞移入療法[2]，がん抗原特異的T細胞機能を抑制する

制御性T細胞の除去[3]など様々である。これら治療により患者生体内にがん抗原特異的なT細胞を誘導・活性化することが可能であり[4]，顕著な腫瘍縮小効果が報告された例もある[5]。しかしながら，その効果は限定的であると言わざるを得ない。その要因の1つとして腫瘍組織内でのT細胞免疫疲弊が考えられる。腫瘍局所のCD8 T細胞は持続的ながん抗原刺激やサイトカインによる刺激により疲弊し，細胞表面にPD-1，CTLA-4，Tim-3，LAG-3といった免疫チェックポイント分子を発現し，そのリガンドとの結合による負

> **key words**
>
> 　CD8 T細胞，エフェクターT細胞，活性化，免疫疲弊，PD-1，ミトコンドリア，代謝，
> 　解糖系，グルコース，脂質，アミノ酸

第4章　次世代がん免疫療法へのチャレンジ

のシグナルから機能低下に陥り，最終的にはアポトーシスによって死滅する[6]。近年では，免疫チェックポイント分子阻害抗体による疲弊CD8T細胞の機能調節と劇的な抗腫瘍作用が報告され，がん治療においてもT細胞疲弊制御の重要性については一般化しているといっても過言ではない。現在では抗PD-1抗体（ニボルマブ）の治験が非小細胞肺がん，前立腺がん，大腸がん，腎細胞がんなど固形がんで実施され，2014年7月には日本国内でも根治切除不能悪性黒色腫に対して承認された。日本の第Ⅱ相臨床試験（ONO-4538-08）でのニボルマブの奏効率は29.2%であり，臨床的有効性・有用性が示されている。今後の方向性としては，他の免疫チェックポイント分子阻害抗体との併用や既存の治療との併用が考えられているが，薬価の問題が大きく[7]，また副作用の懸念もあり，将来的には別のアプローチも必要になると考えられる。本稿では，そのアプローチとしてT細胞代謝経路制御による機能調節が重要であることを，エフェクターT細胞，疲弊T細胞の代謝経路およびがん微小環境の特殊性の観点から解説したい。

Ⅰ．T細胞応答と代謝

　近年，代謝経路と細胞の分化・活性化，およびその機能には密接な関係があり，非常に注目されている。本項目では，T細胞受容体（TCR）シグナルやT細胞活性化と解糖系および解糖系とアミノ酸代謝の関係について言及したい。

　T細胞は抗原提示細胞により抗原提示を受け，抗原特異的TCRにより抗原を認識し，活性化する。またこの際，T細胞上のCD28分子と抗原提示細胞上のB7分子の結合による共刺激により，T細胞はより活性化し，エフェクター細胞に分化する。抗原認識時には，PI3K-Akt-mTOR経路が誘導され，抗原刺激シグナルが伝達される。mTOR経路の下流には，解糖系を制御するhypoxia inducible factor-1（HIF-1）というタンパクがあり，転写因子として機能する。HIF-1はグルコーストランスポーターGlutの発現誘導を介してグルコースの細胞内への取り込みを上昇，解

糖系関連酵素の遺伝子発現を制御し解糖系を促進する[8]。これら解糖系関連酵素，例えばグリセルアルデヒド三リン酸脱水素酵素（GAPDH）は，IFNγ mRNAのAU塩基リッチ領域に結合し，エフェクターサイトカイン産生を調節する[9]。また，抗原によるTCR刺激はチロシンキナーゼであるLckやZAP70などをリン酸化し，T細胞活性化リンカーであるLAT1を介してホスホリパーゼ（PLC）を活性化する。PLCはホスファチジルイノシトール-4,5-二リン酸（PIP2）からイノシトール三リン酸（IP3）を産生する。IP3は小胞体上のIP3受容体に結合し，カルシウムイオンを細胞内に放出させ，細胞内カルシウムイオンレベルの上昇はカルシニューリンの活性化を促し，NFAT1の核内移行を誘導する。カルシウムイオン-NFAT1のシグナルもまたIL-2などのT細胞増殖因子の産生を促進する。近年，解糖系中間代謝産物であるホスホエノールピルビン酸は，T細胞質内カルシウムイオンを取り込む小胞体膜上のSERCAの活性を阻害し，T細胞内カルシウムイオンレベルの維持を介してNFAT1の核内移行を促進することも報告されており[10]，TCRシグナルと解糖系は密接な関係にあることが理解できる。TCRシグナル依存的な解糖系の誘導を手助けする経路も存在し，それにはアミノ酸が重要な役割を果たしている。ロイシンやトリプトファンといった中性アミノ酸はmTORC1（mTOR complex 1）の細胞内リソソーム膜上への移行・局在に必要であり[11]，mTORC1はリソソーム上で活性化され，ヘキソキナーゼ（HK）などの解糖系関連酵素活性の上昇を介して解糖系を促進する。また，ナイーブT細胞に対してエフェクターT細胞では中性アミノ酸トランスポーターLAT1の発現および活性が高いことも明らかにされており[12]，解糖系，アミノ酸代謝はエフェクターT細胞において重要な代謝経路であることがわかる（図❶）。

Ⅱ．免疫疲弊と代謝

　活性化T細胞の分化・誘導，機能において解糖系が重要であることに対し，疲弊T細胞内の

228

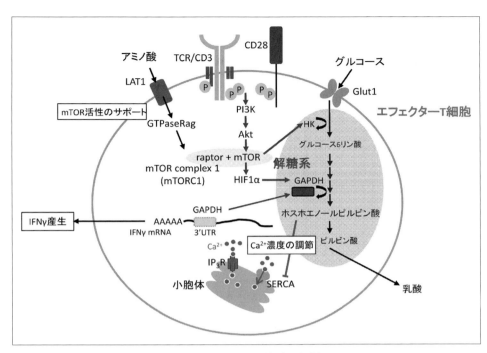

図❶ エフェクターT細胞におけるアミノ酸，解糖系の役割

代謝経路に関しても報告されている[13]。PD-1陽性T細胞では，解糖系が減弱しているため，脂質代謝が優位になっていることが明らかにされており，これには前述したTCRシグナルであるPI3K-Akt-mTOR経路が関与している。PD-1はリガンドであるPD-L1との結合により，T細胞において負のシグナルを伝達する。PD-1-PD-L1シグナルは，T細胞においてチロシン脱リン酸化酵素SHP-1/2を活性化し，PI3Kの脱リン酸化を介してPI3Kの活性を抑制する。PD-1-PD-L1シグナルはPI3Kの抑制を介してPI3K-Akt-mTOR経路を遮断するため，TCRシグナルを抑制する[14]。その結果，T細胞のIFNγ産生は減弱され，グルコーストランスポーターGlut1の発現は低下し，細胞内のグルコース代謝産物も減少する。つまり，PD-1-PD-L1シグナルはT細胞のPI3K-Akt-mTOR経路に依存した解糖系誘導を阻害しているということになる（図❷）。解糖系が減弱されたPD-1陽性T細胞において，カルニチンパルミトイルトランスフェラーゼ1（CPT1）の発現上昇による脂質酸化および脂肪細胞特異的トリグリセリドリパーゼ（ATGL）の発現上昇による脂質分解の促進がみられ，解糖系が優位である活性化T細胞とは明確に異なる代謝経路を使用していることが明らかにされている。

また，2013年Nature Immunology誌において，前項で述べた解糖系制御因子HIF-1αが免疫チェックポイント分子を発現する疲弊CD8 T細胞の機能に重要であることも報告されている[15]。CD8 T細胞を低酸素環境下で抗原刺激培養するとHIF-1αが誘導され，PD-1, Tim-3, CTLA-4, Lag-3といった疲弊分子の発現が顕著に上昇する。それにもかかわらず，CD8 T細胞はサイトカイン産生能を消失しない。つまり，HIF-1αが誘導された疲弊分子陽性CD8 T細胞は疲弊に対して耐性を獲得している。また，疲弊分子の発現がありながらサイトカインの多機能性[15]を有するCD8 T細胞は，非常に効率的にウイルスを排除する。このようなCD8 T細胞ではいくつかの解糖系関連酵素の発現が上昇しており，この知見は疲弊CD8 T細胞の機能維持には解糖系制御が重要であることを示唆している。2015年にはマ

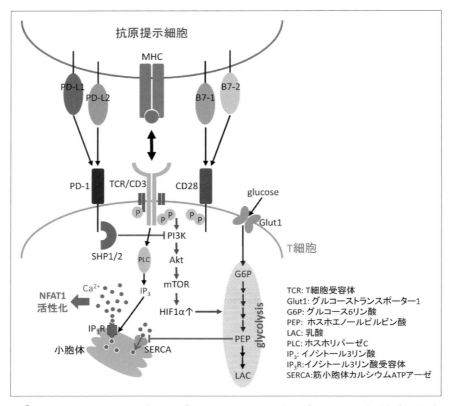

図❷ PD-1-PD-L1による負のシグナル，T細胞活性化シグナルおよび解糖系の関係

ウス腫瘍の系において抗PD-1抗体投与によって，腫瘍浸潤CD8 T細胞の解糖系が亢進されることが報告されており[16]，免疫チェックポイント阻害剤のT細胞における作用についても代謝の側面から解析されている。

III．がん微小環境のmetabolic exhaustion

がん組織における微小環境の特殊性は，抗腫瘍作用を有する免疫細胞をいかに機能させるか，制御性T細胞やMDSCといった免疫抑制細胞をいかに制御するかに大きく影響する。がん細胞はPD-1やTim-3など免疫チェックポイント分子のリガンドであるPD-L1，Galectin-9を発現するので[17]，がん微小環境下にあるT細胞は常時負のシグナルにさらされる。がん細胞はCD28のリガンドであるB7分子を発現してないので，T細胞の活性化を促す十分な共刺激も枯渇している。また，エフェクター細胞の抑制や誘導性制御性T

細胞を誘導するTGF-βなどのサイトカインの分泌を示すがん細胞もあり[18]，がん微小環境は活性化のシグナルが不足しているかつ免疫抑制細胞が集積する環境であり，T細胞がエフェクター機能を発揮しにくい環境であると言える。これら以前の知見に加え，近年，がん組織では末梢組織と比較して，グルコースやいく種類かのアミノ酸量が低下していることが報告されている[19]。その要因としては，がん細胞の代謝が関与していると考えられる。がん細胞では，酸化的リン酸化によるATP産生を抑えて解糖系によりATPを産生するWarburg効果として知られている嫌気的解糖系によるエネルギー産生が主体である[20]。また，がん細胞はアミノ酸を消費することも明らかにされており[21]，がん細胞におけるアミノ酸代謝経路の亢進は，がん細胞の生存・増殖・転移などを増長し，組織内のグルコースやアミノ酸のさらなる枯渇を引き起こす。がん微小環境下では，がん

細胞と免疫細胞は栄養素の取り合いをすることになるが、がん細胞の代謝が非常に活発であるためT細胞は栄養素を使用できない状況に陥る。このため、がん抗原刺激が十分だったとしてもT細胞がエフェクター機能を発揮できない（図❸）。このようながん細胞代謝によるがん微小環境内の低栄養（近年 "metabolic exhaustion" と言われ注目されている）に加え、がん組織では血管新生などにより低酸素環境であり、また種々の免疫細胞の集積から慢性的な炎症環境であることが知られている[22]。このような環境下では、細胞は強度の酸化ストレスを受ける。酸化ストレスの要因となる活性酸素はミトコンドリアから生じるが、活性酸素は細胞内代謝、特に解糖系やアミノ酸代謝によって調節される[23]。低栄養下にある細胞においては、これら酸化ストレスのスカベンジャーである解糖系およびアミノ酸代謝経路を使用できず、ミトコンドリア自身が酸化ストレスの影響を受け、ミトコンドリア依存性の細胞死が誘導される。2016年、腫瘍内CD8 T細胞内のミトコンドリア構造について報告されたが[24]、本報告では、腫瘍浸潤CD8 T細胞内のミトコンドリアはクリステ構造を欠損しており、ミトコンドリアとしては分裂（fission）状態であり、CD8 T細胞は好気的解糖系が使用できずエフェクターとして機能できないこと、またCD8 T細胞のミトコンドリアを融合（fusion）させると、腫瘍内でエフェクター機能が維持されることも示されている。以上から、腫瘍内T細胞の代謝制御は、がん微小環境の特殊性（低栄養、低酸素）に起因する酸化ストレスの観点からも重要であると考えられる。

がん細胞の代謝によりがん組織内のグルコースやアミノ酸が枯渇する一方で、がん組織内では脂質・脂肪酸が増加しているという報告がある[25]。がん細胞では、アセチルCoAから飽和脂肪酸を合成する脂肪酸合成酵素や飽和脂肪酸を一価不飽和脂肪酸に転換する酵素群の発現が高いため、*de novo* 脂質合成経路が亢進しており、これらがん細胞における脂質合成経路はがん進展に関与していると考えられている[26]。腫瘍局所には制御性T細胞やMDSC、M2マクロファージなど抗腫瘍エフェクター細胞の機能を抑制する免疫抑制細胞が

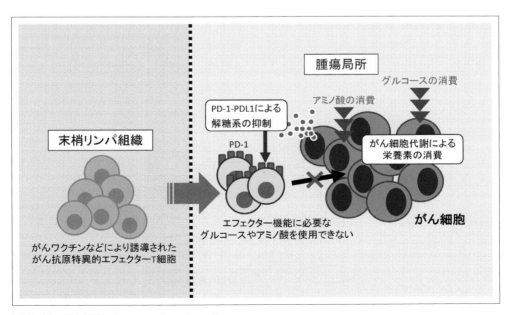

図❸ がん微小環境の metabolic exhaustion
がん微小環境ではグルコースやアミノ酸が枯渇しており、エフェクターT細胞は解糖系、アミノ酸代謝を使用できない。

集積するが，これら免疫抑制細胞はエフェクターT細胞と異なり，エネルギー産生系は脂質代謝経路が主体である．腫瘍組織内の脂質の量と免疫抑制能を有する細胞の集積の関係については明らかにされていないが，がん微小環境下における免疫抑制細胞の制御には脂質代謝の調節が重要な要素になる可能性がある．

Ⅳ．解糖系制御を介したT細胞の質的向上

エフェクターT細胞および疲弊T細胞の代謝経路，がん細胞の代謝によるがん微小環境の低栄養などの報告から，がん微小環境下のT細胞機能やその質的維持には，「腫瘍局所でいかにしてT細胞に解糖系を使わせるか」が重要であることがわかる．がん微小環境下でのT細胞の解糖能を維持するためには，代謝関連分子の制御が不可欠だろう．前出のmTORC1は，グルコースのトランスポーターGlutやアミノ酸トランスポーターLAT1の発現を調節し，T細胞の活性化を制御する栄養センサー分子であり，T細胞のエフェクター機能に必須な分子である．mTORC1の活性化には2つの重要な細胞内経路が存在する．1つはPI3K-Akt-mTOR経路（TCRシグナル経路）である．mTORC1は低分子GTP結合タンパク質Rhebにより活性化されるが，定常状態ではTSC分子によりRhebは不活化している．T細胞が抗原刺激を受けた際にはTCRシグナルにより活性化したAktがTSC分子を不活化し，結果Rhebの活性化によりmTORC1が活性化する．mTORC1の活性化に重要なもう1つの経路はGTPaseRag複合体を介したmTORC1のリソソーム膜への移行，局在促進経路である．RagA/B/C/Dタンパク質からなるRag複合体が，ロイシンなどのアミノ酸に応じてmTORC1中のRaptorに結合し，1つ目のTCRシグナル経路と相まってmTORC1の活性化を増強する（図❹）[27]．

がん微小環境下，特にT細胞対がん細胞では，がん抗原やMHCクラスⅠの発現低下やB7による共刺激が不十分であることより，PI3K-Akt-mTORシグナル強度はそれほど強くないことが予想される．さらに，がん微小環境ではアミノ酸枯渇が影響し，T細胞内mTORC1のリソソーム膜への移行・局在が抑制され，TCRシグナル依存的な解糖系亢進は減弱し，T細胞のグルコース利用効率は減少すると考えられる．では，がん微小環境下のCD8 T細胞の解糖系をどのように制御すればいいのか？　鍵となるのはAMP活性化プロテインキナーゼ（AMPK）であると考えられる．AMPKは細胞内のATP減少を感知して活性化し，ATPレベルを回復させるように代謝を調節するエネルギーセンサー分子である．活性化AMPKは解糖系，脂肪酸酸化をはじめ，糖新生，

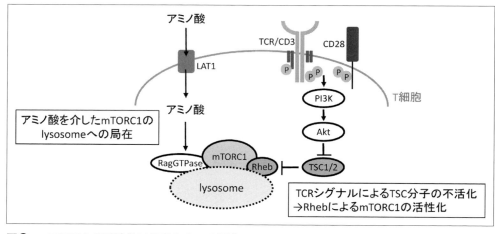

図❹　mTORC1の活性化に必要な2つの経路

脂肪酸合成，アミノ酸代謝など多岐にわたる細胞内代謝経路を調節する。解糖系における活性化AMPKの働きとしては，細胞質内Glutの細胞膜表面への移行やフルクトース-6-リン酸をフルクトース-1,6-ビスリン酸に転換するホスホフルクトキナーゼ（PFK）の活性を促進する。2015年の『cell誌』の報告では，AMPKはT細胞のグルタミン代謝に必要であり，T細胞の記憶応答，記憶T細胞のエフェクター機能に必須の分子であることも示されている[28]。グルタミンは抗酸化物質グルタチオンの合成に必要なアミノ酸であり，がん微小環境下の酸化ストレス制御にも重要であると考えられる。T細胞の生存にはグルコース，グルタミンが必要であること[28]，AMPK欠損と腫瘍浸潤CD8 T細胞の機能低下を示した報告もあり[29]，「T細胞におけるAMPKの活性化→解糖系，アミノ酸代謝経路の促進」は腫瘍浸潤CD8 T細胞を長期的に生存・機能させるために必要な経路であると考えられる。

おわりに

本稿では，T細胞応答と代謝経路について解説した。T細胞のエフェクター機能を発揮させるには，解糖系制御が重要である。がん微小環境下は，がん細胞自身の代謝によりグルコースやアミノ酸などの栄養素の枯渇（metabolic exhaustion）が生じているため，T細胞が本来有しているエフェクター機能を発揮しにくい環境であると言える。このような腫瘍組織内のT細胞の機能を解糖系制御により維持するためには，代謝関連分子mTORC1の活性調節による解糖系の調節が必要になる。mTORC1の活性にはアミノ酸代謝の誘導が不可欠であり，アミノ酸代謝調節にはAMPK分子が重要であると考えられる。2型糖尿病薬メトホルミンのようなAMPKを活性化する代謝薬などは，今後腫瘍浸潤CD8 T細胞の機能調節薬[30]としてdrug repurposingが進み，既存の免疫療法との併用による効果的ながん免疫療法の確立に寄与するものと期待する。

参考文献

1) Wada H, et al : J Immunother 37, 84-92, 2014.
2) Rapoport AP, et al : Nat Med 21, 914-921, 2015.
3) Kurose K, et al : Clin Cancer Res 21, 4327-4336, 2015.
4) Eikawa S, et al : Int J Cancer 132, 345-354, 2013.
5) Uenaka A, et al : Cancer Immun 7, 9, 2007.
6) Wherry EJ : Nat Immunol 12, 492-499, 2011.
7) Morrison C : Nat Biotechnol 33, 783-784, 2015.
8) Papandreou I, et al : Cell Metab 3, 187-197, 2006.
9) Chang CH, et al : Cell 153, 1239-1251, 2013.
10) Ho PC, et al : Cell 162, 1217-1228, 2015.
11) Jewell JL, et al : Nat Rev Mol Cell Biol 14, 133-139, 2013.
12) Sinclair LV, et al : Nat Immunol 14, 500-508, 2013.
13) Patsoukis N, et al : Nat Commun 6, 6692, 2015.
14) Sheppard KA, et al : FEBS Lett 574, 37-41, 2004.
15) Doedens AL, et al : Nat Immunol 14, 1173-1182, 2013.
16) Chang CH, et al : Cell 162, 1229-1241, 2015.
17) Sakuishi K, et al : J Exp Med 207, 2187-2194, 2010.
18) Derynck R, et al : Nat Genet 29, 117-129, 2001.
19) Kamphorst JJ, et al : Cancer Res 75, 544-553, 2015.
20) Liberti MV, et al : Trends Biochem Sci 41, 211-218, 2016.
21) Krall AS, et al : Nat Commun 7, 11457, 2016.
22) Coussens LM, et al : Nature 420, 860-867, 2002.
23) Wu SB, et al : Biochim Biophys Acta 1822, 233-247, 2012.
24) Scharping NE, et al : Immunity 45, 701-703, 2016.
25) Guo S, et al : Sci Rep 4, 5959, 2014.
26) Lee GK, et al : Lung Cancer 76, 197-203, 2012.
27) Sancak Y, et al : Cell 141, 290-303, 2010.
28) Blagih J, et al : Immunity 42, 41-54, 2015.
29) Rao E, et al : Oncotarget 6, 7944-7958, 2015.
30) Eikawa S, et al : Proc Natl Acad Sci USA 112, 1809-1814, 2015.

榮川伸吾
2006年　岡山大学工学部生物機能工学科卒業
2008年　同大学院医歯薬学総合研究学研究科修了（医科学修士）
2012年　同大学院医歯薬学総合研究学研究科修了（医学博士）
同病態制御科学専攻腫瘍制御学講座免疫学分野助教

第4章　次世代がん免疫療法へのチャレンジ

10．T 細胞放出エクソソームによるがんの浸潤・転移抑制機構

瀬尾尚宏

　近年，エクソソームと呼ばれる種々の細胞から放出される細胞外小胞によるがんの増殖や転移の促進機構に関する研究が盛んに行われている。免疫担当細胞も当然ながらエクソソームを放出するが，研究者層はいまだ薄く，その生物学的意義に関する報告は少ない。われわれはがん細胞に対する免疫学的傷害機構の中心となる CD8 陽性のキラー T 細胞が放出するエクソソームの腫瘍内での役割について，これまで精力的に研究を重ねてきて，浸潤性や転移性といったがん細胞の特性を，CD8$^+$ T 細胞放出エクソソームはがん間質を傷害することで負に制御できることを明らかにしている。

はじめに

　エクソソーム（exosome）はあらゆる細胞質内の多胞性エンドソーム内で出芽し細胞外に放出される直径 50 〜 150 nm 前後の膜小胞である。その内部や表面には核酸〔マイクロ（mi）RNA[用解1]など〕やタンパク質（接着分子やシグナル伝達因子など）など放出細胞由来の生理活性物質が豊富に含まれている[1]。エクソソームを取り込んだ近傍または遠隔の標的細胞は，エクソソーム由来の生理活性物質で様々な変化を受ける[1]。このように，エクソソームはサイトカインやホルモンなどとともに細胞間の情報伝達を仲介している。2500 種類以上存在すると考えられている miRNA はエクソソーム内で安定に保持され[2]，体液中のエクソソーム内 miRNA の分布は，がん種やがんの病態で変化することが知られており，がん生物学的研究やがん診断への応用分野でエクソソーム内 miRNA が注目されている[3]。

I．エクソソームとは

　細胞が放出する細胞外小胞（extracellular vesicle：EV）には，細胞膜の一部がくびれとられ形成される直径 100 〜 1000 nm のマイクロベシクル（microvesicle または ectosome）と，アポトーシスと呼ばれるプログラム細胞死の遅い段階で形成される直径 10 nm 以下のアポトーシス小体（apoptotic body），さらには後期エンドソームが内側にくびれて出芽するように形成される腔内膜小胞を多数含む多胞性エンドソーム（multivesicular body：MVB）の細胞膜融合により細胞外に放出される直径 50 〜 150 nm 前後のエクソソームがある[4]。現在マイクロベシクルとエクソソームとを明確に区別することは困難で，エクソソームマーカーである CD9，CD63，CD81 といったテトラスパニン分子と呼ばれる 4 回膜貫

---

key words

エクソソーム，CD8$^+$ T 細胞，がん間質，間葉系細胞，がん浸潤・転移，マイクロ RNA，前転移ニッチ，脂質ラフト，スフィンゴ脂質，細胞外小胞

通分子はマイクロベシクルにも表現されており，大きさの違いだけが両者を見分ける目安となっているが，マイクロベシクルに比べエクソソームのmiRNA 含量は豊富なようだ [4]（図❶）。

すべての細胞外小胞は，生細胞には備わっている細胞膜維持機構が破綻しているので，通常膜の内側にのみ存在するフォスファチジルセリン（phosphatidylserine：PS）が部分的に外側に反転しており，アネキシン（annexin）や TIM（T cell immunoglobulin and mucin domain）といったタンパク質との結合性を示す [5]。エクソソームのエンドソーム内腔での出芽による形成では，スフィンゴ脂質（sphingolipid）の 1 つであるセラミド（ceramide）が必須である [6]。エクソソームはスフィンゴ糖脂質，スフィンゴミエリン，セラミドなどのスフィンゴ脂質で構成される脂質ラフト[用解2]（lipid raft）と呼ばれる膜上のマイクロドメイン（microdomain）を巻き込みながら形成され，エクソソーム膜にはスフィンゴ脂質の他に脂質ラフトの主要構成成分であるコレステロール（cholesterol）が多く存在している [7] [8]（図❷）。脂質ラフトは細胞のシグナル伝達の場として重要であり，その膜上や膜下に多くの機能的タンパク質が集積している [9]。したがってエクソソーム膜には，そのような脂質ラフト関連の機能的タンパク質が高密度で存在している可能性があり，エクソソーム膜構造や膜タンパク質を詳細に調べることでマイクロベシクルやアポトーシス小体との明確な区別や，標的細胞との親和性の分子機序解明につながると考えられる。

1. エクソソームのがん進行における役割

エクソソームは放出細胞の特徴を様々な生理活性物質で受け継ぐので，がん細胞が放出するエクソソームは，当然ながらがんの進行に促進的に働くとする報告が多い [10]。乳がん細胞の放出するエクソソームが，血液脳関門（blood brain barrier：BBB）に働きかけ，がん細胞の脳転移を促進するという報告がある [11]。線維芽細胞，脂肪細胞，骨芽細胞，軟骨細胞，心筋細胞など間葉系の細胞に分化する間葉系幹細胞（mesenchymal

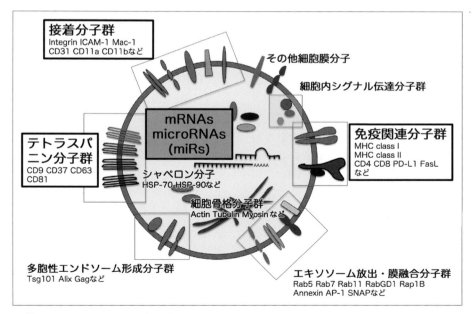

図❶ エクソソームタンパク質と RNA
エクソソームは放出細胞のタンパク質，mRNA，miRNA を受け継ぐとともに，多胞性エンドソーム形成やエクソソームの放出に関連したタンパク質，標的細胞との接着に重要なインテグリンをはじめとした接着分子，さらにはマーカーともなるテトラスパニン分子を豊富に含んでいる。

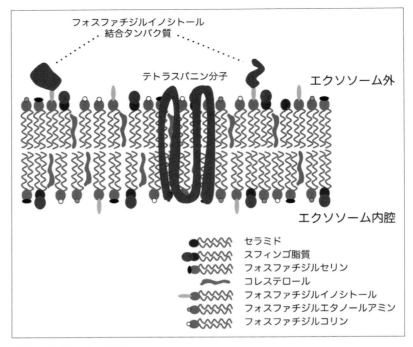

図❷ エクソソーム膜成分
エクソソームは多胞性エンドソーム内腔での出芽の際に脂質ラフトを巻き込んで形成されるので，膜には通常の膜分子の他にスフィンゴ脂質成分が多く含まれる。脂質ラフトにはフォスファチジルイノシトール結合タンパク質をはじめ機能的タンパク質が集積しているので，エクソソームにも脂質ラフト関連の膜タンパク質が多く存在する。細胞外小胞は，フォスファチジルセリンが膜外側に配向する特徴がある。

stem cell：MSC）は，エクソソームを多量に放出する細胞として知られており，エクソソーム研究で多用されている。この MSC 由来エクソソームも，がん環境ではがん細胞の転移を補助する。また，この時エクソソーム内の miRNA が大きな役割を果たす[12]。がん細胞が肺や肝臓に転移する際，転移しやすい場を形成（前転移ニッチ[用解3]：premetastasis niche）することが知られている[13]。最近，がん細胞の放出するエクソソームが，インテグリン（integrin）を介した接着で転移先の線維芽細胞（fibroblast）やクッパー細胞（Kupffer cell）に働きかけ，前転移ニッチを形成するという報告があった[14]。このように，がんの転移ではエクソソームが中心的な役割を果たしているようだ。

2. 免疫細胞放出エクソソームのこれまでに知られていること

T 細胞が抗原特異的に活性化する際に欠かせない樹状細胞（dendritic cell：DC）は，タンパク質の貪食能が強い未成熟（immature）な段階で多量のエクソソームを放出することから，免疫担当細胞の中ではエクソソーム研究が最も進んでいる。DC エクソソーム膜上には抗原提示に欠かせない MHC（major histocompatibility complex）が表現されており，CD4⁺ ヘルパー T 細胞や CD8⁺ キラー T 細胞を特異的なペプチドパルスにより活性化できることから，がん関連抗原パルス DC エクソソームががん治療に応用された[15]。世界的に免疫分野でのエクソソーム研究者は少なく，DC 以外の免疫細胞の放出するエクソソームに関する研究が進展しているとは言い難い。自己反応性 T 細胞活性の抑制に欠かせない制御性 T 細胞

(regulatory T cell：Treg) が放出するエクソソームに関する研究はいくつか報告されていて，がんの排除や感染症の改善に重要な1型ヘルパーT (Th1) 細胞がTreg細胞の放出するエクソソームによりmiRNA依存的に抑制されるとの報告がある[16]。このように報告数は少ないが，免疫担当細胞放出エクソソームも親細胞の性質を受け継ぐことがわかる。

II．がん細胞の浸潤・転移能獲得におけるがん間質の重要性

悪性腫瘍はがん細胞だけで形成されているわけではなく，がん細胞が密に存在する実質領域の他に，マクロファージ (macrophage)，骨髄由来抑制細胞 (myeloid-derived suppressor cell：MDSC)，腫瘍血管 (tumor blood vessel)，線維芽細胞などの間葉系細胞 (mesenchymal cell)，さらには細胞外マトリクスタンパク質などで構成される間質 (tumor stroma) が存在する[17)-19)]。がん間質は腫瘍形態の維持や腫瘍の免疫攻撃回避にたいへん重要な役割を果たしているばかりでなく，浸潤や転移などがんの悪性化と密接に関わっている。がん細胞は間質の成長を促し，間質はがん細胞の上皮間葉転換[用解4] (epithelial-to-mesenchymal transition：EMT) と呼ばれる浸潤・転移性獲得のための分化や腫瘍への栄養補給に欠かせない腫瘍内の血管新生 (neovascularization) を促す[20) 21)]。特にがん関連線維芽細胞 (cancer-associated fibroblast：CAF) などの筋線維芽細胞 (myofibroblast) やMSCで構成される間葉系間質[用解5] (mesenchymal stroma) のがんの浸潤・転移促進機構はよく検討されており，間葉系間質細胞の放出するTGF-β (transforming growth factor-β) やSDF-1 (stromal cell-derived factor-1) はその中心的サイトカインである[22) 23)] (図❸)。

III．T細胞放出エクソソームのがん間質傷害作用

エクソソームは基本的に放出細胞の性質を受け継ぐので，がん細胞の免疫学的排除の中心として働くCD8$^+$キラーT細胞の放出するエクソソームは，がん細胞傷害やがんの増殖・浸潤・転移といった悪性化に抑制的に働くことが想像できる。われわれは，マウスCD8$^+$T細胞をCD3とCD28に特異的な抗体で刺激する際に放出されるエクソソームの役割を，主に皮下移植腫瘍

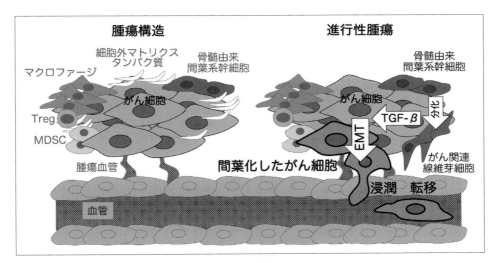

図❸　進行性腫瘍とがん間質の間葉系細胞との関連
進行性の腫瘍では，間葉系幹細胞 (MSC) やそれから分化したがん関連の筋線維芽細胞 (CAF) が豊富で，それら細胞の出すTGF-βをはじめとしたサイトカインにより，がん細胞は浸潤・転移性に富む間葉系形質を獲得する。

内投与により検討した。その結果，CD8$^+$ T 細胞放出エクソソーム投与腫瘍では，CD140a〔血小板由来増殖因子リセプター α 鎖（platelet-derived growth factor receptor α：PDGFRα）[24]〕の発現が著しく低下し，マクロファージ，MDSC，DC マーカーには変化がみられないことをまず見出した。CD140a は浸潤・転移性を獲得したがん細胞と MSC や CAF といった間葉系の間質細胞に発現がみられる。腫瘍切片を用いた多重蛍光染色，培養がん細胞や培養 MSC を用いた試験管内実験，担がん MSC キメラマウスを用いた検討により，CD8$^+$ T 細胞放出エクソソームはまず腫瘍内間葉系細胞に取り込まれ，miRNA 依存的に間葉系の間質を崩壊させ，それが腫瘍内 CD140a 減少と結びついていること，実質のがん細胞の直接傷害ではないことを突き止めた（図❹）。

がん細胞で構成されるがん実質ではなく，間葉系細胞で構成されるがん間質のみが CD8$^+$ T 細胞放出エクソソームにより傷害されるのは，エクソソーム内の間葉系細胞傷害性 miRNA の存在とともにエクソソームの膜構造が鍵を握っているようだ。CD8$^+$ T 細胞放出エクソソームだけではなく，放出細胞の由来に関係なく（ヒトでもマウスでも）エクソソームは間葉系の細胞に優先的に取り込まれる性質をもつことも同時に証明している。

Ⅳ．がん浸潤・転移阻害エクソソーム創薬の可能性

CD8$^+$ T 細胞放出エクソソームによる間葉系細胞傷害およびがん間質崩壊によって，がん細胞が浸潤・転移できなくなることも，われわれはマウス高転移性の B16F10 皮下移植腫瘍を用いた実験で明らかにしている。この事実は，CD8$^+$ T 細胞放出エクソソームががんの浸潤・転移阻害剤となりうることを示唆させる。培養により CD8$^+$ T 細胞が優位に存在するヒト末梢血リンパ球からもエクソソームは豊富に分取できるが，その内腔にはヒト MSC 傷害性の miRNA が存在していることも既に突き止めている。今後，エクソソームの間葉系細胞への取り込まれやすさと，CD8$^+$ T 細胞放出エクソソーム内の間葉系細胞傷害性 miRNA の組み合わせは，膵がんをはじめとする難治性進行がんに対する創薬の道を開くかもしれない。

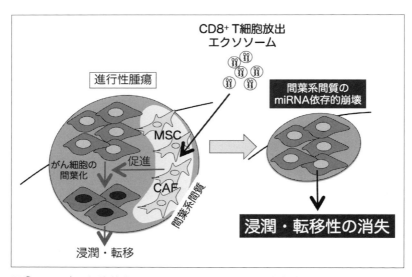

図❹ CD8$^+$ T 細胞放出エクソソームによるがん間質傷害とがんの浸潤・転移阻害

腫瘍浸潤 CD8$^+$ T 細胞は，放出するエクソソームで miRNA 依存的に間葉系細胞からなるがん間質を傷害する。がん間質を失った腫瘍は進行性を失い，浸潤・転移しなくなる。

10．Ｔ細胞放出エクソソームによるがんの浸潤・転移抑制機構

おわりに

　miRNA は放出細胞質中で RNA 結合タンパク質依存的な選択移行によりエクソソーム内に包埋されることがわかっている[25) 26)]。これと脂質ラフト成分を豊富に含むエクソソーム膜構造とを考え合わせると，エクソソームは細胞外小胞の中でも最も緻密な制御を受けて形成放出されるベシクルであることは間違いない。今後，免疫担当細胞放出エクソソームの研究は，サイトカイン研究と並んでがん免疫分野の一大領域を築く可能性が十分あると思われる。

用語解説

1. **マイクロ RNA**：遺伝子の翻訳制御に関わる 20 〜 50 塩基からなる低分子ノンコーディング RNA。通常はメッセンジャー（m）RNA の 3'-UTR に結合し，それを分解することで翻訳調節に関わるが，他の制御機構も知られている。
2. **脂質ラフト**：膜マイクロドメインと呼ばれる細胞膜にできるスフィンゴ脂質，コレステロール，セラミドに富む斑点。脂質ラフトには膜貫通タンパク質や GPI アンカータンパク質が多数集積し膜を介した効率的なシグナル伝達が起こるため，細胞の外界との大切な情報伝達の場となっている。
3. **前転移ニッチ**：がん細胞や間質細胞が産生する血管内皮細胞増殖因子やフォスファチジルイノシトール合成酵素は，がん細胞が転移する先のマクロファージや間葉系細胞を活性化させ，腫瘍壊死因子やフィブロネクチンの産生により，がん細胞が転移しやすい環境を構築する。
4. **上皮間葉転換**：がん細胞を含めた上皮細胞が，細胞間接着性を失い遊走・浸潤能を得ることで，間葉系細胞様の形質へと変化するプロセス。上皮性のがん細胞が浸潤・転移能を獲得する際もこのプロセスを利用する。
5. **間葉系間質**：骨，脂肪，筋肉，軟骨，神経，線維芽細胞などの間葉系細胞に分化する MSC に端を発してできた間質。がんの間葉系間質は，主に MSC とそれから更に分化した柔軟性に富む平滑筋アクチンが骨格となる筋線維芽細胞（CAF）で構成される。

参考文献

1) Robbins PD, Morelli AE : Nat Rev Immunol 14, 195-208, 2014.
2) Ge Q, Zhou Y, et al : Molecules 19, 1568-1575, 2014.
3) Lin J, Li J, et al : Sci World J 2015, 657086, 2015.
4) Crescitelli R, Lasser C, et al : J Extracell Vesicles 2, 20677, 2013.
5) Miyanishi M, Tada K, et al : Nature 450, 435-439, 2007.
6) Trajkovic K, Hsu C, et al : Science 319, 1244-1247, 2008.
7) de Gassart A, Geminard C, et al : Blood 102, 4336-4344, 2003.
8) Svensson KJ, Christianson HC, et al : J Biol Chem 288, 17713-17724, 2013.
9) Janes PW, Ley SC, et al : J Cell Biol 147, 447-461, 1999.
10) Whiteside TL : Adv Clin Chem 74, 103-141, 2016.
11) Tominaga N, Kosaka N, et al : Nat Commun 6, 6716, 2015.
12) Ono M, Kosaka N, et al : Sci Signal 7, ra63, 2014.
13) Grange C, Tapparo M, et al : Cancer Res 71, 5346-5356, 2011.
14) Hoshino A, Costa-Silva B, et al : Nature 527, 329-335, 2015.
15) Pitt JM, Charrier M, et al : J Immunol 193, 1006-1011, 2014.
16) Okoye IS, Coomes SM, et al : Immunity 41, 89-103, 2014.
17) Ugel S, De Sanctis F, et al : J Clin Invest 125, 3365-3376, 2015.
18) Cortez E, Roswall P, et al : Semin Cancer Biol 25, 3-9, 2014.
19) Casazza A, Di Conza G, et al : Oncogene 33, 1743-1754, 2014.
20) Quail DF, Joyce JA : Nat Med 19, 1423-1437, 2013.
21) Becker JC, Andersen MH, et al : Cancer Immunol Immunother 62, 1137-1148, 2013.
22) Katsuno Y, Lamouille S, et al : Curr Opin Oncol 25, 76-84, 2013.
23) Burger JA, Kipps TJ : Blood 107, 1761-1767, 2006.
24) Houlihan DD, Mabuchi Y, et al : Nat Protoc 7, 2103-2111, 2012.
25) Villarroya-Beltri C, Gutiérrez-Vázquez C, et al : Nat Commun 4, 2980, 2013.
26) Momose F, Seo N, et al : PLoS One 11, e0154134, 2016.

参考ホームページ

・International Society for Extracellular Vesicles
（エクソソームをはじめ細胞外小胞に特化した国際学会）
https://isev.org

第4章　次世代がん免疫療法へのチャレンジ

第 4 章　次世代がん免疫療法へのチャレンジ

瀬尾尚宏
1995 年　東京大学大学院医学系研究科第三基礎医学
　　　　（現病因病理学）修了
1996 年　東京大学医科学研究所学振特別研究員ポス
　　　　ドク
1997 年　浜松医科大学皮膚科学教室助教
2001 年　和歌山県立医科大学皮膚科学教室非常勤講
　　　　師
2012 年　三重大学医学部遺伝子・免疫細胞治療学教
　　　　室特任講師
　　　　ERATO 秋吉ナノトランスポータープロジェ
　　　　クト研究員

第4章 次世代がん免疫療法へのチャレンジ

11. 複合がん免疫療法への期待

河上　裕

　抗腫瘍 T 細胞をエフェクターとする免疫チェックポイント阻害剤が実用化されたが，まだ効かないがん種や症例も多く，その改善のために，化学療法・分子標的薬・放射線治療などの機序の異なる標準がん治療の併用，またがんワクチン，免疫誘導性の生体内腫瘍破壊法，抗原提示細胞の機能増強法，抗腫瘍 T 細胞の生体内活性化増殖法，免疫抑制状態の解除法など，抗腫瘍 T 細胞応答に重要な調節ポイントの制御法を併用する複合がん免疫療法の開発が進められている。特に，単独で多くのがんに治療効果を示した PD-1/PD-L1 阻害を中心とした複合がん免疫療法の臨床試験が多数進行中であり，今後，その結果が注目される。

はじめに

　免疫チェックポイント阻害剤など，抗腫瘍 T 細胞をエフェクターとする免疫療法では，進行がんに対しても治療効果が示された。一方，多くのがんでの奏効率は 10 〜 30％程度であり，治療効果の改善，特に多くのがんで単独でも治療効果を示した PD-1/PD-L1 阻害で治療効果の認められない症例を効くようにできるかという観点から，それに併用する治療法や免疫制御法の開発が期待されている。これまでに，T 細胞が認識するヒト腫瘍抗原の同定やゲノム DNA シークエンスや網羅的遺伝子発現解析などシステム生物学的解析の進歩により，免疫療法前後の生体内での抗腫瘍 T 細胞応答の定量的・定性的な測定，および関連するがん免疫病態の解明が進み，免疫によるがん細胞排除の各段階の評価が可能になってきた。これらの研究成果に基づいて，抗腫瘍免疫応答の重要調節ポイントを制御する技術を開発して，それらを適切に組み合わせることにより，より治療効果

の高い複合がん免疫療法の開発が可能になる。以下に述べる複合がん免疫療法の要素技術を，がん種，同じがんでもサブタイプごと，また症例ごとに，適切に組み合わせることにより，より効果的ながん免疫療法の開発が期待され，すでに米国を中心に多数の複合がん免疫療法の臨床試験が進行中である。

Ⅰ．複合がん免疫療法の考え方

　免疫療法と併用する方法として，まず他の標準がん治療との併用が考えられる。化学療法・分子標的薬・放射線治療などと免疫療法との併用は，それぞれ異なる機序でがんを縮小させるだけでなく，以下に述べる抗腫瘍 T 細胞の誘導やがん排除において，がん免疫応答を修飾する作用をもつ場合も多い。化学療法などは，免疫抑制作用ももつので，薬剤の種類，量や投与スケジュールも重要となる。併用においては，同時投与，どの順番で別々に投与するのかなど，スケジュールを考慮する必要がある。副作用の観点からは，別々に投

---

key words

複合がん免疫療法，PD-1/PD-L1 阻害，ワクチン，immunogenic cancer cell death，
免疫抑制，抗原提示細胞，T 細胞

与することが考えられるが，抗腫瘍効果増強のためには同時投与が必要な場合も多い。ただし，併用するとマウス腫瘍モデルでは予測できない有害事象が増強する場合があり，PD-1/PD-L1阻害における抗CTLA4抗体やTKIの併用では，免疫性副作用の増強，特に間質性肺炎や肝障害が増強する場合が問題となっているので，臨床試験は十分に注意して進める必要がある。複合免疫療法では多数の組み合わせが考えられるが，臨床試験の実施は限られるので，臨床試験の成功確率を上げるために，マウス腫瘍モデルも含めて，前臨床段階でプロトコールのプライオリティを十分に検討して臨床試験計画をたてることが重要である。一方，実際，臨床試験を実施してみないとわからないことも多く，どのがんの，どのような状態で治療効果が得られるのかを早期に探索的に検討することも必要となる。様々な複合がん免疫療法が考えられるが，最近は，単独で多くのがんで一定の治療効果を示したPD-1/PD-L1阻害を基軸とした複合免疫療法を中心に，多数の臨床試験が進められている（図❶）。

II．複合がん免疫療法に用いる免疫制御技術の開発

1．免疫誘導性生体内腫瘍破壊法の開発

免疫チェックポイント阻害では，症例ごとに異

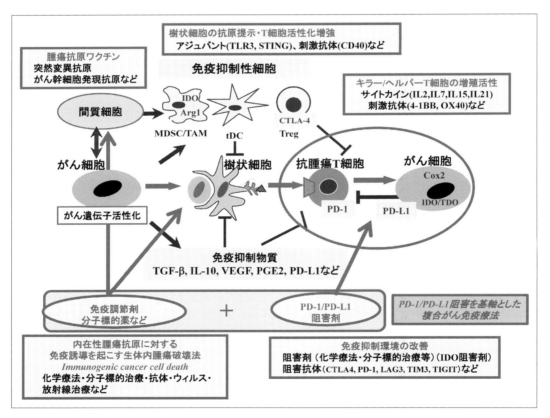

図❶　抗腫瘍T細胞応答調節ポイントに対する免疫制御法を組み合わせる複合がん免疫療法

効果的ながん免疫療法の開発のためには，①内在性腫瘍抗原に対する免疫誘導を起こす生体内腫瘍破壊法（immunogenic cancer cell death）の開発，②がん幹細胞にも発現し，がん細胞排除能が高い腫瘍抗原の同定，③抗原提示細胞（樹状細胞，マクロファージなど）の機能増強法の開発，④抗腫瘍エフェクターT細胞の生体内での増殖・活性化法の開発，⑤がん免疫抑制環境の改善法（抗腫瘍免疫誘導系の増強と腫瘍局所免疫抑制の阻害）の開発，さらに症例ごとに適切に組み合わせる複合がん免疫療法の開発が期待される。特に，多くのがんで単独でも抗腫瘍効果を示したPD-1/PD-L1阻害を中心とした複合がん免疫療法の開発が進められている。

なる突然変異由来の変異抗原（ネオ抗原）を含む，免疫原性の高い内在性腫瘍抗原に対するT細胞を誘導することが重要である。また，がんワクチンでは，それがトリガーとなって内在性腫瘍抗原に対するT細胞が誘導されて（抗原スプレッディング），がん細胞が排除される場合がある。そこで，内在性腫瘍抗原に対するT細胞誘導を促進する生体内腫瘍破壊法（immunogenic cancer cell death）が検討されている。生体内腫瘍破壊法として，放射線照射，凍結融解法，熱凝固法，光線力学法などの物理的方法，化学療法剤（アンソラサイクリン系薬剤やオキサリプラチンなど），分子標的薬（シグナル阻害剤など），抗腫瘍抗体，腫瘍融解性ウイルス（HSVなど）などがあり，それらと免疫療法，特に免疫チェックポイント阻害剤との併用が試みられている。これらは腫瘍抗原の放出だけでなく，カルレチクリンのがん細胞膜への移動とその受容体をもつDCの抗原取り込み促進，HMGB-1放出によるTLR4刺激によるDC成熟化促進，ATP放出によるプリン受容体を介したDCインフラマソーム活性化・IL1産生などのDAMPによる樹状細胞成熟化を介した抗腫瘍T細胞の誘導を促進させる。すでに放射線治療，化学療法，分子標的薬，HSVと免疫チェックポイント阻害剤との併用の臨床試験が進行中である。

2. がん幹細胞にも発現する高免疫原性腫瘍抗原の同定

ネオ抗原などのがん幹細胞にも発現する腫瘍抗原に対するT細胞誘導が期待され，患者ごとに全エクソンシークエンスにより同定したネオ抗原を用いたがんワクチンや特異的T細胞を用いた養子免疫療法の開発が進められ，PD-1/PD-L1阻害との併用の臨床試験も計画されている。

3. 専門的抗原提示細胞の機能増強

T細胞活性化に重要な専門的抗原提示細胞（pAPC：professional antigen presenting cell）であるDCやマクロファージの機能を増強する方法として，Fc受容体などのDC発現分子への腫瘍抗原の生体内標的化，ケモカイン補充などによる腫瘍内へのDCリクルート増強，熱ショックタンパ

ク質（Hsp）やナノビーズ結合抗原を用いたDCクロスプライミング能の増強，抗CD40アゴニスト抗体やToll様受容体（TLR3/7/9）やcGAS/STING経路アゴニストなどの危険センサー刺激分子（アジュバント）によるDC成熟活性化，また体外培養DCの腫瘍内投与など，pAPCの機能増強法が一部臨床試験で検討されている。

4. 抗腫瘍T細胞の生体内増殖活性化法の開発

腫瘍抗原特異的細胞傷害性T細胞（CTL）やヘルパーT細胞（Th）の生体内での増殖活性化を促進法として，IL2，IL7，IL15，IL21などのT細胞増殖性サイトカインや，T細胞上の刺激性副刺激分子CD137（4-1BB），CD134（OX40），CD357（GITR）に対するアゴニスト抗体，また体外培養抗腫瘍T細胞の利用が検討されている。IL15はIL2と異なり，制御性T細胞（Treg）増殖活性がなく，メモリーCD8[+]T細胞増殖活性が強く，またIL21は体内増殖能を保持したT細胞の増殖ができ，in vivo投与とin vitro T細胞培養での臨床試験で検討されている。

培養T細胞を用いた養子免疫療法では，腫瘍浸潤T細胞（TIL）療法は，悪性黒色腫と子宮頸がんでは治療効果が示されている。TILはポリクローナルである利点をもつが，生体内分裂能が低下していることが欠点である。腫瘍抗原認識TCRやCAR遺伝子を導入したT細胞を用いる養子免疫療法では，悪性黒色腫に加えて，滑膜肉腫，造血器腫瘍（急性・慢性白血病，悪性リンパ腫，多発性骨髄腫）で治療効果が示されている。

5. がん免疫抑制状態の改善法の開発

がん微小環境では，がん細胞増殖・生存・浸潤促進，かつ免疫抑制的な環境が形成されている。がん細胞の遺伝子異常を起点とした免疫抑制と，治療前に誘導されている抗腫瘍T細胞を起点とした免疫抑制（adaptive immune resistance）が存在し，それぞれに対応した治療が必要である。

（1）抗腫瘍T細胞を起点とした免疫抑制の改善法

抗腫瘍T細胞が起点となり，腫瘍局所で起こす免疫抑制には，PD-L1などの免疫チェックポイント関連分子，トリプトファン代謝酵素IDO，ケモカインによりリクルートされるTregなどが

治療標的となる。免疫チェックポイント関連分子として LAG3，TIM3，CD96，TIGIT，KIR などに対する阻害抗体が開発され，マウスモデルで併用効果が示され，一部，臨床試験が進行中である。悪性黒色腫では，IDO 阻害剤と抗 PD-1 抗体併用による治療効果増強の可能性が報告されている。ADCC 活性をもつ抗 CTLA4 抗体や抗 CCR4 抗体は腫瘍内 Treg 除去作用をもち，PD-1/PD-L1 阻害と併用する臨床試験が実施され，抗 CTLA4 抗体併用では，悪性黒色腫，腎がん，肺がんで単独投与よりも高い治療効果が示されている。

（2）がん細胞遺伝子異常を起点とした免疫抑制の改善法

ドライバー変異などのがん遺伝子活性化とシグナル亢進により誘導される免疫抑制では，異常遺伝子産物やシグナル（EFGR，VEGFR，MAPK，AKT/PTEN，STAT3，Wnt/β-catenin，NF-κB，COX2 など）や誘導される免疫抑制分子（TGF-β，IL10，IL6，IL13，VEGF，PG-E2 など）や免疫抑制細胞（Treg，MDSC，M2 様マクロファージ，寛容性 DC，pDC，γ/δ T 細胞など）が制御標的となり，それぞれの阻害剤（分子標的薬や NSAID など）や化学療法剤（MDSC 減少作用など）や中和・除去抗体（VEGF，TGF-β，Treg などに対する）と PD-1/PD-L1 阻害との併用が検討され，一部臨床試験が進行中である。悪性黒色腫では変異 BRAF 選択的阻害剤が開発され，悪性黒色腫からの免疫抑制性サイトカインの産生抑制や腫瘍抗原の発現増強，また paradoxical activation 作用により，正常 BRAF をもつ T 細胞の MAPK シグナルを亢進し，むしろ抗腫瘍 T 細胞誘導促進作用を示し，PD-1/PD-L1 阻害との併用療法の臨床試験が進められている。肺がんや腎がんでは TKI と PD-1/PD-L1 阻害との併用の臨床試験が進行中である。

抗腫瘍免疫応答が誘導されない機序として，がん細胞のジェネティック・エピジェネティックな遺伝子異常（β-catenin 関連遺伝子変異，EZH2/DNMT1 による遺伝子発現異常）によるケモカインやサイトカインの産生低下による，BATF3$^+$ 樹状細胞などの腫瘍組織リクルートの低下，その結果として抗腫瘍 T 細胞誘導低下が起こることが報告されており，シグナル阻害剤やエピジェネティック作動薬やケモカインや DC の腫瘍内補充療法が考えられ，PD-1/PD-L1 阻害との併用も検討されている。また，がん微小環境における代謝状態（エネルギー，糖・脂質・アミノ酸・核酸代謝など）が，がん免疫病態の形成（がん細胞と各種免疫細胞の代謝状態の変化）に関わるので，トリプトファン代謝酵素 IDO 阻害剤，アデノシン A_{2A} 受容体阻害剤，メトホルミンやスタチンなどの代謝制御剤を用いた併用療法も検討されている。

Ⅲ．複合がん免疫療法における個別化治療の重要性

複合がん免疫療法においても個別化は重要である。がん種，同じがんでもサブセットごと，さらに症例ごとに免疫病態，その機序が異なるので，個々の症例に合わせた，適切な免疫制御法の適切な組み合わせによる個別化・複合がん免疫療法が重要である。単純な例として，悪性黒色腫の PD-1 と CTLA4 抗体の併用療法では，治療前 PD-L1 陰性例では抗体併用により治療効果が増強したが，PD-L1 発現陽性例では，抗 PD-1 抗体単独でも併用と同様な生存率が得られている。一方，肺がんでは，PD-L1 発現陽性例でも併用療法のほうが治療効果が高いとの報告もあり，複合免疫療法の適応決定にも，がん種・サブセットごとに適切なバイオマーカーの利用が重要である。

DNA 突然変異，高免疫原性腫瘍抗原が多く，治療前にすでに抗腫瘍 T 細胞が誘導され腫瘍浸潤している場合（UV 誘発悪性黒色腫，喫煙肺がん，DNA ミスマッチ修復酵素異常がんなど）は，PD-1/PD-L1 阻害などの免疫チェックポイント阻害で十分な治療効果が期待できる。さらに免疫チェックポイント阻害では DNA 突然変異由来の腫瘍特異的変異ペプチドに対する T 細胞ががん細胞排除に重要であることから，患者ごとにがん細胞の全エクソンシークエンスにより，高免疫原性突然変異抗原を同定して，それを用いて作製した個別化がんワクチンや T 細胞療法の開発も

進められている。この方法では免疫チェックポイント阻害で問題となる自己免疫性副作用を伴わない。逆に強力なドライバー変異で誘発されて，突然変異も少なく，免疫抑制状態も強く，抗腫瘍T細胞が誘導されていない場合（EGFR変異やALK変異がある非喫煙肺腺がんや白血病や肉腫）では，チロシンキナーゼ阻害剤（TKI）などの分子標的薬を中心に使用し，免疫療法としては，患者自身のT細胞応答に依存する免疫チェックポイント阻害よりも，高親和性腫瘍抗原認識TCRやCAR遺伝子を導入して作製した人工的なT細胞を用いた養子免疫療法が必要かもしれない。多発性骨髄腫では，がん精巣抗原NY-ESO-1特異的TCR遺伝子導入T細胞を用いた養子免疫療法の併用での効果が報告されている。適切な免疫制御により，抗腫瘍T細胞の誘導が可能であれば，免疫チェックポイント阻害を基軸とした複合免疫療法により治療効果増強が期待できるかもしれない。抗PD-1抗体単独では，治療効果が低い多発性骨髄腫では，免疫調節作用ももつサリドマイド誘導体レナリドミドと抗PD-1抗体の併用で治療

効果が得られるとの報告がある。同様に抗PD-1抗体単独では治療効果が低い膵がんで，GM-CSF遺伝子導入がん細胞ワクチンやTreg減少作用をもつ低用量シクロホスファミド投与などの前処置により，腫瘍組織にT細胞・B細胞・DCからなるTLSが形成されるので，抗PD-1抗体を併用する臨床試験が進行中である。われわれも悪性黒色腫では，β-cateninやBRAFの阻害剤や樹状細胞の腫瘍内投与，卵巣がんでは，NF-κB阻害剤投与などとPD-1/PD-L阻害との併用治療の可能性を報告している。

おわりに

　現在，個別化・複合がん免疫療法の開発をめざして，様々ながん種におけるがん免疫病態の解明研究，その結果に基づいたバイオマーカーの同定，マウス腫瘍モデルでの複合免疫療法の評価と臨床試験の実施・評価が進められている。数年後には，多くの複合がん免疫療法の評価がなされ，臨床応用が進むとともに，その解析が腫瘍免疫学のさらなる進歩と免疫療法の開発につながるであろう。

参考文献

1) 河上　裕：標準免疫学 第3版, 医学書院, 2013.
2) 河上　裕 編：実験医学増刊号 34 がん免疫療法 - 腫瘍免疫学の最新知見から治療法のアップデートまで -, 2016.

3) Weinberg RA : The Biology of Cancer 2nd ed, Garland Science, 2014.
4) Yaguchi T, Kawakami Y : Int Immunol 28, 393-399, 2016.

河上　裕
1980 年　慶應義塾大学医学部卒業
　　　　同大学病院内科研修医
1982 年　国立大蔵病院内科医師
1984 年　慶應義塾大学医学部血液リウマチ感染内科助手
1985 年　Research Associate, Dept. Immunology, Univ. South Florida
1987 年　Visiting Fellow-Scientist, Surgery Branch, National Cancer Institute, NIH
1989 年　Visiting Researcher, Dept. Biology, California Institute of Technology
1997 年　慶應義塾大学医学部先端医科学研究所細胞情報研究部門教授
2005 年　同所長（～ 2015 年）
2015 年　慶應義塾大学医学研究科 医学研究科委員長
　　　　日本がん免疫学会（JACI）理事長

第4章 次世代がん免疫療法へのチャレンジ

12. 免疫チェックポイント阻害療法抵抗性腫瘍への免疫療法

杉山大介・原田直純

　近年，免疫療法は目覚ましい発展を遂げており，がんの治療法として効果的であるとの臨床効果が数多く報告されている。一方で，免疫療法とりわけ免疫チェックポイント阻害剤に対する治療抵抗性を有するがん患者が存在することも明らかになっている。この治療抵抗性が生じる要因として，がん環境下における免疫動態やがん細胞動態が関与していると考えられ，ヒトおよびマウスモデルで治療抵抗性メカニズムが解明されはじめている。治療抵抗性の有無を判別することができれば，免疫療法のテーラーメイド化につながると考えられる。

はじめに

　腫瘍が免疫療法に対し抵抗性を示す場合，治療開始前から抵抗性を有するケース（初期抵抗性）と，治療の進行に伴い抵抗性が増加するケース（獲得抵抗性）がある[1]。いずれのケースでも，免疫細胞および／または腫瘍細胞の機能的変化と遺伝子変化が抵抗性獲得の主な原因と考えられている。機能的変化として，例えば腫瘍細胞は，細胞傷害性 CD8 陽性 T 細胞（CTL）の機能低下や，免疫抑制細胞〔制御性 T 細胞（Treg），骨髄由来抑制細胞（MDSC など），腫瘍関連マクロファージ（TAM）〕の機能亢進を誘発する。こうした免疫細胞の機能的変化によって，腫瘍細胞への免疫による認識・攻撃が著しく減弱する。また腫瘍細胞の遺伝学的な不均一性・不安定性は，腫瘍細胞上の抗原提示分子の発現低下や免疫チェックポイント分子の発現上昇といった変化を招き，やはり免疫による認識・攻撃からの回避を可能にする[2]。

免疫チェックポイント阻害療法を含む免疫療法に対するがんの抵抗性を打破するためには，腫瘍環境下における免疫細胞および腫瘍細胞の双方の変化を適切に理解し，対処することが重要である。

I．初期抵抗性のメカニズム

　免疫系には自然免疫系と獲得免疫系が存在する。両者の総合的な活性化ががん免疫療法の治療効果の最大化に重要であるが，特に腫瘍特異的CTL の働きは必須である。免疫療法に対する初期抵抗性では，以下に述べるように免疫チェックポイント経路の活性化も含む様々な原因で CTLが機能不全状態にあると考えられ，免疫チェックポイント阻害療法は CTL の働きを回復する目的で使用される。

　CTL が腫瘍に対する排除機能を効果的に発揮するためには，①T 細胞受容体（TCR）による腫瘍抗原の認識，②共刺激シグナルの活性化，③CTL の機能・生存の維持に必要なシグナルの作

key words

初期抵抗性，獲得抵抗性，細胞傷害性 CD8 陽性 T 細胞（CTL），免疫抑制細胞，
PD-1，CTLA-4，PD-L1，抗原提示，ケモカイン，シグナル伝達分子

動という 3 つの条件が必要である。

①の TCR による腫瘍抗原認識では，腫瘍抗原の適切な提示が必要となるが，初期抵抗性では抗原提示細胞（樹状細胞やマクロファージなど）や腫瘍細胞による抗原提示が不良である。これは主に β2 マイクログロブリン（β2m）遺伝子の変異によって，抗原提示に必須の主要組織適合遺伝子複合体クラスⅠ（MHC classⅠ）の発現が低下することが関連する[3]。結果として CTL が腫瘍細胞を認識できない，あるいはそもそも腫瘍特異的 CTL が患者体内に自発誘導されないという状況に陥る。

②の共刺激シグナル活性化では，CTL に発現する共刺激分子とそのリガンド分子の相互作用が重要である。特に CD28 は重要な共刺激分子であり，樹状細胞などの抗原提示細胞上の CD80 または CD86 がリガンドとして CD28 と相互作用する。CD80 または CD86 による刺激を欠く状況では，CD28 シグナルが作動せず CTL が不活性化状態に陥る。そのような状況になる可能性として，Treg による抗原提示細胞上の CD80 や CD86 の発現低下が示されている[4]。PD-1 と PD-L1 の相互作用により，CTL 上の PD-1 の下流で SHP2 が CD28 分子を脱リン酸化して直接的に不活性化することも示されている[5][6]。また，Treg にも発現する別の免疫チェックポイント分子 CTLA-4 は，CD80 または CD86 と強く相互作用し，CTL の CD28 活性化を抑制することはよく知られている[7]。

③の CTL の機能・生存の維持では，液性因子が重要になる。CTL の機能維持には IL-2 が必要である。しかし腫瘍局所では IL-2 が枯渇しており，代わりに腫瘍の進展や免疫抑制を促進する TGFβ が多く産生される。また，CTL が腫瘍の排除機能を発揮するためには腫瘍局所に CTL が遊走・集積する必要があり，それにはケモカインとケモカイン受容体の相互作用が重要である。CTL は様々なケモカイン受容体を発現しており，各受容体に対応するケモカインが存在する組織に遊走し滞在することができる。なかでも，ケモカイン受容体 CCR5 または CXCR3 が CTL の腫瘍集積に重要であることが示されており[8][9]，腫瘍局所の IFNγ によって CXCR3 のリガンドである CXCL9 や CXCL10 の発現が促進されて CTL の腫瘍局所への浸潤が促される[10]。初期抵抗性では腫瘍組織においてこれらのケモカインが不足し，CTL や抗原提示細胞が遊走・集積しにくい状況が考えられる。Spranger らは，腫瘍浸潤リンパ球が少ない悪性黒色腫症例の遺伝子解析により，β カテニン経路の活性化による腫瘍組織中のケモカイン CCL4 の減少が腫瘍組織への樹状細胞の浸潤低下を招き，CTL 活性化の欠如の原因になるとしている[11]。一方，一部のケモカインは免疫抑制細胞を腫瘍局所に誘引することが知られている。Serrels らは，扁平上皮がんにおいて FAK シグナルが亢進することで腫瘍細胞からの CCL5 の産生が促進され，Treg を腫瘍組織へ誘引し腫瘍増悪させることを示している[12]。また，CXCL8 などのケモカインに誘引されて MDSC が腫瘍局所に集積し，強い免疫抑制活性を通じて腫瘍の免疫逃避を促すことも知られている[13]。

Ⅱ．初期抵抗性を考慮した新しい治療法の報告

初期抵抗性では腫瘍環境下において CTL の活性化や遊走・集積が抑制されているが，その原因は前述のように様々である。免疫チェックポイント経路の活性化はその最たるものであるが，他の原因による抵抗性が持続した状態では，免疫チェックポイント阻害療法の効果が発揮されない状態にあると考えられる。免疫チェックポイント経路以外の原因に対する対策が重要であり，現在，基礎と臨床で盛んに検討されている。

前述①の抗原提示の不良に対する対策として，MHC の発現を回復し腫瘍抗原の発現を増強するための DNA メチル化阻害剤や HDAC 阻害剤と免疫チェックポイント阻害療法の併用療法が臨床で評価されている（例として Clinicaltrials.gov：NCT01928576，NCT02959437）[14]。また，抗原提示不良による腫瘍特異的 CTL の自発的誘導の欠如により腫瘍が免疫チェックポイント阻害抵抗性になっている場合は，腫瘍特異的 CTL の補充ま

たは人為的誘導が免疫チェックポイント阻害療法との相乗効果を示すと期待される。実際，遺伝子改変 T 細胞療法[15] やがん治療用ワクチン[16] と免疫チェックポイント阻害療法の併用療法が臨床で盛んに検討されている。

　②の共刺激シグナル不全に対する対策としては，PD-1 や CTLA-4 による影響を受ける CD28 以外の共刺激シグナル，特に TNFR ファミリーの 4-1BB（例として Clinicaltrials.gov：NCT02179918，NCT02554812）や OX40（例として Clinicaltrials.gov：NCT02219724，NCT02410512，NCT02221960），GITR に対するアゴニスト抗体の併用が臨床で試されている[17]。

　③の CTL 機能・生存維持については，βカテニン経路活性化による CCL4 低下と樹状細胞の腫瘍内浸潤低下に対しては，樹状細胞を腫瘍局所に導入・補填することで抗 CTLA-4 抗体および抗 PD-L1 抗体併用療法の腫瘍退縮効果が発揮されるようになることが報告されている[11]。今後，βカテニン経路の低分子阻害剤によっても同様の効果が得られることが期待される。FAK 活性化による CCL5 産生上昇と Treg 集積に対しては，マウスモデルで FAK 阻害剤が CTL の腫瘍内浸潤を高めるとともに，併用により抗 PD-1 抗体療法の効果を改善することが報告されている[18]。CXCL8 で腫瘍局所に誘引される MDSC に対しては，CXCL8 の受容体である CXCR2 の阻害抗体が有効で，併用により抗 PD-1 抗体療法が効果を発揮できるようになる[13]。また，抗原提示不良への対策として考えられてきたエピジェネティクス修飾剤の中に，Th1 型ケモカインの産生促進作用があるものも見出されており[19)-21)]，併用により免疫チェックポイント阻害療法の効果を改善できると期待される。

Ⅲ．獲得抵抗性のメカニズム

　獲得抵抗性は，免疫チェックポイント阻害剤をはじめとする免疫療法による腫瘍細胞の選択・淘汰や宿主免疫応答の変化が要因となって生じると考えられる。免疫チェックポイント阻害剤の投与後に獲得抵抗性を示すがん患者ではいくつかの遺伝子変異が認められるが，それらの変異が獲得抵抗性の原因になっている可能性が報告されている。例えば Zaretsky らによると[22]，抗 PD-1 抗体投与後に獲得抵抗性を示すがん患者では JAK1 あるいは JAK2 といったシグナル伝達分子の遺伝子変異が特定されている。JAK キナーゼは IFN が腫瘍細胞へ作用する際に必須の腫瘍細胞側の内因性分子であり，JAK キナーゼの機能不全により IFN の腫瘍抑制効果が失われ，がんの増悪を招くと考えられる。IFN には MHC クラス Ⅰ 分子の発現を促進する働きもあり，JAK 遺伝子の変異により腫瘍細胞上の MHC クラス Ⅰ 分子の発現が低下し，CTL による腫瘍細胞認識が成立しないことも考えられる。また，別の患者では免疫チェックポイント阻害剤投与後に β2m 遺伝子にも変異が認められ，同遺伝子の変異により MHC クラス Ⅰ 複合体が不安定となり，腫瘍細胞上の抗原提示が低下する可能性が考えられる。免疫チェックポイント阻害剤投与により，他のチェックポイント分子の発現が上昇することも報告されている。Koyama らは肺がんのドライバー遺伝子である KRAS または EGFR に変異を導入した肺がんの発がんマウスモデルを用い，抗 PD-1 抗体投与により腫瘍退縮がみられた個体と，腫瘍退縮後に再び抗 PD-1 抗体を投与してもそれ以上の腫瘍退縮を起こさなかった個体について，免疫学的解析を実施した[23]。その結果，後者のマウスにおいて腫瘍局所 T 細胞の免疫抑制性の TIM3 および LAG3 が発現上昇していることを見出し，これらの分子が獲得抵抗性を生じる要因であると報告している。Gao らは抗 CTLA-4 抗体を投与した膵臓がん患者由来の検体を用い免疫学的解析を行い，抗 CTLA-4 抗体投与後では腫瘍局所 T 細胞およびマクロファージにおいて，PD-L1 に加えて免疫抑制性の VISTA の発現上昇がみられることを報告している[24]。これら PD-1/PD-L1 または CTLA-4 以外の免疫チェックポイント分子が発現上昇することにより，抗 PD-1 抗体や抗 CTLA-4 抗体による CTL の機能回復が達成されず，治療抵抗性が生じると考えられる。Zippelius らは担がんマウスモデルを用いた検討で，抗原提

示細胞に発現する免疫刺激分子 CD40 に対するア
ゴニスト抗体を使用した治療により，腫瘍局所の
単球およびマクロファージの PD-L1 の発現が上
昇することを報告している[25]。これも免疫療法
に対する獲得抵抗性と見なせる。

IV．獲得抵抗性に配慮した新しい治療法の報告

前述の Koyama らの研究では，免疫チェック
ポイント阻害療法への獲得抵抗性の要因である
TIM3 に着目し，獲得抵抗性を有した肺がんマウ
スへ抗 TIM-3 抗体と抗 PD-1 抗体を併用投与す
ることで，腫瘍退縮効果が得られることを示して
いる[23]。免疫抑制状態が確立された腫瘍微小環
境を打破するために，放射線照射と免疫チェック
ポイント阻害療法の併用効果も検討されている
が，放射線療法が抵抗性の獲得を促すことがある。
Victor らは，放射線照射治療後の悪性黒色腫に対
し抗 CTLA-4 抗体投与を行ったところ，放射線
照射治療なしまたはありの腫瘍のいずれにも抗
CTLA-4 抗体抵抗性をもつ腫瘍が出現することを
見出している[26]。放射線治療ありの腫瘍における
抵抗性は腫瘍細胞上の PD-L1 強発現で獲得され
たものであり，放射線照射治療と抗 CTLA-4 抗体
に加えて抗 PD-L1 抗体を併用することで抵抗性
腫瘍でも退縮効果が得られる。また，CTL から
産生される IFNγ が腫瘍細胞の PD-L1 発現を促
進し，腫瘍微小環境の免疫応答を抑制する機構が
よく知られている。Fu らは，STING（stimulator
of interferon genes）活性化作用を有するがん治療
用ワクチンの投与時で抗腫瘍免疫応答が増強され
る際に，CTLs から産生される IFNγ が腫瘍細胞

の PD-L1 発現を促進し，治療抵抗性を獲得せし
めることを観察している。がん治療用ワクチンに
抗 PD-1 抗体を併用することで PD-1/PD-L1 シグ
ナルをブロックし，がん治療用ワクチンによる抗
腫瘍免疫の増強効果を維持することで強力な腫瘍
退縮効果を生み出せることを示している[27]。

おわりに

以上のように，免疫チェックポイント分子阻害
剤の臨床有用性が確かになる一方で，抵抗性を示
す症例が多数存在すること，その原因も様々であ
ることが明らかになってきており，この状況の打
破が免疫療法の次の課題である。担がん宿主の抵
抗性の原因を判別できれば，適切な他の治療法の
併用により免疫チェックポイント阻害療法の治療
効果を改善することも可能になりはじめている。
しかしこれを臨床で実用化するためには，がん患
者の腫瘍や免疫応答の状態を遺伝子・タンパク・
細胞・組織のレベルで網羅的かつ迅速に解析し，
抵抗性の原因を判定する技術の開発が重要になっ
てくる。そのためにも腫瘍・血液の検体を用いた
従来の遺伝子・免疫学的解析に加えて，クリニカ
ルシークエンスやリキッドバイオプシーなどの新
しい検査技術の発展によって，免疫チェックポイ
ント阻害療法に対する初期抵抗性や獲得抵抗性の
有無と原因を迅速に特定し適切な併用療法を選択
できるシステムの構築が望まれる。そのとき，免
疫チェックポイント阻害療法を中心とする免疫療
法は，従来のがん種別ではなく，抵抗性の原因に
よって適応疾患が決まり認可されるという時代に
なるかもしれない。

参考文献

1) Sharma P, Hu-Lieskovan S, et al : Cell 168, 707-723, 2017.
2) Nakamura H, Arai Y, et al : Nat Genet 47, 1003-1010, 2015.
3) Sucker A, Zhao F, et al : Clin Cancer Res 20, 6593-6604, 2014.
4) Cederbom L, Hall H, et al : Eur J Immunol 30, 1538-1543, 2000.
5) Kelly PN : Science 355, 1386, 2017.
6) Hui E, Cheung J, et al : Science 355, 1428-1433, 2017.
7) Walker LS, Sansom DM : Nat Rev Immunol 11, 852-863, 2011.
8) González-Martín A, Gómez L, et al : Cancer Res 71, 5455-5466, 2011.
9) Mikucki ME, Fisher DT, et al : Nat Commun 6, 7458, 2015.
10) Dengel LT, Norrod AG, et al : J Immunother 33, 965-974, 2010.

11) Spranger S, Bao R, et al : Nature 523, 231-235, 2015.
12) Serrels A, Lund T, et al : Cell 163, 160-173, 2015.
13) Highfill SL, Cui Y, et al : Sci Transl Med 6, 237-267, 2014.
14) Wrangle J1, Wang W, et al : Oncotarget 4, 2067-2079, 2013.
15) Sadelain M, Rivière I, et al : Nature 545, 423-431, 2017.
16) van der Burg SH, Arens R, et al : Nat Rev Cancer 16, 219-233, 2016.
17) Knee DA, Hewes B, et al : Eur J Cancer 67, 1-10, 2016.
18) Jiang H, Hegde S, et al : Nat Med 22, 851-860, 2016.
19) Peng D, Kryczek I, et al : Nature 527, 249-253, 2015.
20) Nagarsheth N, Peng D, et al : Cancer Res 76, 275-282, 2016.
21) Wang L, Amoozgar Z, et al : Cancer Immunol Res 3, 1030-1041, 2015.
22) Zaretsky JM, Garcia-Diaz A, et al : N Engl J Med 375, 819-829, 2016.
23) Koyama S, Akbay EA, et al : Nat Commun 7, 10501, 2016.
24) Gao J, Ward JF, et al : Nat Med 23, 551-555, 2017.
25) Zippelius A, Schreiner J, et al : Cancer Immunol Res 3, 236-244, 2015.
26) Twyman-Saint Victor C, Rech AJ, et al : Nature 520, 373-377, 2015.
27) Fu J, Kanne DB, et al : Sci Transl Med 7, 283-252, 2015.

杉山大介

2009 年	島根大学生物資源科学部生命工学科卒業
2011 年	三重大学大学院医学系研究科修士課程修了
2015 年	大阪大学大学院医学系研究科医学専攻修了（医学博士取得） 国立がん研究センター先端医療開発センター免疫 TR 分野特任研究員
2016 年	名古屋大学大学院医学系研究科分子細胞免疫学研究員

第4章 次世代がん免疫療法へのチャレンジ

13. Personalized Medicine としてのがん免疫療法

池田裕明

　近年，がん患者ごとにがん細胞の個別特性と患者の遺伝背景を中心としたがん細胞を取り巻く環境の個別特性を解析し，個々の患者に最適な個別医療を提供するがんの personalized medicine の試みが急速に進行している。がん免疫療法の分野においても個々の患者においてがん免疫応答の個別性，がんが免疫応答から逃避する分子機構の個別性，がん免疫応答の標的抗原の個別性などを詳細に明らかにしたうえで個々の患者に最適ながん免疫療法を考える personalized medicine としてのがん免疫療法の試みが始まっている。本稿では，われわれが現在どこまでその実施可能性に迫りつつあるのか，将来に向けた展望と課題について概観する。

はじめに

　がんを遺伝子変異の疾患ととらえた場合，各個人のがんに全く同じものは1つもない。次世代シーケンス（NGS）技術に代表される DNA，RNA，タンパク質，代謝などの網羅的な解析技術の飛躍的な発達により，がん細胞の個別特性と患者の遺伝背景を中心としたがん細胞を取り巻く環境の個別特性を短時間に比較的安価に解析することが可能になりつつある。これらの技術革新はがんを患者ごとに遺伝子単位，分子単位で個別に理解する考え方を強力に推し進めつつある。近年，このような技術革新とがん理解の進歩を背景として個々の患者に最適な個別医療を提供する personalized medicine，precision medicine の試みが，がんに対する診断・治療・予防のすべての領域で進行している。

　宿主の個別性，がんの個別性を基に患者に最適な治療方法を分析・選択し提供することを考える場合，がん免疫療法の分野は特にその影響が色濃いことが明瞭である。すなわち，宿主の免疫応答には自己非自己認識機構の根本原理を支える major histocompatibility complex（MHC）を中心とした多型性と個別性が存在し，患者の生活習慣や疾病罹患などの個別ヒストリーと関連しながら腸内細菌叢の多様性や TCR レパトアの多様性などが存在する。がん細胞の個別性に目を移すと，がんがその発生過程において獲得すると考えられる免疫抑制機構が個々の患者により多様であり，免疫応答の標的となりうる抗原も個々に異なると考えられる。これらの個別性を基に考えられる治療は，患者ごとに異なるがんの免疫抑制／逃避機序に合わせて最適な免疫チェックポイント阻害剤などの治療薬を選択する治療法，がんに特有な遺伝子変異由来の抗原（ネオアンチゲン）を標的とした免疫療法，複数の標的を on demand で組み

---

key words

personalized medicine，precision medicine，がん免疫編集仮説，がんの免疫抑制／逃避機序，免疫チェックポイント阻害療法，ネオアンチゲン，細胞療法，NGS，網羅的診断システム，コンパニオン診断薬

合わせた治療法などの個別医療が考えられ、コンパニオン診断薬として網羅的診断システムを必要とする（図❶）。患者自身の免疫細胞を原材料とする細胞療法もまた個別性の考え方が必要な治療法である。本稿では、現時点でどのような点に留意しながら患者に最適ながん治療方法を分析し選択するべきであるのか、そしてどのような個別がん免疫療法が患者に提供可能であるのかを考えてみたい。

I. がんの免疫抑制／逃避機序に合わせた治療法の選択

われわれが臨床的に目にするがんは何らかの機序により免疫によるがん監視機構[1]を逃れて発生／成長してきたがんであると考えられる。がんに対する免疫応答が有効に機能するためには複数の免疫応答ステップが誘起され円滑に進んでゆく必要がある[2]。すなわち、①がん細胞からの抗原の放出、②抗原を取り込んだ抗原提示細胞によるがん抗原の提示、③抗原提示細胞とT細胞の会合によるT細胞誘導と活性化、④T細胞の腫瘍への到達、⑤T細胞の腫瘍内への浸潤、⑥T細胞による腫瘍の認識、⑦腫瘍細胞の傷害などの多くのステップが滞りなく進行することが必要であり、どこのステップに問題があってもがんは免疫による監視機構を逃れてしまうだろう。免疫逃避の例を挙げると、腫瘍がそもそも免疫原性の高い抗原をもっていない場合、アポトーシスなどの免疫寛容を起こしやすい細胞死を起こす場合、抗原提示細胞の活性化を抑制するサイトカインや免疫抑制性細胞の誘導を起こしている場合、CTLA-4などの抗原提示の際の抑制性分子が強発現する場合、リンパ球の遊走を阻害するケモカインが産生されている場合、腫瘍血管の新生やそこからのリンパ球の組織浸潤が阻害されている場合、腫瘍微小環境におけるグルコース枯渇やトリプトファン枯渇によるリンパ球のフィットネスの阻害がある場合、腫瘍微小環境における制御性T細胞、間葉性幹細胞、腫瘍関連マクロファージ、腫瘍関連線維芽細胞などの免疫抑制性細胞の誘導／浸潤がある場合、腫瘍細胞の抗原および抗原提示機能の低下／欠損のある場合、腫瘍細胞におけるPD-L1などのリンパ球活性化阻害分子の発現がある場合、等々これまで知られている免疫の抑制／逃避機序だけでも極めて多種多様な機序が存在する。

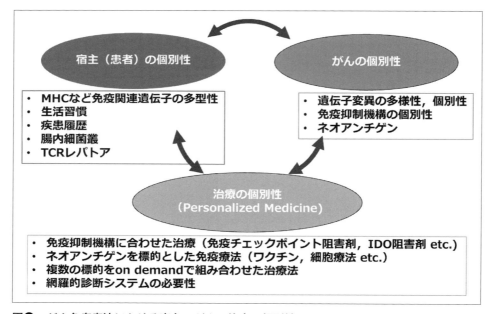

図❶　がん免疫療法における宿主，がん，治療の個別性

13. Personalized Medicine としてのがん免疫療法

免疫によるがん監視機構の考え方を発展させたがん免疫編集仮説[1]に従えば，臨床的にわれわれの目に触れるがんは最低1つ，場合によっては複数の免疫抑制／逃避機序を獲得して成長したがんである。免疫抑制／逃避機序の獲得はがんゲノム不安定性に基づいた遺伝子の突然変異や遺伝子発現調節変異によると考えられ，すなわち各がん患者に個別であると考えられる。

免疫チェックポイント阻害療法が近年多くの治療抵抗性のがん種に有効性を示し，既存の抗がん剤に対してファーストラインでの優位性も示されはじめるなど，がん治療の体系を大きく変化させるほどのインパクトを示しつつある[3][4]。しかしながら，センセーショナルな成功をおさめつつある免疫チェックポイント阻害療法も決して万能ではない。現在の抗 PD-1/PD-L1 抗体や抗 CTLA-4 抗体による治療の有効率は多くのがん種で 10 〜 40％程度であり[3][4]，免疫チェックポイント阻害療法抵抗性がんの治療法の開発が喫緊の課題と認識されつつある。このことは，様々ながん患者の中で，がんの免疫の抑制／逃避機序として PD-1/PD-L1 や CTLA-4 が主要な機構であるがん患者は 10 〜 40％程度であり，残りの 60 〜 90％近い患者では他の免疫の抑制／逃避機序が働いていると考えることができる。

個別のがんによる免疫抑制／逃避機序の多様性を鑑みるに，将来的には各がん組織の検査を通して免疫抑制／逃避機序を的確に診断し，対象となる個別のがんの免疫抑制／逃避機序に合わせて最適な免疫チェックポイント阻害剤などの治療薬を選択することが望まれる。現在，抗 PD-1/PD-L1 抗体の有効性を示す症例を事前に予測するバイオマーカーの検索が精力的になされており，腫瘍組織における PD-L1 の発現，腫瘍組織への CD8 陽性 T 細胞を中心としたリンパ球の浸潤，がん細胞の変異の多さなどが有効なバイオマーカーになりうるという報告が蓄積しつつある[5]-[8]。これらはある意味では「がんの免疫抑制／逃避機序に合わせた治療法の選択」の先駆けとなる事例ではある。しかしながら，このような例は特定の治療法への適応性の診断という領域を出ておらず，将来

的には各がん患者における網羅的な解析からそれぞれの患者におけるがんの免疫抑制／逃避機序の同定が望まれる[9]。

現時点ではがん組織の網羅的な遺伝子発現解析，既知の遺伝子変異パネルを用いたクリニカルシーケンス，腫瘍組織へ浸潤する免疫担当細胞の同定を含めたがん組織の極めて多色による免疫組織染色解析などをめざした研究が試みられているが，いまだに有効な方法の確定には至っていない。同時に，診断に基づいた最適な治療薬も現時点では実用化に至っているものは限定的である。抗 PD-1/PD-L1 抗体，抗 CTLA-4 抗体に続くものとして，抗 LAG-3 抗体，抗 TIM-3 抗体，抗 CCR4 抗体，IDO 阻害剤などの臨床開発が進行中であるが，まだまだ十分な治療薬のレパートリーとは言えない。将来的には各免疫抑制／逃避機序に対応した治療薬のレパートリーが臨床医の手元に揃うようになる必要があるだろう。

Ⅱ．ネオアンチゲンなどの個別抗原を標的とした免疫療法

腫瘍に対する効果的な免疫療法の開発をめざす場合にどのような抗原が標的として優れているかは長年議論されてきた。これまでに，特定の細胞や組織に発現が限られている分化抗原，正常組織に比較して腫瘍において過剰に発現している過剰発現抗原，正常組織では精巣および胎盤に発現が限られ様々な腫瘍で高率に発現するがん精巣抗原などの，いわゆる自己抗原を標的とした治療法の開発が進められてきたが，現在まで成功例は限定的である。一方，ウイルス抗原やがんに特有の遺伝子変異由来抗原であるネオアンチゲンは非自己抗原であり，体内に存在する抗原認識 T 細胞の TCR の親和性が高いので有効性が期待される。

近年，免疫チェックポイント阻害療法が肺がん，悪性黒色腫，腎細胞がん，ホジキンリンパ腫，尿路上皮がん，卵巣がん，頭頸部がんなど，多くのがん種において臨床的有効性を示しつつあり大きく注目されているが，免疫チェックポイント阻害療法を受けた患者における有効性にはネオアンチゲン反応性 T 細胞が関与している可能性が示

第4章 次世代がん免疫療法へのチャレンジ

253

唆されている。具体的には，非小細胞肺がん患者に対する抗PD-1抗体の投与や悪性黒色腫患者に対する抗CTLA-4抗体投与において，がんの遺伝子変異が多い患者ほど治療効果が良好であることが示唆された[6][7]。さらに，遺伝子変異が高率に起こることが知られるmismatch-repair deficiencyをもつがん患者はmismatch-repair deficiencyをもたないがん患者に比較して抗PD-1抗体の効果が良好であることが示された[8]。また，治療前から腫瘍に浸潤するCD8陽性T細胞が多い患者ほど，免疫チェックポイント阻害療法の効果が良いことも報告されている[5]。

　一方，悪性黒色腫患者に対する腫瘍浸潤リンパ球（tumor infiltrating lymphocyte：TIL）の輸注療法では高率に腫瘍の縮小が観察され，完全寛解を達成した患者では長期の生存が報告されているが，有効性を示したTIL輸注療法実施患者のTIL中に患者の腫瘍細胞に特有なネオアンチゲンに反応するT細胞が含まれていることが報告されている[10][11]。ネオアンチゲンに反応するT細胞がTIL中に観察された患者では末梢血中にも同様のT細胞クローンが検出されることも報告され[12]，ネオアンチゲン反応性T細胞にはCD8陽性T細胞とCD4陽性T細胞の両方が存在することも報告されている[13]。

　マウスの腫瘍を用いた実験系では，次世代シーケンス技術により検出された腫瘍の遺伝子変異に基づいてMHC結合エピトープ予測アルゴリズムからネオアンチゲンを予測し，エピトープペプチドを用いたワクチンによって抗腫瘍効果を誘導可能であることが報告されている[14]-[16]。

　現在，欧米では第1相を中心としたネオアンチゲンワクチンの早期臨床試験が，悪性黒色腫，肺がん，腎細胞がん，大腸がん，膠芽腫，トリプルネガティブ乳がんなどで始まっている[17][18]。ワクチンの種類は，RNA導入DCワクチン，ペプチド添加DCワクチン，ポリエピトープDNA/RNAワクチン，ペプチドワクチン（ロングペプチド含む）などが試みられている。ワクチン単独治療のほか，抗PD-1抗体や抗CTLA-4抗体や放射線や抗がん剤を併用した治療も試みられてい

る。最近，米国セントルイスのワシントン大学で行われたペプチド添加DCワクチン治療の第1相臨床試験では悪性黒色腫患者に7種類のネオアンチゲンペプチドがDCに添加され投与された[19]。ワクチンの安全性と忍容性が確認され，ネオアンチゲン特異的T細胞の誘導が検出されたことが報告されている。これらネオアンチゲンワクチンの臨床的有用性については今後の解析結果を待つ必要がある。

　ネオアンチゲンを標的とした細胞療法の試みも報告されている。米国国立がん研究所のグループは，上述のごとく悪性黒色腫の患者に対するTIL療法の有効性にはTIL中のネオアンチゲン反応性T細胞が関与していることを示唆するデータを示している[10]-[12]。TIL中のネオアンチゲン反応性T細胞は悪性黒色腫患者のみでなく，様々な消化管腫瘍の患者にも認められ[20]，胆管がんの患者1名と大腸がんの患者1名では体外で拡大培養したTIL由来のネオアンチゲン反応性T細胞の輸注療法により転移性腫瘍の縮小が観察されている[21][22]。このうち大腸がんの患者に対する変異型K-ras反応性T細胞の輸注では肺の転移巣7ヵ所のうち6ヵ所が完全退縮した。1ヵ所では一時的な縮小の後に再増大が観察されたが，この腫瘍を摘出し解析したところ抗原の提示に必要なHLA-C*0802分子の欠損が見出され，腫瘍がHLA分子を欠損することにより免疫逃避したと考えられた[22]。悪性黒色腫患者のTILよりTCR遺伝子をクローニングし，これをウイルスベクターにより末梢血単核球に遺伝子導入すると腫瘍反応性を獲得することが示されており，今後TCR-T細胞療法の開発へとつながる可能性が期待される[12]。

　このように期待されるネオアンチゲンを標的とした治療法であるが，現時点では多くの課題を抱えている。ネオアンチゲンの同定方法としては，次世代シーケンシングにより同定した腫瘍特異的な遺伝子変異配列から変異遺伝子由来ペプチドのMHC結合性を予測しT細胞活性化の免疫原性のあるネオアンチゲンをスクリーニング・同定する方法[19]や，変異配列を含むDNA断片を複数

結合させた tandem minigene 発現ベクターを遺伝子導入した自己樹状細胞と患者の TIL を混合培養して T 細胞活性化の免疫原性のあるネオアンチゲンをスクリーニング・同定する方法[20)-22)]などが試みられているが，これまでの検討ではこれら in silico で予測されたネオアンチゲン候補のうちわずか数％のみが免疫原性を示し[20)]，極めて効率が悪い。また，ほとんどのネオアンチゲンが driver mutation でなく passenger mutation に由来することが報告されており[23)]，変異遺伝子の機能から有効なネオアンチゲンを推測することは困難である。したがって，今後は効率的かつ迅速に有効なネオアンチゲンを同定する方法の確立が課題である。さらには，がんの heterogeneity を考えた場合に患者のほぼすべてのがん細胞に保存されているネオアンチゲンを同定する必要性も考えられ[24)]，また 1 つではなく複数のネオアンチゲンを使う必要性も考えられる。その場合，いくつのネオアンチゲンを使用すればよいのかも課題である。また，治療への応用方法についてもワクチンとして考えた場合にはペプチド，RNA，DNA，樹状細胞ワクチンなどのどの形態が良いのか，その際のデリバリーやアジュバントはどうなのか，あるいは細胞療法として考えた場合は TIL 療法，TCR-T 細胞療法，CAR-T 細胞療法への応用はどのように可能であるのかという問題がある。治療の対象となる患者集団の選択方法も課題である。また非臨床試験の抗腫瘍効果を判断する適当な動物モデルの開発も課題であろう。

　ネオアンチゲンを標的とした治療法の場合，複数の標的候補の組み合わせを 1 人の患者に投与することがしばしば試みられている。これは，どの抗原が真に有効な免疫応答を誘導するか予測が困難であるがゆえに保険として多数の抗原を標的としている側面もあるが，がんの heterogeneity や抗原喪失 variant 細胞の出現への対応として複数の抗原の組み合わせが有効な免疫応答を誘導するのではないかという考え方にも依っている。このような考えは以前より存在し，有効な抗原の組み合わせを患者ごとにオーダーメイドで作製する試みもなされている。完全な個別化の一歩前の試み

として，既知の抗原に対する複数のペプチドワクチンを用意しておき，患者ごとに on demand で最適な組み合わせとして投与する個別化ペプチドワクチン療法が前立腺がん，非小細胞肺がんをはじめ様々ながんにおいて試みられており，現在までのところ安全に実施されていることが報告されているが，その有効性についてはいまだ明らかでない[25) 26)]。

Ⅲ．規制上の課題と留意点

　ネオアンチゲンなどの患者個別の抗原を標的とした免疫療法に関してはこれまでに承認に至った薬剤や治療法がなく，薬事規制上の評価方針に関しては日米欧いずれにおいてもいまだ規制当局は完全には明らかにしていない。同時に留意すべき点として，このような治療法の薬事承認時には遺伝子の網羅的診断システムがコンパニオン診断薬として同時に承認される必要性があると考えられる。がんの免疫抑制／逃避機序を網羅的解析から同定し，患者個々に最適な免疫チェックポイント阻害療法などの治療法を選択する戦略においても同様に網羅的診断システムについてコンパニオン診断薬として承認を受ける必要性があるだろう。NGS の分析性能の評価方針や参照する遺伝子データベースの扱いについては，米国および日本において各々方針が公表されている[27)-30)]。

　治療に用いるネオアンチゲンは患者ごとに異なることが予想され，さらに複数のネオアンチゲンを組み合わせて 1 人の患者に投与する場合も考慮すると，治療薬の種類は無数に存在することになり，それらを各個別に非臨床試験することは非現実的である。もちろん臨床試験も対象患者そのものが 1 人となることも予想され，従来の薬剤承認の考え方では対応ができない。したがって，このような治療法を患者に届けるためには薬剤製造のプロセスをパッケージとして承認し，各患者に投与するまでのプロトコルを定めて承認する考え方が必要になると考えられる。この点は，患者ごとに投与される製剤が厳密には異なるが，製造方法，評価法，投与プロセスを 1 つのプロトコルとして承認する自家の細胞による再生医療等製品の

255

第4章　次世代がん免疫療法へのチャレンジ

開発と類似している。今後，海外で先行する臨床試験を参考にしつつ，開発者が規制当局と協力して規制上の課題に取り組む必要があると考えられる。

おわりに

　本稿で概観したように personalized medicine の流れはがん免疫療法の分野においても大きな潮流を形成しつつある。現時点では科学として未解決な課題も多く，同時にプロセスのパッケージとして承認を受けなければならないという規制上の課題も存在する。しかしながら，かつて実現不可能と思われた個別の免疫逃避機構の検索やネオアンチゲンの同定を可能としうる技術革新に支えられ，個別がん免疫療法の実施へ向けた多くの基礎研究と臨床試験が欧米を中心にすでに走り出している。近い将来，これらの基礎研究，臨床試験が実を結び難治性のがん患者に新規で有効な夢のある治療法を提供することを期待したい。

参考文献

1）Dunn GP, et al：Nat Immunol 3, 991-998, 2002.
2）Chen DS, Mellman I：Immunity 39, 1-10, 2013.
3）Topalian SL, et al：N Engl J Med 366, 2443-2454, 2012.
4）Weber JS, et al：Lancet Oncol 17, 943-955, 2016.
5）Tumeh PC, et al：Nature 515, 568-571, 2014.
6）Rizvi NA, et al：Science 348, 124-128, 2015.
7）Snyder A, et al：N Engl J Med 371, 2189-2199, 2014.
8）Le DT, et al：N Engl J Med 372, 2509-2520, 2015.
9）Mlecnik B, et al：Immunity 44, 678-711, 2016.
10）Robbins PF, et al：Nat Med 19, 747-752, 2013.
11）Pasetto A, et al：Cancer Immunol Res 4, 734-743, 2016.
12）Cohen CJ, et al：J Clin Invest 125, 3981-3991, 2015.
13）Lineemann C, et al：Nat Med 21, 81-85, 2015.
14）Matsushita H, et al：Nature 482, 400-404, 2012.
15）Gubin MM, et al：Nature 515, 577-581, 2014.
16）Castle JC, et al：Cancer Res 72, 1081-1091, 2012.
17）Katsnelson A：Nat Med 22, 122-124, 2016.
18）松下博和：Cancer Board Square 2, 482-487, 2016.
19）Carreno BM, et al：Science 348, 803-808, 2015.
20）Tran E：Science 350, 1387-1390, 2015.
21）Tran E, et al：Science 344, 641-645, 2014.
22）Tran E, et al：N Engl J Med 375, 2255-2262, 2016.
23）Schumacher TN, Schreiber RD：Science 348, 69-74, 2015.
24）McGranahan N, et al：Science 351, 1463-1469, 2016.
25）Noguchi M, et al：Cancer Immunol Immunothr 65, 151-160, 2016.
26）Takayama K, et al：J Immunol Res, 1746108, 2016.
27）FDA："Use of Standards in FDA Regulatory Oversight of Next Generation Sequencing (NGS)-Based In Vitro Diagnostics (IVDs) Used for Diagnosing Germline Diseases" Draft Guidance for Stakeholders and Food and Drug Administration Staff July 8, 2016.
28）FDA："Use of Public Human Genetic Variant Databases to Support Clinical Validity for Next Generation Sequencing (NGS)-Based In Vitro Diagnostics" Draft Guidance for Stakeholders and Food and Drug Administration Staff July 8, 2016.
29）PMDA：次世代シークエンサーを用いたコンパニオン診断システムの評価方針について（案），PMDA ホームページ「コンパニオン診断薬 WG」http://www.pmda.go.jp/rs-std-jp/standards-development/cross-sectional-project/0013.html
30）厚生労働省大臣官房参事官（医療機器・再生医療等製品審査管理担当），厚生労働省医薬・生活衛生局監視指導・麻薬対策課長：遺伝子検査システムに用いる DNA シークエンサー等を製造販売する際の取扱いについて，薬生機発 0428 第 1 号，薬生監麻発 0428 第 1 号，平成 28 年 4 月 28 日．

池田裕明
1990 年　長崎大学医学部卒業
1996 年　同大学院医学研究科博士課程修了
1999 年　米国ワシントン大学医学部留学（〜 2004 年）
2004 年　北海道大学遺伝子病制御研究所免疫制御分野助教授
2006 年　三重大学大学院医学系研究科がんワクチン治療学講座准教授
2009 年　同遺伝子・免疫細胞治療学准教授
2015 年　同教授
2016 年　長崎大学大学院医歯薬学総合研究科腫瘍医学分野教授

第5章

わが国での開発促進に何が必要か

第5章　わが国での開発促進に何が必要か

1．イノベーション創出拠点形成国家プロジェクトの歴史と成果そして展望－治癒的治療法の開発に向けて－

小島伸介・西村秀雄・山中敦夫・福島雅典

　免疫チェックポイント阻害薬の登場によって，がん治療法のパラダイムが変わった。それでも臨床経験を積むにつれ，その限界も見えてきた。ウイルス製剤はそれを克服するものとして期待されている。しかしながら，がんは自ら進化するものであり，その克服のためには，生物の進化論まで踏み入ったサイエンスの深耕が必要である。がん治療法を開発する基盤と法規制は整えられた。がん克服に向けて今必要なことは予算措置を含めた基礎研究の強化策である。

Ⅰ．がん治療法開発の歴史とパラダイムシフト

1．G47Δの先駆け審査指定

　2016年2月10日に医療機器・再生医療等製品の先駆け審査指定制度の品目が公表された。その中で，東京大学医科学研究所 先端医療研究センターの藤堂具紀教授が開発した制限増殖型遺伝子組換え単純ヘルペスウイルス1型製剤G47Δがその1つに選ばれた[1]。これは，次に述べるAmgen社が開発したT-VEC（talimogene laherparepvec）を第2世代ウイルス製剤とすると第3世代というべきもので，ポスト免疫チェックポイント阻害薬開発の先鞭をつけるものである。この事実は，既にがんの治療法開発がさらに新しいフェーズに入っていることを表している。

2．T-VEC承認と世界のウイルス製剤開発状況

　世界のがん治療法開発，特にウイルス製剤の開発に目を向けると，まず2015年10月27日に米国FDAにおいてT-VECが承認され[2]，EMAに

おいても同年12月16日に承認された[3]。世界では，ウイルス療法，すなわち腫瘍溶解性ウイルスとして，ヘルペスウイルスのほかに，アデノウイルス，天然痘-ワクシニアウイルスをはじめとした様々なウイルス種で，遺伝子改変技術を用いて安全に投与できるように工夫した製剤の開発が進められている[4]。ウイルス療法は，トムソンロイター社が提供する網羅的な医薬品データベースCortellis for Competitive Intelligenceを用いて詳細に開発状況を検索したところ，2015年11月時点で臨床試験段階に入ったシーズとして79品目がヒットし（**表❶**），日本からも第Ⅱ相実施中のヘルペスウイルスのシーズとしてG47Δが見出されている。

3．抗がん剤開発の終焉

　がん治療法開発の歴史を簡単に振り返ると，1950年代から，腫瘍細胞増殖をターゲットとして，数多くの細胞傷害薬開発が続いてきた（**図❶**）。それは選択性を高める方向に進み，地道な研究の成果として，2000年前後を境により効率よく腫

---

key words

がん治療法開発，免疫チェックポイント阻害薬，ウイルス製剤，disruptive innovation，橋渡し研究，イノベーション創出，医師主導治験，先駆け審査指定制度，薬事戦略相談

表❶ 世界における開発・承認状況：ウイルス関連療法

2015年11月現在

分類	相不明	第Ⅰ相	第Ⅱ相	第Ⅲ相	申請中/承認	販売	合計
Adenovirus	2	15	14	5	0	1 (H-101)	37
Pox-Vaccinia virus	0	4	5	3	0	0	12
Herpes virus	0	2	4	0	1 (talimogene laherparepvec)	0	7
Retrovirus	0	2	0	0	0	1 (Rexin-G)	3
Lentivirus	0	3	0	0	0	0	3
Murine leukemia virus	0	1	1	0	0	0	2
Measles virus	0	1	1	0	0	0	2
Canarypox virus	0	1	1	0	0	0	2
RNA vector vaccine	0	1	1	0	0	0	2
Reovirus	0	0	0	1	0	0	1
その他	1	5	2	0	0	0	8
合計	3	35	29	9	1	2	79

瘍細胞の増殖を抑える抗体医薬・分子標的薬の開発時代に入った。

しかしながら，2010年頃には腫瘍自体を標的とするコンセプトから脱却し，がん細胞とホストとの相互作用に介入する免疫療法薬の開発に成功するに至った。既にメラノーマで効果が証明されていたニボルマブは，2015年に進行肺がんのFDA追加承認が得られ，進行扁平上皮がんについては2015年3月4日[5)6)]，進行非扁平上皮がんについては2015年10月9日[7)8)]，次々と適応拡大の治験が進められている（表❷）[9)]（著者注：なお，進行腎細胞がんについては2015年11月23日[10)11)]，再発進行ホジキンリンパ腫については2016年5月17日にFDA追加承認が得られた[12)]）。

今や，がんの薬物治療は，かつての「抗がん剤」のような確率論的なアプローチから，個々人の腫瘍形成・進展のメカニスティクスを診断して最も適切な医薬品を選択して投与するという決定論的なアプローチへのパラダイムシフトが進んでいる．すなわち，実地臨床での全ゲノムシークエンシングと免疫細胞プロファイリングに基づく精密

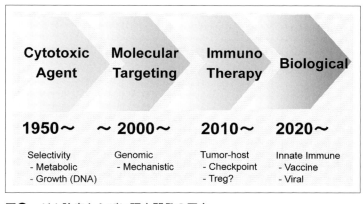

図❶ がん診療ならびに研究開発の歴史

な治療が実現しつつある。

Ⅱ．がん治療法開発を支えるイノベーション基盤と法整備

1．がんTRと橋渡し支援プログラム，橋渡し加速ネットワークプログラム

そういった状況の中で（公財）先端医療振興財団臨床研究情報センター（TRI）は，次世代のがん治療薬・治療技術の開発・イノベーションを，どのように推進していくかという問題に文部科学省および厚生労働省のプロジェクトを通じて10年以上にわたって取り組み続けてきた。

表❷　PD-1/PD-L1 阻害薬　臨床試験実施状況（主要がん 20 種）

2015 年 10 月現在

	頭頸部がん	食道がん	胃がん	大腸がん	肝細胞がん	胆嚢がん	膵臓がん	肺がん	メラノーマ	乳がん	子宮頸がん	子宮体がん	卵巣がん	前立腺がん	尿管膀胱尿道がん	腎がん	膠芽腫	リンパ腫	骨髄腫	白血病	小計
Nivolumab BMS-ONO	【P3】P3 1	【P2】P3	【P3】P3 2	P1-2 1	P1 1		P2 2	【P】P L 23	【L】L 26	P2 1	P2 1		【P2】P2 1	P2	【P2】P2 1	【P3】P3 7	P3 4	【P2】P2 6	P1	P2 7	84
Pembrolizumab MSD	【P3】P3 7	P3 2	【P2】P3 3	P3 7		P1	P2 2	【P3】R 21	【P1】R 22	P3 6		P2 1	P2 3	P2 4	【P3】P3 7	P3 4	P2 7	P2 2	P2 3	P1-2 1	108
Pidilizumab Cure Tech				P2 1	P1-2 1		P2 1		P2 1					P2 1		P2 1	P1-2 1	P2 3	P2 2	P2 1	13
MPDL3280A Atezolizumab Roche				P2 1				【P3】P3 19	P1 1	P3 2					【P3】P3 4	【P3】P3 2		P1 1	P1 1		31
MEDI4736 Durvalumab AZ	P3 6	P2 1	P1-2 1	P2 1	P1-2 1		P2 2	【P3】P3 12	P1-2 2	P2 2	P2			P1-2 1		P3 2	P1	P2 1	P1-2 2		34

L：市販（launched）　P：承認申請前（pre-registration）　【 】：日本の治験実施状況
Cortellis for Competitive Intelligence（CCI）にて検索した分野ごとの最も進んだ開発段階と，Clinicaltrials.gov での臨床試験数を表示。

それはまさしくわが国アカデミアの医療イノベーション創出事業の歴史でもあった。まず，2004 ～ 2008 年度に文部科学省はがんトランスレーショナルリサーチ（TR）事業を実施し，その成果を踏まえて 2007 ～ 2011 年度には文部科学省は橋渡し研究支援推進プログラムを遂行し，2012 年度からは橋渡し研究加速ネットワークプログラムとして，それを継続してきた。また 2011/2012 年度には厚生労働省による早期・探索的臨床試験拠点整備事業および臨床研究中核病院整備事業が開始された。われわれ TRI は，これらの全プログラムにサポート機関の立場で参画し，プログラムディレクター / プログラムオフィサー（PD/PO）との連携のもとに基盤整備を強力に支援してきた（図❷）。

なお，2012 年度からは厚生労働省により日本主導型グローバル臨床研究体制整備事業が進められ，TRI はその拠点機関の 1 つとしても活動している。これらはすべて 2015 年に国立研究開発法人日本医療研究開発機構（AMED）発足と同時に革新的医療技術創出拠点プロジェクト（革新的プロジェクト）として統合され，今日に至っている。

これらの事業による全シーズは，研究開発（R&D）パイプラインとして一元的かつ一貫管理されている。事業全体で治験に到達したシーズの数は，2014 年度 1 年間の実績として企業治験で 7 件，医師主導治験では 35 件の合計 42 件となり，このうちがん治療法のシーズは 16 件を占めている。また，これまでの約 9 年（2016 年 2 月 1 日まで）の実績として，治験開始件数は 107 件に達した。革新的プロジェクトで開発されて製造販売承認・認証取得に至った案件は，この時点ですでに計 21 件で，がんに関連するものは 11 件に上っている。現在，医師主導治験を開始 / 開始を予定しているがん領域の案件は，革新的プロジェクトで把握されているだけでも 148 件に上る。

このように，革新的プロジェクトとして治験開

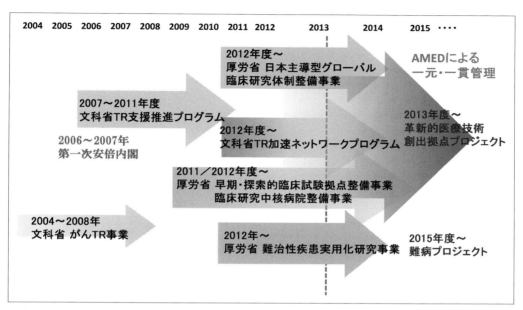

図❷　医療イノベーション創出事業の歴史

始件数と薬事承認/認証件数は，グローバルビッグファーマに勝るとも劣らない実績を上げるに至った。

2. Disruptive innovation の推進と実績

2016年2月10日に発表された医療機器と再生医療等製品における先駆け審査指定品目は，すべて革新的プロジェクトを中心としたアカデミアの案件であり，そのほとんどが画期的で従来の概念を破壊する disruptive innovation（破壊的イノベーション）と目されている。ここで，disruptive innovation について，あえて以下に論述する。

Disruptive innovation とは，既存の市場価値を破壊し，市場を新しい価値体系に変換させるようなインパクトを与える製品，サービスなどの経済活動をいう[13]。それは，ある技術の進歩が市場の需要を上回る場合に起こる。医療分野におけるそのような例の1つの典型は H2 ブロッカーである。H2 ブロッカーの出現によって，胃潰瘍の治療方法は根本的に変わり，外科手術をほぼ消滅させた。最近の典型例としては上述のがん治療における免疫チェックポイント阻害薬が挙げられる。その出現によって従来のがん薬物療法体系，さらに研究体系はすべて破壊され，がんの研究・診断・治療は根本的な見直しを迫られている。免疫チェックポイント阻害薬は，既存の抗がん剤の市場価値を壊滅する勢いがある。H2 ブロッカーや免疫チェックポイント阻害薬は，いずれも対象とする疾患実体のより本質に近いところで病理・病態を制御するものとして位置づけられる。その開発は，それぞれの病理過程にかかる鍵となるメカニスティックを解き明かすことによって初めて開発可能となった。同じく今起こりつつある disruptive innovation の典型は，自己骨髄由来間葉系幹細胞の静注療法である。それは現在の治療法では全く歯が立たない疾患・障害，その代表例として脳梗塞，脊髄損傷などに革命的治療効果をもたらすものであることが明らかになってきた。自己由来幹細胞療法は，生体の自然治癒・再生修復原理を明らかにし，従来の低分子医薬品とは全く意味の異なる生物学的治療であって，従来の治療薬の概念を一変させるものである。

今一つの disruptive innovation はロボットスーツ HAL である。HAL を支える interactive biofeedback の原理は，脳‐筋相互生理連動という生理的原理を説き明かすことによって実現したもので，従来の機能回復法‐リハビリテーションを根

本的に変革するものである。幹細胞と interactive bio-feedback はともに，個としての生体，多細胞複雑系を統御しているメカニズムであり，進化の過程でより高精度に獲得してきた，自然に備わる恒常性維持の原理である。この原理は，人間を機械として捉えたパーツの取り替えや分子機構で説明する従来の医学と根本的に異なるものである。利用するのは生体生理のメカニズムそのものである。医薬品など，異物を体内に入れて生体生理のメカニズムに強制的に変えようとするものではないのである。こうして今や医学はようやくパーツを取り替えるという形式主義 / 機械論から脱却し，全体システムの最適制御の生命原理を利用する本質論的アプローチを手にしたのである。それを最初に率いたのが幹細胞療法とロボットスーツ HAL であり，医学に根本的革命を引き起こすに違いない。両技術により，寝たきり・車椅子生活者は 5 ～ 10 年以内に限りなく減らしていくことが可能である。

3. 三種の神器とグローバル展開

シーズ開発の加速には，開発するアカデミア側の基盤とともに，規制当局側の支援体制の充実がカギとなる。とりわけ，① 2003 年 7 月に施行された改正薬事法により可能となった「医師主導治験」，② 2011 年 7 月より開始された「薬事戦略相談」，そして 3 つ目の③ 2015 年 10 月 27 日（医薬品），2016 年 2 月 10 日（医療機器と再生医療等製品）に発表された「先駆け審査指定制度」[1] は，健康・医療イノベーション創出の三種の神器というべきもので，これらによってわが国は世界最強の健康・医療イノベーション基盤を確立したといえる。先に述べた G47Δ もこの三種の神器を活用して開発されており，がん免疫療法における disruptive innovation の最たるものの 1 つとして挙げられる。

このような日本のアカデミア発のシーズを海外に展開するためには，国際水準で治験を実施することが求められる。国際水準での治験にあたり第一に留意すべき点は当然 ICH-GCP であり，それを QMS (quality management system) で保証しなければならない。また，国際標準検査を実施する

ための認証取得も重要である。さらに，CDISC (Clinical Data Interchange Standards Consortium) 標準対応もグローバル治験・承認取得には欠くことができない要件となっている[14]。

あえて強調すべきことは，グローバル展開は研究者間のネットワークを活かしてアカデミア主導で行うことが有効だということである。TRI は，グローバルな研究者同士の交流と活動を積極的に促すとともに，韓国，台湾，シンガポールとは，それぞれの国を代表する医療機関と個別に交渉し，グローバル Academic Research Organization (ARO) ネットワーク基盤を構築してきた。欧州とは現地の ECRIN (European Clinical Research Infrastructure Network) との提携を進め，欧州臨床試験のインフラを利用し，CRC，モニター，監査担当者を欧州の試験実施施設に派遣するスキームを構築した。

こうして，日本で創出された disruptive innovation は，即座にグローバル展開され，世界中の患者の手元に届く体制が整備されつつある。

Ⅲ．Disruptive innovation 創出のためのマネジメント

もはや，がん征圧に向けた次世代の治療法を開発するには，上述のような disruptive innovation を推進しなければならず，そのためには日本のアカデミアが有するすべてのシーズを一元的にかつ一貫して管理する必要がある。そのためには，すでに革新的プロジェクトの各拠点で実用化している R&D パイプライン管理システムを全国の大学，ナショナルセンターなどの研究機関に普及させ，その基で疾患単位・開発品目単位でシーズを抽出・集約し，統合戦略マネジメントを適用して予算配分し，機動的な開発を進めればよい（図❸）[15]。

Ⅳ．今後の展望と提言

免疫チェックポイント阻害薬の開発によって，がんの治療において免疫療法という新たな道が開かれた。しかしながら，同薬剤は極めて有効な症例がある反面，効果が得られない患者が依然と多

く存在し，その限界も見えてきた。何よりも，分子標的薬を適用するにも効果のある患者を事前にマーカーによって選別できないことが問題である。また，効果が現れる機序についても依然不明な点も多い。よしんば，それらが解決できたとしても，がんは個体内で絶え間なく進化するもので

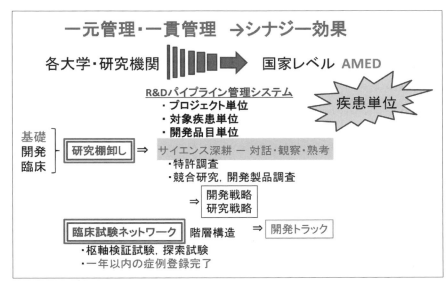

図❸ 疾病制圧統合戦略マネジメント

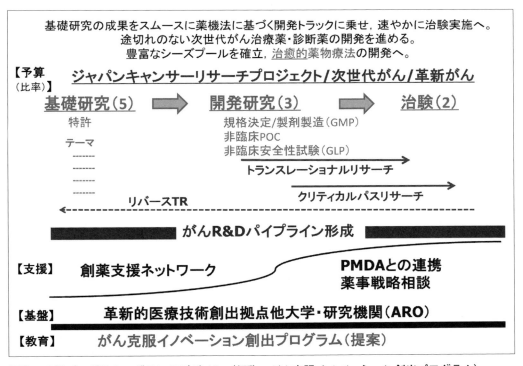

図❹ 次期プログラム グランドデザイン（仮称：がん克服イノベーション創出プログラム）

ある。系統的ながんの深化の場合は，免疫チェックポイント阻害薬を含め分子標的薬で治療できるとしても，環境悪化をトリガーとして進化するがんの場合は，その効果に限界がある。その解決こそが現代がん生物学の最重要課題であり，これを突破していく可能性のある候補として，T-VECやG47Δのようなウイルス製剤が挙げられる。しかしながら，ウイルス製剤によってもがんを克服できるとは言えない状況が遠からず来るものと考えられる。そのような状況において求められるのは，場当たり的な対応ではなく，生物の進化の過程から得られてきた生体恒常性維持の仕組みを解き明かしていくことである。

途切れなく開発するインフラはできあがった。がん克服に向けて必要なことは，以上に述べたことを念頭に，基礎研究の成果をスムーズに薬機法に基づく開発トラックに乗せ，速やかに治験を完遂して，途切れなく次世代がん治療薬・診断薬の開発を進めるとともに，豊富なシーズプールを確立して治癒的薬物療法を開発することである（図❹）。そのためには，基礎研究の徹底的な強化が必要であり，少なくともAMED予算の半分をここに投入しなければならない。

参考文献

1) 独立行政法人医薬品医療機器総合機構：再生医療等製品の先駆け審査指定制度の対象品目一覧表
http://www.pmda.go.jp/files/000209905.pdf
2) FDA：Talimogene Laherparepvec
http://www.fda.gov/drugs/informationondrugs/approveddrugs/ucm476925.htm
3) European Medicine Agency：talimogene laherparepvec
http://www.ema.europa.eu/ema/index.jsp?curl=pages/medicines/human/medicines/002771/human_med_001941.jsp&mid=WC0b01ac058001d124
4) 小島伸介，福島雅典：癌と化学療法 43, 927-934, 2016.
5) FDA：Nivolumab（Opdivo）
http://www.fda.gov/drugs/informationondrugs/approveddrugs/ucm436566.htm
6) Brahmer J, Reckamp KL, et al：N Engl J Med 373, 123-135, 2015.
7) FDA：Nivolumab Injection
http://www.fda.gov/drugs/informationondrugs/

approveddrugs/ucm466576.htm
8) Borghaei H, Paz-Ares L, et al：N Engl J Med 373, 1627-1639, 2015.
9) 小島伸介：臨床評価 43, 601-605, 2016.
10) FDA：Nivolumab（Opdivo Injection）
http://www.fda.gov/drugs/informationondrugs/approveddrugs/ucm474092.htm
11) Motzer RJ, Escudier B, et al：N Engl J Med 373, 1803-1813, 2015.
12) FDA：Nivolumab（Opdivo）for Hodgkin Lymphoma
http://www.fda.gov/drugs/informationondrugs/approveddrugs/ucm501412.htm
13) クレイトン・クリステンセン 著，玉田俊平太 監修，伊豆原弓 訳：イノベーションのジレンマ－技術革新が巨大企業を滅ぼすとき，翔泳社，2001.
14) CDISC：Study Data Tabulation Model（SDTM）
http://www.cdisc.org/sdtm
15) 福島雅典，他：臨床評価 42, 241-394, 2014.

小島伸介

1999 年	京都大学医学部附属病院研修医
2001 年	京都市立病院研修医
2002 年	京都大学医学部附属病院探索医療センター検証部医員
2006 年	公益財団法人先端医療振興財団臨床研究情報センター研究員

第5章 わが国での開発促進に何が必要か

２．わが国でのレギュレーション整備への期待

永井純正

平成 26（2014）年 11 月より，再生医療等製品を用いた治験については医薬品医療機器等法で規制され，治験以外の臨床試験や自由診療については再生医療等安全性確保法で規制されることとなった。医薬品医療機器等法では，新たに定義された再生医療等製品について条件期限付き承認が制定された。また，平成 28（2016）年 2 月には初めて先駆け審査指定制度に 3 つの再生医療等製品が指定された。このように，がん免疫療法を含む再生医療の実用化加速に向けたレギュレーションの整備は進みつつあるが，同時に解決すべき課題もいくつか浮かび上がってきた。

はじめに

再生医療においては，製造販売に対する薬事承認に関する改正薬事法（医薬品，医療機器等の品質，有効性及び安全性の確保等に関する法律「医薬品医療機器等法」）と，自由診療や臨床研究に対する再生医療等の安全性の確保等に関する法律「再生医療等安全性確保法」がともに平成 26（2014）年 11 月 25 日施行となり，規制のうえで大きな変革が起きた。つまり，再生医療等製品 [用解1] という概念が新たに定義されるとともに，再生医療等製品を用いた治験 [用解2] については医薬品医療機器等法で規制され，治験以外の臨床試験や自由診療については再生医療等安全性確保法で規制されることとなった（**図①**）[1) 2)]。

また，平成 26（2014）年 6 月に厚生労働省から公表された先駆けパッケージ戦略に関連して，平成 27（2015）年 4 月には医薬品について，同年 7 月には医療機器，体外診断薬，再生医療等製品について，先駆け審査指定制度の試行的実施が

公表された。平成 28（2016）年 2 月には初めて先駆け審査指定制度に 3 つの再生医療等製品が指定された [3)]。

このように，いろいろな制度が整備されてきた一方で，わが国で再生医療を実用化するにあたっての課題も見えてきたので，それらについても本稿で概観する。

Ⅰ．医薬品医療機器等法における再生医療等製品について

再生医療等製品の定義は，「人又は動物の細胞に培養等の加工を施したものであって，身体の構造・機能の再建・修復・形成や，疾患の治療・予防を目的として使用するもの，又は，遺伝子治療を目的として人の細胞に導入して使用するものであって，政令で定めるもの」とされている。再建などを目的とした細胞製剤の具体例としては，軟骨再生製品（外傷などにより欠損した軟骨部位に対して，自家軟骨細胞を培養したものを投与），治療を目的とした細胞製剤の具体例としては，が

---

key words

PMDA，厚生労働省，医薬品医療機器等法，再生医療等安全性確保法，先駆け審査，治験，再生医療等製品

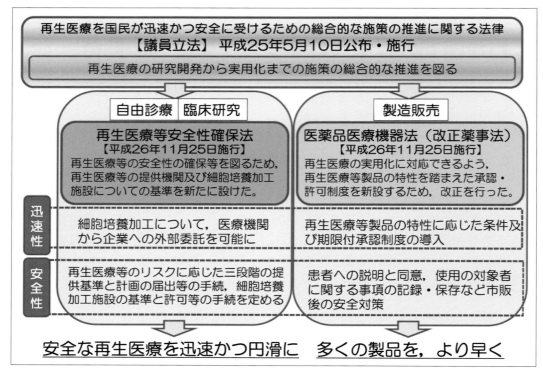

図❶ 医薬品医療機器等法と再生医療等安全性確保法（文献1，2より）
再生医療等製品を用いた治験については医薬品医療機器等法で規制され，治験以外の臨床試験や自由診療については再生医療等安全性確保法で規制される。

ん免疫製品（遺伝子導入するなどしてがん細胞に対する免疫能を増強させた免疫細胞の投与），遺伝子治療の具体例としては，遺伝性疾患治療製品（欠損酵素補充目的に，欠損酵素遺伝子を保持したウイルスベクターを患者体内に投与）などが挙げられる。造血幹細胞移植や赤血球・血小板輸血は再生医療等製品に該当しない。つまり，がん免疫療法に関しては，ペプチドワクチンは該当しないが，養子免疫療法や腫瘍溶解ウイルス療法は再生医療等製品に該当する[1,2]。

このような再生医療等製品は，人の細胞などを使用するため厳密に品質を均一にすることが困難であるという特性を有することを前提に，限られた症例で臨床効果の評価を行うことが難しいため，有効性が推定され，安全性が確認された段階で早期に承認する仕組みが導入された。この仕組みが条件期限付き承認制度であり，販売先を専門的な医師や設備を有する医療機関などに限定する条件，原則として7年を超えない範囲内の期限を設けたうえで承認し，承認後に製造販売業者は，有効性・安全性を改めて検証し，上記期限内に使用成績に関する資料などを添付して再度承認申請を行うことが要求される（図❷）[1]。

これは米国における accelerated approval や欧州における conditional marketing authorization と似た制度であるが，原則的にこれらは市販後に第3相比較試験などの検証試験を要求している。しかし，そもそも再生医療等製品の治験においては，比較対照群の設定が難しい場合や，大規模試験を実施するだけの症例数の確保が困難な場合が多いことから，わが国での再生医療等製品の条件期限付き承認については必ずしも第3相比較試験の実施が必須というわけではなく，個別事例ごとの対応となっているようである。既に条件期限付き承

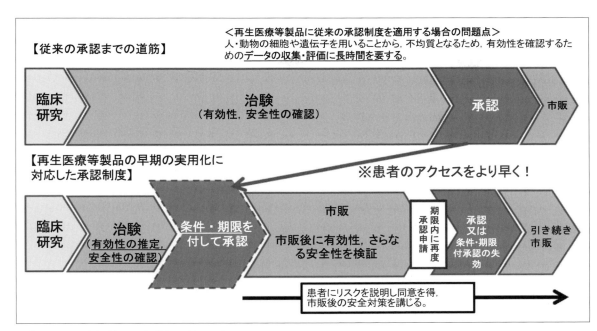

図❷ 再生医療等製品の条件期限付き承認（文献1より）
医薬品医療機器等法において、再生医療等製品については、有効性が推定され、安全性が確認された段階で早期に条件期限付き承認を付与できる制度が新設された。

認第1号として、ハートシートが平成27（2015）年9月に承認されており、この市販後評価は、外部対照と心臓疾患関連死までの期間を比較する試験となっており、無作為化比較試験ではない[4]。なお、条件期限付き承認の場合も含めて、再生医療等製品も、これまでの医薬品の例または医療機器の例にならって保険償還される方針となっている[1]。

II. 再生医療等安全性確保法

これまで日本では、治験以外の大学病院などで行われる再生医療、遺伝子治療の臨床研究については、ヒト幹細胞を用いる臨床研究に関する指針または遺伝子治療臨床研究に関する指針に基づき、厚生労働大臣の意見を聴く形で実施されてきた。その一方で、民間のクリニックなどで自由診療として細胞療法などが行われ、その中には死亡例が出たものもあった。それらに対して、届出などの規制が存在していなかったため実態把握が困難であり、治験以外の再生医療等製品を用いた臨床研究・診療についても、安全性を担保するためにリスクに応じた審査・届出の手続きが必要ではないかとの議論がなされた。その結果、施行されたのが再生医療等安全性確保法である。

まず再生医療等安全性確保法の対象範囲としては、「人の身体の構造又は機能の再建、修復又は形成を目的としている、又は、人の疾病の治療又は予防を目的としており、かつ細胞加工物を用いるもので、政令で例外として列挙されているもの（通常の輸血、造血幹細胞移植、生殖補助医療）でないもの」となっている。つまり、医薬品医療機器等法では再生医療等製品に分類される、ウイルスベクターを体内投与する *in vivo* 遺伝子治療（腫瘍溶解ウイルス療法を含む）は、再生医療等安全性確保法の対象範囲外である[2]。

また再生医療等安全性確保法では、リスクに応じて再生医療等技術を第1種（高リスク）、第2種（中リスク）、第3種（低リスク）の3つに分類している。第1種はES細胞やiPS細胞、遺伝子導入された細胞、動物の細胞、他家細胞を利用

するものが主として該当し，第2種は第1種以外の体性幹細胞投与，第3種は相同利用に該当する加工体細胞投与が主に該当する。相同利用とは，「採取した細胞が，再生医療等の対象となる部位の細胞と同様の機能を持つ投与方法の場合」として定義されている。腹部から脂肪細胞を採取，脂肪組織由来幹細胞を分離し，その細胞を脂肪組織再建（乳がん術後の乳房再建など）を目的に投与することなどが相同利用の具体例とされている[2]。

さらに，リスク別に手続きの規定がされている。第3種では，医療機関での実施計画について認定再生医療等委員会での審査を受けたうえで，厚生労働大臣に提出する必要がある。第2種では，医療機関での実施計画について特定認定再生医療等委員会での審査を受けたうえで，厚生労働大臣に提出する必要がある。第1種では，第2種と同様に厚生労働大臣に提出後90日間は医療提供制限期間とされ，その期間内に厚生労働大臣が厚生科学審議会の意見を聴き安全性などについて確認を行い，基準に適合していない場合など必要に応じて計画変更命令を下すことができるとされている。計画変更命令が下されなければ，医療の提供が可能となる。認定再生医療等委員会は，有識者からなる合議制の委員会で，厚生労働大臣の認定を受けたものを指す。特定認定再生医療等委員会は，認定再生医療等委員会のうち，特に高度な審査能力，第三者性を有するものとされている[2]。

Ⅲ．先駆け審査指定制度

平成26（2014）年6月に厚生労働省から公表された先駆けパッケージ戦略に関連して，平成27（2015）年4月には医薬品について，同年7月には医療機器，体外診断薬，再生医療等製品について，先駆け審査指定制度の試行的実施が公表された。先駆け審査の指定要件は，新規作用機序を有する画期性，対象疾患の重篤性，既存治療がないまたは既存治療より極めて高い効果，早期から開発し世界に先駆けた日本での早期（世界と同時でも可）申請予定，のすべてを満たすことである。平成28（2016）年2月には初めて先駆け審査指定制度に3つの再生医療等製品が指定された。これらは腫瘍溶解ウイルス，自家骨髄間葉系幹細胞，自家心臓内幹細胞であり，いずれもアカデミアのシーズ由来である[3]。

Ⅳ．その他

再生医療等製品の開発にあたっては，臨床試験だけでなく，品質（生物由来原料基準を含む），非臨床安全性試験において，通常の低分子化合物医薬品の開発とは異なる知識が要求される。そのため，アカデミアでの開発に際して薬事戦略相談の活用が重要であるのみならず，その相談において独立行政法人医薬品医療機器総合機構（PMDA：Pharmaceuticals and Medical Devices Agency）とのコミュニケーションを円滑にする目的で，PMDAがHP上に「再生医療等製品」というサイト[1]を設け，参考となる行政文書や講演スライドなどを掲載している。また，特にヒト細胞加工製品に関しては平成28（2016）年6月に技術的ガイダンスが発出され，このガイダンスも上記サイト[1]に掲載されている。

さらに，最先端のサイエンスに対応できるような規制とする必要があるという観点からは，アカデミアの協力も欠かせないため，厚生労働省の革新的医薬品・医療機器・再生医療製品実用化促進事業において，がん免疫療法を担当する三重大学医学部附属病院など，再生医療に関しても，複数のアカデミアとPMDA，国立医薬品食品衛生研究所との間の交流事業としてガイダンス作成が進められている。また，早川班の「再生医療実用化加速のための幹細胞等由来製品評価に最低限必須・共通の技術要件・基準に関する研究」など，厚労科研費やAMED研究費のプロジェクトとしても再生医療分野での規制ガイダンス作成に関するものが複数立ち上がってきた。

おわりに－現状の課題－

これまで概観してきたように，がん免疫療法を含む再生医療等製品に関しては新たな規制の枠組みが作られ，ガイダンスについても整備されつつある。その一方で，いろいろな限界や課題も見え

てきている。

まず先駆け審査指定制度については，米国のBreakthrough Therapy Designationや欧州のPRIME制度と類似する重要な施策であるが，日本の先駆け審査指定制度はこれらと異なり，世界に先駆けて日本での早期（世界と同時でも可）申請予定であることが要件となっているため，グローバル企業が日本での開発に興味を抱くためのインセンティブとしては特に有用である。しかし，もともと再生医療製品の開発は通常の医薬品開発と比較して，国内のアカデミアが早期開発の部分を担う場合が多いため，医薬品と比較すると先駆け審査指定制度のインセンティブを活かしづらいと言える。

そのような観点から，日本において再生医療等製品の開発を加速化させるために最も重要なことは，日本のアカデミア発のシーズをアカデミア自らによるfirst-in-humanの医師主導治験として，いかにしてより実施しやすい環境にするかであると個人的には考えている。このような臨床試験を実施するにあたっての医療現場側のインフラは，国のサポートもあり，特定の医療機関ではかなり整備されつつある。しかし前述のように，特に再生医療等製品の開発の場合には，品質（生物由来原料基準を含む），非臨床安全性試験において特殊かつ細部にわたる内容に関する検討が要求される。これらはアカデミアにとっては大きな障壁となる。もともと，日本では治験と臨床研究のダブルトラックが存在し，再生医療の場合には，前述のように医薬品医療機器等法と再生医療等安全性確保法の2つが存在する。結局，医薬品医療機器等法に基づく治験として実施しようが，再生医療等安全性確保法に基づく臨床研究として実施しようが，臨床試験の実施に際して多額の費用が生じることに変わりはない。しかも，むしろ医師主導治験として実施する計画を立てるほうがAMED研究費などの予算を獲得しやすい現状にあり，また再生医療等安全性確保法に基づく臨床研究として実施する場合には保険上，混合診療の問題も考

慮する必要が生じる。それでもなお，将来的な実用化を見据えているにもかかわらず，アカデミア側が医師主導治験でなく臨床研究を選択する場合がある。特に根拠となるような客観的データや指標が公開されているわけではないが，経験則として，first-in-humanの試験を行う場合に，医師主導治験開始に際してPMDA側（1相開始前相談や30日調査）が必須と判断する品質・非臨床安全性試験のレベルが，再生医療等安全性確保法下での臨床研究計画の審査でのレベルと比較して高いと考えられていることがその理由である。さらに，再生医療等安全性確保法下での臨床研究として被験者への投与経験を先に積めば，その試験成績自体が，次に治験を実施するうえで安全性の担保としてPMDAに説明するための根拠となりうる。安全性を可能なかぎり担保することが必須であるのは言うまでもないが，米国でのfirst-in-humanの臨床試験実施前にどの程度の品質，非臨床データが求められているかなど，周辺状況も踏まえたうえで，わが国の再生医療等製品のfirst-in-humanの臨床研究・治験実施前に必須である事項と，臨床研究・治験と同時並行で収集することで許容できる事項を，臨床研究・治験の区別なく整理することが本来重要であると考える。この点を明確にしていく作業こそが，わが国で再生医療の実用化を加速させる最も重要なポイントであると個人的には考えている。

また条件期限付き承認に関して，もともとわが国では，希少疾患における抗がん剤開発では，無作為化比較試験を実施することなく，2相の単群試験をpivotal studyとして通常の承認を与えている事例はいくつもある。がん免疫療法の開発に際しても同様に考えるべきだと思われるが，2相の単群試験を基に承認するにあたって，通常承認とする場合と条件期限付き承認とする場合をどのように差別化するか，条件期限付き承認とした場合に市販後に何を見るかが今後，事例の蓄積とともに重要となると考える。

第5章　わが国での開発促進に何が必要か

用語解説

1. **再生医療等製品**：人又は動物の細胞に培養等の加工を施したものであって，身体の構造・機能の再建・修復・形成や，疾患の治療・予防を目的として使用するもの，又は，遺伝子治療を目的として人の細胞に導入して使用するものであって，政令で定めるもの。
2. **治験**：薬事承認を目的とした臨床試験。

参考文献

1) PMDA ホームページ「再生医療等製品」
   http://www.pmda.go.jp/review-services/drug-reviews/about-reviews/ctp/0007.html
2) 厚生労働省ホームページ「再生医療について」
   http://www.mhlw.go.jp/stf/seisakunitsuite/bunya/kenkou_iryou/iryou/saisei_iryou/
3) PMDA ホームページ「先駆けパッケージ戦略への対応」
   http://www.pmda.go.jp/review-services/drug-reviews/0002.html
4) PMDA ホームページ「再生医療等製品　審査報告書・申請資料概要」
   http://www.pmda.go.jp/review-services/drug-reviews/review-information/ctp/0002.html

参考ホームページ

・PMDA ホームページ「再生医療等製品」
http://www.pmda.go.jp/review-services/drug-reviews/about-reviews/ctp/0007.html

・厚生労働省ホームページ「再生医療について」
http://www.mhlw.go.jp/stf/seisakunitsuite/bunya/kenkou_iryou/iryou/saisei_iryou/

・PMDA ホームページ「先駆けパッケージ戦略への対応」
http://www.pmda.go.jp/review-services/drug-reviews/0002.html

・PMDA ホームページ「再生医療等製品　審査報告書・申請資料概要」
http://www.pmda.go.jp/review-services/drug-reviews/review-information/ctp/0002.html

永井純正

2003 年	東京大学医学部医学科卒業 同医学部附属病院内科研修医
2004 年	自治医科大学附属病院内科ジュニアレジデント
2005 年	東京大学医学部附属病院血液・腫瘍内科医員
2009 年	日本学術振興会特別研究員（DC2）
2010 年	東京大学大学院医学系研究科博士課程修了（医学博士） 日本学術振興会特別研究員（PD）
2011 年	東京大学医学部附属病院血液・腫瘍内科特任臨床医 独立行政法人医薬品医療機器総合機構新薬審査第五部審査専門員
2014 年	東京大学医科学研究所先端医療研究センター遺伝子治療開発分野講師 同附属病院 TR・治験センター，血液腫瘍内科（兼任）

第5章　わが国での開発促進に何が必要か

3．がん治療における産官学連携の推進

上田龍三

　産官学の連携の重要性の認識に関して，日本は欧米に対して随分立ち遅れた感があったが，近年実効性のある創薬や治療研究に関しては産官学連携の重要性が指摘されてきた。2015年4月に発足した日本医療研究開発機構（AMED）の指導と企画のもとに，この領域に関する省庁間の一本化の動きが目に見える形として始動し，連携の具体化が推進されつつあることは特記すべきである。特にがん免疫療法の領域は，産官学の連携が最も期待されている分野である。その成功の鍵は，第1にAMEDが本来の機能を発揮できるか，第2に企画に対して国民の賛同・参画が得られるかにあると思われる。

はじめに

　産官学の連携の重要性の認識に関して，日本は欧米に関して随分立ち遅れた感があったが，近年実効性のある創薬や治療研究に関しては産官学連携の重要性が指摘され，その推進が唱えられている。がん免疫療法分野においてはワクチン療法から遺伝子改変細胞療法，複合免疫療法の開発研究のどの局面においても産官学連携がうまく機能しなければ治療として一般のがん患者に届けることはできないということは関係者では常識となっており，具体的な産官学連携の仕組みや役割分担のあり方などが重要な懸案となっている。

Ⅰ．日本における産官学連携のうねり

1．日本における産官学連携へのアカデミアからの問いかけ

　日本でがん領域に分子標的の概念を最初に導入し，分子標的の探索研究を治療法として確立するためへのトランスレーショナルリサーチ（TR）の重要性を唱え，このTRを実効あるものにするには産官学の連携なくしては有り得ないと強く提言したのが故 鶴尾隆博士（当時 分子細胞生物学研究所長 兼 癌研究会化学療法センター長）であった。彼を代表発起人として，1993年（平成5年）には，文部省がん重点研究の支援のもとに，がん化学療法における分子標的研究の重要性に注目して「癌化学療法の分子標的」ワークショップが企業研究者と一体となって開催された。このワークショップは，1997年には日本がん分子標的治療研究会となり，2008年以来，現在のがん分子標的治療学会（初代学会長 鶴尾隆）とつながっている。研究会時代からTRワークショップを毎年開催し，治療薬開発における産官学の連携支援システムの構築の重要性に関して社会への提言が示され，今日の社会的理解につながっている。特に2002年に公開された「がんのトランスレーショナルリサーチの推進についての提言」では明確に示されており，その提言内容の要旨は以下の3点に集約される。

---

key words

産官学連携，トランスレーショナルリサーチ（TR），医薬品医療機器総合機構（PMDA），
日本医療研究開発機構（AMED），モガムリズマブ（抗CCR4抗体），希少疾病用医薬品

第5章　わが国での開発促進に何が必要か

提言 1. トランスレーショナルリサーチは，科学の進歩を国民の健康増進と産業の発展に直接結びつけるもので国家的プロジェクトと位置づける。

提言 2. トランスレーショナルリサーチは，科学的ならびに医学的な根拠に基づき，十分な倫理的配慮の下に，迅速に行われるべきである。

提言 3. 基礎から臨床へ至る一つ一つの過程において環境整備が必要である。

　この提言の中身を吟味すれば，少なくともがん領域においては，昨今，医薬品医療機器総合機構（PMDA）や後述する日本医療研究開発機構（AMED）から提示されている政策や指導の根幹をほぼ網羅していることがわかる。

2. 最近の日本の事例

　昨年（2015年）のノーベル医学生理学賞は北里大学特別栄誉教授の大村智氏（受賞時80歳）ら3氏に授与された。大村智博士らの「エバーメクチン」産生放線菌ストレプトマイセス・アベルミティスの発見に基づき，米メルク社が特許を申請，後に化学構造を修飾し，線虫にも有効な「イベルメクチン」の創薬に成功した。本薬剤により，1億2千万人にものぼる感染予備群である河川盲目症（オンコセルカ症）の特効薬となり，ノーベル賞受賞の大きな理由となったことは周知の事実である。博士は今年の日本経済新聞の「私の履歴書」の連載の中で（2016年8月21日），緊張感の中での産学協同開発研究であったが，アカデミアと企業の両輪なくしてはイベルメクチンの創出には至らなかったと述べておられる。

　また最近では，日本でも共同研究対象を比較的拡大した産学協同研究の動きも大きく進展している。例えば，iPS研究における山中伸弥博士を中心とする京都大学iPS細胞研究所と武田薬品，がん免疫療法をはじめとした免疫疾患研究領域での岸本忠三，坂口志文，審良静男博士らを中心とした大阪大学免疫フロンティア研究所と中外製薬との免疫研究に関する包括的な産学協同研究などが，その規模の大きさからも話題となっている。

　実臨床に近いところでは，国立がん研究セン

ターにあるEPOC先端開発センターが企画・運営しているSCRUM-Japanの取り組みは注目される。本システムは，2013年に開始した希少肺がんの遺伝子スクリーニングネットワーク「LC-SCRUM-Japan」と2014年に大腸がんを対象とした「GI-SCREEN」とが統合してできた日本初の産学連携全国がんゲノムスクリーニングシステムであり，その成果は着実に生まれつつある。

3. 日本医療研究開発機構（AMED）について

　行政（官）の推進的役割として，まずは2015年4月に正式発足した日本医療研究開発機構（AMED）の取り組みが第一に挙げられる。AMEDのホームページによれば，AMEDは，医療分野の研究開発における基礎から実用化までの一貫した研究開発の推進・成果の円滑な実用化および医療分野の研究開発のための環境の整備を総合的かつ効果的に行うため，医療分野の研究開発およびその環境の整備の実施や助成などを行うとある。また役割も明確で，医療分野の研究開発およびその環境整備の中核的な役割を担う機関として，これまで文部科学省・厚生労働省・経済産業省に計上されてきた医療分野の研究開発に関する予算を集約し，基礎段階から実用化まで一貫した研究のマネジメントを行うと記載されている。また，知的財産に関する専門家，臨床研究や治験をサポートする専門スタッフなどの専門人材による研究の支援も行い，研究費申請の窓口や手続きは一本化して，基礎から実用化までの一貫した研究開発の推進および環境の整備を行うことにより，世界最高水準の医療・サービスの実現や健康長寿社会の形成をめざしている。特に注目したいのはその業務内容であるが，①医療分野の研究開発および環境整備，②その成果の普及・活用の促進，③医療分野の研究開発および環境整備に対する助成，④①～③の業務に附帯する業務を行うと明記している。

　故鶴尾博士らのTR実現への提言が，ここにきてAMEDを中心として国家的に始動した感があり，AMEDに対するTRのプロジェクトの進捗管理や何よりも国の研究支援の一括管理に対する期待は非常に大きなものがある。

ただ鳴り物入りで出発した AMED ではあるが，予算が NIH の 3 兆 2 千億円に対して AMED は 1440 億円であり，その較差に驚くばかりである。AMED 設立の主旨に則り，少しでも国民の期待に応えるには，取り組むべき課題を明確にし，運用には知恵を絞らねばならないのは当然であるが，行政には予算規模の増額を切にお願いしたい（図❶ C）。

4. 大学発ベンチャーの育成

大学発ベンチャー創出推進は，大学・公的研究機関等（以下，大学等）の研究成果を基にした起業および事業展開に必要な研究開発を推進することにより，イノベーションの原動力となるような強い成長力を有する大学発ベンチャーが創出され，これを通じて大学等の研究成果の社会・経済への還元を推進することを目的としている。東京大学は産学協創推進本部を設置しており，他の有力大学も現在ではそれぞれ特徴のある産学連携推進拠点をもち，法人絡みで連携・拡大を精力的に推進しているのが現状である。

行政としても大学発ベンチャーの育成・支援を目的に「大学発ベンチャー表彰」の表彰制度を 2014 年度に開始している。この制度は大学などの成果を活用して起業したベンチャーのうち，今後の活躍が期待される優れた大学発ベンチャーを表彰するとともに，特にその成長に寄与した大学や企業などを表彰してきている。2016 年からは新エネルギー・産業技術総合開発機構（NEDO）と科学技術振興財団（JST）の共催となり，新たに経済産業大臣賞，新エネルギー・産業技術総合開発機構理事長賞を創設し，より多くの優れたベンチャーおよび支援大学・支援企業の表彰も開始

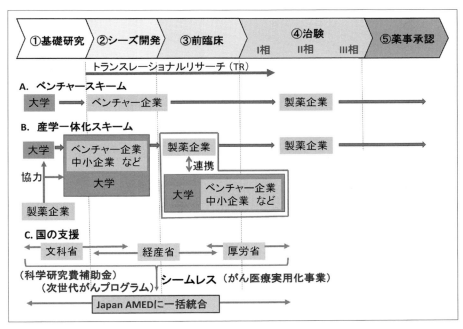

図❶　TR の支援体制

創薬開発の流れは，基礎研究に始まり薬事承認されて完成する。TR は，シーズの開発から前臨床研究，治験の第 I 相までの開発研究を指す。
A．従来のアカデミアとベンチャーや企業とのシーズの一方的な授受関係。
B．比較的早期より産学協同で開発を進め，それぞれの役割分担を発揮しながらお互いにフィードバックして補完することにより開発を進める。
C．国の支援体制が文科省，経産省，厚労省などの各省庁がバラバラに支援していたが，AMED の発足以来，一括管理が可能となり，その成果に期待が寄せられている。

した。

　行政では直接的にも産官学連携の推進を図っており，内閣府からの産学連携功労者表彰を2003年から始めている．本年度の厚生労働大臣賞として，大阪大学 澤芳樹教授，宮川繁特任教授と共同研究企業の開発担当者に重症心不全に対する再生医療製品－自己筋芽細胞シート「ハートシート」が選ばれている．その他，科学技術政策担当大臣賞，経済産業大臣賞，日本学術会議会長賞なども毎年支援の表彰がされている．

　このような表彰には当然厳正な選考過程があり，アカデミアにとっても論文の採択にも劣らない社会的貢献への評価として価値あるものと定着しはじめているが，実質的な成功例に乏しいのが現状である．

Ⅱ．モガムリズマブ（抗CCR4抗体）研究開発の経験から

　1999年，東京大学松島綱治教授と協和発酵 東京研究所（現在 協和発酵キリン）が共同で開発したケモカインレセプター4に対するモノクローナル抗体の抗CCR4抗体の作製に成功した．この抗体の臨床応用に関する相談を受け，がん，特にT細胞性リンパ腫への応用を提案し，われわれの基礎データから成人T細胞白血病/リンパ腫（ATLL）への治療抗体薬に的を絞り，臨床開発を精力的に展開した（図❷）．開発研究にあたり，製薬企業とわれわれアカデミアの得意とする役割分担，例えば抗体開発そのものに関してはその製造，改良，大量培養，安定性，毒性などは企業研究室が担当し，前臨床研究としての *in vitro*, *in vivo* 研究，特に患者の試料を用いたこれらの研究はアカデミアが主導して行うというように各々の役割を明確にして開発研究を進めた．その過程で，絶え間なくリサーチミーティング，情報交換を続けることにより，POC（概念実証）を得るFIH（first in human）の第Ⅰ相治験を日本で開始し，POCを実証することができた．患者や家族の理解も得ることができ，患者登録も非常に迅速に進み，第Ⅱ相治験を終了した時点で希少疾病用医薬品指定を受け，日本初の抗がん抗体医薬品として上市に成功した．その際，産学共同研究のお

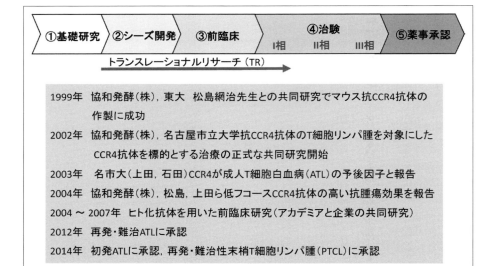

図❷　抗CCR4抗体薬開発の流れ
抗CCR4抗体の開発経緯．1999年に作製された抗体が抗体医薬として成人T細胞白血病（ATLL）に承認されるには約15年もの歳月がかかっている．本抗体薬はシーズから前臨床試験，治験まですべてが日本で完結できた，日本初の抗がん抗体薬である．

陰で日本初のコンパニオン診断薬の開発にも同時に成功して，がん治療薬としてコンパニオン診断薬の承認を受けた第1号でもある。産学協同研究が単にシーズあるいは治験薬の一方的な授受にとどまらず，研究開発の各局面で絶え間ない情報の交換とそのフィードバックがもたらした成果といえよう（図❶B）。

Ⅲ．これからの抗がん創薬における産官学のあり方

1．抗がん分子標的薬の開発における産官学連携

がんの薬物療法においては，がん細胞の増殖・分化・破壊の分子生物学的解析が進み，特にがん治療に直結するがん細胞やがんを取り巻く微小環境におけるがん関連分子が同定され，それらの機能が解明されはじめたことにより，従来の化学療法から分子標的療法薬の開発が主体となっている。確かに，これまでにない標的分子を明確にした創薬開発は，慢性骨髄性白血病のBCR/ABL融合タンパクを標的にしたイマチニブや乳がんに対するHER2を標的とした抗HER2抗体などの分子標的薬剤が日常のがん臨床に大いに貢献している。最近，肺がんの一部にALK融合遺伝子の存在が間野博行博士により発見されたが，その治験は外国で迅速に行われ，特効薬の最初の承認は欧米でなされ，日本には逆輸入の形で導入された経緯は周知のとおりである。この際，日本での産学連携がもう少し早い時点での協力体制やお互いの信頼感ができていれば，日本からの治験結果が世界に発信できたのではなかったかと思われ，残念

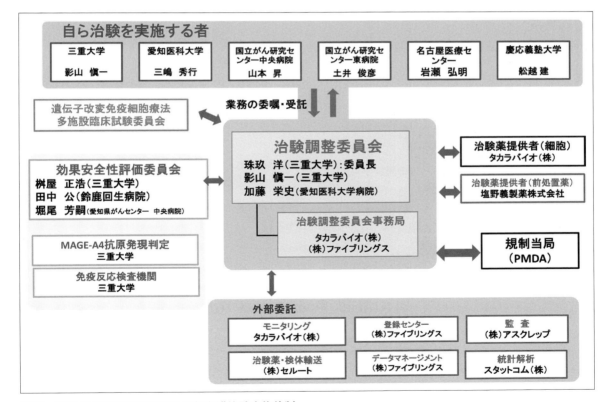

図❸　TCR-T細胞療法に対する医師主導治験実施体制
腫瘍特異抗原（MAGE-A）を認識すべく遺伝子修飾して作製した細胞障害性T細胞を体外で増殖させ，適確患者に注入して治療するがん免疫療法の実施体制。治験を施行するには各ステップで多くの専門集団の連携が必要。（原図：三重大学珠玖洋教授提供）

第5章　わが国での開発促進に何が必要か

である。これほど明確な POC が提供されている
にもかかわらず，希少がんということで日本の企
業との連携が上手くいかなかったと聞くが，この
融合遺伝子に特異的な薬剤は，例え国内における
肺がんの数％しか見つからない希少肺がんも，グ
ローバルにみれば膨大な患者数になる。われわれ
は創薬開発からみた希少がんの捉え方を変えてい
く必要がある。

2. がん免疫療法薬開発における産官学連携

　がん免疫療法が 2010 年から科学的なエビデン
スのもとにがん臨床に本格的に導入されてきた
が，その中核をなしているのが免疫チェックポイ
ント阻害剤であり，遺伝子修飾 T 細胞療法である。
ここでは産学連携の観点から三重大学で珠玖洋
教授を中心に進めておられる「TCR 遺伝子導入
T 細胞療法・共同ネットワーク」の医師主導実施
体制を紹介する（図❸）。この臨床試験施行のた
めには，まず TCR 遺伝子導入 T 細胞作製に至る

までの産学協同研究がうまく稼動することが重要
であり，さらに治験として実施するには図に示さ
れるようにアカデミアのみでは不可能で，多くの
外部委託の支援を必要とすることがよく示されて
いる。これらの治験で良好な結果が得られ，対象
となるがん患者への標準療法として施行されるに
は，これらの支援組織のプロ集団が，インフラを
整備してそれぞれの役割分担を専門の事業として
展開できることによって初めて標準療法としてル
チーン化されることになる。そのためには行政の
指導も重要で，産官学が一体となっての運用体制
が確立されることが望まれている。

おわりに

　創薬開発における産官学連携の相関は図❹に
示すとおり，大学・研究所（アカデミア），ベン
チャー・製薬企業（産業界）に各省庁・関連機関（行
政）の役割分担を踏まえた 3 者の連携の重要性は，

図❹　産官学の協働による創薬開発の成功をめざして
大学・研究所を中心としたアカデミアとベンチャー・製薬企業にはそれぞれの特性がある。創薬開発成
功の鍵は，これらアカデミアや産業界の特性を生かしながら，規制当局が連携することにより，いかに
科学的で効率の良い運用ができ，国民の賛同・参画が得られるかにある。

これまでも何度も提言されている。日本でも産官学の連携の息吹が，がん免疫療法を含めた新しいバイオサイエンスを中心に具体例が生まれはじめており，この動きに対しても産官学全体で共働し，支援していくことが肝要である。ここで再認識すべきは，連携による最終目的は，最良の創薬を健常者に理解され，患者の手に届けることにあるということである。また，その目的達成のためには

産官学連携に加えて，前臨床から治験に至るすべての過程において，社会や患者の支援・協力が必須である。本稿を終えるにあたり，創薬開発をわが国で成功させるには，産官学の連携はもとより，国民の理解を得られる産官学民の連携が自ずと生まれ発展する風土の醸成こそが重要であることを強調しておきたい。

参考ホームページ

- 京都大学 iPS 細胞研究所
  http://www.cira.kyoto-u.ac.jp/
- 大阪大学免疫フロンティア研究所
  http://www.ifrec.osaka-u.ac.jp/
- EPOC 先端開発センター
  http://epoc.ncc.go.jp/
- AMED
  http://www.amed.go.jp/
- 大学発ベンチャー表彰
  http://www.jst.go.jp/aas/

上田龍三

1969 年	名古屋大学医学部卒業
1976 年	米国スローンケタリング癌研究所
1980 年	愛知県がんセンター研究所
1988 年	同部長
1995 年	名古屋市立大学第2内科教授（臨床分子内科，腫瘍免疫内科）
2003 年	同病院長（兼務）
2008 年	名古屋市病院局長
2010 年	名古屋市立大学名誉教授
2012 年	愛知医科大学医学部腫瘍免疫寄附講座教授

■ おわりに

未来のがん免疫療法への期待

佐藤昇志

「生物個体のこの高度に美しい免疫システムが，細胞や臓器ホメオスタシスの障害，破壊でもあるがんに対峙していないわけがない」という腫瘍免疫の哲学が日常臨床にようやくもたされつつある。歴史上，感染症がそうであったように，がんという疾病を防ぎ，人類に広く貢献するのは，結局は免疫であると思われる。世界的・国家的プロジェクトとしてなされるべき魅力ある，かつ高度に重要な人類的課題である。

I．現況

本特集「がん免疫療法 - What's new and what's next ?‐」をご覧になり，読者の皆さんは今日のこの分野のまさに極めてホットな状況を理解されたと思う。近年，多くの医学関係学会やがん関係ジャーナルで，はたまたマスコミで，「がん免疫療法は，これまでの化学療法や放射線療法にとって代わる，有力な治療法となるかもしれない」という表現を多く目にするようになった。なにより，Shadendorf らが『J Clin Oncol 2015 年 1月号』に 1861 名の進行メラノーマ患者での臨床試験結果について世界に衝撃的報告を行った。すなわち，通常は 1 年以内の生存率のこれらの患者のうち CTLA4 抗体を投与された患者では，その10 年生存率がなんと 20％にも及んだという事実であり，不治の病をまさに治してみせたという報告であった。そして，PD-1 で同様なあるいはそれ以上の衝撃が次々ともたらせられつつあり，例えば既存の肺がんドセタキセル化学療法プロト

コールと PD-1 抗体投与との比較試験では，試験の途中で PD-1 抗体の有効性がドセタキセルに明らかな差をもって結果が出され，臨床試験の終了期間を完了することなく途中で中止される事態にまでなったのである。このような結果が他にも出され，化学療法を専門にされてきた研究者・臨床家は大きな驚きをもって現在に至っているといえる。それほど衝撃的なここ数年なのである。私にはフィーバーすぎるようにも思えるが，がんの免疫成立に疑いをもってきた研究者や臨床家が今日，がんの免疫という生体反応を"信じつつ"あるところまできているのは驚きである。図❶に示すように，免疫研究の歴史をひも解くと，ほぼがん免疫の歴史は 100 年にもなり，論文数だけでもサインカーブ，コサインカーブの連続であり，今日の隆盛は感概深い。欧州と米国ですでに PD-1治療は悪性黒色腫治療の第一選択薬としてここ半年で次々と承認されている。肺がんや他のがん種でもその流れは止まりそうにない。まさにエポックメーキングといわれる所以である。結果とし

---

key words

がん特異性，ゼロ副作用，がん免疫治療，がん免疫予防，がん免疫監視機構，がん免疫哲学

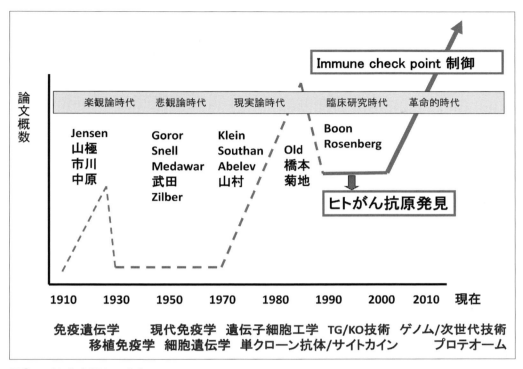

図❶　がん免疫研究の盛衰

て，高騰する医療経済への課題まで派生してきている．治療効果のインパクトの大きさを逆に示していると理解できるのである．

Ⅱ．時代の変革

　しかしこれらの状況を，長くがんの免疫研究を行ってきたわれわれにはなんら驚くにあたらない事実でもある．むしろ，やっとここまで来たかというのが正直なところである．それは，私は勿論のこと長年にわたりがん免疫研究に携わってきた者のおそらくほとんどの方々が，少なくとも動物腫瘍免疫モデルのレベルで腫瘍の鮮やかな免疫拒絶を紛れもない事実としてこの眼で実際みているからである．私も日本や米国で来る日も来る日も無数のマウス，ラットを犠牲にし，自家や同系でがん免疫が in vivo で確実に成立していることをみてきた一人である．だからこそ，綿々といつかはヒトにという思いで研究を継続してきたといえる．

　その礎は，「生物個体のこの高度に美しい免疫システムが，細胞や臓器ホメオスタシスの障害，破壊でもあるがんに対峙していないわけがない」という思いであろう．すなわち，感染症で免疫が働くのは自明であり，がんもそのはずである，という研究者あるいは医師としての純粋なスタンスと確信が基本にある．また，環境要因や個体の遺伝的背景もほぼ同じで，しかしがんを発症するヒトとそうでないヒトがいる．ここには必ずやデリケートな免疫応答の違いが内在しているはずであると推測してきた．がんの免疫監視機構という考え方を有機的につねに研究者としての基盤に置いてきたのである．1980 年台，米国癌学会や日本癌学会で腫瘍免疫の演題は激減し，一般演題のオーラルセッションを構成することが困難な年が数年にわたり続いていた．シンポジウム設定などもってのほかであった．研究費激減はいうに及ばずである．しかしそれにもめげず，がん免疫の研究を継続してきたのはこのようなスタンスがあったからこそと考える．また，私が腫瘍内科医をしていた若い頃，がんの免疫応答の molecular mimicry としか考えられない自己免疫病態を数例経験した。これらは paraneoplastic syndrome として内科書にも記載されるようになっているが，この経験もヒトがん免疫研究に強いエネルギーを与えてくれた。

がん治療の時代は変わったのは間違いないように思う。本特集は，どのように変わったのかについて，がん免疫応答の基礎的機構とそれを利用した臨床応用への最新情報，展望を第一線の研究者が記述している。化学療法や放射線治療をもしかすると凌駕し，現在治療法のない難治がんにも福音を与えられるかもしれないところに少なくともあるものはきている。

Ⅲ．がん免疫の哲学の具現化を

しかし，がんの免疫学的制御という哲学はまだまだ巨大であり，最大の中心課題は何も解決されていない。すなわち，がん免疫治療の哲学・美点は，がんのみに免疫応答することをめざしてきたところにあり，正常細胞・組織にはない「がん特異的」である。臨床応用の場でその具現化は，考えうる最も僅少な副作用あるいはゼロ副作用しかそこにはないはずである。一方で今日まで明らかにされた多くの免疫チェックポイント制御分子は基本的には腫瘍特異的なものではなく，当然起きうるであろう様々な副作用の懸念に注意をはらわねばならない。この抗体の投与を行う患者と医師は副作用に常時おびえていなければならない。このようなルーチンの医療現場はがん免疫哲学の美点からは相容れない。PD-1 抗体では予想を下回る副作用であることは幸いなことであるが，これは生体応答の複雑性と，逆になぜ炎症がそう顕在化しないのか，その機構をより深く理解しなければならない状況に至らしめたともいえる。

したがって，今後さらにがん免疫治療の美点の具現化に向かい多くの基礎研究，臨床研究がなされるべきである。そうすることにより，がん免疫治療に確固たる市民権が与えられ，がん免疫治療

の初めての黄金時代になると考える。

Ⅳ．がん免疫の真髄 －がん予防－

さらに，これからの先の時代に向かっては，がんの治療を越えたがん免疫のもう1つの基盤的側面にも堅実な研究が必要であろう。すなわち，がんの免疫予防である。がんを免疫で治療し，予防にもつなげるのである。ここ数年のがん免疫治療の臨床応用のスピードは以前には全く想像できないものであり，したがって僅少副作用で治療も予防も可能になるような時代が，想像以上に早く到来するのかもしれない。

現在，3人に1人が何らかのがんに罹患するといわれている。例えば，乳がんだと12人に1人罹患する。一方，これを逆にみると3人に2人はがんにならない。乳がんだと12人に11人の女性は乳がんにならない。免疫は脳と並ぶ高度の生命・生体スーパーシステムである。普段の健常な健康維持に常時働いているスーパーシステムである。がん発症抑制に働いていないわけがないと古くから考えられてきた。私もそう信じて今日まで研究を行ってきた者の1人である。そのルネッサンスも始めるべきであろう。

Ⅴ．がん免疫監視機構と将来

すなわち，幸いにして生涯がんに罹患しない方々で何が起きているのか，という問いである。がん発症抑制に普段の免疫学的監視機構が実際存在し，その恩恵をこれらの方々が受けているのか，その検証が今日あらためて必要なのである。これらの検証と解析はがんの免疫治療の本質ばかりでなく，効率的ながん免疫予防に直結すると確信する。歴史上，感染症がそうであったように，がんという疾病を防ぎ，人類に広く貢献するのは，結局は免疫であると思う。ある意味，国家プロジェクトとしてなされるべき魅力ある，かつ高度に重要な人類的課題である。

佐藤昇志
1974 年　札幌医科大学医学部医学科卒業
1979 年　同大学院医学研究科修了（第 4 内科学，医学博士）
　　　　米国ワシントン大学（セントルイス）客員研究員
1998 年　札幌医科大学医学部病理学第 1 講座教授
2004 年　同医学部長，大学院医学研究科長
2015 年　同名誉教授
　　　　北海道対がん協会副会長
　　　　千歳科学技術大学客員教授
　　　　東札幌病院病理・免疫センター長
　　　　豊和会札幌病院グループ先端医療センター長

トランスレーショナルリサーチを支援する

遺伝子医学 MOOK
Gene & Medicine

27号
iPS細胞を用いた難病研究
- 臨床病態解明と創薬に向けた研究の最新知見

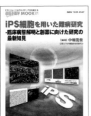

編 集：中畑龍俊
（京都大学iPS細胞研究所副所長，臨床応用研究部門特定拠点教授）

定 価：本体 5,200円＋税
型・頁：B5判、228頁

26号
脳内環境 -
維持機構と破綻がもたらす疾患研究

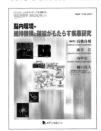

編 集：高橋良輔
（京都大学大学院医学研究科教授）
漆谷 真
（京都大学大学院医学研究科准教授）
山中宏二
（名古屋大学環境医学研究所教授）
樋口真人
（放射線医学総合研究所分子イメージング研究センターチームリーダー）

定 価：本体 5,200円＋税
型・頁：B5判、228頁

25号
エピジェネティクスと病気

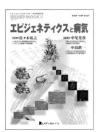

監 修：佐々木裕之
（九州大学生体防御医学研究所教授）
編 集：中尾光善
（熊本大学発生医学研究所教授）
中島欽一
（九州大学大学院医学研究院教授）

定 価：本体 5,333円＋税
型・頁：B5判、288頁

24号
最新生理活性脂質研究
- 実験手法,基礎的知識とその応用 -

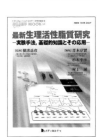

監 修：横溝岳彦
（順天堂大学大学院医学研究科教授）
編 集：青木淳賢
（京都大学大学院薬学研究科教授）
杉本幸彦
（熊本大学大学院生命科学研究部教授）
村上 誠
（東京都医学総合研究所プロジェクトリーダー）

定 価：本体 5,333円＋税
型・頁：B5判、312頁

23号
臨床・創薬利用が見えてきた
microRNA

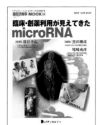

監 修：落谷孝広
（国立がん研究センター研究所分野長）
編 集：黒田雅彦
（東京医科大学主任教授）
尾崎充彦
（鳥取大学医学部生命科学科准教授）

定 価：本体 5,238円＋税
型・頁：B5判、236頁

22号
最新疾患モデルと病態解明,創薬応用研究,
細胞医薬創製研究の最前線
最新疾患モデル動物,ヒト化マウス,モデル細胞,ES・iPS細胞を利用した病態解明から創薬まで

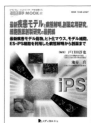

編 集：戸口田淳也
（京都大学iPS細胞研究所教授
　京都大学再生医科学研究所教授）
池谷 真
（京都大学iPS細胞研究所准教授）

定 価：本体 5,333円＋税
型・頁：B5判、276頁

お求めは医学書販売店、大学生協もしくは弊社購読係まで

発行／直接のご注文は

 株式会社 メディカルドゥ

〒550-0004
大阪市西区靱本町 1-6-6　大阪華東ビル 5F
TEL.06-6441-2231　FAX.06-6441-3227
E-mail　home@medicaldo.co.jp
URL　http://www.medicaldo.co.jp

索引

キーワードINDEX

数字

Ⅰ型インターフェロン（IFN） ……… 195

英語

● A
adaptive immune-resistance ……… 35
ATL ……… 200

● B
BRCA 遺伝子 ……… 70

● C
CAR-T 細胞療法 ……… 84, 100
CCR4 ……… 200
CD8 T 細胞 ……… 227
CD8 αβ 型 T 細胞 ……… 212
CD8 陽性 T 細胞（CD8$^+$ T 細胞）
……… 146, 237
CD8 陽性キラー T 細胞 ……… 43
CD19 ……… 84
CD141$^+$ 樹状細胞 ……… 194
CpG ……… 185
CTL ……… 99
CTLA-4 ……… 39, 157, 247
CT 抗原 ……… 118
cytokine release syndrome ……… 223
C 型レクチン ……… 179

● D
DAMPs ……… 124, 188
disruptive innovation ……… 261
DNA ミスマッチ修復遺伝子 ……… 72

● E
eat-me signal ……… 52
ER ストレス ……… 51

● F
FOXP3 ……… 201

● G
G47Δ ……… 132
glypican-3（GPC3） ……… 100

● H
HF10 ……… 136
H/K-HELP ……… 120
HLA ハプロタイプホモ iPS 細胞
……… 213
HPV16 複合長鎖ペプチドワクチン
……… 120
HSV ……… 137

● I
IMLYGIC®
（talimogene laherparepvec） ……… 123
immunogenic cancer cell death ……… 243
immunogenic cell death ……… 51
immunosurveillance ……… 38
iPS 細胞 ……… 210, 216
irAEs（immune-related adverse events）
……… 41
ITK-1 ……… 105

● M
MAGE-A3 ……… 118
MDSC ……… 52
MHC クラス Ⅰ ……… 99

● N
NGS ……… 251
NKT 細胞 ……… 178
NK 細胞 ……… 178
NY-ESO-1 ……… 118
NY-ESO-1 複合長鎖ペプチド
ワクチン ……… 121

● O
off-target/off-tumor adverse event … 91
off target/off tumor toxicity ……… 225
off-the-shelf T 細胞製剤 ……… 212
on-target/off-tumor adverse event … 91
on target/off tumor toxicity ……… 223

● P
PAMPs ……… 184
PD-1 ……… 39, 68, 157, 164, 227, 247
PD-1/PD-L1 阻害 ……… 242
PD-1 経路阻害薬 ……… 69
PD-L1 ……… 39, 68, 164, 247
personalized medicine ……… 251
phage display library ……… 224
PMDA ……… 268
pMHC ……… 224
polyI:C ……… 197
precision medicine ……… 251
PRR ……… 184

● S
STING ……… 191

● T
TCR ……… 101
TCR-iPS 細胞 ……… 213
TCR 改変 T 細胞療法 ……… 85, 94
TCR 疑似型抗体 ……… 224
TCR 導入 T 細胞療法 ……… 210

TICAM-1 ……… 197
TIL 療法 ……… 89
T-iPS 細胞 ……… 211
Toll-like receptor（TLR） ……… 194
Treg ……… 201
Type-1 免疫応答 ……… 186
Type-2 免疫応答 ……… 188
T 細胞 ……… 38, 241
T 細胞受容体（TCR） ……… 90
T 細胞輸注療法 ……… 58
T 細胞養子免疫療法 ……… 209

● W
WT1 抗原 ……… 210

日本語

● あ
悪性黒色腫 ……… 62
アジュバント ……… 184
アテゾリズマブ ……… 40, 80
アベルマブ ……… 81
アミノ酸 ……… 228

● い
医師主導治験 ……… 132, 260
医師主導臨床治験 ……… 207
遺伝子改変 T 細胞 ……… 90
遺伝子操作 T 細胞療法 ……… 84
遺伝子治療 ……… 84
遺伝子変異 ……… 157
イノベーション創出 ……… 260
イピリムマブ ……… 39, 63, 82
医薬品医療機器総合機構（PMDA）
……… 272
医薬品医療機器等法 ……… 265
インターフェロンβ ……… 218

● う
ウイルス製剤 ……… 258
ウイルス療法 ……… 131

● え
エクソソーム ……… 234
エフェクター細胞 ……… 227

● か
解糖系 ……… 228
化学療法 ……… 52
化学療法剤 ……… 55
獲得抵抗性 ……… 246
獲得免疫 ……… 178, 184
活性化 ……… 227
がん ……… 130

キーワード INDEX

がん幹細胞 ―――――――――― 92
がん間質 ―――――――――――― 237
がん抗原 ―――――――――――― 89
がん抗原ペプチド ――――――― 113
がん浸潤・転移 ――――――――― 237
がん精巣抗原 ―――――――――― 90
がん治療法開発 ――――――――― 258
がん特異性 ――――――――――― 280
がんの免疫抑制/逃避機序 ―――― 252
がん微小環境 ―――――――――― 37
がん免疫監視機構 ―――――――― 279
がん免疫代謝 ―――――――――― 35
がん免疫治療 ―――――――― 205, 280
がん免疫哲学 ―――――――――― 280
がん免疫逃避機構 ―――――――― 68
がん免疫編集 ―――――――――― 38
がん免疫編集仮説 ―――――――― 253
がん免疫予防 ―――――――――― 280
がん免疫療法 ―――――――― 157, 172
間葉系細胞 ――――――――――― 237
がんワクチン ―――――― 99, 104, 136

●き
希少疾病用医薬品 ―――――――― 274
キメラ抗原受容体 (CAR) ―――― 84

●く
グリオーマ ――――――――――― 130
グルコース ――――――――――― 228

●け
血管新生阻害剤 ――――――――― 53
ケモカイン ――――――――――― 247

●こ
抗 CTLA-4 抗体 ―――――――― 63, 81
抗 PD-1 抗体 ――――――― 63, 76, 100
抗 PD-L1 抗体 ――――――――― 80
抗原親和性 ――――――――――― 90
抗原提示 ―――――――――――― 246
抗原提示細胞 ―――――――― 51, 243
厚生労働省 ――――――――――― 265
固形がん ―――――――――――― 94
骨髄由来抑制細胞 ―――――――― 173
個別化医療 ――――――――――― 156
コンパニオン診断薬 ―――――――― 252

●さ
再生医療等安全性確保法 ―――――― 267
再生医療等製品 ―――――――― 216, 265
サイトカイン放出症候群 (CRS) ―― 87
細胞外小胞 ――――――――――― 235
細胞傷害性 CD8 陽性 T 細胞 (CTL)
　　　　　　　　　　　　　　　― 246

細胞傷害性 T 細胞 ―――――― 99, 111
細胞傷害性 T リンパ球 (CTL) ―――― 89
細胞免疫療法 ―――――――――― 89
細胞療法 ―――――――――――― 252
先駆け審査 ――――――――――― 268
先駆け審査指定制度 ―――――――― 262
産官学連携 ――――――――――― 271

●し
シグナル伝達分子 ―――――――― 248
脂質 ――――――――――――――― 229
脂質ラフト ――――――――――― 235
次世代シーケンサー ―――――――― 153
自然免疫 ―――――― 51, 125, 178, 184
宿主免疫 ―――――――――――― 151
樹状細胞 ――――――――― 123, 178, 216
腫瘍関連抗原 ―――――――― 110, 123
腫瘍関連マクロファージ ―――――― 174
腫瘍抗原 ―――――――――――― 146
腫瘍浸潤リンパ球 ―――――――― 147
腫瘍特異抗原 ―――――――――― 27
腫瘍微小環境 ―――――――――― 147
腫瘍免疫 ―――――――――― 111, 216
腫瘍免疫学 ――――――――――― 34
腫瘍溶解ウイルス ―――――――― 65
腫瘍溶解性ウイルス ―――――――― 136
初期抵抗性 ――――――――――― 246
新生抗原 ―――――――――――― 146

●す
膵がん ―――――――――――――― 138
スフィンゴ脂質 ――――――――― 235

●せ
制御性 T 細胞 ―――――― 43, 52, 174
ゼロ副作用 ――――――――――― 280
全 RNA シーケンス ―――――――― 154
全エクソームシーケンス ―――――― 154
前転移ニッチ ―――――――――― 236

●た
体細胞変異 ――――――――――― 151
代謝 ―――――――――――――――― 228
大腸がん ―――――――――――― 161
大量生産 ―――――――――――― 216
単純ヘルペスウイルス I 型 (HSV-1)
　　　　　　　　　　　　　　　― 130

●ち
治験 ―――――――――――― 105, 265

●て
適応免疫 ―――――――――――― 125
デュルバルマブ ――――――――― 81

●と
トランスレーショナルリサーチ (TR)
　　　　　　　　　　　　　― 130, 271

●に
ニボルマブ ――――――――― 40, 63, 76
日本医療研究開発機構 (AMED)
　　　　　　　　　　　　　　　― 272
乳がん ―――――――――――――― 137

●ね
ネオアンチゲン ――――――― 91, 100, 151,
　　　　　　　　　　　　　　157, 251

●の
脳腫瘍 ―――――――――――――― 130

●は
バイオマーカー ―――――― 70, 82, 157,
　　　　　　　　　　　　　　164, 172
橋渡し研究 ――――――――――― 260
パターン認識レセプター (PRR)
　　　　　　　　　　　　　　　― 194
パターン分子 ―――――――――― 194

●ひ
非自己抗原 ――――――――――― 151
非小細胞性肺がん ―――――――― 157
非小細胞肺がん ――――――――― 75
ヒト型抗 CD4 抗体 ―――――――― 205

●ふ
複合がん免疫療法 ―――――――― 241
複合長鎖ペプチドワクチン ――――― 120
複合免疫療法 ―――――――――― 62
副反応 ――――――――――――― 195
婦人科腫瘍 ――――――――――― 68
分子標的療法 ―――――――――― 53

●へ
併用療法 ―――――――――――― 140
ペプチドワクチン ―――――――― 99
ペムブロリズマブ ――――――― 40, 64, 77
ヘルパー T 細胞 ――――――――― 110

●ま
マイクロ RNA ――――――――― 234
マクロファージ ――――――――― 216
末梢性トレランス ―――――――― 179

●み
ミエロイド細胞 ――――――――― 216
ミスペア TCR ―――――――――― 90
ミスマッチ修復異常 ―――――――― 161

285

▶▶キーワード INDEX

ミトコンドリア ··················· 231

●め
メラノーマ ························ 157
免疫 ······························ 130
免疫アジュバント ················ 194
免疫監視 ·························· 151
免疫共刺激分子 ···················· 43
免疫共抑制分子
　（免疫チェックポイント分子）······ 43
免疫原性細胞死 ···················· 126
免疫チェックポイント ······· 30, 33, 170
免疫チェックポイント抗体 ········· 205
免疫チェックポイント阻害抗体 ···· 100
免疫チェックポイント阻害剤
　·················· 57, 75, 152, 172
免疫チェックポイント阻害薬
　·················· 62, 68, 157, 258
免疫チェックポイント阻害療法
　···························· 37, 253

免疫チェックポイント分子 ······· 37, 43
免疫抵抗性 ·························· 38
免疫疲弊 ··························· 227
免疫賦活療法 ······················· 27
免疫編集 ··························· 28
免疫抑制 ······················ 147, 243
免疫抑制機構 ······················· 37
免疫抑制細胞 ················ 172, 246
免疫療法 ··························· 33

●も
網羅的診断システム ··············· 252
モガムリズマブ（抗 CCR4 抗体）
　························· 200, 274

●や
薬事戦略相談 ······················· 262

●ゆ
ユニバーサル CAR-T 細胞療法 ······ 87

●よ
養子免疫遺伝子療法 ················ 84
抑制性共シグナル ·················· 37

●ら
卵巣がん ··························· 68

●り
臨床試験 ······················ 94, 123
リンパ球減少性前処置 ·············· 89
倫理委員会 ························· 141

●わ
ワクチン ·························· 243

■ 特集関連資料記事広告

リアルタイム細胞アナライザー
xCELLigence® & iCELLigence™ システム

株式会社 スクラム　〒130-0021　東京都墨田区緑3丁目9番2号 川越ビル
TEL：03-5625-9711　FAX：03-3634-6333
http://www.scrum-net.co.jp
E-mail：webmaster@scrum-net.co.jp

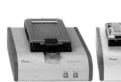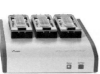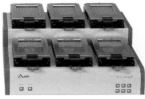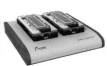

[製品紹介]

■ 免疫細胞の細胞傷害活性をラベルフリーでリアルタイムに測定

免疫治療細胞の in vitro 細胞傷害活性の測定には、^{51}Cr リリース法や LDH アッセイが用いられてきました。しかし、これらの方法では、1）放射線管理区域内で実験を行う必要がある、2）バックグラウンドが高い、3）長期の細胞傷害性を測定できない、4）必要とされるエフェクター細胞数が多い、などの課題がありました。

米国 ACEA Biosciences 社の xCELLigence® & iCELLigence™ システムは、専用の電極付プレートを用いてウェルの電気抵抗値を連続的に測定することで、同一ウェルの細胞集団の細胞増殖をモニタリングすることができる装置です。本システムによる免疫治療細胞の細胞傷害アッセイでは、ターゲット細胞（付着細胞）がウェル底面の電極に接着するのに対し、エフェクター細胞（浮遊細胞）は電極に接触しないため、エフェクター細胞の生死の影響を受けないデータを取得することが可能です。また、試薬を一切必要としないラベルフリー・アッセイのため Non-RI 環境で実験が可能となっています。さらに、バックグラウンド・ノイズが少なく、短期（数時間）から長期（100時間以上）の細胞傷害まで同一ウェルから連続的にデータを取得していただけます。

- 利点1. ラベルフリー（Non-RI）
- 利点2. 長期の細胞傷害性（例 100 時間以上）を測定可能
- 利点3. バックグラウンドレベルが低いデータを取得
- 利点4. 少ないエフェクター細胞数で測定が可能

■ 浮遊細胞用キリングキット

ターゲット細胞が浮遊細胞の場合はどうでしょうか？ 同社では浮遊系のターゲット細胞をプレート底面に捕捉するための専用試薬キットを販売しています。現在は B 細胞癌と白血病細胞に対するキットをご利用いただけます。

■ エントリーモデルからハイスループットモデルまで

xCELLigence® & iCELLigence™ システムには 16 ウェル（8 ウェル×2枚）から 96 ウェル×6 枚まで、スループットの異なる各種のモデルがラインナップされており、実験で必要とされるウェル数に応じて適したモデルがご選択いただけます。

■ 実際の測定例

右図は、本システムで得られた実際のデータ例です。IL-2 と NK 細胞を同時添加することにより、添加後 50 時間以上において NK 細胞単独よりも高い細胞傷害活性がみられています（E:T 比 10:1）。

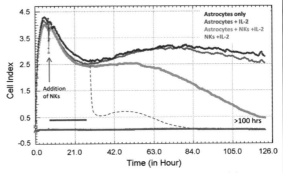

引用：J Neurosci Methods. 2011 Sep 15; 200 (2)：173-80

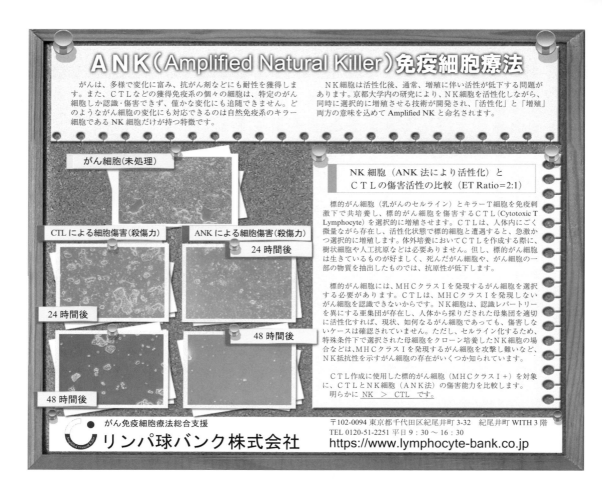

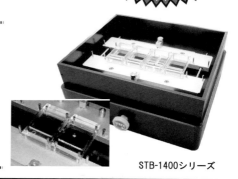

好評発売中

遺伝子医学MOOK 別冊
シリーズ：最新遺伝医学研究と遺伝カウンセリング

シリーズ2

最新
精神・神経遺伝医学研究と遺伝カウンセリング

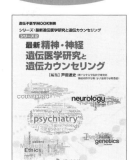

編集：戸田達史
（神戸大学大学院医学研究科 神経内科学分野/分子脳科学分野教授）

定価：本体　6,300円＋税、B5判、308頁

- 第1章　総論
- 第2章　精神・神経疾患の遺伝医学研究・診療各論
- 第3章　精神神経遺伝カウンセリング各論
- 第4章　倫理的・法的・社会的問題

遺伝子医学MOOK 別冊
シリーズ：最新遺伝医学研究と遺伝カウンセリング

シリーズ1

最新
遺伝性腫瘍・家族性腫瘍研究と遺伝カウンセリング

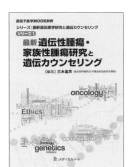

編集：三木義男（東京医科歯科大学難治疾患研究所教授）

定価：本体　6,300円＋税、B5判、336頁

- 第1章　総論
- 第2章　遺伝性腫瘍研究・診療各論
- 第3章　がん遺伝カウンセリング各論
- 第4章　倫理的・法的・社会的諸問題

お求めは医学書販売店、大学生協もしくは弊社購読係まで

発行／直接のご注文は

株式会社 メディカルドゥ

〒550-0004
大阪市西区靱本町1-6-6　大阪華東ビル5F
TEL.06-6441-2231　FAX.06-6441-3227
E-mail　home@medicaldo.co.jp
URL　http://www.medicaldo.co.jp

■監修者プロフィール

珠玖　洋（しく　ひろし）
三重大学大学院医学系研究科遺伝子・免疫細胞治療学 教授
三重大学複合的がん免疫療法リサーチセンター センター長

1967 年	名古屋大学医学部卒業	1994 年	三重大学医学部教授（内科学第二講座）
1972 年	米国スローン・ケタリング癌研究所	2006 年	同大学院医学系研究科遺伝子・免疫細胞治療学分野教授
1982 年	名古屋大学医学部分院内科助手	2015 年	三重大学複合的がん免疫療法リサーチセンターセンター長
1984 年	長崎大学医学部教授（原研免疫および腫瘍医学）		現在に至る

＜専門分野＞　腫瘍免疫

■編集者プロフィール

池田裕明（いけだ　ひろあき）
長崎大学大学院医歯薬学総合研究科腫瘍医学分野 教授

1990 年	長崎大学医学部卒業	2006 年	三重大学大学院医学系研究科がんワクチン治療学講座准教授
1996 年	同大学院医学研究科博士課程修了	2009 年	同遺伝子・免疫細胞治療学准教授
1999 年	米国ワシントン大学医学部留学（〜 2004 年）	2015 年	同教授
2004 年	北海道大学遺伝子・病制御研究所免疫制御分野助教授	2016 年	長崎大学大学院医歯薬学総合研究科腫瘍医学分野教授

影山愼一（かげやま　しんいち）
三重大学大学院医学系研究科遺伝子・免疫細胞治療学 教授

1981 年	三重大学医学部卒業	2001 年	米国メモリアル・スローンケタリングがん研究センター
1985 年	同大学院博士課程医学研究科修了		（文部科学省在外研究員）
1987 年	三重大学医学部第二内科助手	2005 年	三重大学大学院遺伝子・免疫細胞治療学准教授
1996 年	米国フレッド・ハッチンソンがん研究センター客員医師	2015 年	同教授
	（〜 1997 年）		

西川博嘉（にしかわ　ひろよし）
国立がん研究センター先端医療開発センター免疫 TR 分野 分野長
名古屋大学大学院医学系研究科微生物・免疫学講座分子細胞免疫学 教授

1995 年	三重大学医学部医学科卒業	2012 年	Department of Oncology, Roswell Park Cancer Institute,
2002 年	同大学院医学研究科内科学専攻修了 学位 博士（医学）		Adjunct Associate Professor（兼任）（〜 2015 年）
2003 年	Memorial Sloan Kettering Cancer Center リサーチフェロー	2015 年	国立がん研究センター研究所腫瘍免疫研究分野 / 先端医療
2006 年	三重大学大学院医学系研究科病態解明医学講座講師		開発センター免疫 TR 分野分野長（〜現在）
2010 年	大阪大学免疫学フロンティア研究センター実験免疫学特任	2016 年	名古屋大学大学院医学系研究科微生物・免疫学講座分子細
	准教授		胞免疫学教授（〜現在）

遺伝子医学 MOOK ③1

がん免疫療法
- What's now and what's next? -

定　価：本体 5,350 円＋税
2017 年 7 月 31 日　第 1 版第 1 刷発行

監　修　珠玖　洋
編　集　池田裕明・影山愼一・西川博嘉
発行人　大上　均
発行所　株式会社 メディカル ドゥ

〒 550-0004　大阪市西区靭本町 1-6-6 大阪華東ビル
TEL. 06-6441-2231/ FAX. 06-6441-3227
E-mail：home@medicaldo.co.jp
URL：http://www.medicaldo.co.jp
振替口座　00990-2-104175
印　　刷　モリモト印刷株式会社
©MEDICAL DO CO., LTD. 2017　Printed in Japan

・本書の複製権・上映権・譲渡権・公衆送信権（送信可能化権を含む）は株式会社メディカル ドゥが保有します。
・ JCOPY ＜（社）出版者著作権管理機構 委託出版物＞
　本書の無断複写は著作権法上での例外を除き禁じられています。複写される場合は、そのつど事前に、（社）出版者著作権
管理機構（電話 03-3513-6969、FAX 03-3513-6979、e-mail: info@jcopy.or.jp）の許諾を得てください。

ISBN978-4-944157-61-7